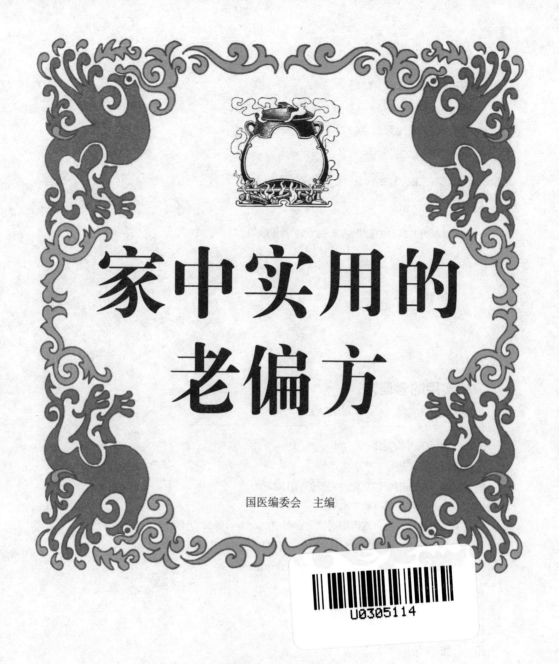

家中实用的
老偏方

国医编委会　主编

黑龙江科学技术出版社
HEILONGJIANG SCIENCE AND TECHNOLOGY PRESS

图书在版编目（CIP）数据

　　家中实用的老偏方 / 国医编委会主编 . -- 哈尔滨：
黑龙江科学技术出版社，2017.8（2024.2重印）

　　ISBN 978-7-5388-9219-2

　　Ⅰ . ①家… Ⅱ . ①国… Ⅲ . ①土方 - 汇编 Ⅳ .
① R289.2

　　中国版本图书馆 CIP 数据核字 (2017) 第 094593 号

家中实用的老偏方

JIA ZHONG SHIYONG DE LAO PIANFANG

主　　编	国医编委会
责任编辑	梁祥崇
策划编辑	深圳市金版文化发展股份有限公司
出　　版	黑龙江科学技术出版社
	地址：哈尔滨市南岗区公安街 70-2 号　　邮编：150007
	电话：（0451）53642106　　传真：（0451）53642143
	网址：www.lkcbs.cn www.lkpub.cn
发　　行	全国新华书店
印　　刷	三河市天润建兴印务有限公司
开　　本	720 mm×1020 mm　　1/16
印　　张	25.5
字　　数	600 千字
版　　次	2017 年 8 月第 1 版
印　　次	2017 年 8 月第 1 次印刷　　2024年 2 月第 3 次印刷
书　　号	ISBN 978-7-5388-9219-2
定　　价	89.00元

【版权所有，请勿翻印、转载】

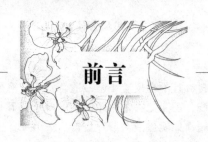

前言

我国民间自古就有"偏方治大病""小小偏方，气死名医"的说法。偏方是指广泛流传于民间但不见于医学著作的治病药方，是中医理论与实践在民间应用的结晶，是千百年来中医学家和广大民众不断摸索、不断积累起来的经验之方。它们或是来自老百姓日常生活的偶然发现，或是来自传内不传外的家族秘方，或是来自历代医家在民间诊病时开具的药方，因使用有效后流传下来。这些偏方历经反复验证，流传甚广，实用性极强，一直以来，因其操作简单、价廉、疗效独特而深受大家的喜爱，也为中华民族的繁衍和人类健康做出了巨大的贡献。

在我国民间流传的大量偏方中，不乏组合精当、构思奇特、疗效显著的治病良方、秘方和奇方。民间偏方一般用药极为简洁，往往选择人们常用却未想到的药材配伍，甚至以单味药取效，如冬青叶治感冒等。偏方不但能够治疗各种小病、大病、疑难杂症，在关键时刻还能帮大忙，救人于危难之际，解决某些突发情况，如利用胡萝卜缨解砒毒，用蚕豆、韭菜治误吞针入腹，用马铃薯皮治烫伤，等等。令人称奇的是，一些偏方中所用的药材看似与所治疾病无关，却有药到病除之效，这实际上是运用了中医五脏相生相克的原理，通过调养其他相关脏器，来达到促使患病脏器痊愈的目的。就连一些现代医学技术都治不了、花很多钱都治不好的疾病，利用偏方也能出现治疗奇效，而且花钱少甚至不花分文。

即使是在医学技术较为发达的现代社会，偏方仍然具有巨大的实用价值，因为它材料易得、操作简便、花钱少又有实效，更适合普通人群采用。为使读者能够正确利用民间偏方治病，我们搜集了散见于古今医籍、文献和报刊中的民间疗法，遍寻民间广泛流传的老偏方，广罗各民族独特的治病秘方，取其精华、弃其糟粕，精选出近2000个有效、简便、经济、实用的偏方，编写了这部《家中实用的老偏方》。它内容丰富，药源广泛，制取简便，是一部适合现代人治病和保健的方药大全。

书中选录的偏方具有以下特点：一是取材方便，其中很多药方都取自日常所吃的五谷杂粮、瓜果蔬菜和禽肉蛋，如用酸枣仁粥治疗心悸失眠，赤小豆治血肿等；二是配制简便，大都采用煎、煮、研末等方法制取，有的甚至仅仅是与日常食物煲粥或制成药酒饮用，操作简便，容易为普通患者所掌握并自行治疗；三是疗效显著，千百年来历经反复验证，屡试屡验，沿用至今，目前有很多都已被各大医院所采用；四是经济实用，因多取自民间偏方，很少有奇特名贵的中药材，且不良反应小，最适合普通家庭使用。患者利用此类偏方治病，不但省钱，还能免去来回跑医院的麻烦；五是一方多用，有的药方可以治疗多种疾病，如醋蛋液对治疗盗汗、关节炎、皮肤瘙痒等都具有显著的疗效。

根据各类偏方的主治疾病，本书分为传染性疾病及急症、呼吸系统疾病、消化系统疾病等十四章，涉及疾病共计300余种，每种疾病都提供了多种治病偏方，有的多达十几种，既有内服方，也有外敷方，还有食疗方，便于患者根据自身健康状况和疾病性质选择采用。每种药方都不同程度地介绍了其荐方由来、配方及用法、随症加减、功效、禁忌事项、出处和荐方人。

本书内容丰富，通俗易懂，体例简明，可供广大患者自学自用，无论你有无医学知识，均能一看就懂，一学就会，是一部即查即用的家庭实用医疗书，可随时随地为你和你的亲朋好友治病疗疾。对于基层医务人员、中医院学生、中医药爱好者和临床工作者，书中的偏方也有很高的参考价值。最后需要说明的是，中医讲究辨证施治，书中所录偏方仅供参考，未必适合所有人，在采用时应尊重个体生理和病理的差异性，最好配合医院的诊断并征得医生意见后再行使用。孕妇及哺乳期妇女务须在医生指导下慎重选择书中所录偏方。患有危重疾病的朋友，一定要及时就医，在医生的指导下使用此类民间偏方，以期取得更好的治疗效果。

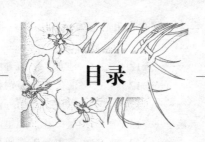

目录

第七章　神经系统疾病

第一节　眩晕症

第二节　头风、头痛

第三节　三叉神经痛

第四节　坐骨神经痛

第五节　半身不遂、面瘫

第六节 口疮

第十一章 骨伤科及风湿性疾病

第一节 风湿性关节炎

第十三章 男科疾病

第十四章 儿科疾病

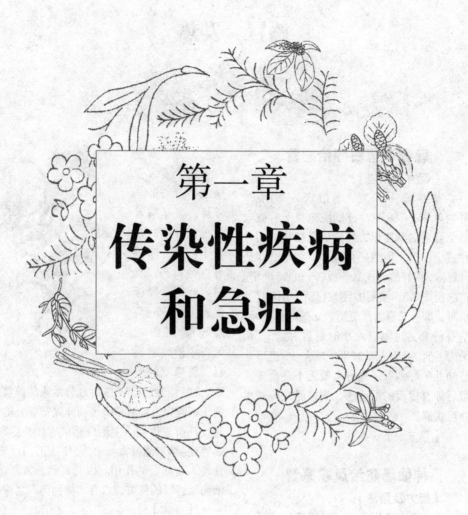

第一章
传染性疾病和急症

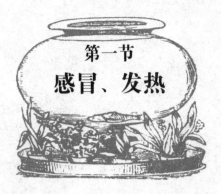

第一节
感冒、发热

蒜瓣、葱白等治感冒
【配方及用法】

蒜瓣 25～30 克，葱白 25～30 克，鲜生姜 25～30 克。分别洗净晾干后放入一个合适的器皿里，捣研成糯糊状（切成片或块亦可，但效果稍差），加水 250 毫升煎煮，煎好后将成品分成 3/5 和 2/5 两份。首次温服 3/5，服后需注意保暖，用不了 1 小时，即会满身大汗湿透，立感两鼻畅通，全身舒爽，时隔五六小时后再服 2/5。两份为 1 剂，儿童剂量减半或减去 2/3 也可，婴幼儿最好别服。此方一般无不良反应，服后如有短暂的不适感，喝些醋或冷开水即可缓解。

【荐方人】江苏 张超

神仙汤防治风寒感冒
【配方及用法】

7 个葱头 7 片姜，一把糯米熬成汤，食时兑入适量醋，防治感冒保健康。

糯米 100 克，葱白、生姜各 20 克，食醋 30 毫升。先将糯米煮成粥，再把葱、姜捣烂下粥内，沸后煮 5 分钟，然后倒入醋，立即起锅。趁热服下，上床覆被以助药力。15 分钟后便觉胃中热气升腾，遍体微热而出小汗。每日早、晚各 1 次。

【功效】

现代药理研究证实，米醋有杀灭流行性感冒病毒的作用，既能治疗感冒，又能预防流感，安全有效。生姜含姜辣素、芳香醇、姜烯、氨基酸等成分，性温，味甘辛，是一味芳香性健胃药，有暖胃止呕、发汗解表、散寒驱邪、解毒镇痛的功效，主治风寒感冒、胃寒呕吐等症。

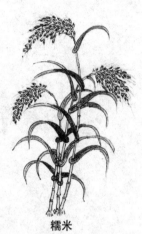

糯米

大葱性温，味辛，主要成分是葱蒜辣素，能杀菌健胃、刺激呼吸道和汗腺管壁分泌，起发汗解表作用，主治外感风寒、头疼寒热等症。糯米能健胃和中，益气扶正，有"多食使人贪睡"的作用。因此，此验方是防治伤风感冒的良方，素有"神仙汤"之称。

【备注】

风热感冒者不宜服用。

【荐方人】王安民

【引自】《陕西老年报》（1996 年 12 月 16 日）

加味葱豉汤治风寒感冒
【配方及用法】

豆豉、紫苏叶、生姜各 10 克，葱白 5 枚。每日 1 剂，煎 2 遍，每日 3 次分服。服后多饮热开水。如无汗者，争取出汗为佳。头痛肢楚较重者加白芷10克；鼻塞嚏多较甚者加辛夷10克、麻黄6克；咳嗽加杏仁10克，桔梗10克。

【功效】

主治风寒感冒，恶寒发热、头痛、鼻塞、嚏多、流清涕、肢楚无汗、咳嗽痰白等。

【备注】

风热外感者忌用。

核桃、金银花等治感冒鼻塞

【配方及用法】

核桃10个，金银花10克，生姜20克，冰糖30克。将核桃去壳取仁，与金银花、生姜、冰糖一起加水煎熬，熬至冰糖全部溶化为止，然后取药汁服用。每日1剂，分2次服，连服1～2剂。

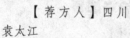

核桃

【荐方人】四川袁太江

【引自】广西科技情报研究所《老病号治病绝招》

葱白、生姜片治感冒初起

【配方及用法】

葱白（连须）、生姜片20克，水一碗煎开，加少量红糖，趁热一口气服下（葱、姜不需服下），并马上睡觉，全身出大汗即愈。

【荐方人】韦家智

姜丝、可乐治感冒

【配方及用法】

可口可乐一听，姜少许，将可乐与姜一起煮，睡前服用。

【荐方人】刘耀华

冰糖、鸡蛋治感冒

【配方及用法】

鸡蛋1个，冰糖30克。将鸡蛋打入碗中，同捣碎的冰糖混合调匀。临睡前用开水冲服，取微汗。

【功效】

养阴润燥，清肺止咳。治感冒，症见流清涕、咳嗽、发冷等。对小儿流鼻血亦有效。

大白萝卜汁治感冒头痛

【配方及用法】

大白萝卜。将大白萝卜洗净，捣烂取汁。滴入鼻内，治各种头痛；饮用治中风。

【功效】

治感冒头痛、火热头痛、中暑头痛及受风头痛等。

西瓜番茄汁治夏季感冒

【配方及用法】

西瓜、番茄各适量。西瓜取瓤，去子，用纱布绞挤汁液。番茄先用沸水烫，剥去皮，也用纱布绞挤汁液。二汁合并，代茶饮用。

【功效】

清热解毒，祛暑化湿。治夏季感冒，症见发热、口渴、烦躁、小便赤热、食欲不佳、消化不良等。

参苏饮治病毒性感冒

【配方及用法】

人参、苏叶、葛根、前胡、半夏、茯苓各22克，陈皮、甘草、桔梗、枳壳、木香各15克，生姜3片，大枣1枚。水煎服，每天1剂。

【功效】

益气解毒，祛痰止咳。

银翘合剂治风热感冒

【配方及用法】

板蓝根、金银花、连翘各30克，荆芥10克（后下）。煎成50%浓液，每次服30～60毫升，1日3次，儿童酌减。服药后多饮水。如果咳嗽，就加生甘草、桔梗、杏仁各10克；如果咽喉肿痛，就加锦灯笼、山豆根各10克。

【功效】

主治风热感冒、咽红喉痛、目赤发热或咳嗽痰黄等。

板蓝根、金银花等治感冒发热

【配方及用法】

板蓝根20～30克，金银花、黄芪各10克，连翘、桔梗、黄芩各12克，蒲公英30克，芦根40克，虎杖、玄参各15克，甘草6克。将上药用温水浸泡20分钟，煎2次共约40分钟，滤得药液200毫升，分3次1日内服完。

【荐方人】福建 吴鹏飞

鹅不食草治伤风感冒

【配方及用法】

鹅不食草适量，晒干，研成细末，贮瓶备用，勿泄气。头痛、牙痛取本散少许，交替吹入左右鼻中，即刻打嚏，令其涕泪俱出。若不应，隔1～2小时再吹1次。赤眼（急性结膜炎）、暴翳用药棉裹药塞鼻（塞入健侧鼻中或交替塞鼻），或用鲜鹅不食草搓成药绒塞鼻。每次6小时，每日2次。

【功效】

本方用于外感引起的伤风、头痛、牙痛、目赤、暴翳等病初起之轻症，用之多验。

【引自】《中药鼻脐疗法》

细辛贴神阙穴防感冒

【配方及用法】

细辛10克。将细辛用沸水冲泡后沥去水分，待不烫手时敷在肚脐上（神阙穴），外用塑料纸覆盖，保持湿润，再用绷带包扎固定12小时后揭去。每周1次，可连用2～4次。

【功效】

细辛味辛性温，有发散风寒的作用。

茵陈蒿防流感

【配方及用法】

茵陈蒿全草6～10克（1人用量），加水熬至药液相当于生药量的3～4倍时即成。每次口服20～30毫升，每日1次，连服3～5日。如作为治疗用，每日2次。

【引自】《新医药通讯》（1973年第27期）、《单味中药治病大全》

鸡蛋酒治感冒

【配方及用法】

酒250毫升，倒进锅里煮，蒸发掉酒精，再打入一个鸡蛋，搅散后，加一匙白糖，同时对开水冲淡饮用。

【功效】

对鼻塞、流涕、喉痛等症状有显著疗效。

防风、细辛等可治感冒

【配方及用法】

防风18克，细辛3克，白芷18克，黄芩18克，川芎18克，羌活12克，苍术18克，生地35克，水煎服。每日1剂。

【荐方人】四川 毛海源

金银花、连翘等治感冒

【配方及用法】

金银花30克，连翘30克，芥穗18克，薄荷叶18克，黄芩30克，川贝15克，石菖蒲 18 克，藿香 18 克，神曲 12 克，白蔻 12 克，木通 15 克，滑石 48 克，大黄 30 克，菊花 30 克，上药共为细末。将 15～18 克药末放在有盖的碗内，重者不超过 50 克，用开水冲入盖好，浸至适当温服，每日 2 剂，小儿酌减。

【荐方人】辽宁 王安才

"感冒散"治感冒

【配方及用法】

鹅不食草 9 克，春砂仁 6 克，辛夷花、公丁香、香白芷、薄荷各 3 克。共研极细末，贮瓶备用，勿泄气。取本散 1.0～1.5 克，用药棉裹之，交替塞入鼻中，每日 3 次；或取本散少许，交替吹入鼻中，每小时 1 次。

【引自】《中药鼻脐疗法》

香薷、金银花等治感冒

【配方及用法】

香薷 10 克，金银花、连翘各 15 克，青蒿 12 克，板蓝根、大青叶各 30 克。将上药水煎，分 2 次服，每日 1 剂。偏寒者，加淡豆豉；偏热者，加薄荷、野菊花；汗多者，去香薷；热盛者，加鸭跖草；咳重者，加杏仁、虎耳草；暑湿明显者，加鲜藿香、鲜佩兰、厚朴、六一散；恶心呕吐者，加姜半夏、竹茹。具体剂量须遵医嘱。

香薷

【荐方人】四川 彭兴田

三油调和治感冒

【配方及用法】

香油 80 克，薄荷油、樟脑油各 40 克。三油调匀装瓶备用。用时外涂于鼻腔内。

【功效】

此油专治由流感引起的头痛、腹痛等症，平时涂于嘴唇周围和鼻腔内可预防感冒。用时将此油少许涂抹于疼痛部位，效果神奇。

【荐方人】辽宁 王安才

葱白、生姜治感冒

【配方及用法】

葱白、生姜各 15 克，食盐 3 克。葱、姜洗净，捣烂成糊，用纱布包裹。用力涂擦前胸、后背、脚心、手心、腘窝、肘窝，擦后安卧。

【功效】

清热，发表，通阳，解毒，治感冒。

感冒酸碱疗法

【配方及用法】

食醋或苏打用凉开水配成 5% 的食醋溶液或 6% 的苏打溶液，任用两者之一即可（但不能两者同时使用），每 3 小时 1 次，每个鼻孔每次滴入 2～3 滴溶液。

【备注】

此方是魏鉴明教授与周超凡、王振勤、岳凤先教授经 20 多年总结出来的经验方。

【荐方人】河北 尹文鹏

蒸醋气法治感冒

【配方及用法】

关闭窗和门，把一碗食醋（约 200 毫升）放入容器内置于电炉或煤炉上，让它的蒸气散发于全室，室内患者猛吸醋的蒸气，15 分钟后，涕水不流，鼻塞通畅。

【备注】

醋蒸气在空气中能杀菌，在鼻内和肺部也同样杀菌，因此可达到治疗的目的。

【荐方人】广西 梁佐祥

大葱汁治感冒

【配方及用法】

取约10厘米长的葱白一段,捣烂取汁,睡前服一酒杯,一夜治愈感冒。如因感冒咽喉疼痛时,可取葱白竖切,切面朝里,敷脖颈睡觉。

【引自】《辽宁老年报》(1997年8月18日)

鼻浸药可治鼻塞

【配方及用法】

鼻塞严重者,先用1%的麻黄素滴入鼻腔,使肿胀的鼻甲缩小,再用7厘米左右长棉签浸上0.25%氯霉素眼药水或庆大霉素眼药水后,轻轻塞入鼻腔中,直至稍用力不能塞入为止(双鼻孔阻塞则皆塞入药水棉签),过2小时左右取出棉签,每天2~3次,晚上可塞着棉签过夜。但要注意安全。

临床实践证明鼻塞患者除临床对症给药外,另加浸药疗法,治疗一次即感轻松,几次则基本痊愈。此法简单、方便,对多种原因造成的鼻塞皆有良效。

【荐方人】湖南 黄海平

贯众治流感

【配方及用法】

贯众30克,加水600~800毫升(水位平药)煎至300毫升左右过滤,加入适量糖,装入瓶中(备用汤剂须加防腐剂,服用时加热)。每日3次,每次100毫升左右,连服2日。

【引自】《新中医》(1976年增刊第2期)、《单味中药治病大全》

自制牛蒡汤退热

【配方及用法】

将牛蒡充分洗净,捣碎,煎熬浓汤。若嫌味不好,还可加入少许砂糖或蜂蜜。小儿每次1小杯,每日3次;成人则每次喝2杯,1日3次。

【备注】

(1)牛蒡的主要功能是疏散风热、利咽。尤其适宜于以风热表证兼有咽喉肿痛者,可配合桔梗、金银花、连翘等同用。

(2)由于牛蒡性寒滑利,滑肠通便,故脾虚腹泻者忌用,痈疽已溃、脓水清稀者也不宜用。

【荐方人】常州 张建

生姜加感冒通敷腕脉处可退高热

【配方及用法】

取拇指般大的生姜一块,洗净后切为两半。将2片感冒通(如是"热伤风"则用感冒清)研成粉末涂撒于姜片切面上,再将涂撒了药粉的生姜片切面分别紧贴在感冒发热患者左右手腕内侧中医把脉处,并用医用带状胶布把姜片固定在手腕上,松紧以药粉不散落为度。一般5~10分钟即可退热。

【荐方人】马宝山

【引自】《家庭保健报》(1996年10月4日)

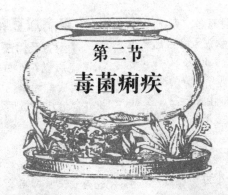

第二节
毒菌痢疾

用陈年水芋头柄治痢

【配方及用法】

陈年水芋头柄（即叶秆，农家常割来晒干，隔年再吃）一把，腊肉100克，加三碗水熬制成一碗即可。然后加红糖，连汤带药食完，当天即愈。

【备注】

水芋头柄陈一年为好。腊肉如不腐烂，二年最好。如无腊肉，只用水芋头柄亦可。

【荐方人】湖北张广辉

芋

大蒜治痢疾肠炎

【配方及用法】

大蒜1头，白糖20克。大蒜去皮切细末，用白糖拌和。每日早晚各1次，饭前吞服，连用7~10日。

【功效】

杀菌解毒。

【备注】

如系菌痢，同时用大蒜液灌肠则效果更佳。

田螺清热利湿止痢

【配方及用法】

田螺。取田螺挑出螺肉，晒干，炒焦，水煎。日服3次，每次15克。

【功效】

清热解毒。用治菌痢。

【引自】《常见药用食物》

二菜秦皮汤治下痢

【配方及用法】

委陵菜、铁苋菜、秦皮各30克。发热、大便脓血较多、苔黄腻、脉数者加黄连10克。每日1剂煎2遍和匀，日3次分服。

【功效】

急慢性细菌性痢疾，下痢大便带脓血；黏液，里急后重者。委陵菜清热解毒，凉血止血，有抗菌治痢的作用；铁苋菜消炎收敛，有保护肠黏膜的作用；秦皮清热燥湿"主热痢下重"，现代研究显示其对痢疾杆菌有强大的抗菌作用。三药合用相辅相成，方简而效宏，为热毒下痢（菌痢）之良方。

【备注】

症状消除且大便正常后须继续再服3剂，以求彻底治愈。

燮理汤加鸦胆子治热痢

【配方及用法】

生山药25克，白芍18克，金银花15

克，牛蒡子（炒倒）、甘草各6克，黄连、肉桂各1.5克。热痢下重数天者可煎服此汤，另加鸦胆子（去壳）40～80粒（去壳时仁破者不用），用温开水分两次吞服。通常服1～2剂，大便即由赤转白，腹痛、里急后重也可大大减轻或消失。如属热痢下重已久，或迁延失治，造成肠黏膜严重损害，所下之痢色紫腥臭，杂以脂膜，则宜加三七粉9克，温开水分两次吞服。多能止住脓血。

【引自】《医学衷中参西录》

山楂可治痢

【配方及用法】

取市售糖水山楂罐头或生山楂30～50克，水煎后加适量食糖。每次少则服150毫升，多则可服500毫升。一般1次即可止痛止泻。孕妇慎用，泻止则停服。

【功效】

温脏止痛、止泻，对多种原因所致的腹泻及菌痢均有奇效。

【引自】《四川中医》（1990年第12期）、《单味中药治病大全》

用石榴皮治痢疾

【荐方由来】

我今年67岁，过去常患痢疾，粪便里有黏液，有时微有红色。在卫生所吃些药也不见效。后来我想起母亲生前说过石榴皮治痢疾，便用3个石榴皮熬了一碗汤，一次服下去，当天下午4点服的，第二天上午大便时就随粪便排下了3条蛔虫，都是死的，痢疾也好了。

【荐方人】河南 郝建文

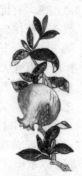

石榴

用扁眉豆花治红白痢疾

【配方及用法】

扁眉豆花、黄砂糖各50克。将扁眉豆花捣成蒜汁形，用白开水一碗冲沏，再将花渣滤出，然后加上黄砂糖，半温可服用。

【备注】

若是白痢疾，可用扁眉豆白花；若是红白痢疾，可用扁眉豆的红白花各半。无禁忌，人人适用。

【荐方人】河南 尚殿华

用当归、藿香等治泻痢

【配方及用法】

（1）腹痛有风时：当归5克，藿香3克，槟榔3克，茯苓6克，地榆5克，薄荷3克，车前子9克，莱菔子9克，甘草3克，陈皮3克，黄芩5克，白芍6克，水煎服。

（2）腹无痛无风时：在方（1）中，除去黄芩、陈皮2味，将当归改为3克，并增加茅根6克。

【备注】

一般肠胃不佳、泄泻者均可服。

【荐方人】新疆 邢源恺

用醋和明矾治阿米巴痢疾

【配方及用法】

取食醋（最好是镇江醋）1调羹，明矾1粒（约黄豆大小）碾成粉状，放入食醋的调羹中，连醋带明矾粉一起服下。早、晚各服1次，每次按此比例配制。此方无不良反应，同病者不妨一试。

【荐方人】徐建国

用白酒加糖治痢

【配方及用法】

好白酒50毫升，倒入细瓷碗内，加红糖、白糖各25克，点着，等火快灭时用半碗凉开水冲沏喝下。此方消炎洗肠、补寒祛疾，1次痊愈。

【荐方人】河南 康希存

苋菜拌蒜泥驱菌止痢

【配方及用法】

苋菜100克，大蒜1头，香油少许。将苋菜洗净切段备用，大蒜去皮捣烂，铁锅倒入油后立即将苋菜放入，而后置于旺火上炒熟，撒上蒜泥。

【功效】

"养精益气补血，食之肥健，嗜食。"（见《神农本草经》）因此经常食用苋菜能增强身体素质。对细菌性痢疾有辅助疗效。

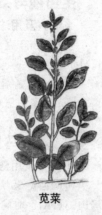

苋菜

【备注】

苋菜入夏上市，不但价廉，而且营养丰富。此菜不宜久炒过熟，以免养分受到破坏，影响疗效，如直接取苋菜汁，疗效更为理想。

蒜糖饮治痢疾

【配方及用法】

大蒜2头，红糖、白糖少许。将大蒜去皮洗净捣烂，兑入适量开水冲泡4小时，滤取清液，放糖制成蒜糖饮，一次服下。此方杀菌去虫治痢疾。

【荐方人】山东 徐志翔

用上肉桂等可治菌痢

【配方及用法】

上肉桂1克，用玻璃片或小刀刮去粗皮，研为细末，先取一半，用开水送下，

1小时后再服剩下的一半。稍停片刻，再取生大黄15克，搓粗末，分3次服，每隔2～4小时服1次。服后片刻即觉腹鸣，旋即泻下较多恶秽稀粪，或杂少量黏液脓便。泻后腹内即觉轻松。注意忌食生冷，休息一两天即愈。

【功效】

见菌痢初起即投以上方，均获速效。

【荐方人】山西 蔺振玉

【引自】广西医学情报研究所《医学文选》

芝糖灵治痢

【配方及用法】

芝麻（食用芝麻）、白糖各等量。将芝麻炒至焦黄色，与白糖拌匀，口嚼顿服，每日2～4次，连服1～5日。

【备注】

该方尤适于中老年患者，不论轻重，止痢捷，恢复体力快。服药期间禁食，可饮白开水。

【荐方人】辽宁 刘维盐

【引自】《当代中医师灵验奇方真传》

白芍、马齿苋等治急性细菌性痢疾

【配方及用法】

白芍、马齿苋各30克，当归、白头翁各20克，黄连、黄芩、槟榔、木香、枳壳、甘草各10克，焦山楂40克。上药水煎，空腹温服。年老体弱者及儿童用药量酌减。下痢赤多加红糖（另冲）30克，地榆15克；下痢白多加白糖（另冲）20～30克；下痢赤白加红糖、白糖各15克；有表证选加葛根、荆芥、藿香、薄荷各10克；有积滞、痢不爽、腐臭难闻加大黄、枳实、莱菔子各10克；呕吐加姜半夏、竹茹、生姜、藿香各6克；肛门无灼热，小便不赤黄、舌苔不黄腻去黄芩、黄连。

【荐方人】新疆 丁四明
【引自】《当代中医师灵验奇方真传》

鲜桦柏树皮可治菌痢

【配方及用法】

取鲜桦柏树（又名马尾松树）去上层粗皮，取第二层白皮 30～60 克，切碎，加水煎至半碗，加糖少许，每天早、晚空腹各服 1 次，连服 2～4 剂。

【荐方人】福建 陈祖恩
【引自】广西医学情报研究所《医学文选》

车楂散治菌痢

【配方及用法】

炒车前子 2 份，焦山楂 1 份。上药共研细末，每天服 3 次，每次 10 克，用温开水送服。服药期间忌油腻及生冷食物。

【荐方人】辽宁 张化南
【引自】《当代中医师灵验奇方真传》、《陕西中医》（1989 年第 4 期）、《单方偏方精选》

乌龙煎剂治菌痢

【配方及用法】

乌梅 30 克，龙胆草 15 克，山楂 20 克，地榆 12 克。上药加水 500 毫升，浓煎，去渣取汁 400 毫升，每天服 4 次，每次 100 毫升，连服 5 剂为 1 疗程。

【引自】《湖北中医杂志》（1988 年第 5 期）、《单方偏方精选》

用旱莲草治痢

【配方及用法】

干旱莲草 30 克，加热开水 300 毫升，泡 15 分钟，分 2 次服，每日 1 剂。

【备注】

旱莲草全国各省均产，药房常备，田间水沟旁也随处可见，因断其茎后溢汁如墨，故俗称"墨汁草"。一般中药书载其味甘、酸，性寒，有养肝益肾的功能，故现多用于治肝肾阴虚之证。《新修本草》首载其药时就有"主血痢"的记载。

【荐方人】广东 赖登红

生山楂与茶叶治急性菌痢

【配方及用法】

生山楂 60 克，茶叶 5 克，水煎服，每日 1 剂。

【引自】《浙江中医杂志》（1992 年第 5 期）、《中医单药奇效真传》

复方马齿苋治痢疾

【配方及用法】

鲜马齿苋 90 克，当归、白芍、槟榔片、乌梅、黄柏、地榆炭、厚朴、茯苓、陈皮各 9 克，木香 5 克，黄芩、白头翁各 12 克，甘草 6 克，水煎服。

【荐方人】河北 许国瑞
【引自】广西医学情报研究所《医学文选》

炒白芍、当归等可治痢

【配方及用法】

炒白芍 30 克，当归 30 克，车前子（单包）15 克，莱菔子 9 克，槟榔 6 克，枳壳 15 克，粉甘草 6 克。上药水煎服。

【荐方人】河南 底世东

鱼腥草治痢

【配方及用法】

取新鲜鱼腥草一小把，洗净晾干，用木棍捣烂，放入洗净拧干的纱布或毛巾中包好，拧汁服用。白痢者在汁中加适量白糖，红痢者在汁中加适量红糖，3 小时服 1 次，连服 3 次见效。

【备注】

平日就餐时，将鲜鱼腥草用调料凉拌食用，可消胀化食，预防腹泻和痢疾的发生。

【荐方人】江西 傅鹤鸣

地锦草治菌痢

【配方及用法】

采集鲜地锦草60克，洗净煎水1小碗，加点糖，分1～2次服用，即可治愈。地锦草还可治疗急性肠炎、副伤寒等其他肠道感染性疾病，效果都很好。

【荐方人】陈发军

葡萄汁、红糖治赤痢

【配方及用法】

鲜葡萄250克，红糖适量。将葡萄洗净，绞取汁，放入红糖调匀。顿服，数次即愈。

【功效】

消炎止痢。治赤痢疾。

【引自】《食物疗法精萃》

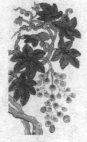

葡萄

苦楝子粉治白痢

【配方及用法】

以苦楝子150克，拌米炒成炭，研成细粉过筛，日服3次，每次服1.5克。

【引自】《广西中医药》（1983年第3期）、《中医单药奇效真传》

枣茶可治久泻难止

【配方及用法】

大枣5枚，绿茶3～5克，红糖适量。先把绿茶、大枣放入锅中，加清水200毫升，煎沸5分钟，加红糖搅匀，分4次温热饮用，每隔6小时1次，对久泻难止者有良效。

【备注】

菌痢初期不宜使用。

【引自】《辽宁老年报》（1996年6月5日）

生附子烘热敷脐治噤口痢

【配方及用法】

生大附子（切片）1枚，放在无根火上（即生石灰，用冷水洒之，自有热气冒出），烘热后敷于脐上。冷则再烘。用于治疗噤口痢有神效。

【引自】《中药鼻脐疗法》

霜黄瓜藤烧灰敷脐治噤口痢

【配方及用法】

霜黄瓜藤（烧灰存性）研末，用香油调敷脐中，每日换药1次。用于治疗噤口痢极有效。

【引自】《中药鼻脐疗法》

田螺敷脐治噤口痢

【配方及用法】

田螺20枚，或加麝香0.5～1.5克，共捣烂如泥，填敷脐中，每日换药1次。用于治疗噤口痢有奇效。

【引自】《中药鼻脐疗法》

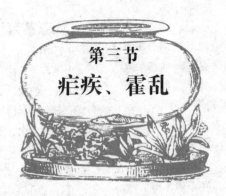

第三节
疟疾、霍乱

鸡蛋、辣椒花治疟疾

【配方及用法】

取鸡蛋1个，新鲜辣椒花数朵，洗净。在发病当天早晨一同煮熟，空腹时食之，一般1次即有效。如病顽固，可连食几日，定能奏效，无不良反应。患者不妨一试。

【荐方人】 安徽 石月娥

二甘散贴脐治疟疾

【配方及用法】

甘草、甘遂等份。共研细末，贮瓶备用。每次取本散0.5～1.0克，用药棉裹之如球状，于疟疾发作前2小时放置肚脐内，外盖纱布，以胶布固定，贴紧，勿泄气。每次贴1～2天。当时即可抑制症状，个别亦显著减轻症状。

【引自】《新中医》(1982年第7期)、《中药鼻脐疗法》

指天椒贴敷治
疟疾

【配方及用法】

指天椒适量，将其捣烂如泥，摊于棉垫上如铜钱大，贮存备用。于疟疾发作前4～6小时，取药丸贴在神阙(肚脐)、大椎两穴，

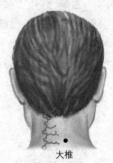

大椎

大椎穴的位置

以胶布固定。每次贴4～6小时后除去。每日1次，3～4次为1疗程。

【引自】《穴位贴药与熨洗浸疗法》《中药鼻脐疗法》

大蒜敷脉口治疟疾

【荐方由来】

抗战时，逃难到山区，我患上疟疾，可到处都买不到"唐拾义"丸药治病。于是，母亲便取几瓣新鲜、个大的蒜头捣烂，用手帕包上，在疟疾发作前约1小时，把手帕系在脉口上(中医切脉处)，男左女右。在疟疾发作期过了之后，我告诉母亲脉口处疼，她连忙解开一看，已经皮破淌黄水了。至今在我左手脉口处还留有疤痕，可几十年来疟疾再未复发。

【荐方人】 安徽 王应贵

丁香末治疟疾

【配方及用法】

丁香研为细末，小儿一小撮，大人两小撮，发病前将细末填入肚脐中，用膏药盖上，即愈。

【荐方人】 姜吉昌

【引自】 广西医学情报研究所《医学文选》

巴豆、雄黄贴耳郭可治疟疾

【配方及用法】

巴豆、雄黄等份。将巴豆去壳、去油制成巴豆霜，研末，雄黄亦研末，均匀拌和，贮瓶中备用。取绿豆大小的药粉放在1.5平方厘米的胶布中心，于疟疾发作前5～6小时贴于耳郭处上方乳突部位，7～8小时后撕下，可见小水疱，是正常反应，不用处理。

【引自】《新医学》（1972年第12期）、《单味中药治病大全》

辣椒、大茴香可治疟疾

【配方及用法】

辣椒、大茴香等份研末，于疟疾发作前2小时用膏药贴大椎穴。

【荐方人】陈德馨

【引自】广西医学情报研究所《医学文选》

鳖甲连服可治顽固性疟疾

【配方及用法】

鳖甲研末，每次服9克，每日3次，白水送下。

【引自】《中医验方汇选》《中医单药奇效真传》

黄连、黄芩等可治霍乱

【配方及用法】

黄连（酒炒之）、黄芩、老干姜各120克，川贝母30克（去心），车前草30克，荆芥穗、真广皮、炒麦芽、丁香、砂仁（去壳）各15克，荜拨30克。以上各味必须为真正的地道药材，并称准分量，共研为细末，用荷叶自然汁（必须是新鲜荷叶自然汁，切不可用蜂蜜或者其他物汁之类取代）一并配制为药丸。每剂药料共制作药丸200粒。成人每次服1丸，儿童减半，用开水送服。如属病重者，成人加服1丸。服药期间，禁忌荤腥食物入口。

【功效】

对霍乱患者中的上吐下泻，泻出物如同米汤者，以及腹不痛、鸣响如雷者，疗效极佳。

【引自】《神医奇功秘方录》

中药常山可治疟疾

【配方及用法】

常山24克，煎汤一大碗，徐徐温饮之。

【引自】《医学衷中参西录》《中医单药奇效真传》

木瓜、扁豆等可治霍乱

【配方及用法】

木瓜、扁豆各31克，广皮9克。清水煎，分2次服，每隔5小时1次。病重的可1次服，甚至1日2剂，其中木瓜可用至62克。

【备注】

痢症勿用。

【荐方人】广西黎克忠

【引自】广西医学情报研究所《医学文选》

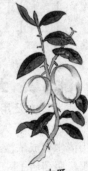

木瓜

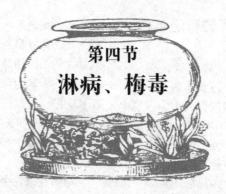

第四节
淋病、梅毒

用蜈蚣可治淋病

【配方及用法】

先将蜈蚣1条研细末，用黄酒送下，然后用凤眼草、防风、麻黄各9克，水煎服。外用黄酒擦小腹，出汗为度，如汗不出，再服1剂，无不奏效。

【荐方人】河北 何文明

白花蛇舌草可治淋病

【配方及用法】

白花蛇舌草25克，加清水2500毫升，水煎30分钟后，去渣，分3次服，每日1剂。

【荐方人】广东 何霖强

【引自】《浙江中医杂志》（1997年第1期）

酢浆草、大蓟根等可治淋病

【配方及用法】

酢浆草、大蓟根、积雪草各31克。用清水煎成浓液约一热水瓶，每天分3次服。服药后1～2天即从尿道排出乳白色黏稠液，随后排出小便，病情好转，继服3剂痊愈。

【荐方人】福建 侯天二

【引自】广西医学情报研究所《医学文选》

内服加外洗可治疗急性淋病

【配方及用法】

（1）内服方（淋病消毒饮）：生地30克，黄连10克，黄柏12克，茵陈25克，茅根30克，木通15克，淡竹叶10克，土茯苓45克，川草薢15克，木通15克，石菖蒲10克，甘草6克。

（2）外洗方：土茯苓50克，苦参30克，百部30克，蛇床子30克，地肤子30克，黄柏30克。淋病消毒饮每日1剂，水煎，分早、晚2次服。中药外洗方每日1剂，水煎成750毫升左右，待凉后泡洗阴茎及龟头，每日3次，每次20～30分钟。以上治疗连续7日为1疗程。

【荐方人】福建 陈德才

【引自】《当代中医师灵验奇方真传》

大黄、海金沙等可治淋病

【配方及用法】

大黄31克，海金沙24克，共为细末，用鸡蛋清和为丸，如绿豆大。上药分4日服完，开水送下。（大黄为泻药，体弱者禁用。）

【荐方人】河北 许近仁

【引自】广西医学情报研究所《医学文选》

人参、白术等可治梅毒

【配方及用法】

人参 50 克，白术 50 克，当归 50 克，黄芪 50 克，大黄 50 克，金银花 50 克，土茯苓 50 克，石膏 50 克，甘草 15 克，远志 15 克，天花粉 15 克，柴胡 10 克。以上各味药水煎服，服用 2 剂后，上述药方减去大黄、石膏 2 味，再加上茯苓 100 克，连服 4 剂后，可治愈其病。

【引自】《神医奇功秘方录》

土茯苓、忍冬藤等可治妇人梅毒

【配方及用法】

土茯苓 31 克（先煎），忍冬藤 31 克（先煎），羌活、大黄各 9 克（后下），前胡 6 克，薄荷 4.5 克，甘草 3 克。用水 600 毫升先煎前两味，煎至 400 毫升下羌活、前胡、薄荷、甘草，煎至 200 毫升再下大黄，煎 3 分钟，分 2 次服。

【引自】广西医学情报研究所《医学文选》

土茯苓、了哥王等可治梅毒

【配方及用法】

土茯苓 20 克，了哥王 9 克，九里明 10 克，苦李根 6 克，甘草 5 克。上药均为干品量，合共碾研为粉末，蜜制为丸，每丸重 9 克，早、晚各服 1 丸。

【荐方人】广西 唐汉章

【引自】《当代中医师灵验奇方真传》

灭梅灵治梅毒

【配方及用法】

雄黄、矾石各 10 克，麝香 0.15 克。矾石不易购到时可用磷黄代替，麝香可用松香代替，即雄黄 6 克，磷黄、松香各 9 克，三样研为一体加香油涂抹患处。如加猪油拌比香油好得更快。

【荐方人】辽宁 尹奉玺

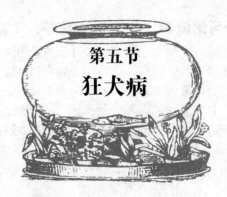

第五节
狂犬病

所谓的狂犬病也就是指疯狗症，又叫恐水症，它是一种侵害中枢神经系统的急性病毒性传染病，所有温血动物包括人类，都可能被感染。它多由染病的动物咬人而得。一般认为被口边出白色泡沫的疯狗咬到会传染，其实猫、白鼬、浣熊、臭鼬、狐狸或蝙蝠也可能患病并传染。人被疯狗咬伤，病毒经伤口进入人体之后，要过一段时间才发病。医学上把这段时间称作潜伏期。狂犬病的潜伏期有长有短，短则十来天，长则三五年不等，但大多数为一至两年。

狂犬病患者能治好吗？从医学权威人士的介绍得知，目前国内外尚无特效疗法，患者一旦发病，几乎是无一例外地死亡。对于这种可致人产生强烈的恐怖感的狂犬病毒，是切不可掉以轻心的。当然，上面讲的100％死亡率，指的是被疯狗咬伤后，不及时注射狂犬疫苗而发病者，只要及时注射狂犬疫苗，一般不会导致死亡。

在我国医学界，比较权威的办法就是对狂犬病患者注射狂犬疫苗。此外，还要注射抗狂犬病血清，并在伤口及周围做浸润注射。这里，我们再为大家补充介绍一些民间偏方。

生大黄、斑蝥等可治狂犬病

【配方及用法】

生大黄10克，斑蝥3克，糯米200克。先把糯米铺在锅上，把两种药放在糯米上，微火烘干，等糯米呈金黄色，连同两种药共研成细末。用药末冲温糯米酒，在被疯狗咬伤后第13天一次服下，千万不要过早或过迟，否则无效。

【备注】

服药后在家休息，2小时左右解小便时开始疼痛，便发尿淋症一样经常要解小便，但每次不多，很痛。当解小便不再痛时，证明恶毒泄尽。如还感觉痛，应再服1次才可万无一失。

【荐方人】江西 谢纲洪

西党参、云茯苓等可治狂犬病

【配方及用法】

西党参9克，云茯苓9克，粉甘草9克，正川芎6克，羌活9克，川独活9克，香柴胡9克，信前胡9克，西枳壳6克，桐桔梗9克，生姜9克，生地榆30克，紫竹根250克。上药水煎服。小儿减半，孕妇不忌。

【荐方人】余兵

【引自】《安徽老年报》（1996年11月6日）

青风藤、线麻黑炭可治狂犬病

【配方及用法】

取12克青风藤研末。将60克线麻弄成麻团，放在盆内，由二人合作烧制，一人点燃麻团，另一人立刻弄灭，如此反复进行。二人须连续协调一致，不可间隔时间过长，以防烧成无用的白色麻灰。最后取出12克黑炭入药。藤末、麻炭混合后，用温开水调好，一次内服，再喝上几口酒以作引药，随即盖严被子出透汗即可，不必再服药。

【备注】

凡被犬科动物致伤者，均需服药。服药后，以百天为限，此期间不发病为治愈的标志。中药店可买到草药青风藤；线麻，即北方农村妇女做布鞋用的普通麻，也叫苎麻、芋麻。

【荐方人】吉林 季杰

万年青可治疯狗咬伤

【配方及用法】

取盆栽万年青连根叶捣碎绞汁灌入腹内，其后有血块自大便排出，伤口用茶洗净，以杏仁泥敷之，有神效。

【荐方人】湖南 龙津洪

地榆可治复发性狂犬病

【配方及用法】

地榆155克，用砂锅1个，盛水一瓢半，熬40分钟，每隔3小时服1次，每次半汤碗或一汤碗，当茶饮。小儿酌减。服药二三日后，用生黄豆六七粒，让病者咀嚼（不吞食），如觉有黄豆腥味，是毒已尽，即停药。如觉生黄豆有甜味，为余毒未尽，加服1剂。此方有彻底扫清病毒的效力，即使疯狂已发，牙关紧闭，只要设法将药灌下，也能彻底救治。

【荐方人】广东 罗文虎

【引自】广西医学情报研究所《医学文选》

斑蝥、川黄连等可治狂犬病

【配方及用法】

斑蝥3个，川黄连、江米各10克。将3味放砂锅内，炒黄为末。1次服，用黄酒送下。

【备注】

勿走荞麦地、棉花地，百天以外再剃头。

【引自】广西医学情报研究所《医学文选》

枳壳、羌活等可治狂犬咬伤

【配方及用法】

枳壳、羌活、沙参、茯苓、桔梗、丑牛、川芎、滑石、甘草、独活各20克，柴胡5克，马钱子（必须用烈火烧去毛尾，否则有毒）3颗。自找引子（黑竹根或海金沙、车前子）适量。先用黄泥加水搅成糊状，待黄泥沉淀后用黄泥水煎药。轻者口服1次，重者3次即愈。最好咬伤即服，咬伤数日后口服同样有效。服后多休息，多喝白糖开水。

【备注】

黑竹根，即农村常见的黑斑竹，取其地下根；车前子，农村又称克马叶，取其果。煎药时，一定要用黄泥土加水沉淀后的黄泥水。此方为成人用量，儿童及体弱者酌减。

【荐方人】四川 彭刚

【引自】广西民族出版社《农村致富技术精选》

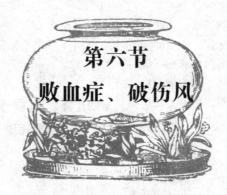

第六节
败血症、破伤风

治败血症秘方几则

我国中医治疗败血症的妙方不少，这里简单介绍几种。

【秘方一】金银花50克，连翘50克，大青叶55克，蒲公英55克，一见喜55克，鸭跖草60克，鱼腥草80克，板蓝根100克，半支莲80克，紫花地丁70克，鲜生地60克，野菊花100克。以上各味药置砂锅中，加水适量煎服，每日2次，每日1剂服用。

【秘方二】取鲜漆姑草（又名珍珠草）150克，水煎之，每日1剂，每剂分3次服完。

【秘方三】取南星、防风、白芷、天麻、白附子、羌活，各味分量相等，共研为细末，每次取10克药末，热酒一盅送服。病症严重者，可取药末15克，以儿童小便热而调药服之，其效甚佳。

【引自】《神医奇功秘方录》

鸡矢白治破伤风

【配方及用法】

鸡矢白（白鸡屎）3～9克。以烧酒冲服。

【功效】

治破伤风。

【引自】《中医杂志》

老葱白治疗破伤风

【配方及用法】

老葱白（连须，去叶不去皮）500克，黑扁豆45克，棉籽90克，高粱原酒75毫升。①棉籽炒焦至酱紫色，碾碎，过筛去壳。②葱白加水四五碗，煎成汤。③酒温热。④黑扁豆放大铁勺内炒，先冒白烟，后冒青烟至90%炒焦时离火。然后把温酒倒入铁勺，过滤，留酱紫色酒液。把棉子粉与酱紫色酒液混合，加适量葱汤搅如稀饭样，灌服，服后盖被发汗。连服2天。

【功效】

发表，通阳，解毒。用于治疗破伤风。

【备注】

服药期间忌食腥冷食物。

鱼鳔散治破伤风

【配方及用法】

鱼鳔胶10～15克，黄酒120毫升。将鱼鳔胶用线捆扎数周，用草燃烧，烧焦后，放土地上晾干，研末。用黄酒煎开冲服，见汗即愈。

【功效】

祛风邪，消肿毒。用于治疗破伤风。

地龙、蝉衣等治破伤风

【配方及用法】

地龙、蝉衣、天麻、羌活、防风、荆芥、胆南星各9克，钩藤、赤芍、明矾各10克，蜈蚣、全虫各5克。将上药共研为极细末，过120目筛后，装入干净瓶内备用。用时，以凉开水冲服。每日2～3次。

3 日为 1 疗程，直至痊愈为止。

【荐方人】河南 郑路遥

蜈蚣等治破伤风

【配方及用法】

蜈蚣 1 条，全蝎、南星、天麻、白芷、防风各 3 克，鸡矢白（焙干、研末、冲服）、羌活各 6 克。先煎诸药去渣，放入鸡矢白末，加黄酒 1 杯，分 3 次口服，上药为 1 日剂量。必要时成人也可加倍服用，对牙关紧闭不能咽下的患者，可做保留灌肠，亦可收到同样的效果。

【荐方人】山西 杨凤霞

蝉衣黄酒治破伤风

【配方及用法】

蝉衣 15 克，黄酒 250 毫升，将蝉衣入黄酒内同煎（若酒少淹没不了蝉衣，兑少量水同煎），煎后去蝉衣，饮酒（若患者酒量小，可分 2 ~ 3 次饮完）。

【引自】《陕西中医函授》（1984 年第 3 期）、《中医单药奇效真传》

蝉蜕、防风等治破伤风

【配方及用法】

蝉蜕 20 克，防风、全蝎、蜈蚣、僵蚕、钩藤各 15 克，竹黄、胆南星、大辰砂各 7 克，苯巴比妥 0.1 克 ×10 片。将上药共研为极细末。装入瓶内备用。成人 6 克，小儿 0.7 ~ 3.0 克。每日分早、中、晚 3 次口服。

【荐方人】山西 王兆林

蜈蚣、全虫等治破伤风

【配方及用法】

蜈蚣 3 克，全虫、防风、胆南星、白芷、天麻、钩藤各 5 克，羌活 8 克，丹皮 10 克，鸡矢白末 6 克。黄酒适量。将前 9 味药水煎 2 次后，去渣，加入鸡矢白、黄酒，搅

拌均匀后，分早、中、晚 3 次口服。本方药为 1 日剂量。如患者牙关紧闭，不能咽下，可保留灌肠。小儿可随年龄增减用量。

【荐方人】四川 崔明浩

地龙、蛴螬等可治破伤风

【配方及用法】

韭菜地里地龙 3 条，鸡窝里蛴螬 3 只，一把黑糖。三物同放入碗里，不断搅拌，停四五分钟倒入烧热的锅中，再加入一碗水烧沸，然后喝下，2 ~ 3 天可痊愈。

【荐方人】河南 龚延明

蒲公英、金银花等治破伤风

【配方及用法】

蒲公英、金银花、当归、败酱草各 30 克，连翘 20 克，僵蚕、钩藤、防风、川芎、羌活各 15 克，红花、桃仁、全蝎各 10 克，栀子 12 克，蜈蚣 3 条。若大便秘结者，加生大黄（后下）、火麻仁各 10 克；若兼有痰盛者，加天竺黄 15 克，上药水煎 3 次后合并药液，分早、中、晚 3 次口服，每日 1 剂。

【荐方人】湖南 赵子山

丹皮、赤芍等治破伤风

【配方及用法】

丹皮、赤芍、麦冬、茯神、胆南星、钩藤、羌活、防风各 10 克，薄荷叶、陈皮、当归、全蝎各 6 克。将上药水煎，每日 1 剂，分 3 ~ 4 次口服。3 剂为 1 疗程。

【荐方人】湖南 王小义

黑桑葚、胆星等可治疗破伤风

【配方及用法】

黑桑葚 9 克，胆星 9 克，蝉蜕（焙黄）9 克，串肠米 7.5 克（即狗吃米，便出未消化者，洗净焙黄），血余 62 克（年老白发）。

将上药共研为细末，用好蜜124克浸润20分钟，再加黄酒125毫升，香油125毫升，煎熬成膏，为300克左右。熬此药时不可混入唾沫及水（水混入后，蜜、油分解，不能使用）。成人一天内将药服完，每隔20分钟服1次，每次服15克左右，白水送下。饭前饭后服用皆可，第二剂吃2天。服药后应发汗，多喝开水。一般1剂即愈，重者不过3剂。

【备注】

如病入口噤不开，可针刺地仓、少商二穴，口即开。如服药后伤口攻疼，即用刀消毒后将伤处割破，流血无妨，不用上药，病愈伤口即愈。

【荐方人】河北 申万清

【引自】广西医学情报研究所《医学文选》

磁虫治破伤风秘方

【配方及用法】

用普通白酒或米酒（30度以上）500毫升，土中生的白胖"磁虫"7个，鲜姜片3片（厚薄不限），先把磁虫洗净泥土，然后去头尾，同白酒、姜片一齐放入瓦瓶（或瓦盆）内，将瓦瓶（或瓦盆）放入锅中，锅内盛水，用温火开几滚，就可以饮用了，

饮用时不限量、不限次数。

【备注】

"磁虫"夏天可到马铃薯（即马铃薯）地里找，冬天鸡粪底下也有。"磁虫"即蛴螬之幼虫。

【荐方人】吉林 白凤岐

麻根等可治破伤风

【配方及用法】

麻根（麻苴）6个，虫蛀的桃树末40克，水煎，趁热冲红糖100克，放凉后去渣，一次饮完，喝后5分钟就满头大汗。

【荐方人】河南 马朝

防治破伤风秘方两则

【秘方一】用蝉蜕60克，研为细末装入布袋内，放入砂锅中以适量水煎之，加白酒少许冲服。每日1剂，每剂分3次服用，连服3～5日，即可起预防作用。

【秘方二】取红蓖麻根400克，蝉蜕50克，九里香100克，加水1000毫升，煎至200毫升，分3次服之，每日1剂。体弱者、老人小孩服之，药量减半。疗效颇佳。

【引自】《神医奇功秘方录》

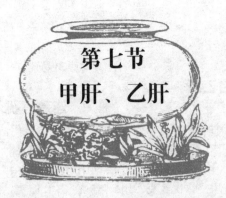

第七节
甲肝、乙肝

公猪胆治甲肝

【配方及用法】

从刚宰杀的公猪肚内取出新鲜猪胆，划破，将胆汁倒进碗里，一口喝完，然后取适量白糖或甜食放入口中改变苦味。每日1次，连服5日为1疗程。轻者服1疗程，重者服2疗程即可痊愈。此方对甲型肝炎有特效。

【备注】

要采用新鲜公猪胆。

【荐方人】江苏 曹作

【引自】广西科技情报研究所《老病号治病绝招》

服醋蛋液可治甲肝

【配方及用法】

杯中置醋（9度以上的食醋，如山西产的老陈醋、江苏产的镇江陈醋等）100毫升，放入洗净的鲜鸡蛋1枚，浸泡3~7天，等蛋壳软化，挑破薄皮，经搅匀后即成。服用时可将原液一汤匙加适量开水及蜂蜜调匀，空腹或饭后服均可。

【荐方人】河南 张德珠

【引自】广西科技情报研究所《老病号治病绝招》

疏利清肝汤治急性甲肝

【配方及用法】

藿香（后下）、薄荷（后下）、五味子各6克，车前子（包煎）、龙葵、马鞭草各30克，生大黄（后下）3克，飞滑石（包煎）、生薏米各15克，茯苓、白芍、枸杞各12克。每日1剂，分2次服。

【备注】

黄疸显著者加用静滴，在5%~10%葡萄糖液中加入10~20毫升茵栀黄注射液，每日1次。肝大明显者加用肌注田基黄注射液，每次2~4毫升，每日2次。

【引自】《上海中医药杂志》（1989年第12期）、《实用专病专方临床大全》

冬虫夏草、石松等治乙肝

【配方及用法】

冬虫夏草100克，石松80克，蜂尸100克，守宫60克，茵陈80克，五味子60克，陈香60克，羚羊角40克。将诸药晒干共碾细粉，每次内服5克，每日2次，30日为1疗程。服药期间忌白酒、辣椒。

【荐方人】安徽 马彬

吃蒲公英治乙肝

【配方及用法】

蒲公英是多年生草本植物，含白色乳汁，叶片倒披针形，羽状分裂，花冠黄色，花丝分离，白色，外表绿褐色或暗灰绿色，根茎入药，有解毒、消炎、解热的作用。一般春、夏开花前或开花时连根挖出。将蒲公英洗净控干，切碎装罐，少加点盐，多添点醋，食用。

【荐方人】河南 楚雪

五毒散治乙肝

【配方及用法】

醋制蜂尸60克，黑蚂蚁60克，蜘蛛50克，守宫50克，蚂蟥40克，黄芪60克，茵陈蒿50克。将上药晒干，共碾细末，过100目筛，即可装瓶备用。每次5克，用温开水冲服，每天2~3次，30天为1疗程。

【备注】

患者服药期间勿饮酒，勿食辛、辣等有刺激性的食物。

【荐方人】马斌

【引自】《农家顾问》（1997年第5期）

乙肝煎治乙肝

【配方及用法】

黄芪、丹参、虎杖、土茯苓、白花蛇舌草、皂角刺各25克，露蜂房、甘草各9克，菌灵芝（研末冲服）5克。每日1剂，水煎服。30日为1疗程，总疗程为3~4个月。

【引自】《四川中医》（1987年第3期）、《单方偏方精选》

偏方猪肉煎治乙肝高酶不降

【配方及用法】

丹参10克，白芍12克，龙胆草6克，滑石12克，茵陈10克，栀子6克，木通6克。上述7味中药，同瘦猪肉一起蒸，每剂用瘦猪肉150~200克，切成大块，先将猪肉放入大碗内，在肉上铺一层纱布，把药放在纱布上，泡上水，水面要淹没全部药渣，然后放入笼内蒸3小时。揭笼后，将纱布提起稍拧，药渣倒掉，吃肉喝汤，日服1剂，连服5剂。

【备注】

偏方猪肉煎，系广西桂林名老中医魏

道生在民间采集的偏方，经用两代数十年，对治疗肝炎尤其是降低转氨酶卓有成效，对恢复肝功能有较好的效果。

连翘、栀子等可治乙肝

【配方及用法】

连翘（连召）15克，栀子15克，柴胡10克，丹参15克，茵陈50克，元胡15克，白术15克，黄芪20克，龙胆草25克。上述中草药可以制成汤剂、丸剂、冲剂或胶囊等剂型。

【功效】

可清热解毒、疏肝理气、健脾利湿、活血化瘀，消灭乙肝病毒，增强人体免疫力，减少肝脏纤维化，达到治疗目的。

【荐方人】黑龙江 宋森

单味大黄可止肝痛

【荐方由来】

前不久，我遇见一乙肝病人，病程有七八年，每晚肝区刺痛不已，难以入眠，晨起头昏、乏力，影响工作、生活。曾在一老中医处求治，药用逍遥散加桃仁、红花、川楝、玄胡，疗效不佳，每晚仍痛。我建议他用生大黄4克，洗净泡开水代茶饮，3日换一块大黄。其将信将疑，当晚按法服之，次日清晨便来致谢，言饮下一杯后，肠鸣便软，当晚肝区就一点儿不痛了。我知道大黄活血祛瘀能止肝痛，却不知其有立竿见影之功。

根据现代医学的研究，肝病日久，多属中医"症瘕"范畴。现代药理研究认为，大黄主要成分是蒽苷，所含大黄素、大黄酸有抗肿瘤、保肝、利胆的作用。大黄味苦性寒，寒则胜热，能下瘀血，破症瘕，清瘀热，并借通便作用使热毒下泄，而达止痛之效。

【荐方人】山东 徐志强

【引自】《健康报》（1996年1月24日）

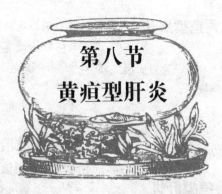

第八节
黄疸型肝炎

芜菁子治黄疸型肝炎

【配方及用法】

芜菁子。将菜子晾干，研末。以开水调服，每次服 10 ～ 15 克。

【功效】

清热，祛湿，润肠。治疗黄疸、便秘。

【引自】《全国名老中医秘方》

山黄芪治黄疸型肝炎

【配方及用法】

取山黄芪根，切短洗净，加大枣、冷水，先煮沸，再以文火炖熟，然后吃大枣和汁水。炖时，山黄芪与大枣的比例为 1 : 2 左右。山黄芪多放一些也无妨。同一份山黄芪还可配大枣再炖 1 ～ 2 遍。

【荐方人】湖北 张远

用大黄麦芽汤治急慢性黄疸型肝炎

【配方及用法】

酒蒸大黄 40 克，生麦芽 30 克。上药水煎服，儿童剂量酌减。

【引自】《浙江中医杂志》（1985年第 5 期）、《单方偏方精选》

消毒丹治疗急性黄疸型肝炎

【配方及用法】

茵陈、薏米、板蓝根各 20 克，田基黄 30 克，泽泻、楂肉、猪苓、茯苓各 15 克，木贼、丹参、泽兰、陈皮各 10 克，甘草 5 克。将上药入罐用清水盖药面，浸泡 10 ～ 15 分钟，然后煎 15 ～ 30 分钟取汁，每次约 25 毫升，日服 2 次。若腹痛甚加厚朴 10 克，白蔻 5 克；呕吐剧加法半夏 6 克，竹茹 10 克；便结难行加大黄、枳壳各 10 克；全身酸痛加秦艽、柴胡各 10 克；目赤舌质红赤加胆草、生地各 10 克。

【备注】

忌食肥肉猪油、酒类、酸辣菜、腌菜，以及油炸、煎炒、辛燥之物。

【荐方人】湖南 谢光辉

【引自】《当代中医师灵验奇方真传》

用茵陈蒿汤加减治黄疸

【配方及用法】

茵陈 30 克，栀子、黄柏各 12 克，党参、苍术、香附各 15 克，郁金 12 克，干姜 6 克，五味子 10 克，灵仙 15 克，甘草 6 克，大枣 6 枚（31 克）。上药入水（约 500 毫升）煎服，每日 1 剂，分 2 次服下。小儿可加白糖适量调匀，当茶饮。呕吐者加半夏 9 克；发热、两胁不舒者加柴胡 9 克，黄芩 12 克，白芍 12 克。

【荐方人】山东 王荣亮

【引自】《当代中医师灵验奇方真传》

夏枯草治急慢性黄疸型肝炎

【配方及用法】

夏枯草62克，大枣31克。上药加水1500毫升，文火煎，捣枣成泥，煎至300毫升，去渣，分3次服。

【引自】《山东医刊》（1964年第11期）、《单味中药治病大全》

糯稻草煎服治黄疸型肝炎

【配方及用法】

糯稻草45克，用水洗净，切成3厘米长，加水500毫升，煎取300毫升呈淡黄色味微甜的汤液，过滤即成。分2次服，1日服完（成人量）。

【引自】《中医杂志》（1960年第4期）、《单味中药治病大全》

根治急性黄疸型肝炎特效方

【配方及用法】

①外用方：鲜野芹菜（石龙芮）。将鲜野芹菜根茎30克捣成泥状，敷于上肢内关或肘弯内、外侧及肩髃下肌肉丰厚部，男左女右。每次只敷一个部位，可换部位多次使用，至症状减退为止。敷药6～12小时出现黄液泡，刺破放出黄水涂上紫药水即可。下肢也可敷药。②内服方：鲜金钱草。鲜金钱草洗净与鸡蛋煮熟，即成药蛋，食蛋喝汤（淡食）。每日3次，每次1枚。药汤当茶频饮。

【备注】

本方有明显退热退黄作用，治急性黄疸型肝炎颇为灵验，兼具根治效果。临床上只要认证认药准确，使用必见奇效。病未愈期间，禁食荤、腥、油腻及辛辣食物。

【荐方人】湖北　汪升阶

【引自】《当代中医师灵验奇方真传》

用瓜香散治各种黄疸疾病

【配方及用法】

甜瓜蒂、茵陈各15克，白丁香10克，广郁金9克。上药共研极细末，贮瓶备用，勿泄气。取本散少许，交替吹入两鼻孔中，每日3次，以鼻中流尽黄水为度，或用本散擦牙，使口流涎水，效果亦佳。

【引自】《中药鼻脐疗法》

中西医结合治疗黄疸型肝炎

【配方及用法】

茵陈30克，黄芩10克，胆草10克，大黄10～30克，虎杖10克，柴胡10克，金钱草15克，蛇舌草15克，板蓝根15克。上药放入大罐头瓶中，开水冲泡后取汁内服，每日3次，小儿量酌减。

【荐方人】山西　郭晓中

【引自】《当代中医师灵验奇方真传》

用虎杖煎服治黄疸型肝炎有效

【配方及用法】

取虎杖90克，加水浓煎至300毫升，每日分3次服。

【引自】《湖北中医杂志》（1983年第4期）、《中医单药奇效真传》

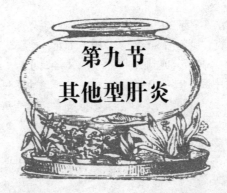

第九节
其他型肝炎

青黛、血竭等可治慢性肝炎

【配方及用法】

青黛170克，血竭150克，沉香90克，犀角90克（或水牛角180克）。上药粉碎过筛，制成丸或片剂1000粒，日服2次，每次10粒。待抗原转阴后再用以下配方治疗：冬虫夏草90克，蜂尸170克，西洋参90克，刺五加90克。上药粉碎过筛，制成片剂1000粒服用，服法同上。

【备注】

服药期间，忌烟、酒、辣椒、葱、蒜；严重胃炎、胃肠溃疡患者及孕妇禁服，月经期停服。

【荐方人】河南 夏合保

溪黄草、田基黄等可治慢性肝炎

【配方及用法】

溪黄草20克，田基黄15克，水煎，每日1剂，分2次服。

【功效】

溪黄草性平无毒，有清利湿热、退黄疸之功效。田基黄性微寒，无毒，有清肝火、凉血作用。二药合用治疗慢性肝炎有良效。

【荐方人】山西 黎全龙

【引自】《中国老年报》（1995年4月20日）

米醋猪骨汤治病毒性肝炎

【配方及用法】

米醋1000毫升，鲜猪骨500克，红糖、白糖各120克。置锅内以醋共煮（不加水），沸后30分钟取出过滤。成人每次30～40毫升，小儿10～15毫升，每日3次，饭后服，1个月为1疗程。

【功效】

用于治疗急慢性病毒性肝炎。对有高热者不适用。

【引自】《全国名老中医秘方》

泥鳅粉治急慢性肝炎

【配方及用法】

泥鳅500克，烘干，研末。每次9克，每日3次，饭后服。

【引自】《贵阳中医学院学报》（1991年第4期）、《单味中药治病大全》

用陈皮、大枣可治肝炎

【配方及用法】

陈皮30克，大枣10粒，水煎代茶喝，可加少量白糖。

【荐方人】福建 纪长球

治慢性肝炎特效方

【配方及用法】

丹参12克，茯苓18克，佛手12克，

枣仁 15 克，麦芽 30 克，谷芽 30 克，天茄子 20 克，岗稔根 30 克，鹰不泊 30 克，素馨针 9 克。上药加水三碗半，煎到大半碗服，每日 1 剂，不可中断，8 ~ 10 剂见效，12 ~ 15 剂根除。

【备注】

各味药缺一不可，勿用相近药代替，否则无效。服药期间，忌食肥、腻、辛辣食物和酒，注意休息。

【荐方人】山东 王军峰

以鸭跖草汤治急性病毒性肝炎

【配方及用法】

鸭跖草 30 ~ 60 克。每天 1 剂，水煎分 2 次服，15 ~ 20 天为 1 疗程，不加用其他药品。食欲差者，可静脉滴注葡萄糖液。

【引自】《浙江中医杂志》（1995年第 2 期）、《单方偏方精选》

治急慢性肝炎有效方

【配方及用法】

熊胆 7.5 克，炒蒲黄、五灵脂各 10 克。3 味研末，白蜂蜜制成 7 丸。加茵陈 30 克煎汁，白糖适量，早 5：00 ~ 6：00 空腹服下 1 丸，连服 7 日。

【备注】

此方适于急慢性肝炎、肝硬化、一期腹水患者，慢性病者以春季服用最佳。此外，患者禁忌房事 6 个月，忌猪油、猪肉、猪头、猪内脏。

【荐方人】安徽 何吉堂

黄花小眼草等可治各类型肝炎

【配方及用法】

黄花小眼草 10 克，红糖 100 克，鸡蛋 7 个。将黄花小眼草同鸡蛋一齐放入 500 ~ 750 毫升清水中，煮沸 20 分钟（煎药时用砂锅），把每个鸡蛋用竹器捣 10 个孔，再煮 10 多分钟。然后用此药液冲化红糖，吃鸡蛋喝汤，1 次服完。每日服 1 剂，服完后盖被子出汗。病轻者 5 ~ 7 剂痊愈，病重者 15 剂可愈。

【荐方人】贵州 李元发

【引自】《河南科技报》（1994 年 9 月 5 日）

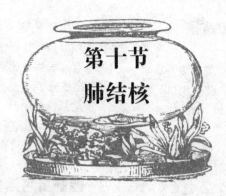

第十节
肺结核

羊苦胆可治肺结核

【配方及用法】

羊苦胆1枚，洗净后蒸食之。每日1枚，3个月为1疗程。

【功效】

清热解毒，有抑制结核病菌的作用。

【备注】

为了便于保存和食用，把羊胆焙干，研细，过筛，成为粉末，每日服1克，亦有同等功效。

【引自】《浙江中医杂志》

鳗鲡、大蒜治肺结核

【配方及用法】

鳗鲡（白鳝）150克，大蒜2头，葱、姜、油、盐各适量。将鳗鲡开膛洗净，切段；大蒜去皮，洗净。将锅置于旺火上，加油烧热，放入鳗鲡煎炸至呈金黄色，下大蒜及调料，加水1碗煮至鱼熟即成。

【功效】

补虚羸，祛风湿，杀菌。有抑制结核病菌的作用。

【备注】

鳗鲡烧存性（中药炮制方法之一，即把药烧至外部焦黑，里面焦黄为度，使药物表面部分炭化，里层部分还能闻到原有的气味，即存性），研细（或做成丸剂），每服5～10克，每日2次，亦有治疗肺结核、淋巴结核之功效。

【引自】《新中医》

南瓜藤汤治肺结核

【配方及用法】

南瓜藤（即瓜蔓）100克，白糖少许。加水共煎成浓汁。每次服60克，每日2次。

【功效】

清肺，和胃，通络。用于肺结核之潮热。

【引自】《卫生报》

百合、蜂蜜治结核病

【配方及用法】

鲜百合、蜂蜜各适量。百合与蜂蜜共放碗内蒸食。每日2次，可常服食。

【功效】

清热，润肺，生津。能抑制结核病菌扩散，促使结核病灶钙化。

蛋壳、蛋黄治浸润型肺结核

【配方及用法】

鸡蛋壳（皮）6个，鸡蛋黄6个。将蛋壳研细，放入蛋黄搅匀，然后置于陶器内，于炭火上炒拌至呈焦黑色，即有褐色之油渗出，将油盛在盖碗内备用。每次饭前1小时服5滴，每日3次。

【功效】

滋阴养血，润燥利肺。

吸蒜气治肺结核

【配方及用法】

紫皮大蒜2~3头。蒜去皮，捣烂。置瓶中插两管接入鼻内，呼气用口，吸气用鼻。每日2次，每次30~60分钟，连用3个月。

【功效】

止咳祛痰，宣窍通闭。

【引自】《广东中医》（1963年第5期）

四汁丸可治肺结核

【配方及用法】

生藕汁、大梨汁、白萝卜汁、鲜姜汁、蜂蜜、香油、飞箩面各120克，川贝母18克。将川贝研细面，和各药共置瓷盆内，以竹筷搅匀，再置大瓷碗或砂锅内，笼中蒸熟，为丸如枣大。每服3丸，日3次夜3次，不可间断，小儿减半。

【功效】

散癖止血、养阴清热、化痰润肺。主治肺结核之喘咳、吐痰吐血等。

【备注】

服药后如厌食油味、恶心，急食咸物可止。忌食葱、蒜。

【引自】《中医验方汇编·内科》（第1集）

吃梨可治空洞型肺结核

【荐方由来】

我邻居楚某经医院检查，确诊为肺结核，病情日趋严重，吃利福平等药也不见效。因家境困难，在家歇着不是个事，就去山里看梨园。有的梨从树上掉下来，扔了怪可惜，他就把好些的生吃了，差些的放锅里煮着吃，每天能吃0.5~1.5千克不等，吃了1个多月，奇迹出现了：咳嗽减轻了，痰中看不到血了，身上也有劲了，脸色也发红了，饭量也增加了，上下坡走路几乎和健康人一样了。连吃了3个多月，感觉和没病一样。于是去南阳地区医院透视检查，医生也感到惊奇，原来肺上的空洞基本痊愈了。

楚某这几个月什么药也没吃，每天只吃梨，这才知道是吃梨治好了肺结核。

【荐方人】河南 陆权

健肺宝可治空洞型肺结核

【配方及用法】

白及、浙贝母、天冬、百部（炙）、百合（蜜炙）各30克，童鸡（去毛及内脏洗净）1只。上药共为粗末，装入洗净的鸡肚内扎好，放入锅内文火炖，加食盐、生姜少许，每周炖食1只药鸡，汤可饮，连续服食3个月为1疗程。一般服食2~3疗程可基本痊愈，空洞闭合。

【功效】

本方药精力专，疗效确切。方中白及一味为君，有逐瘀生新、补肺损疗咯血之功；天冬、百部二味抗结核抑菌；贝母、百合清肺化痰、解郁助肺而司清肃之令；尤妙在用童鸡一味血肉有情之品，鸡药合用培土生金，能增强机体免疫功能。

【荐方人】甘肃 赵炎声

【引自】《当代中医师灵验奇方真传》

蛤蚧、黄连可治空洞型肺结核

【配方及用法】

蛤蚧3对，黄连500克，百部、白及各1000克。先将蛤蚧去头切成长条，用黄酒浸后，焙干，研粉。再将另3味以水洗净，晒干，粉碎过100~120目筛，与蛤蚧粉混合均匀，用开水泛为水丸（将药物细粉用冷开水、药汁或其他液体为黏合剂制成的小球形丸剂），干燥即得。分装成300袋，每袋约9克。每次1袋，每日3次，饭后温开水送服。

用蛤蚧尾巴配药可治肺结核

【配方及用法】

蛤蚧一对（干品，药店有售），白石英（河南农村叫白马牙石，无毒）9克，甜杏仁、玉竹、栝楼仁、白芥子各6克，白及9克。把一对蛤蚧尾巴剪下，用100毫升食油炸焦，再把白石英放火上烧红，取出放凉后，与蛤蚧尾巴一同研细。然后杀1只纯白毛鸭，去掉毛和内脏，加水与以上7味药放入砂锅内煮至肉烂为止。吃药渣、鸭肉，喝肉汤（剩余的药汤当晚煮沸加盖，以防变馊），每天1次，分3天吃完。以上为1剂量。

【备注】

从开始吃药到停药后100天内，忌吃辣椒和醋，禁房事。

【荐方人】 河南 靳志远

【引自】 广西科技情报研究所《老病号治病绝招》

用龟粉、苦荞麦可治肺结核

【配方及用法】

用糯稻草层层裹住活龟，草团外面用新挖来的黄泥涂成泥团子，然后放到柴火中焙烧，直烧到龟的全身脆而不焦且能碾成粉末为止。晚期肺结核或某些胃病、肝病患者，每日服用20～30克龟粉与200～300克陈年苦荞麦烹制的食品(糍粑、团子等)，无须外加什么药物，多则1年，少则3个月便会康复。

荞麦有花荞麦和苦荞麦（有明显苦涩味）两种，都兼有营养与药效功能，尤其是苦荞麦，更是扩散期杀菌的上乘药。用苦荞麦食品与龟粉同时服用，可获得动植物药效互补的双重疗效，无任何不良反应。

【荐方人】 安徽 毛国材

【功效】

适用于肺结核、慢性纤维空洞型肺结核。

【引自】 《中草药通讯》（1978年第5期）、广西中医学院《广西中医药》增刊（1981年）

白及、蜂蜜可治浸润型肺结核

【配方及用法】

白及500克，蜂蜜250克，先以清河水将白及煎熬，去渣澄清，后入蜂蜜收膏（中药的一种制法，即用蜂蜜煎制形成膏状，如同果冻样），每日50克。

【引自】 《任继然临床经验录》《中医单药奇效真传》

吃白及糯米粥可治肺结核

【配方及用法】

白及1千克，焙干磨粉，每天早晨煨一碗糯米粥，粥熟后放一羹匙白及粉，放半汤匙白糖（因白及味苦），当早饭吃下。

【荐方人】 湖北 徐守正

天花粉、紫河车等可治肺结核

【配方及用法】

天花粉、紫河车、生龙骨、生牡蛎、北沙参、桑白皮、苦杏仁、小百合各50克，生地、白及、黑虎、冬虫夏草、黄芩、炙百部各30克，炒蒲黄、大蓟、小蓟、茜草炭、白桔梗、炙甘草各20克。上药共研极细末，加入炖至溶化的阿胶100克，用优质蜂蜜调匀，做成重10克的药丸。每次取2丸，嚼碎后用温开水送服，每日早、中、晚饭后半小时各服一次，连服60～100日即可愈。

【功效】

该方对肺结核、急慢性支气管炎、支气管哮喘、支气管扩张并肺气肿等症也有显著疗效。

【荐方人】 江西 华伟东

肺康宝治肺结核

【配方及用法】

穿破石、铁包金、白及、百部各30克，生甘草10克。上药共为细末，每次6克，蒸白糖服，每日2次，早晚服用，中午每次吃异烟肼1粒。

【荐方人】贵州 赵永海

【引自】《当代中医师灵验奇方真传》

大枫子肉、乌梢蛇等可治肺结核

【配方及用法】

大枫子肉93克（或油31克），乌梢蛇155克切片炒黄，黄连62克（如无，可用胡黄连93克），大黄31克，当归62克，龟板93克炙酥，川芎31克。上药共研细末，糊丸如梧桐子大。初服每次5粒，每日3次，以后每周增加2～3粒，但最多不得超过30粒。1个月为1疗程。

【荐方人】黑龙江 张宏仁

【引自】广西医学情报研究所《医学文选》

丁银夏枯丸可治肺结核

【配方及用法】

地丁草500克，夏枯草500克，金银花300克，山药300克，白及300克，麦冬300克，尖贝60克，黄连15克，化红150克，当归150克，茯苓150克，甘草150克。将上药研细末。以淡猪油500克、蜂蜜3000克，文火炼熟除去水分，注意掌握火候。然后将药末加入调匀，为丸300粒，封藏待服，勿令霉变。每日早饭前服3粒，3个月为1疗程。咯血者加三七50克；盗汗者加枣皮150克；潮热者加白薇300克；空洞者加蛤蚧2对、五倍子150克。

【荐方人】四川 郑祥吉

【引自】《当代中医师灵验奇方真传》

用夏枯草膏可治浸润型肺结核

【配方及用法】

夏枯草120克，百合48克，百部48克，白及30克，白蔹12克，白前15克，山药60克，三七15克，鹿角胶30克，阿胶30克。除鹿角胶、阿胶外，将余药共置于砂锅内，加入冷水至药面上1/3为度，用文火煎3～4次（每次20分钟左右），得药汁约2500毫升，然后入二胶以小火浓缩成半膏汁约1000毫升，密封备用。每次20毫升，每日3次，早、中、晚饭后服。每剂为1疗程（约半个月），忌辛腥之味。

【荐方人】湖北 彭代谷

【引自】《当代中医师灵验奇方真传》

白果、菜油治肺结核很有效

【配方及用法】

白果、菜油。在7～8月份白果将黄的时候，最好是在白露前后两三天内采摘白果，摘时连柄子一起用剪刀剪下，选用没有外伤和柄子没掉的白果入药。将选好的白果轻放于罐子内，再放入菜油浸泡（以淹没白果为度）。至少浸泡80天，泡两三年的更好。每天吃2枚，即在早饭前和晚上睡觉前各吃1枚。吃时取出1枚放在碗里，用筷子将白果（主要是核外软的内层，核仁煮熟了也可以吃）捣成小块，像黄豆粒大小，然后一块块地用温开水送下（勿用牙嚼，勿用手撕），菜油不必服用，但白果上的油可以一同吃下去。1个月为1疗程。

【引自】《新中医》、广西中医学院《广西中医药》增刊（1981年）

用马钱子、鸡蛋治肺结核

【配方及用法】

取马钱子12克，砸碎，用开水浸泡1小时，再放入鸡蛋7个，文火煮1小时，将鸡蛋捞出，用冷水浸泡片刻，然后放回药液中泡1小时，即成马钱子鸡蛋。捞出鸡蛋放凉备用。煮鸡蛋过程中谨防弄破鸡蛋，破鸡蛋应弃去，绝对不可食，因马钱子有毒。每天早晨空腹吃1个马钱子鸡蛋，7天为1疗程。间隔7天，再继续下1疗程。

【荐方人】四川 李俊如

服醋蛋液可治肺结核

【配方及用法】

将250毫升左右的食用醋（米醋用低度的，9度米醋应用水稀释）倒入锅内，取新鲜鸡蛋1～2个打入醋里，加水煮熟，吃蛋饮汤，1次服完。

【荐方人】黑龙江 朱桂香

用鸭子炖黄精治肺结核

【配方及用法】

宰杀家鸭（不分雌雄）1只，加黄精10克，不得加盐，清炖后吃肉喝汤，每天吃1次，分7次于1周内吃完。坚持连续服食2～3个月，此症便可明显好转或痊愈。此方经济、简便、易行且无不良反应。

【荐方人】高云阁
【引自】《老年报》（1997年7月10日）

油浸白果治肺结核见效快

【配方及用法】

在七八月份白果将黄时，尤以白露前后两三天内采摘最好。选择颗大表皮完整的，勿摘去柄蒂，勿用水洗，采下即浸没在菜油内，严密封盖，放在室内暗处。浸制之盛具宜瓷器及有色玻璃制品，忌金属器皿。浸泡时间至少80天，泡两三年尤佳。每天早饭前和晚上睡觉前各服1枚，初服半枚。服时将白果放在碗内，用筷子捣成黄豆粒大小块状，然后用温开水吞下，菜油不必服。一般服60枚左右。服后如身上出现红点，停服1周，待红点消失再继续服用。

【引自】《上海中医药杂志》（1982年第7期）、《中医单药奇效真传》

单用蒜泥敷足心可止肺结核咯血

【配方及用法】

将大蒜捣烂成泥，先用凡士林在足心（涌泉穴）皮肤上薄薄涂一层，再把蒜泥涂在穴位上，外面盖上消毒纱布，用橡皮膏或绷带固定。可同时敷双足心，一般敷10～20分钟。蒜泥敷足心，对肺结核、支气管扩张、肺癌引起的咯血均有疗效。

【荐方人】朱玉阑
【引自】《晚霞报》（1996年12月26日）

吃白及鸡可止肺结核咯血

【配方及用法】

将鸡杀死后，除毛和肠杂，洗净，将白及装入鸡肚内，置砂锅中加水3000毫升，不放任何调料，煮熟。让患者分多次吃，日食数次，7日内吃完，休息3～5日再吃1剂。

【荐方人】河南 申请宝

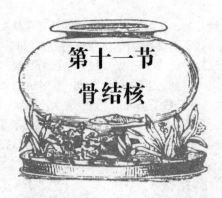

第十一节
骨结核

骨结核又称骨痨，为临床上顽固性疑难病症。目前，虽有一些治疗骨结核的中西药和方法，但临床疗效不佳。该病是一种慢性疾病，部分患者伴有其他部位的结核病，一旦发病，难以很快治愈。国内外西医常规疗法有两种：一是常规抗结核疗法。早期有效，但多数病人确诊时已进晚期，骨关节病灶破坏严重。由于局部气血凝滞不通，微循环严重受阻，有效的抗结核药物难以通过循环达到病灶处，所以多数病人疗效很差；同时，抗结核西药均对肝、肾、胃、肠及神经系统有较大的不良反应，以致部分患者难以坚持按期用药。二是手术治疗。这种治疗不仅耗资多，且难以根治。现在很多专家学者认为此手术属破坏性手术，一般不主张采用。

壁虎可治骨结核

【配方及用法】

壁虎，焙干，研为细末，储瓶备用。每次口服1克，每日3次，长期服用。

【引自】广西中医学院《广西中医药》增刊（1981年）

内服外敷蜈蚣粉治骨结核

【配方及用法】

将蜈蚣烘干，研极细末，胶囊装盛，每次服5粒，每日2次。同时，外用凡士林纱布沾上蜈蚣粉末，填入瘘管内，每日1次。

【荐方人】朱良春

【引自】《中医单药奇效真传》

鳖甲粉可治溃疡性骨结核

【配方及用法】

鳖甲50克，研成细粉。先在清洁的铝饭盒底层放适量医用白凡士林，上撒少许鳖甲粉，然后放上纱布条100块，再将剩余的鳖甲粉撒在上面，盖好饭盒盖蒸沸灭菌30分钟即得。病灶常规消毒，清除坏死组织，然后将鳖甲油纱条用探针轻轻填塞到病灶底部，隔日换药一次。对结核性脓肿未溃而有波动感者，切开后，处置如上法。

【引自】《辽宁中医杂志》（1982年第3期）、《单味中药治病大全》

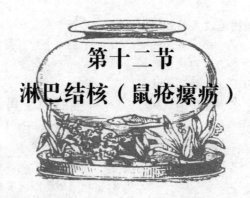

第十二节
淋巴结核（鼠疮瘰疬）

蟾砒丸可治鼠疮

【配方及用法】

蟾酥、巴豆、白胡椒各15克，砒霜22.5克。上药分别研末和匀，入大枣（去核）11枚，葱白24克，共捣烂如泥，混合制成400丸，晾干备用。每次取药丸1粒，用两层纱布包好，两端用线扎紧，一端留线头10厘米。将扎好的药丸，慢慢塞入患侧鼻孔内，留线用胶布固定于鼻翼两旁（用药5~10分钟后，患者有打喷嚏、流鼻涕、淌眼泪等正常反应）。每次塞8~10小时，每周2次。

【备注】

临床上通常连治3~4疗程可愈。但瘰疬的钙化及吸收消失较慢，往往需2~6个月。已溃者，可同时用此方油浸液外擦，方法是取药丸10粒，麻油20毫升，将药丸入油中浸透捣烂，搅匀备用。在涂药前先将溃烂面洗净，然后搅匀药油液擦患处，外用消毒纱布包扎，每1~3天换药一次，直到痊愈为止。形成瘰疬瘘管者，可用纱条浸药油后，塞入管腔。坚持用药，必收良效。

【引自】《浙江中医杂志》（1983年第8期）、《中药鼻脐疗法》

用蛇油可治鼠疮

【配方及用法】

活蛇1条，上等豆油500毫升。二者装入瓶中密封，待蛇化成油后，用蛇油涂患处，每日数次。

【引自】《健康生活报》（1995年7月14日）

用夏枯草可治鼠疮

【配方及用法】

用夏枯草（干品），每日服30克；疮口用夏枯草搽洗，外用干纱布贴住，每日洗3次。

【引自】《实用奇效单方》《中医单药奇效真传》

用乌蛇皮贴敷可治鼠疮

【配方及用法】

取与肿核大小适度乌蛇皮，用淘米水浸泡软化后贴于肿核上，胶布固定。皮干即另换一块。

【引自】《浙江中医杂志》（1983年第4期）、《中医单药奇效真传》

橘子皮、红花等可治鼠疮

【配方及用法】

橘子皮3克，红花6克，紫参9克，冰片1.5克，沙参3克，甘节18克，参茸酒1瓶。将上述六味药用参茸酒浸泡1小时，待酒渗入药内后，放入锅内加火烘炒（烘炒时，火候要严格掌握，火大易燃烧，火小影响药效），研成细粉备用。将药分成 12 等份，然后将榆树皮放入患者口中嚼成糊状。取其中一份药，把嚼好的榆树皮摊开，撒在上面，再吐几口口水在药粉上，把撒药的一面敷于患处，然后用纱布固定，每天按时更换一次。如果结核已破，可先用肥皂将患处洗净，切一片 1 毫米厚的肥皂，贴在破口处，然后再上药（榆树皮需用新鲜的，可在当地刨一些榆树的根皮）。

【备注】

在使用此药时，不要吃老母鸡、老母猪和老牲口肉。

【荐方人】王忠财

用猪胆、陈醋敷患处可治鼠疮

【配方及用法】

猪苦胆 10 个（用胆汁）、陈醋 500 毫升，放入砂锅慢火熬至稀稠适度如膏药状。先用花椒熬水洗患处，然后将药膏摊黑布上贴患处，每日换 1 次。

【引自】《中医验方汇选》《中医单药奇效真传》

用蜥蜴、大葱包饺子吃可治鼠疮

【配方及用法】

用蜥蜴 8 个，大葱 5 根剁馅，加香油、盐，包成饺子，煮熟吃下。

【引自】《中医验方汇选》《中医单药奇效真传》

猪胆、生南星等可治淋巴结核

【配方及用法】

猪胆 10 个（去皮取汁），上好陈醋 400 毫升，生南星细面 15 克，生半夏细面 15 克。将胆汁、陈醋共熬至挑起成丝状，立即加入南星、半夏，然后文火收膏。药膏敷于患处。初起未溃者亦可敷。日久核大者先将疮蚀溃，再用本方收功。

【荐方人】杨立汉

【引自】广西医学情报研究所《医学文选》

猫眼草膏可治淋巴结核

【配方及用法】

猫眼草 5 千克，洗净加水 15 升，浸泡 3 天后，慢火熬 3 小时，去渣，再慢火熬至起泡似鱼眼时即成糊状，装瓶备用。根据疮口情况，在局麻下清除创面坏死组织及腐肉后，用涂有猫眼草膏的无菌纱布覆盖（有窦道者用刮匙刮除豆渣样物及脓汁后，取适量药膏纳入），包扎固定。视脓汁多少每天或隔天换药 1 次，直至疮口愈合。重者可加服抗结核药。

【引自】《河北中医》（1991 年第 3期）、《单方偏方精选》

猪苦胆、松香等可治淋巴结核

【配方及用法】

猪苦胆（去皮）5000 克，食醋 6500毫升，松香 50 克。将胆汁与食醋混匀后置铁锅中，文火煎熬，时时搅拌以防糊底，熬 3 ~ 4 小时成膏状，兑入松香末和匀即可，装瓶备用。外敷时药膏应与所触及的淋巴结大小相近，尽量不波及健康皮肤。最初应每日换药，以后每 2 ~ 3 日换药一次，有脓者应每天换药。在敷药同时可服用抗结核药物。

【备注】

此膏外敷除个别病例局部发生皮疹（停药后即可消退）外，其余未见不良反应。

【引自】《中医杂志》（1980 年第 3期）、《实用专病专方临床大全》

蜓蚰饺、猪胆膏可治溃破瘰疬

【配方及用法】

蜓蚰 3 条，瘦肉 60 克，面粉 100 克。

蜒蚰用开水烫死，洗净和瘦肉剁细做饺子食用，每星期1次。同时，外贴猪胆膏（猪胆10个，取汁放砂罐内加白醋0.5升，用微火慢熬成膏），蘸膏摊布上贴溃眼，每日换膏2次，以愈为度。

【备注】

方中蜒蚰（又名无壳蜗牛、鼻涕虫）性寒味咸，入肺、肝、大肠经，清热解毒，消肿软坚，有治疗瘰疬之功效，用于溃破瘰疬疗效神奇。蜒蚰饺最好不让病者知道，以免恶心，可放葱、胡椒、盐等辅料。

【荐方人】湖南 李计炎

【引自】《当代中医师灵验奇方真传》

银耳膏可治颈淋巴结核

【配方及用法】

银耳适量，蓖麻50克。将银耳用温水洗净晾干，蓖麻去皮，共捣如泥，贮瓶备用。用时将疮口常规消毒，视疮面大小，取药膏摊于灭菌敷料上，贴患处，用胶布条固定，隔日换药一次。

【荐方人】山西 李藩

【引自】《当代中医师灵验奇方真传》

威灵仙根可治颈淋巴结核

【配方及用法】

鲜威灵仙根适量，洗净砸破，除去根中硬基，捣烂成泥状。取30毫米见方的胶布，中央剪一直径约15毫米大小的圆孔，将孔对准内关穴位（男敷左，女敷右）或患处，在孔中放适量已捣烂的药后，再盖一层胶布。固定24小时后即将药渣取出，可见敷处起一水疱，用生理盐水将局部清洗干净，再用消毒针头将水疱轻轻挑破，抽去或溢出疱内液体，涂以甲紫或消炎药膏，用消毒敷料包扎即可。

【引自】《新中医》（1990年第7期）、《单味中药治病大全》

全蝎鸡蛋饼可治颈淋巴结核

【配方及用法】

全蝎6个，黑蜘蛛6个，蛇蜕1克。上药焙干捣末后，倒入2个去壳的生鸡蛋内，用香油煎成鸡蛋饼。每日晨空腹食用1剂，7日为1疗程。

【引自】《偏方治大病》

用守宫、鸡蛋可治颈淋巴结核

【配方及用法】

生鸡蛋1个，活守宫（俗称"壁虎"）1只。将生鸡蛋用镊子轻轻敲一个小圆孔，直径约1厘米，用镊子将活守宫放入鸡蛋内，外用蛋壳封住孔口，涂以泥土密封，烘干后去壳（以不枯焦为佳），研末装瓶备用。每日服活守宫鸡蛋1个（约粉末30克），10日为1疗程。

【荐方人】江苏 夏晓川

【引自】《当代中医师灵验奇方真传》

收口汤可治瘰疬疮不收口

【配方及用法】

黄芪、当归、首乌、夏枯草、猫爪草各30克，昆布、海藻、僵蚕、蜂房、白及各12克，没药、乳香、桔梗、生姜各10克，蜈蚣2条。每剂两煎兑在一处，分2次温服，每日1剂。上方各药按比例研细，用红霉素软膏调敷患处，隔日换药1次。

【荐方人】陕西省 王经通

【引自】《当代中医师灵验奇方真传》

壁虎酒可治淋巴结核

【配方及用法】

壁虎16条，黄酒500毫升。将壁虎用小瓦焙黄，研细末加黄酒浸泡7天内服。每日2次，每次15毫升，连服半个月。如破溃者长期不愈合，可将壁虎3条焙黄研细末，用蓖麻油30毫升浸泡3日敷患处。

【引自】《实用民间土单验秘方一千首》

蛋黄、碎头发可治淋巴结核

【配方及用法】

蛋黄 10 个，碎头发 30 克。上药搅匀后放在铁锅内加热，待浓烟过后，锅内之物由黄变黑，逐渐出油（均匀翻炒），用纱布过滤后装瓶备用。使用时用棉球或纱条蘸油充填瘘管内。每日换药 1 次。

【引自】《陕西中医》1980 年第 5 期）、广西中医学院《广西中医药》增刊（1981 年）

消核散可治淋巴结核

【配方及用法】

百部、大贝、元参、浮石、牡蛎各 60 克，蜈蚣 10 条，玫瑰花 10 克。上药共捣为面过罗，分成 60 包，每日 2 次，每次 1 包，温开水送服，黄酒引。儿童酌减。

【功效】

百部杀虫，大贝消痰，元参清热，浮石软坚，牡蛎散结，蜈蚣解毒，玫瑰花调味。诸药合用，虫灭、痰消、热清、坚软、结散、毒解，结核自愈。

【荐方人】内蒙古 石俊岳

【引自】《当代中医师灵验奇方真传》

蝼蛄可治淋巴结核

【配方及用法】

蝼蛄 1 个，鸡蛋 1 个。先将鸡蛋的一端打个小孔，把蝼蛄放入鸡蛋内，用纸把小孔封闭，再用文火把鸡蛋烧熟，剥去鸡蛋皮，将鸡蛋和蝼蛄一同吃。每次吃 1 个，每天 1 次，轻者吃 21 个左右就能见效，重者可继续服用。临床观察没有任何不良反应。

【荐方人】辽宁 刘广起

【引自】《当代中医师灵验奇方真传》

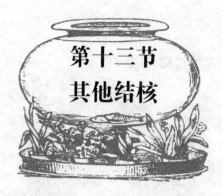

第十三节
其他结核

马齿苋浸黄酒可治肾结核

【配方及用法】

马齿苋 1500 克，黄酒 1250 毫升。将马齿苋捣烂，用酒浸泡 3 昼夜后过滤。每日饭前饮 9 毫升，如病人有饮酒习惯可饮 12～15 毫升。

【荐方人】黑龙江 张弘

【引自】广西医学情报研究所《医学文选》

用芥菜能治肾结核

【配方及用法】

每日用芥菜 250 克煎汤、煎鸡蛋、包饺子等方法食用。

【引自】《新中医》（1986 年第 7 期）、《单味中药治病大全》

鸡蛋半夏酒可治咽喉结核

【配方及用法】

先将生鸡蛋打一小孔，分别倒出蛋清、蛋黄，把 10 毫升酒稀释至 30 毫升，倒满蛋壳的 1/3，再放半夏 2 克，另以细铁丝制成环状，把鸡蛋壳置于其中，然后加火煮 3～4 分钟，取出半夏，随后加入该鸡蛋清的一半，加火煮二三沸备用。病人用此汁一口一口地漱口，慢慢地湿润咽喉。

【功效】

鸡蛋半夏酒对咽喉部结核有特效，对喉头结节及声音嘶哑皆有良效，教师、播音员、演员经常服用可以保护嗓子，还对咽喉癌有治疗作用，亦可帮助喉癌术后者的声音恢复。

单吃大蒜可治肠结核

【配方及用法】

紫皮蒜若干。第一疗程 10 天，每天 3 次，每次 25 克，吃饭时一起服用（下同）；第二疗程 20 天，每天 3 次，每次 20 克；第三疗程 30 天，每天 3 次，每次 15 克；第四疗程 12 个月，维持量每天 2 次，每次 10 克。若改用白皮蒜，用量加倍，用法不变。部分合并慢性肝炎的病人，配合应用口服保肝药物。

【引自】《黑龙江中医药》（1989 年第 4 期）、《单味中药治病大全》

龙胆泻肝汤可治附睾结核

【配方及用法】

龙胆草 12 克，黄芩 15 克，泽泻 10 克，栀子（炒）10 克，木通 10 克，当归 12 克，生地 15 克，柴胡 8 克，夏枯草 15 克，浙贝 12 克。上药煎 15～20 分钟取汁，约 200 毫升。日服 2 次，并配合仙人球捣碎局部外敷患处。肝郁有湿热者加牡蛎 15 克，炙鳖甲 12 克，橘核 10 克，玄胡 10 克，苦参 12 克，青皮 10 克，龙胆草减至 9 克，黄芩减至 12 克，去木通与泽泻。

【荐方人】湖南 刘达仁

【引自】《当代中医师灵验奇方真传》

连翘、百部等可治结核性胸膜炎

【配方及用法】

连翘、百部、鱼腥草各等份。上药共研细粉，过罗筛，炼蜜为丸（中药制法，即将药物细粉以炼制过的蜂蜜为黏合剂制成可塑性的固体药剂。炼蜜即为熬蜂蜜）。每丸含药粉约4.6克，每次2丸，每天3次，温开水送服。临床治愈（症状消失，X线检查无胸水，血沉正常等）后再巩固治疗2个月。

【荐方人】河北 冯国庆

【引自】《当代中医师灵验奇方真传》

十枣汤可治结核渗出性胸膜炎

【配方及用法】

芫花、甘遂、大戟各等份（总量1～3克），大枣10枚（或30克）。芫花、甘遂、大戟共为末，每次1～3克，每日1次，于清晨空腹时以大枣熬汤调服。下泻后，糜粥自养。一般用药2～3日，检查症状，体征好转，胸水明显吸收，或用药后，下泻稀水便6～7次，失水较重，即可停用。若未达到如期效果则可继续使用，并稍增大剂量，每次最大量不超过3克，总疗程7日，无效者停用。每个病例均进行系统抗结核治疗。

【备注】

十枣汤为峻攻逐水之剂，治悬饮、水肿腹胀。方中芫花善攻胸胁水饮，甘遂、大戟善泄脏腑水湿，三药合用，攻下之力更峻，而且均有毒性，故配伍大枣10枚，扶正补脾，益气护胃，缓解诸药之毒，减少反应，以冀攻不伤正。此外，使用十枣汤时应注意要清晨空腹时服，服药后1小时左右，一般下泻稀水便5～7次，若仅有1～2次，则表明剂量太小，次日可稍增加剂量再服1次。体弱者少用，孕妇忌用。而且，此方对干性胸腹炎、脓胸无效。

【荐方人】湖北 涂月生

【引自】《当代中医师灵验奇方真传》

用地蝎虎等可治结核性腹膜炎

【配方及用法】

用地蝎虎（又名地出）7个，从肛门把它肚内的东西弄出，放入胡椒一粒，用棉油炸焦，取出凉凉后，研末，开水冲服（寒者以姜为引，其他可选用芦根、串地芦、眉豆蔓、丝瓜络中的一种为引）。每次服7个，小儿每次服4个。

【荐方人】河北 杨何民

【引自】广西医学情报研究所《医学文选》

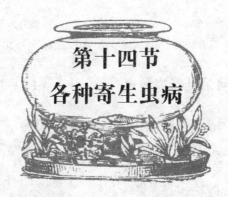

第十四节
各种寄生虫病

安蛔下虫汤可治蛔虫腹痛

【配方及用法】

茵陈(先煎)60克，槟榔、乌梅各30克，木香、枳壳、使君子、苦楝皮、生大黄(后下)各10克，花椒3克。以水3碗，先煎茵陈至2碗去渣，纳诸药，煎至1碗下大黄，再煎十数沸，放温服用。一般用药1剂痛止，再服蛔下。

【功效】

本方专治蛔虫所致的腹痛诸症(蛔虫性肠梗阻、胆管蛔虫症等)，临床应用安全可靠，无不良反应，患者易于接受。

【荐方人】四川 杨忠贵

【引自】《当代中医师灵验奇方真传》

醋药椒可治胆管蛔虫

【配方及用法】

取食醋250毫升，花椒10余粒，用火煮开，待温饮下即可。

【引自】《偏方奇效见闻录》《中医单药奇效真传》

槟榔片、南瓜子等可治绦虫病

【配方及用法】

槟榔片150克，南瓜子(去皮取仁)125克，大黄(后下)、枳实各20克，贯众25克，雷丸(为末冲服)、二丑各10克，芜荑15克。上药煎30分钟取汁，煎2次，共计取汁约600毫升。药汁分2次服，服完一次过2小时后再服第二次。

【功效】

方中槟榔、雷丸、贯众、南瓜子、二丑、芜荑杀虫驱虫，麻痹、瓦解虫体；大黄、枳实攻积导滞、泻下驱虫，能使被杀死、麻痹之虫排出体外。如用本方1剂不成功者，可过1个月以后继续服用本方，身体虚弱者酌情减量。

【荐方人】黑龙江 潘维信

【引自】《当代中医师灵验奇方真传》

线麻叶蒸鸡蛋可治囊虫病

【配方及用法】

取成熟期的线麻叶子(东北农村种的线麻，也叫麻子、苎麻、芋麻)20～30个为1剂，将麻叶洗净研成细末，每剂打2个鸡蛋搅在一起，加入少许水，无盐上锅蒸熟，每早空腹服1剂。病史短、轻症患者，百日内可治愈；重患不超过半年。麻叶吃多出现头晕者，可适当减量，此外无其他不良反应。

【荐方人】黑龙江 孙学良

姜半夏、雷丸等治囊虫病

【配方及用法】

姜半夏、雷丸、陈皮各9克，茯苓、白芥子各12克，薏米15克。上药共研为细末，做成蜜丸，每服9克，每天3次。疗程1～5个月。

【引自】《吉林医药》（1974年第2期）、广西中医学院《广西中医药》增刊（1981年）

南瓜子仁、槟榔等可治肚肠内囊虫

【配方及用法】

南瓜子仁、槟榔各100克，硫酸镁30克。上药混合水煎服。服药前的头天晚上宜少吃饭，于次日早晨每隔半小时吃一次药，共吃2次，服药1小时后，便可将囊虫打出体外。

【引自】《神医奇功秘方录》

全蝎朱砂散治囊虫病

【配方及用法】

全蝎50克，蝉蜕75克，甘草25克，朱砂15克，琥珀20克，冰片5克。将上药共研细末，过120目筛（朱砂、冰片待其他药物研细后，再合成）。每次3.5～5.0克，每日服2～3次，温开水送下。

【引自】《辽宁中医》（1978年第2期）、广西中医学院《广西中医药》增刊（1981年）

用穴位贴敷法治脑囊虫

【配方及方法】

砒石（信石、人言、红矾）10克，巴豆7个，斑蝥3个，珍珠1只（大），轻粉3克，银珠15克，狼毒50克（或蜂蜜适量）。先将斑蝥去头、足、翅；巴豆去皮，焙干研末；砒石、轻粉、银珠研细末；新鲜狼毒捣成泥状。诸药调和而捣匀而成糊状即可外敷，分敷于双太阳穴（外眼角斜上方）、印堂穴（双眉中间）、神阙穴（肚脐上）。外敷3～4小时，察看皮肤，以出米粒状丘疹为度，然后除去外敷药贴，即可达到治疗效果。

【备注】

使用本方药外贴1次未愈者可于半个月后再敷贴1次。禁忌小米饭，荞面，辛、辣、甜食物，牛羊肉类1周以上。皮肤易起水疱、易感染者禁用。敷药用完后深埋土中。

【荐方人】山西 孔梦庚

【引自】《亲献中药外治偏方秘方》

西洋参、黄芪等可治囊虫病

【配方及用法】

西洋参30克，黄芪60克，鹿角胶30克，三七参30克，陈皮25克，半夏20克，茯苓30克，竹茹20克，雷丸70克，槟榔90克，全虫60克，三棱15克，蓬莪术15克，昆布30克，海藻30克，仙鹤草芽60克。上药精工各研细末，过120目筛。黄酒打为丸如绿豆大，晒干装瓶备用。每次10克，每日2次，饭前开水送下。3个月为1疗程，服1～2疗程后观察其效果。

【备注】

寄生虫病，在祖国医学中属"癫痫"的范畴。由于食用附有绦虫卵的未经烧熟的蔬菜、肉类及瓜果，幼虫卵寄生于人体发育为成虫，侵及脑则阻滞脉络，厥气生风，发为抽风，精神失常，继而发生阵发性头痛等；藏于肌肤则发生结节增生；居于眼则致失明。

【荐方人】河南 吴振兴

【引自】《当代中医师灵验奇方真传》

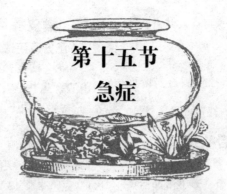

第十五节
急症

戒烟糖戒除吸烟嗜好

【配方及用法】

白人参 15 克，远志 45 克，地龙 45 克，鱼腥草 50 克，白砂糖 100 克。先将白人参等四味中药放入锅中，加水适量煎煮。每 20 分钟取煎液 1 次，加水再煎，共煎取液 3 次。然后合并煎液，再以小火煎煮浓缩，待煎液较稠厚时加糖，调匀。再煎至用铲挑起即成丝状而不粘手时，停火。趁热将糖倒在涂有食油的大搪瓷盘中，待凉凉后将糖分割成块即可。经常含食，或想吸烟时吃。

【功效】

可辅助戒除吸烟之嗜好。

【引自】《卫生报》

萝卜、白糖戒烟

【配方及用法】

白萝卜、白糖各适量。白萝卜洗净，切成细丝，用纱布挤出苦涩的汁液不用。每天清晨吃一小盘加糖的萝卜丝，吃后吸烟就觉得淡而无味，或不再想吸烟，从而慢慢克服烟瘾，达到戒烟的目的。

【功效】

戒除吸烟的不良嗜好。

【引自】《卫生报》

丁香、肉桂戒烟

【配方及用法】

丁香、肉桂、谷氨酸钠（食用味精）各等份。上药共研细末，贮瓶备用。用时取药粉 0.5 ~ 1.0 克用医用凡士林调成膏状，或加少许白酒做成药饼，贴敷于合谷穴压痛明显侧的"甜味穴"（在腕背桡侧横穴上约 0.7 寸处），外用胶布固定，24 小时后取下。

【荐方人】四川 郑明远

浓茶除口臭解烟酒之毒

【配方及用法】

花茶（或红茶）适量。以沸水冲沏。待茶变浓时饮用。

【功效】

清心神，凉肝胆。浓茶能除口臭，解因吸烟过量所致的心慌恶心，并能解酒。

柿子防酒醉

【配方及用法】

柿子 1 个。柿子洗净，削去皮。饮酒前吃。

【功效】

可解酒醉，防止酒醉。

螺蚌葱豉汤治酒醉不省

【配方及用法】

田螺、河蚌、大葱、豆豉各适量。田

螺捣碎，河蚌取肉，同葱与豆豉共煮。饮汁 1 碗即解。

【功效】

祛热醒酒。用于治疗饮酒过量醉而不省人事。

萝卜解酒后头痛

【配方及用法】

萝卜 1 个，红糖适量。萝卜洗净后捣成泥状，加适量红糖混合。冷服。

【功效】

清肺凉胃，活血通气。用于治疗饮酒过量引起的头痛、头晕。

甘蔗汁解酒醉不食

【配方及用法】

甘蔗汁、牛奶各适量。甘蔗汁与牛奶共温服，用量不限。

【功效】

除热哕，疗反胃。用于治疗嗜酒成癖，酒醉数日不进食。

葛花、萝卜煎服治酒精中毒

【配方及用法】

干葛花 60 克，鲜萝卜 500 克。将上药加水煮沸，边煎边服。服药过程中，应观察患者的变化。

【荐方人】湖北 刘丽

枳椇子煎服可解酒毒

【配方及用法】

枳椇子 50 克，将上药洗净，用水 250 毫升煎 20 分钟左右，约煎至 100 毫升左右，撇出药汁，温服。将药渣再煎再服，每日 2 次。

【功效】

止渴除烦，治疗醉酒及酒精中毒。

【引自】《小偏方妙用》

葛花、橘皮等可解轻度酒精中毒

【配方及用法】

葛花、橘皮、茯苓各 12 克，白扁豆花 10 克，生甘草、茶叶各 15 克，绿豆 60 克，白豆蔻（后下）6 克，大黄（后下）9 克，苏梗 6 克，灵芝菌 9 克。水煎服，每日 1 剂，分 3 次服。怒气不减者加降香 6 克，茴香 10 克；哭闹无常者加番泻叶（后下）9 克，牛膝 12 克；恶心呕吐者加藿香 9 克，半夏 6 克；食少纳呆者加神曲 15 克，谷芽 10 克。

【荐方人】陕西 陈兆如、陈斌

【引自】《当代中医师灵验奇方真传》

南瓜根汤治河豚毒

【配方及用法】

南瓜根 1 公斤。煎浓汁饮。

【功效】

用于治疗河豚中毒。

【引自】《浙江中医杂志》

芦根汤解河豚或蟹中毒

【配方及用法】

鲜活芦根 150 ～ 200 克，鲜姜 25 克，紫苏叶 25 克。水煎服。

【功效】

用于治疗河豚或其他鱼、蟹中毒，腹痛吐泻。

无花果叶治鱼蟹中毒

【配方及用法】

无花果叶（采新嫩叶）适量。将叶洗净捣烂绞汁。顿服半杯。

【功效】

用于治疗食鱼蟹中毒。

鲜冬瓜汁解鱼蟹中毒

【配方及用法】

鲜冬瓜。将瓜洗净切碎，捣烂如泥，绞取其汁。大量饮服。

【功效】

利尿解毒。用于治疗误食河豚及其他鱼、蟹中毒引起的呕吐、腹痛。

【引自】《医药保健》

杏树皮解杏仁中毒

【配方及用法】

杏树皮 60 克。将杏树外表皮削去不用，取中间纤维部分，加水 200 毫升，煮沸 20 分钟，去渣。饮汁温服。

【功效】

用于治疗食杏仁过量引起的头痛眩晕、倦怠无力、恶心呕吐、意识不清、呼吸困难、气喘、牙关紧闭。

蕹菜解多种食物中毒

【配方及用法】

蕹菜（别名空心菜、瓮菜、藤藤菜）。将蕹菜洗净，捣烂取汁。大量灌服。

【功效】

清热，凉血，解毒，利尿。

生鸡血解砒霜中毒

【配方及用法】

生鸡血（1 只全用）。鸡血加一碗温开水，调匀。一次服，服后约 20 分钟呕吐。

【功效】

解热毒。用于治疗服砒霜中毒。

胡萝卜缨解砒毒

【配方及用法】

胡萝卜缨。开水浸泡，尽量饮服。

【功效】

胡萝卜缨味辛、甘，性温，解毒利尿。用于治疗砒霜中毒。

【引自】《医学衷中参西录》

梁上土、灶膛土可解砒毒

【配方及用法】

柏树籽外壳（炒黄）31 克，伏龙肝（灶膛土）7 克，梁上土 6 克，鸡蛋 8 个（只取蛋清）。将上药共为细末，用鸡蛋清调匀服下即愈。

【荐方人】河北 赵庆生

【引自】广西医学情报研究所《医学文选》

茄子、萝卜、枯矾等解砒霜毒

【配方及用法】

老茄子 5 个，萝卜 24 克，枯矾末 9 克，白矾 24 克，鸡蛋 7 个。先把萝卜洗净吃光，再将枯矾用冷水送服，顷时必呕吐不止。待呕吐后，停 2 小时，再用白矾 24 克研末和鸡蛋清搅匀，分 7 次服下，约 3 小时服完。此时患者心中发热，再用茄子 5 个，以新汲凉水 5 千克，上锅熬煮，待水凉透时，给患者频频饮之，直至心里不热为止。

【功效】

清热解毒。治砒霜中毒。

【引自】《辽宁医学》

赤石脂、百草霜可解砒毒

【配方及用法】

赤石脂 186 克，百草霜 1 捏，共为细末，凉水冲服。

【引自】广西医学情报研究所《医学文选》

饮生绿豆浆解农药中毒

【配方及用法】

绿豆。绿豆洗净，浸泡，用小磨加水碾制成绿豆浆汁。灌服，每次 120～500 毫升，连服数次。

【功效】

清热解毒，利尿消肿。治农药中毒。

【引自】《浙江中医》（1965 年 7 期）

灌服生鸡蛋可解农药中毒

【荐方由来】

前年春季的一天，安徽王某（女），因夫妻吵架喝了农药而昏倒，人们用了一位老中医的"吃蛋吸毒法"抢救了她。其法是：当即打破两个生鸡蛋倒入碗中，用手扒开服毒患者的嘴，将蛋灌入嘴中，让其吞下。半小时后，昏迷的服毒者将鸡蛋全部吐出来（农药全部吸入蛋内），神智就很快恢复了。此方效果甚佳。

【荐方人】齐世英

【引自】《安徽老年报》

桂枝、白芍等可治吃猪肉过敏症

【配方及用法】

桂枝、白芍、大枣各 15 克，炒山楂 30 克，生山楂 30 克，甘草 6 克，生姜 3 片。水煎服，每日 1 剂，分 3 次服。连服 3～5 剂，直至症状全部消失。服药 2 剂后，先进食少许瘦肉，后渐加量。

【荐方人】四川 张成生

【引自】《当代中医师灵验奇方真传》

鲜山楂可治吃猪肉过敏症

【配方及用法】

先备好秋天成熟的鲜山楂 93～125 克，洗净去核装碗内放锅蒸烂，吃时温凉皆可。先让患者吃猪肉，最好要多吃，吃完猪肉后立即吃山楂，吃完山楂马上盖被出透汗，以后再吃猪肉即无过敏症状。

【荐方人】辽宁 高森

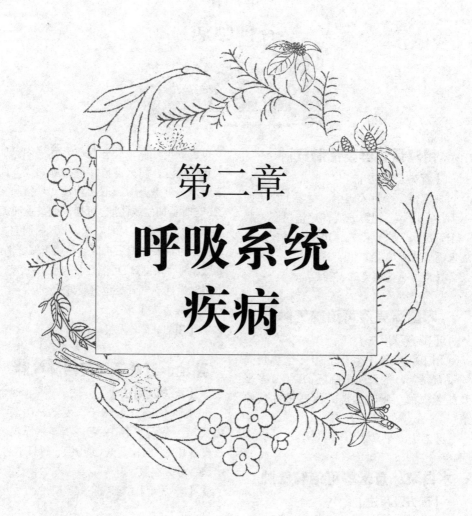

第二章

呼吸系统
疾病

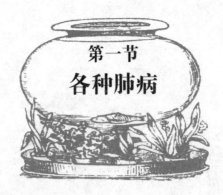

第一节
各种肺病

用鸡蛋、鲜姜治肺气肿

【配方及用法】

取鸡蛋1个打入碗中，鲜姜1块（如枣大小）切碎，把鲜姜放在鸡蛋里，再取一小碗凉水一点点倒入，边倒边搅，最后放入锅里蒸成鸡蛋羹食。

【荐方人】黑龙江 王祉孚

喝醋蛋壳液可治肺气肿

【配方及用法】

用100多毫升米醋泡10多个鸡蛋壳（带软膜），每天晚上临睡前喝20多毫升醋蛋壳液。喝时加温开水适量并饮些茶。

【荐方人】黑龙江 韩玉学

水白梨、薏米等可治肺气肿

【配方及用法】

水白梨500克，薏米50克，冰糖30克，加水一大碗，共煮熟。每天服1次，连服1个月。

【荐方人】河南 陆极

用三子猪肺汤治老年肺气肿

【配方及用法】

鲜猪肺1个，五味子（捣碎）12克，葶苈子12克，诃子（捣烂）9克。先将猪肺洗净，切成条，将以上3味中药用干净纱布包好，连同猪肺一起放入砂锅内，加水600毫升，用火煎煮。待猪肺熟烂，药液煎至300毫升时，取出药包，食猪肺喝汤（吃时不加盐或酱油，可加入适量香油）。1剂可分6次服，每日3次，2日内服完。每次服时都要加温后再服。每周可服2剂。如服3剂后未见效，可隔几日再服1～2剂。本方对慢性支气管炎也有较好疗效。

【荐方人】李子云

【引自】《老人报》（1996年第10期）

熟地、五味子等可治肺气肿

【配方及用法】

熟地15克，五味子、麦冬、山药、山萸肉、紫石英各12克，茯苓、泽泻、丹皮各9克，肉桂5克（冲服）。每日1剂，水煎，分2次服。

【荐方人】广西 李子云

芦根、僵蚕等可治肺痈

【配方及用法】

芦根20克，僵蚕10克，薄荷10克，蝉蜕5克，银花20克，甘草10克。上药煎15分钟去渣取汁约250毫升，每日1剂，分3次服。咳嗽吐汁样脓痰者，加桔梗10克，黄芩10克，冬瓜仁30克；病重者每日服2剂。

【荐方人】湖南 宁延尧

【引自】《当代中医师灵验奇方真传》

鱼腥草可治肺痈吐血

【荐方由来】

金代名医刘完素，有一次上山采药，冒雨外感，畏寒发热，咳嗽痰多，神疲气促，咽干口渴，渐渐咳出脓血痰。他先用苇茎汤，后又用桔梗汤，均无效验。家人、弟子急得团团转，不知如何是好。

门生中有一易州人，得知张元素来河间采药，便前去求教。张元素弃文习医，在易州一代小有名气。他听说刘完素老先生病重，便前去探望。寒暄之余，张元素从行囊中取出一些草药，交付门生说："此药我已试用多人，颇灵。"说罢便告辞而去。刘完素取过草药嗅了嗅，闻得芳香之气味，误认为三白草对肺痈症药不符，遂弃于一旁。门生劝道："不妨试之。"遂置于瓦罐之中煎煮取汁，端在床前让老师过目。刘完素见药汁状如红茶色，芳香而稍有涩味，极似肉桂之香，暗自思忖："其并非三白草也，不知何药，恐易州当地草药。"就一口气喝了下去。三天后，刘完素气促趋平，咳嗽大减，脓痰已净。他正要派人去请张元素，却见他前来拜访，便问："不知先生用何药，莫非贵地特产？"张元素从药筐中取出一束草药，顿时满屋鱼腥味。他说："此乃蕺菜，气味如鱼腥，故又名鱼腥草，生长于潮湿地，水塘也。采集后阴干，便无鱼腥味。煮后如茶味清香，不知老先生服后是否有此感觉？""嗯。"刘完素连连点头。张元素治好名医刘完素的消息传开，他的名气就大了。

【配方及用法】

鱼腥草 50 克，天花粉 30 克，侧柏叶 15 克。将上药加水 600 毫升煎煮 15～20 分钟，撇药汁，温服，再煎再服，日服 2 次。

【功效】

鱼腥草味辛性寒，有清热解毒、利尿消肿的功用。《常用药物手册》说："治上呼吸道感染、肺脓疡、尿路炎症及其他部位化脓性炎症。"现代药理研究认为，鱼腥草有抗菌、利尿作用，还有镇痛止血、抑制浆液分泌、促进组织再生等作用。

【引自】《小偏方妙用》

云母、焰硝等可治肺痈

【配方及用法】

云母、焰硝、甘草各 128 克，槐枝、桑白皮、柳枝、侧柏叶、橘皮各 64 克，川椒、白芷、没药、赤芍、肉桂、当归、黄芪、血竭、菖蒲、白及、川芎、白薇、木香、防风、厚朴、桔梗、柴胡、党参、苍术、黄芩、龙胆草、合欢皮、乳香、茯苓各 15 克。麻油熬，黄丹收，加松香 32 克搅匀。用时每取适量，贴敷患处，外以纱布盖上，胶布固定。每日换药 1 次。

【功效】

清肺、化痰、清痕、排脓，兼以补虚。

【引自】《理瀹骈文》

石上柏、桔梗治硅肺

【配方及用法】

石上柏（全草）20 克，桔梗 15 克，鱼腥草 12 克，生甘草 10 克。临床应用本方时，可根据病情灵活加减。若气血两虚者，加党参、黄芪各 20 克；若咳嗽剧烈者，加川贝母、前胡、蝉衣、橘络各 10 克；若大便秘结者，加生大黄（后下）10 克。将上药水煎，每日 1 剂，分 3～4 次口服。两个月为 1 疗程。可连服 2～3 疗程，直至症状消失时为止。

【荐方人】广西 农宣芝

萝卜三汁治硅肺

【配方及用法】

大白萝卜、鲜茅根、荸荠各适量，鸡内金、麻黄、贝母、牛蒡子、桔梗、枳壳、石解、枇杷叶（随症加减，请教医生）。

将鲜萝卜、茅根、荸荠洗净，捣烂取汁，再将鸡内金等8味中药煎汤，然后与三汁混合一起饮用。

【备注】

如每日不拘量吃鲜萝卜及鲜荸荠，日久黑痰减少，咳嗽必轻。

【引自】《岭南草药志》

天花粉、黄柏等治肺炎

【配方及用法】

天花粉、黄柏、乳香、没药、樟脑、大黄、生天南星、白芷各等份。上药共研成细末，以温食醋调和成膏状，备用。将此膏（适量）平摊于纱布上，贴于胸部（上自胸骨上窝，下至剑突、左右以锁骨中线为界），外以胶布固定，每12～24小时更换一次。

【功效】

清热泻火，活血化痰。

【引自】《赤脚医生杂志》（1978年）

栀子、雄黄、黄柏等外敷治肺炎

【配方及用法】

①栀子30克，雄黄9克，细辛、没药各15克。②大黄、黄柏、泽兰、侧柏叶、薄荷各等份。上2方均为细末，贮瓶备用。随证选用，每取适量，方①用醋调，方②用茶水调，贴敷于膻中、肺俞（双）穴上，并经常滴醋，使药层保持一定湿度，每日换药1次。

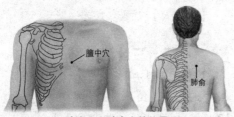

膻中穴和肺俞穴的位置

【功效】

①解毒泻火，活络散寒。②清热泻火，疏风活血。

【引自】《外治汇要》

栀子、蒲公英等可治肺炎

【配方及用法】

栀子、蒲公英、鱼腥草各50克，薄荷80克，泽兰、大黄各30克。上药共研细末，以醋调和成膏状，备用。用时取膏适量平摊于纱布上，贴敷于膻中、肺俞（双）穴上，并经常滴醋，使药层保持一定湿度，每日换药1次。

【功效】

清热解毒，疏风活络。

麻黄、甜杏仁等治肺炎

【配方及用法】

麻黄4克，甜杏仁12克，冬花12克，紫菀12克，石膏40～90克，生甘草6克，桔梗12克，鱼腥草30克，地龙12克，半夏12克，细辛3克，五味子6克，凤凰衣6克，柴胡12克，黄芩20克，生姜3片。上药煎前先浸泡40分钟，文火水煎30分钟，头煎取汁150毫升，二煎取汁150毫升，二煎混合，分上下午服用。本方为成人剂量，儿童用量宜减为1/5～1/3量。对麻疹并发肺炎者，可酌加薄荷、牛蒡子、蝉衣；对久咳不愈及咳剧者，加入米壳；对慢性支气管炎或顽固性咳嗽者，加用冬虫夏草3～12克；对高热不退者，可加用大黄3～6克（后下），羚羊角1～3克（冲服）。

【荐方人】河北 李建桥

【引自】《当代中医师灵验奇方真传》

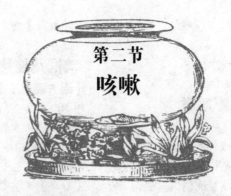

第二节
咳嗽

萝卜、葱白可治风寒咳嗽

【配方及用法】

萝卜1个，葱白6根，生姜15克。用水3碗先将萝卜切片、煮熟，再放葱白、姜，煮剩一碗汤，连渣趁热一次喝完。

【荐方人】广州 崔丽娟

对止咳有效的紫苏酒

【配方及用法】

摘紫苏叶洗净，沥干水分后放入广口玻璃瓶中，加入蜂蜜和高度烧酒浸泡。

【备注】

紫苏性温味辛、气辛香，归肺、脾经，有解表散寒、行气和胃之效，主要用于风寒感冒、咳嗽气喘、妊娠呕吐、胎动不安，亦可解鱼蟹中毒。常用量是5～10克。以它的叶子浸酒饮用，用量可因人而异。

【荐方人】广西 马一生

大白萝卜、蜂蜜治风寒咳嗽

【配方及用法】

大白萝卜1个，蜂蜜30克，白胡椒5粒，麻黄2克。然后将萝卜洗净，切片，放入碗内，倒入蜂蜜及白胡椒、麻黄，蒸半小时，趁热顿服。

【备注】

萝卜最好带皮吃。但也要注意，脾胃虚寒、进食不化，或体质虚弱者宜少食；萝卜破气，服人参、熟地、何首乌等补药后不宜服用。

【荐方人】张克明

服用桔梗可化痰止咳

【配方及用法】

桔梗5～10克，用开水泡，或放置热水中稍煮都行。量可视症状轻重确定。不过，如果只是干咳，没有其他疾患，最好慎用。

【备注】

（1）中医认为桔梗性平，味苦、辛，有开肺气、祛痰、排脓之效，最适宜于外感风寒、咽喉肿痛、肺脓疡、咳吐脓血等症。

（2）桔梗是桔梗科植物桔梗的根，有镇咳、镇静和解热的作用。

【荐方人】海南 魏大春

白果、北沙参等止咳化痰

【配方及用法】

白果、北沙参、百合、花生米各25克，冰糖适量，以水煎取汁液服用，每日1剂。

【备注】

（1）偏方中的白果有敛肺定喘、益脾气的功效，系治虚咳之药。咳嗽一直好不了可能是因为虚咳得并不严重，并未引起足够的重视。或者认为这是小病，甚至图方便、省事，差不多好了就停药，结果给疾病有"可乘之机"。

（2）北沙参对于热伤胃阴，或阴虚津亏所致的口干、咽燥症疗效显著。百合味甘、微苦，性微寒，归心、肺经，能润肺止咳、清心安神。

【荐方人】武汉 叶建功

萝卜巧治风寒咳嗽

【配方及用法】

感冒引发的咳嗽，或伴有黄痰，此时可买长条萝卜，切为半截（实心的较好），用小刀挖空其心，内放冰糖或橘饼，盛碗中入蒸笼，蒸10分钟后即有蜜汁流出。连汁带肉吃，功效特佳。对老年人咳嗽痰多或小孩百日咳很有效。

【荐方人】崔勇

猪粉肠治风寒咳嗽

【配方及用法】

若只干咳、喉痒，有时咳至声音嘶哑，可买猪粉肠洗净，锅底撒一层薄而均匀的盐，将猪粉肠置其上，盖好，慢火蒸熟后服下，爽口味美颇有奇效。

若咳嗽带痰，将猪粉肠、冰糖少许、橘饼两三个共放入大碗中加水慢蒸，待猪粉肠熟透，即可食用。

【荐方人】陈芳
【引自】《中国秘方大全》

牛蒡子、桑叶等治风热咳嗽

【配方及用法】

牛蒡子、桑叶、杏仁各9克，薄荷叶、桔梗各5克，水煎服，每日2次。

【荐方人】韦自诚

热咳妙方

【方一】

橘子皮9克，白萝卜12克，煎水服。

【方二】

萝卜子9克，煎水服，也可治痰多、吐脓血。

【荐方人】刘志辉

鸡冠花炖猪肺治疗干咳

【配方及用法】

用15～20克白色干品鸡冠花，与猪肺（不可泡水）加水炖1小时，加少许冰糖，饭后两三小时后口服，治疗干咳。

【荐方人】王玉立
【引自】《中国中医药报》

炖梨治疗咳嗽无痰

【配方及用法】

选无渣、味鲜肉细的好梨1个，削去外皮，挖去子，放川贝粉5克，再嵌入冰糖，放大碗中，入锅隔水慢炖1小时左右，至冰糖溶化取出食用。每天吃1次，月余可收效。

【荐方人】山西 陈玉荣

木瓜治疗咳嗽痰少

【配方及用法】

熟木瓜1个去皮，入锅加适量蜂蜜和水，蒸熟食用。

【功效】

木瓜是一种中药，有酸味，能使肺部收敛；蜂蜜润肺，二者兼食对咳嗽的治疗很有帮助。

治疗咳嗽痰多的四个妙方

【方一】

鲜茼蒿菜3两（150克），用水煎，去残渣，加冰糖适量，待冰糖溶化后，分两次饮用，至好为止。

【方二】

小而嫩的莲藕500克洗净，用刀刮去藕上的杂色点，再用刮板上下刮刨，用纱布包莲藕渣用力挤汁入碗中，500克莲藕约可出250毫升的汁。用半碗水加冰糖1汤匙煮沸，糖溶化后倒入藕汁，边倒边搅匀（若不搅会成糊状），趁热喝下，连服两次，痰会渐消且短期内不复发。

【方三】

蜂蜜、麻油各一大匙，以瓷锅或铜锅煮开即溶，温时服下，又香又甜且止咳。

【方四】

咳嗽严重的，备香蕉两三只、冰糖60克。将香蕉剥皮，切成3厘米长的小块，冰糖捣碎，加半碗冷开水，入锅用水炖约10分钟，冰糖溶化冷后即食用。这样处理的香蕉很难吃，舌头会有麻的感觉，但若每晚服用1次，只需一周便可痊愈。

【荐方人】陈芳

【引自】科学技术文献出版社《中国秘方全书》

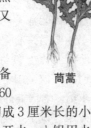

茼蒿

用好米醋泡蒜可治伤风

【配方及用法】

用米醋100毫升，浸泡一头砸碎的蒜瓣（独头蒜更好），浸泡2小时后，即可饮用泡过蒜的醋液。成人每次服一满匙，小儿酌减，日服3次。每次服后，再服1片扑尔敏。

【备注】

此方对已引起肺炎或形成慢性支气管炎者，效果不显著。小儿不愿服者，可加适量冰糖一起服用。此方可在饭后服用，以减少对胃部的刺激。

【荐方人】辽宁 莫川

用嫩桑叶、陈皮等可治咳嗽

【配方及用法】

嫩桑叶、陈皮、杏仁、五味子、当归、茯苓、半夏、甘草各6克。上药用水煎，分2次服。

【备注】

此方妙在一味嫩桑叶。树之有叶，犹人之有肺；人以肺呼吸，植物则以叶呼吸；以其叶活肺，实有同声相应、同气相求之妙。

【荐方人】江西 刘先启

吃杏仁、冰糖能治好剧烈咳嗽

【配方及用法】

杏仁100克，化猪油50克，冰糖100克。将杏仁浸泡去皮捣细，在铁锅内加猪油炒成黄色，再加入冰糖，冰糖化完拌匀即起锅。日服3次，每次服20克。

【荐方人】四川 刘方义

【引自】广西科技情报研究所《老病号治病绝招》

用冰糖、食醋可治久咳气喘

【配方及用法】

冰糖500克，食醋500毫升（最好是陈醋或香醋），置砂罐或陶钵内，用文火煎至冰糖完全溶化，冷却后装瓶备用。每日早晚各服1次，1次10毫升，空腹服下。此偏方制作简便，口感良好，效果显著。凡有气喘、咳嗽、痰多等症的朋友均不妨一试。

【荐方人】陈原

睡觉含姜片可止咳

【配方及用法】

将生姜洗干净，先切去一小块，使生姜有个平面的切口，然后再切1～2毫米厚的薄片，晚上睡觉时将1～2片姜含在嘴里腮帮的一侧或两侧，开始嘴里会感到有些麻辣，过一会儿就适应了。第二天起床时吐出。在含的过程中，如果嗓子发痒要咳嗽，可用牙齿轻轻咬生姜，使姜汁与唾液一起慢慢咽下。姜汁通过喉部时能抑制嗓子发痒，可以减少咳嗽。如果条件许可，白天也含姜片，治咳嗽的效果会更好。

【荐方人】王宝烈

大柿子治咳嗽

【荐方由来】

有一年我得了感冒，别的症状全治好了，只剩下咳嗽，吃了不少药，就是不见好转。一直咳嗽了两年多，每到冬天病情更加厉害。后来，我的一位亲戚来北京出差，知道我的病情后，便告诉我，冬至以后每天早上空腹吃一个大柿子，直到好了为止。于是，我买了5千克大柿子，放到后窗台上，每天晚上拿到室内一个，等到第二天早上吃。说也真灵，5千克大柿子还没有吃完，我的病就痊愈了。几年来一直没有犯过。

【荐方人】刘炳基

【引自】《老年报》（1997年10月2日）

山楂根煎服治急性风寒咳嗽

【配方及用法】

山楂根适量。将山楂根洗净，刮去表皮，切成薄片，置锅中用红糖炙炒，成人每次50克，儿童酌减。加水100毫升、生姜3片煎煮15分钟即可服用。

【功效】

急、慢性咳嗽均可应用，尤以治急性风寒性咳嗽疗效最佳。

【引自】《湖北中医杂志》（1987年第4期）、《单味中药治病大全》

用香油煎鸡蛋治咳嗽

【荐方由来】

我老伴近日患感冒引起咳嗽，夜不能眠，吃药不见效。后来用香油煎鸡蛋2个，煎时加姜末、白糖少许，服用当天即见效，服2剂痊愈。我老伴说此方真灵。

【荐方人】辽宁 刘名成

用生梨、川贝母、冰糖可治肺热咳嗽

【荐方由来】

据传，清代有一位上京赶考的书生，路过苏州，向名医叶天士求诊。书生诉说："我只是每天口渴，时日已久。"叶天士诊其脉，问其症，劝他不要继续上京赶考了。书生听后，心里惧怕，但应试心切，没有听从叶天士的劝告，继续北上。赶到镇江时，听说金山寺有个老僧医道高明，便去求治。老僧告诉书生，每天以梨为食，口渴吃梨，饿了也吃梨，连续一百天，病症自会消除。书生按老僧的嘱咐去做，果真治好宿疾。书生高中回家途中又去见叶天士，讲了金山寺老僧替他治病的全过程。叶天士觉得老僧的医术比自己高明，就改名换姓，到金山寺拜老僧为师去了。

【配方及用法】

生梨1个，川贝母3克，冰糖10克。将梨洗净后连皮切碎，加冰糖炖水服；或用大生梨1个切去皮，挖去核，加入川贝母3克盖好，放在碗内隔水蒸1～2小时，吃梨喝汤，每日1个。

【引自】《小偏方妙用》

用白矾、陈醋、大葱敷脚心可治咳嗽

【配方及用法】

白矾50克，陈醋30毫升，大葱白（用最下端带须根的，约3厘米长）3根。将白矾碾成细末；大葱白洗净埋在热灰里烧熟，然后取出捣碎成泥，与白矾粉、陈醋一起拌匀。晚上睡觉前洗脚，擦净后将药按男左女右敷在脚心上。

【荐方人】陕西 田万春

姜汁、蜂蜜可治咳嗽

【配方及用法】

生姜30～50克，捣烂取汁为1份，

再取蜂蜜4份,即为成人一日量,儿童酌减。按此比例混匀于碗中,再置锅内隔水蒸热约10分钟,早、晚2次分服。

【荐方人】广东 谢卫

【引自】《新中医》(1987年第2期)

仙人掌加白糖可治久咳

【配方及用法】

仙人掌100克(鲜品去刺),加白糖30克混匀,1日分2次口服。

【荐方人】福建 汤冬信

【引自】《四川中医》(1987年第10期)、《中药单药奇效真传》

服花生、白果可止咳祛痰

【配方及用法】

花生米15克,白果5粒。将上二味捣烂分2次服,连用1～2周即可见效。

【备注】

花生米有润肺和胃之功效,可治燥咳、反胃证。《本草纲目拾遗》载:"人云服之(花生)生痰,有一大家妇咳嗽痰多,医束手不治,……劝服花生,每日食二三两(100～150克),渐觉稀少,不半年,服花生二十余斤(10余千克),咳嗽与痰喘皆除,想亦从治之法也。"

【引自】《小偏方妙用》

甜杏仁可治老年肺肾气虚咳嗽

【配方及用法】

取甜杏仁(炒)250克,放在瓦锅内,加水适量,煮沸30分钟,煎至快干锅时,加蜂蜜500克,搅匀至沸即可取出,置瓷瓶或玻璃瓶内密封贮存。每次服1～2汤匙,每日3次。

【功效】

本方有补肾益肺、止咳平喘润燥之功。于夏季用其治疗老年肺肾气虚型久咳、久喘症百余例,效果显著。

【荐方人】江西 钟久春

橘红可治发热咳嗽

【配方及用法】

橘红9克,川贝母6克,黄芩12克。将上药焙干研末,每次服6克,日服3次。

【功效】

本方所治之咳嗽是由肺经郁热、灼津液为痰所致的咳嗽气粗、痰鸣气喘。方中橘红皮具有理气祛痰功能,川贝母具有清肺止咳功能,黄芩可清利肺经之虚热,三药相伍,共奏清肺止咳、除痰之功。

【荐方人】辽宁 吴广明

【引自】《小偏方妙用》

枇杷叶可治咳嗽

【配方及用法】

采新鲜枇杷树叶3～4片,洗净后放入小锅中煮出汁,然后加糖,色淡红、无味。日服4次,三餐后、临睡前各服3匙。

【荐方人】安徽 秋枫

向日葵底盘可治肺炎咳嗽

【配方及用法】

向日葵花花萼(底盘),数量不限,核桃(暗褐色的)适量。将核桃砸开,连皮带肉放在锅里加清水和花萼一起煮,然后当茶饮。

【荐方人】辽宁 刘锦文

蜂蜜、青萝卜可治冬季咳嗽

【配方及用法】

蜂蜜250克,青萝卜500克。将青萝卜切成细丝或薄片,用蜂蜜腌起来,待青萝卜腌透后,分2次将汤汁和萝卜吃下。

【荐方人】山东 张胜敏

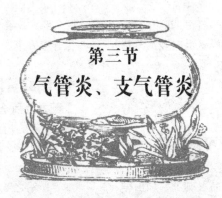

第三节
气管炎、支气管炎

用白凤仙花、猪心治慢性气管炎
【配方及用法】

取白凤仙花一大把，用水洗净；用新鲜猪心一个，不要血；把白凤仙花从各条心脏血管中塞进猪心，用筷子捣实，直至装满到血管口，放清水和少量黄酒，盛在砂锅内煮熟。空腹服汤吃猪心。

【备注】

孕妇忌用。

【荐方人】江苏 蔡峰

【引自】广西科技情报研究所《老病号治病绝招》

腌橘皮、生姜当小菜吃治支气管炎
【配方及用法】

取新鲜橘皮（干陈的亦可，但用保鲜防腐剂处理过的不宜）洗净，用清水浸泡1天左右，或用开水泡半小时，用手捻几遍，挤干黄色的苦水，再以冷开水洗涤，把水挤干，切成细丝，在阳光下晾晒。同时取鲜生姜（与橘皮等量或2：1）洗净晾干切成丝，与橘皮丝相混合，然后加适量食盐和甜豆豉拌匀，装入陶瓷罐或玻璃瓶内压紧加盖密封，腌制两三天即可食用。在室温20℃以上，可保存1个月左右，吃起来气味芳香、辛辣可口，具有开胃、生津、止咳、化痰的作用。中老年朋友不妨一试。

【荐方人】杨文俊

用冰糖、橘子蒸水喝治支气管炎
【配方及用法】

将橘子放在一个瓦罐里（每次剥2个橘子），放上水和适量的冰糖，用文火隔水蒸。水烧开后，蒸5分钟左右，连水带橘子肉喝光吃光。每天上午、下午各1次，坚持喝五六天就收效。病情严重的，可以多食用几次。

【荐方人】江西 郭学柱

用狗肺、鸡蛋可治气管炎
【配方及用法】

鲜狗肺1具，鸡蛋10个。将狗肺装入小陶盆内，把10个鸡蛋打开倒入碗中搅成糊（搅到起沫），把蛋糊装进肺管，剩下的可倒在肺叶间。把盆放蒸笼内，蒸熟后切成片，放在瓦上焙干，研成细末即成。一日3次，每次15克，饭后服。

【荐方人】河南 任清范

用百部、全栝楼等可治气管炎
【配方及用法】

百部、全栝楼、杏仁各200克，龙眼肉100克，川贝母、骨碎补各150克，金毛狗脊80克，竹油70克，板蓝根250克，共研末。每日2次，每次10克，开水冲服。忌吸烟、饮酒及食用产气食物。一般3日见效，4个月治愈。

【荐方人】河南 揭海鹰

用黑豆、猪腰治气管炎干咳

【配方及用法】

猪腰子一对，黑豆150克，大枣15克，橘子皮一块，加水2升，慢火煮3小时。吃猪腰子、黑豆和大枣，分4天吃完，每天吃3次。把猪腰子、黑豆和大枣分成12等份，每次吃一份就温热一份，其余的放在阴凉地方，防止变质变味。黑豆须嚼成糊状咽下。

【荐方人】黑龙江 许福连

用肉桂炖猪肉可治支气管炎

【配方及用法】

肉桂（中药铺有售）20克，鲜瘦猪肉（忌用种公猪和种母猪肉）250克。先将肉桂煮沸20分钟后，再将洗净切成肉片或小方块的猪肉倒入，炖30分钟（不加盐等作料），去掉肉桂皮，分4次吃肉喝汤，每天早、晚饭前服用，连服4天。

【荐方人】贵州 胡定绶

吃牛羊肉可治气管炎

【荐方由来】

从我家的病史看，气管炎似乎有遗传性，我外祖父、母亲、舅父、哥哥、弟弟和我都患有轻重不等的气管炎。我三十几岁开始咳嗽，越来越重，始为感冒，继而咳嗽，嗓子喑哑，非青霉素莫能遏制。好不多久，第二次又来了，到五十多岁身体日见衰弱。

有两年春节过后备觉精神清爽，咳嗽极轻。细想只是过年买了不少牛肉，莫非牛肉可以医病？此后便有意吃牛肉，天天吃，顿顿吃，果然病情逐渐减轻。后来又吃羊肉，效果更为明显。迄今已坚持八年，医学界认为不能根治的气管炎却与我告别了。现我已进入古稀之年，反而日益健康了。

【荐方人】陈永轼

【引自】《老人春秋》（1997年第3期）

冰糖炖草莓可治气管炎干咳

【配方及用法】

取草莓60克，冰糖30克，将草莓洗净，置碗内，加冰糖，放锅内隔水蒸熟。每日吃3次，一般3日可愈。

【荐方人】安徽 黄布真

贝楼止咳梨膏糖可治支气管炎

【配方及用法】

栝楼霜200克，百合、杏仁、远志、苏子、芥子、川贝母、桑白皮、葶苈子各50克，菜籽、麦冬、黑虎、蛤蚧各40克，冬虫夏草30克，大枣20克。上药共研极细末，先将药用黑砂糖300克、饴糖200克加入优质蜂蜜200克和鲜梨汁400毫升，用文火炖至糖溶化，加入全部药末，调匀，制成每块9克重的药膏。每次取5块，将其嚼碎用温开水送服，每日早、晚饭后各1次。连服20～40日可愈。

【功效】

本品对急性支气管炎、支气管炎哮喘、支气管扩张并肺气肿等症具有显著疗效。

【备注】

服药期间，严禁喝酒、吸烟和吃辛辣刺激性食物。

【荐方人】江西 华伟东

气管炎丸可治慢性气管炎

【配方及用法】

川贝母、栝楼仁（去油）、黄芪各25克，枇杷叶、陈皮、乌梅各12克，杏仁（炒）、半夏、桔梗、百部、诃子肉、桑白皮、五味子、麦冬、天门冬、地龙各9克，细辛、干姜、莱菔子、枳壳、葶苈子、黄芩、甘草各6克。以上药物混合，过120目筛粉碎，用干热及射线方法消毒灭菌，制成重6克的蜜丸。每日2次，每次2丸，饭后半小时温开水送服。

【荐方人】辽宁 刘志林
【引自】《当代中医师灵验奇方真传》

用鲤鱼炖野兔治支气管炎

【配方及用法】

选择大而鲜的鲤鱼1条，野兔子1只，把鲤鱼的鳞和五脏去掉，扒去野兔的皮并去掉五脏，而后各切成小块，混合放入锅中炖，适当放入调料，熟后可食，吃完为止。经调查，治愈率达90%。此法不仅可食到味美的鱼肉，还可去掉病根。

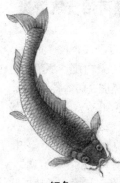

鲤鱼

（1）鲤鱼的大小可依野兔来定，基本比例为1：1。

（2）在炖时是否放盐，这要根据个人的口味来定，放盐不可太多。

（3）对急、慢性气管炎均有治疗效果。

（4）治疗时，少量喝酒是可以的，切忌过量，不要吸烟。

（5）一般1次为1疗程。

【荐方人】河北 新磊

冬虫夏草、猪花等可治气管炎

【方一】

冬虫夏草250克左右，水煎服，当开水喝。

【方二】

猪花（阉割出来的，养过10年以上的老母猪更好），加枣树根削下来的皮适量，放在锅里煮熟，连服两三次，重患者可多服几次。

【方三】

杀猪时取出猪小肚内的水，加适量冰糖放在锅里煮沸后服。

【荐方人】江西 罗永华

西瓜、生姜蒸食可治气管炎

【配方及用法】

大西瓜5千克，生姜200克切成片，放入西瓜中，隔水蒸三四小时后，伏天连汁带瓜皮数次吃下，效果良好。

【功效】

西瓜，其利博哉，清热利尿，功在药上，解暑止渴，效赛雪梨，甘甜清润，童叟皆宜，古人誉之为天然白虎汤。姜辛温宜散。二味同用，其热可清，炎症当消，肺气宜泄，嗽痰症遁。

【荐方人】河南 王建坤

用苏子、半夏等治气管炎

【配方及用法】

苏子30克，半夏30克，陈皮30克，茯苓40克，肉桂30克，党参30克，黄皮20克，熟地30克，胡桃仁40克，补骨脂40克，鹅管石50克，莱菔子30克，白芥子30克，黑锡丹一副。上药加水三碗半，煎至大半碗服，每日1剂，不可中断。

【备注】

各味药缺一不可，勿用相近药代替，否则无效。此外，服药期间，不宜吃冷寒凉的食物。

【荐方人】山东 王军峰

用露蜂房、芝麻治气管炎

【配方及用法】

露蜂房1个（树上或墙洞内），芝麻适量。用芝麻把露蜂房全部灌满，然后把蜂房放锅内焙干，研细备用。每日3次，每次15克，温开水冲服。

【备注】

服药期间，切忌服油腻食物。

【引自】《实用民间土单验秘方一千首》

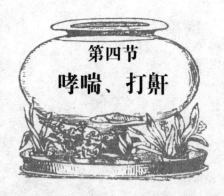

第四节
哮喘、打鼾

用木鳖子、桃仁敷足心治哮喘病

【配方及用法】

木鳖子、桃仁（炒）、杏仁各10克，白胡椒7粒，均研成粉末，用鸡蛋清调匀，敷在双脚心15小时。人静卧，将两脚平放。

【荐方人】广西 谭春文

【引自】广西科技情报研究所《老病号治病绝招》

喝蜂蜜治哮喘病

【荐方由来】

我哮喘病一犯，咳嗽不止，大口吐痰，吃饭不香，觉睡不好，尤其是一到冬天，我就更不好过了。

听别人说蜂蜜能治好哮喘病，我就抱着试试看的心理，从1994年冬开始，每天早、晚各喝一匙（冲饮），坚持喝了两年多，不再咳嗽。

【荐方人】辽宁 梁凤梧

用萝卜煮鸡蛋治气管炎哮喘病

【配方及用法】

冬至时取红萝卜2500克，去头尾洗净，用无油污的刀将萝卜切成半厘米厚的均匀片，再以线穿成串，晾干后存放，夏季用。每次取萝卜干3片，红皮鸡蛋1个，绿豆一小撮，均放入砂锅内，加水煮30分钟至绿豆熟烂。服用时将鸡蛋去皮，连同萝卜、绿豆及汤一起吃下。从初伏第一天开始服用，每日1剂，连续服用至末伏。冬季，也是从冬至时起，用鲜萝卜3片，红皮鸡蛋1个，绿豆一小撮，按上述方法服用，至立春时停服。

【荐方人】辽宁 马玉声

【引自】《晚晴报》（1997年10月4日）

常食橘皮可治哮喘

【配方及用法】

取新鲜橘皮（干陈的亦可）洗净，用清水浸泡1天左右，或用沸水浸泡半小时，随后用手挤干黄色的苦水，再以冷开水洗涤挤干，直到没有苦涩味，然后切成细丝，加入少许食盐拌匀（如适当加入鲜姜丝更好），装入罐或瓶中按实盖紧，腌制2天后即可食用。

【荐方人】杨效勤

紫蒜头防治哮喘

【配方及用法】

紫蒜头500克，去皮洗净后和200克冰糖同放入干净砂锅中，加清水，水面略高于蒜表面，煮沸后用微火炖成粥状，凉后早晚各服一汤匙，坚持服用到病愈。

【荐方人】李锡连

喝蜂蜡治哮喘病

【配方及用法】

蜂蜡、红皮鸡蛋、香油。将蜂蜡50

克放在锅内，打入鸡蛋（根据自己的饭量能吃几个打几个），蛋熟马上放一勺香油（以防大便干燥），出锅即吃。每早空腹服用。

【备注】

服此药方不吃早饭。多喝开水，以免大便干燥。7天为1疗程，1疗程后休息3天，再服。

【荐方人】内蒙古 徐荣生

【引自】《老年保健报》

丝瓜藤根炖白母鸡可治支气管哮喘

【配方及用法】

成熟的丝瓜藤根300克，白母鸡（约750克）1只，白砂糖300克。上药加水700毫升，放入砂锅里密封，文火炖2小时，稍冷后即可食用。每日1剂，汤和鸡肉分2次食。

【荐方人】黑龙江 王清贵

【引自】《当代中医师灵验奇方真传》

用蝙蝠酒治支气管哮喘

【配方及用法】

用夜蝙蝠1个，放火边烤干，轧成细末。用黄酒2份、白酒1份混合好，再与蝙蝠细末混合服用。

【备注】

夏季服无效，须在冬季服用。酒的用量可根据年龄大小酌情增减，一次服完。

【荐方人】河北 李淑君

【引自】广西医学情报研究所《医学文选》

穴位敷药治哮喘

【配方及用法】

麻绒、细辛、五味子、桂枝各3克。上药为细粉，以姜汁调膏备用。在夏季三伏天，选取定喘、肺俞、膈俞、肾俞穴（双侧穴位，定喘为单侧）同时用药，每伏1次。

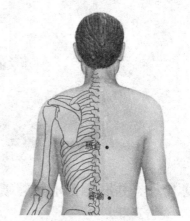

膈俞、肾俞的位置

将药膏涂于适当大小的薄膜纸上贴于各穴位，然后用胶布固定。贴药时间以病人自觉局部灼热疼痛为宜。否则局部会起疱而影响下次治疗。如本次疗效不显著，次年可继续治疗。

【荐方人】四川 周清云

【引自】《当代中医师灵验奇方真传》

麻黄、杏仁等可治支气管哮喘

【配方及用法】

麻黄150克，杏仁200克，净棉籽仁500克。杏仁、棉籽仁分别炒微黄，和麻黄共为细末，备用。成人日服3次，每次10克，开水冲服。

【备注】

对心源性哮喘无效。

【引自】《实用民间土单验秘方一千首》

用柚子皮、乌肉鸡治风寒哮喘

【配方及用法】

柚子皮1个，乌肉鸡1只。鸡去毛及内脏，以柚子皮纳鸡肚内，用砂纸密封，黄泥包裹，烧熟，去黄泥、砂纸，取鸡食。

【备注】

热性哮喘不宜服。

【荐方人】龙赞深

【引自】广西医学情报研究所《医学文选》

姜汁治哮喘

【配方及用法】

取肥大的生姜2千克左右，捣碎榨取姜汁。做一件合身的棉纱布内衣，用过滤的姜汁把内衣浸透，在烈日下晒干，然后患者贴身穿上，每7～9天换一次姜汁衣。一般患者穿3次后可见奇效。病情较重者、患病多年的哮喘病人，则需穿10次或两个冬天方可收到显著疗果。

【备注】

治疗期间忌食虾、蟹、生冷和酸性食物，戒烟，禁房事。

【荐方人】 广西 梁庆森

黑芝麻可治老年哮喘

【配方及用法】

黑芝麻250克（炒），生姜125克（取汁）。用姜汁浸拌黑芝麻，再入锅内略炒一下，放凉。另用冰糖、蜂蜜各适量混合拌匀，放入广口瓶内，每日早、晚各服一汤匙。

【荐方人】 广西 雷丽君

"一贴灵"治哮喘

【配方及用法】

白芥子、细辛各10克，甘遂、元胡各6克，麝香1.5克。将上药共研细粉，生姜50克捣汁，用姜汁将药粉调成糊，摊成1分硬币厚薄大小的药饼若干个，放在牛皮纸上，贴在患者背部脊柱两侧的肺俞、大杼、膈俞穴上（左右各一穴，每次每穴用一个药饼）。贴前先用手指揉按穴位，使局部潮红。贴好后用胶布固定。睡前贴上，次晨取下。如皮肤感觉灼痛得厉害，可贴1～2小时后取下。每隔10天贴一

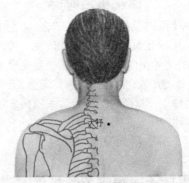

大杼穴的位置

次。三伏天贴，每年夏天共贴3次。轻症1疗程可愈，重症3疗程可愈，总有效率达85%。此方简便实用，花费少，效果好。

【荐方人】 河北 张云亭

用西瓜露可治哮喘

【配方及用法】

挑选一个2～3千克重的西瓜，切开一个小口，把中间西瓜瓤挖去，留瓜瓤约3厘米厚，然后放入150克蜂蜜，150毫升香油，100克鲜姜片，10枚大枣（去掉枣核），再把切下的小盖扣上，放进锅里固定好，锅内添水（水面应当低于西瓜切口部分），炖1.5小时左右。

趁热喝西瓜里的露汁，一边喝西瓜露，一边吃少许姜片，但不能吃西瓜里的大枣，最好是一次喝完，然后睡半小时。如果一次喝不完，下次再喝的时候必须炖热。

【备注】

一般来讲，夏天喝了西瓜露，当年冬天就能见效。如果病程较长，可在来年夏天再喝一次。这样连续服用2次，即使不断根也会大有好转。小孩服量可适当减少。喝完西瓜露之后，不能吸烟，不能吃辛辣食物。

【荐方人】 张裕兴

【引自】《老年报》（1996年9月12日）

棉花根治哮喘

【配方及用法】

用棉花根剥下的外皮 125 克，加入清水 5 升于锅内熬制。至棉花根皮变成紫红色，过滤药液；再将此药液熬缩至 3.5 升，放白糖 1 千克搅匀，冷后装入瓶内。每次服 2 匙，每天 3 次。

【引自】《佛门神奇示现录》

五味子、鸡蛋泡醋可治哮喘

【配方及用法】

五味子 155 克，红皮鸡蛋 7 个，醋 2000 毫升。将五味子和红皮鸡蛋共同泡入醋中，7 天后将上三味放入砂锅煎，沸后再煎 30 分钟。饭前吃蛋喝汤，一次喝不完者，下次温热再服。

【荐方人】河南 张年

用灵芝酒或糖浆治单纯顽固性哮喘

【配方及用法】

灵芝酒或糖浆。灵芝酒：取灵芝实体 50 克粉碎，浸入 500 毫升的高度白酒中。在常温下放置 1 个月后，酒呈棕红色即可服用。每日 3 次，每次饭后服 10 毫升。灵芝糖浆：取灵芝实体 50 克粉碎，加单糖浆 500 毫升，混合煮沸，冷却后备用。每日 3 次，每次饭后服 10 毫升。上述两种剂型的选择，应视患者的病情和喜好情况而定。

【引自】《辽宁中医杂志》（1989年第 2 期）、《单味中药治病大全》

麝香、紫皮蒜敷椎骨可治顽固性哮喘

【配方及用法】

麝香 1.0～1.5 克，研成细末，紫皮蒜 10～15 头，捣碎成蒜泥。中午近 12 点时，让患者俯卧，以肥皂水、盐水清洁局部皮肤，12 点时先将麝香末均匀地撒敷在第七颈椎棘突到第十二胸椎棘突宽 2.6～3.3 厘米的脊背正中线长方形区域内，然后将蒜泥覆于麝香上，60 分钟后将麝香及蒜泥取下，清洗局部，涂以消毒硼酸软膏，再覆以塑料薄膜，并以胶布固定。

【引自】《陕西中医》（1983 年第 4 期）、《中医单药奇效真传》

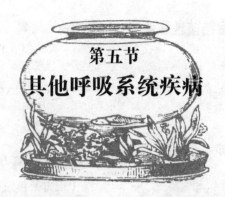

第五节
其他呼吸系统疾病

用虎荞汤治支气管扩张咯血

【配方及用法】

虎杖250克，金荞麦100克，猪肺1具，加水炖后去药渣，服汤和肺脏。每日2～3次，每剂服3日。一般服2～3剂可止血。为巩固疗效，可将虎杖200克、金荞麦900克水煎服2～4周；也可按配量比例压片服，1次2克，每日3次，连服1～2个月。

【备注】

本方对急症、慢症均宜，急性咯血时配抗生素抗感染，止血效果更好；伴有其他证候者，可按辨证配伍服他药；没有猪肺时可用五花肉代替。

【荐方人】四川 龙会全

【引自】《当代中医师灵验奇方真传》

用莲子、茅根等治气管扩张咯血

【配方及用法】

莲子20克，茅根、鲜藕各50克，大枣3枚（去核）。水煎服，日服1剂。

【引自】《实用民间土单验秘方一千首》

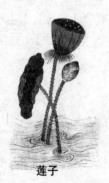

莲子

用秘红丹治支气管扩张咯血

【配方及用法】

大黄10克，肉桂10克，山药20克，白及15克，川贝母10克，生三七10克，生代赭石50克。诸药各研细末。前6味混匀，每用4～6克，以生赭石末煎汤送服（汤煎成倒出时无须澄清，微温，趁混浊状服。赭石末沉渣再服时另加水煎煮即可）。病情急重者每隔2小时服1次。一般服药两三次即见效。血止后酌情继续服药一两日（每隔4小时服1次），然后以养阴清热汤剂调理。

【备注】

秘红丹为近代名医锡纯先生治疗吐血效方，原方由川大黄、油桂、生赭石三药组成。在原方基础上加川贝母、白及、山药、生三七诸品治疗大咯血，扩大了原方的适用范围。全方具有清热降逆、止咳止血之功，药性平和，疗效可靠，屡用屡验。

【荐方人】云南 曾金铭

【引自】《当代中医师灵验奇方真传》

食蜂蜜鸡可治胸膜炎

【配方及用法】

每次1只鸡，200克蜂蜜。先把鸡杀死去杂洗净，放入锅中加水，用文火将鸡炖得烂熟后，再把蜂蜜倒入锅中，5～10分钟后即可服用，稀稠一起吃。

【荐方人】河南 孙家声

银柴胡、淡黄芩等治结核性胸膜炎

【配方及用法】

银柴胡15克，淡黄芩15克，牡蛎粉15克，栝楼皮9克。上药水煎服，每日3次，连服5剂。

【荐方人】 湖南 王宗谈

【引自】 广西科技情报研究所《老病号治病绝招》

用檀香姜汤治胸腹疼痛

【荐方由来】

近代蜀中名医郑钦安在其著作《医法圆通》中有这样一则病案：有一天，一位中年患者就诊，自诉以抬滑竿为生，经常长途跋涉、风吹雨淋、食凉饮冷、饥饱无定，患胸腹疼痛、嗳气呃逆，因家贫无力医治，病已数载，祈能赐一验便良方。郑氏诊毕，说道："街头有家富户正做家具，你去将所锯木屑讨来，每日服3次，每次服一小撮（3克左右），用生姜五片煎汤送下，10日后再来复诊。"患者半信半疑而去。10天后，患者满脸喜悦来谢医生，数年痼疾已霍然而愈。又请人写了"锯末姜汤饮，郑君医术精，小方治大病，有病快来医"几句话贴在郑医生的门前。

【配方及用法】

檀香6克，生姜5片。将上2味加水适量，煎10～15分钟即可，撇药汁温服，每日2次。

【功效】

檀香味辛性温，有理气散寒之功效。

《本草求真》载："凡因冷气上结，饮食不进，气逆上吐，抑郁不舒，服之能引胃气上升，且能散风辟邪，消肿止痛，功专入脾与肺，不似沉香力专主降，而能引气下行也。"配伍生姜温中散寒，相得益彰。

【引自】《小偏方妙用》

十枣汤可治悬饮及渗出性胸膜炎

【配方及用法】

芫花、甘遂、大戟各10克，大枣10枚。前三味生用,研细末装入胶囊内,每粒重0.5克。剂量为1～3克，日服1次，晨起空腹用大枣10枚煎汤送服。每日量和间隔时间根据患者体质和胸腔积液多少而定，一般服4～8次。

【备注】

多数患者服十枣汤后患侧胸胁感到有灼热感，随即泻下，说明芫花、甘遂、大戟泻水有毒之性峻烈迅猛，可直达水窦，使水饮溃泻而下。一例患者服十枣汤后虽未泻下，但能起到宣行三焦水道的作用，使其水饮由上达下，从小便排出，同样也达到逐水祛饮的治疗目的。临床运用十枣汤时，一定要遵照"表解者，乃可攻之"的治疗法则，以免攻伐水邪而伤正气，招致表邪内陷之患。运用十枣汤时要视体质和胸腔积液多少而定量。通过泻下，胸腔积液减少后，可减量服，直至完全消除为止。

【荐方人】 山西 常济公

【引自】《当代中医师灵验奇方真传》

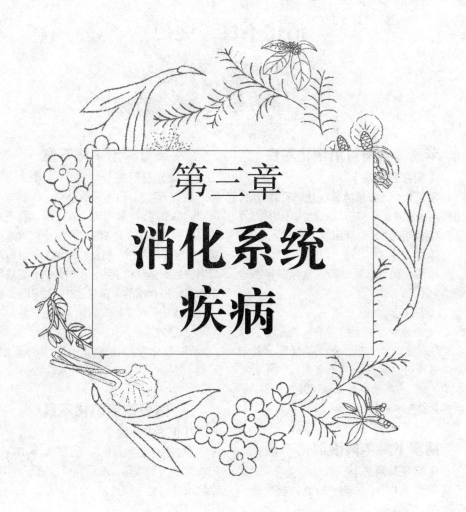

第三章
消化系统
疾病

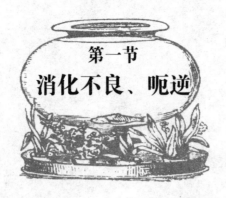

第一节
消化不良、呃逆

苹果、猪肉可治消化不良

【配方及用法】

苹果2个，瘦猪肉200克。苹果切块，用两碗水先煮，水沸后加入猪肉（切片），直煮至猪肉熟透，调味服食，久食有益。

【功效】

生津止渴，润肠健胃。治疗肠胃不适及消化不良。

【备注】

《滇南本草》云："苹果熬膏名'玉容丹'，通五脏六腑，走十二经络，调营卫而通神明，解温疫而止寒热。"《食疗本草》云："苹果补中焦诸不足气，和脾；卒患食后气不通。"

胡萝卜炖羊肉治消化不良

【配方及用法】

胡萝卜6个，羊肉250克，盐少许。炖熟食，后加盐。

【功效】

健脾，养胃，温肾。用于畏寒喜暖、消化不良、腹部隐痛、阳痿、口淡无味、小便频数之脾胃虚寒、脾肾阳虚患者，有较好的疗效。

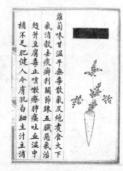

胡萝卜

【引自】《健康报》

茶膏糖治消化不良

【配方及用法】

红茶50克，白砂糖500克。红茶加水煎煮。每20分钟取煎液1次，加水再煎，共取煎液4次。合并煎液，再以小火煎煮浓缩，至煎液较浓时，加白砂糖调匀。再煎熬至用铲挑起呈丝状，到粘手时停火，趁热倒在表面涂过食油的大搪瓷盆中，待稍冷，将糖分割成块即可。每饭后含食1~2块。

【功效】

清神，化食。用治消化不良、膨闷胀饱、胃痛不适等。

橘枣饮治消化不良

【配方及用法】

橘皮10克（干品3克），大枣10枚。先将大枣用锅炒焦，然后同橘皮放于杯中，以沸水冲沏约10分钟后可饮。

【功效】

调中，醒胃。饭前饮可治食欲不振，饭后饮可治消化不良。

【引自】《老年报》

喝醋蛋液可治消化不良病

【配方及用法】

将250毫升左右的食用醋（米醋用低度的，9度米醋应用水稀释）倒入锅内，取新鲜鸡蛋1~2个打入醋里，加水煮熟，吃蛋饮汤，1次服完。

【荐方人】贵州 邵立学

鸡肫皮治消化不良

【配方及用法】

鸡肫皮（鸡内金）若干。将鸡肫皮晒干，捣碎，研末过筛。饭前1小时服3克，每日2次。

【功效】

消积化滞。治消化不良、积聚痞胀等。

山楂丸开胃助消化

【配方及用法】

山楂（山里红）、怀山药各250克，白糖100克。怀山药、山楂晒干研末，与白糖混合，炼蜜为丸，每丸15克，每日3次，温开水送服。

【功效】

补中，化积。治脾胃虚弱所致的消化不良。

威灵仙、丁香等治呃逆

【配方及用法】

威灵仙15克，丁香6克，柿蒂20个，制半夏15克，制川朴15克，生姜15克。病久气虚者加党参15克。煎2遍和匀，1日3次分服。

【功效】

威灵仙去腹内冷滞、心隔痰水，现代药理研究证实对平滑肌有松弛作用，有报道用以治疗各种原因所致的呃逆，疗效达90%，故与柿蒂同用可降逆止呃。半夏、厚朴化痰除满。丁香、生姜温中下气。

【备注】

呃逆即通常所说的打嗝。胃热者忌服。

米醋止呃方

【配方及用法】

米醋。呃逆发作时服米醋10～20毫升，一般可立即生效，止后复发再服仍效。

【功效】

米醋味酸苦，性温，酸主收敛，可解毒，下气消食。故中焦虚寒胃气上逆之呃逆用之甚佳。

【备注】

如肝火犯胃，嘈杂泛酸者，忌之。

八角茴香汤止呃逆

【配方及用法】

将约100克的生八角洗净，捶碎，放入锅中加两碗水煎煮，水煎得剩下一半时，即可服用。若胃寒较严重，可在其中掺入少量蜂蜜。

【备注】

（1）八角茴香的主要成分是茴香油，它能刺激胃肠神经血管，促进消化液的分泌，增加胃肠蠕动力，有健胃、行气的功效，有助于缓解胃痉挛、止呃逆、减轻疼痛。

（2）但是，除栽培的八角外，其他野生种类的八角果实多有剧毒，误用时可致死亡。

【荐方人】广东 李辉

双香、吴茱萸等治呃逆

【配方及用法】

丁香、沉香、吴茱萸各15克，生姜汁、葱汁各5毫升。先将前3味药共研细末，加入姜汁，葱汁调匀如软膏状，装瓶备用。用时取药膏适量，敷于脐孔上，外以纱布覆盖，胶布固定。每日换药1次。温胃散寒，降逆止呃。屡用屡验，效佳。

【功效】

温胃散寒，降逆止呃。

【引自】《中医外治法奇方妙药》

生赭石、沉香治呃逆

【配方及用法】

生赭石30克，沉香、法半夏各15克。

上药共研细末，装瓶备用。用时取药末 20 克，以生姜汁调匀成膏，贴敷中脘、肚脐上，外以纱布盖上，胶布固定。每日换药 1 次。

【功效】

降逆止呃。

用栝楼可治重症型呃逆

【荐方由来】

某年夏初，我因开窗睡觉受凉，夜半熟睡中突患呃逆，起床饮了口白酒。当时虽止住了，但病根没除，次日又呃逆不止。于是用单方治疗，熬柿蒂茶喝。由于病情加重，以往这种行之有效的验方，这次却不见效果。"嗝"越来越厉害，一连四五天没有止住，由一般性呃逆发展为膈肌痉挛。最后，夜晚不能入睡，白天说话受阻，饭吃不好，严重影响了身体健康。后打听到一个单方：栝楼（一味中药）熬汤服用，效果很好。介绍人说，他家一位老人，曾患膈肌痉挛，住院治疗没有治好，最后买了 2 个栝楼，熬汤服用后治好了病。按照介绍人说的方法，我买了几个栝楼，洗净后把皮、瓤、子一起入锅熬汤，服 1 次就有好转，次日再服用 1 次。

【荐方人】河南 翟民建

用口嚼咽红糖法治呃逆

【荐方由来】

在打嗝时将 50 克红糖分 2 次送入口中嚼碎咽下，停 1 小时再吃一次，立即见效。

【荐方人】河南 水合一

桂枝、甘草、龙骨、牡蛎可治呃逆

【配方及用法】

桂枝 15 克，甘草（炙或生）10 克，生龙骨、生牡蛎各 20 克。先将龙骨、牡蛎煎 20 分钟，再放入桂枝、甘草同煎 15 分钟取汁。每剂水煎 3 次，合计 200 毫升。6 小时服一次，每次 50 毫升。若服药困难，

可酌情小量频饮。各药用量，可根据患者病情、体质适当加减。如中阳虚弱较甚，桂枝可加至 20 克，甘草须炙用；肝逆阳亢较盛，宜重用龙骨、牡蛎至各 30 克或 40 克，甘草生用或减量。

【荐方人】辽宁 孟繁志

【引自】《当代中医师灵验奇方真传》

用嚼咽砂仁法可治呃逆

【配方及用法】

砂仁 2 克。将上药慢慢细嚼，嚼碎的药末随唾液咽下，每天嚼 3 次，每次 2 克。

【引自】《浙江中医杂志》（1988 年第 3 期）、《单方偏方精选》

用高丽参、牛膝等可治呃逆

【配方及用法】

高丽参、牛膝各 9 克，白术、茯苓各 15 克，陈皮、丁香各 3 克，沉香 6 克。水煎服，重煎 2 次，空腹服用。

【备注】

忌恼怒。

【荐方人】黑龙江 李保全

【引自】广西医学情报研究所《医学文选》

用柿蒂、竹叶蒂煎水服可治打嗝

【荐方由来】

多年前，我父亲患呃逆连续打嗝三四天，全家焦虑不安。祖母四处寻找医治打嗝的药，最后用柿蒂和竹叶蒂煎水服，父亲服后痊愈。今年 4 月底，我弟弟也患呃逆连续打嗝，他在县城求医服药七八天，用了许多药，仍不见效。我知道后，即叫我妻子搭车送去 100 张竹叶。我弟媳到市上买了 100 个柿饼，从中取下柿蒂，将二者混合，分 3 剂煎水让我弟弟服。我弟弟连服两三天，打嗝的病情由缓解到痊愈。

【荐方人】吴友良
【引自】《祝您健康杂志》（1996年第10期）

黑芝麻可治呃逆

【荐方由来】

黄某，男，50岁。1982年1月2日初诊。呃逆频频，呃声洪亮，无其他不适。曾以旋覆代赭汤、丁香柿蒂汤两方加减投之，并给予阿托品、安定片等治疗，用药后呃逆依然。又用针灸治疗，仍不能控制。1月5日，患者偶服黑芝麻数匙（黑芝麻炒熟，研碎，拌入白砂糖），食后呃逆即止。次日又服黑芝麻数匙，食后呃止。第三天再发，再用，又止。以后未再发。

【引自】《上海中医药杂志》（1982年第9期）、《中医单药奇效真传》

咽部吸入鲜姜汁可治各种呃逆

【配方及用法】

新鲜生姜50克。将生姜洗净脱皮，切细捣烂，挤出姜汁；再用消毒棉花团扎于竹筷上（须固定，以防吸入气管），饱吸姜汁；然后令患者取半仰卧位，张开口腔，术者左手用压舌板压住其舌体，暴露其咽后壁，右手持竹筷与舌根呈45°角，将姜汁棉团轻轻送入咽部，反复轻按咽后壁左右两侧（此时嘱患者大口呼吸，以免恶心呕吐），半分钟至1分钟，呃逆可止；抽出竹筷，让患者静卧30分钟，不可饮水进食。如有复发，多在重复上法后立即止呃。

【引自】《浙江中医杂志》（1988年第9期）、《单方偏方精选》

生铁落可治顽固性呃逆

【配方及用法】

生铁落30～60克。将无锈生铁落置瓦片上烧红，倒入瓷碗中，旋即加入食醋

10～15毫升，待食醋蒸气升腾后，加入温开水200毫升，趁温一次顿服。

【功效】

此方治疗顽固性呃逆有奇效。

【备注】

重病呃逆多为元气衰败，忌用本方。

【引自】《四川中医》（1984年第1期）、《单方偏方精选》

猪胆、赤小豆可治顽固性呃逆

【配方及用法】

猪胆1个，赤小豆20粒。把赤小豆放入猪胆内，挂房檐下阴干后共研细粉备用。每日2克，分两次用白开水冲服。

【引自】《山东医药》（1980年第9期）、广西中医学院《广西中医药》增刊（1981年）

口服山楂汁可治顽固性呃逆

【配方及用法】

生山楂汁。口服，每次15毫升，每日3次。

【引自】《中西医结合杂志》（1984年第5期）、《单味中药治病大全》

镇逆汤可治顽固性呃逆

【配方及用法】

代赭石30克，竹茹15克，枇杷叶15克，生姜10克，大枣10枚。上药水煎，每日1剂，早、晚分服。

【荐方人】山东 梁兆松

咀嚼姜片咽姜汁可治尿毒症呃逆

【配方及用法】

取生姜（选用新鲜多汁之品）一块，洗净后切成薄片，用一片放入口中咀嚼，边嚼边咽姜汁，咀嚼3片后呃逆即止。

【引自】《新中医》（1985年第2期）、《中医单药奇效真传》

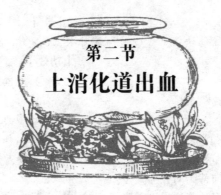

第二节
上消化道出血

胃出血用红糖炒核桃能治好

【荐方由来】

我今年 79 岁，1992 年患了胃病，1993 年大便变成黑色，经检查，结论是胃出血。《晚晴报》登载"红糖炒核桃治胃病"，我半信半疑，但又想到此方是营养物质，不治病也能进补，便按此方制作食用。吃到 10 天，大便变成灰色，接着又吃 7 天，奇迹出现了，大便变成正常的黄色，胃出血停止，胃胀痛也减轻了。

【荐方人】张进镒

【引自】《晚晴报》（1996 年 8 月 7 日）

用当归可止吐血

【配方及用法】

凡吐血多者，觅 150 ~ 200 克重的大当归一只，全用，切细，取好陈酒 500 毫升，慢火煎至一满碗，以温为妙。候将要吐尚未吐，口中有血含住，取药一口连血咽下。

【荐方人】湖南 莫朝迈

止血煎可治上消化道出血

【配方及用法】

马勃 100 克，大黄 50 克。用水浸泡马勃 2 小时，然后加水 1000 毫升，煎至 300 毫升时放入大黄，再煎至 200 毫升时倒出药液，用 4 层纱布滤过，加入甘油 15 毫升以延缓鞣酸分解，置冰箱内贮存。分口服和内窥镜下给药两种：口服一次 50 毫升，24 小时后做内窥镜检查，观察止血情况；在内窥镜下，于活检钳孔插入塑料管，将止血煎注于出血病灶处，一次用量 20 ~ 40 毫升。

【备注】

在内窥镜下喷洒时，最后需用生理盐水 20 毫升冲洗塑料管，可防止药液滴入活检管道，损伤内窥镜。

【引自】《中医杂志》（1989 年第 4 期）、《实用专病专方临床大全》

黄土汤可治上消化道出血

【配方及用法】

灶心土 30 克，熟附块 6 ~ 10 克，炒白术、阿胶（烊化）各 10 克，生地 12 克，黄芩 10 克，海螵蛸 15 克，白及 15 克。呕血加半夏、旋覆花（包）各 10 克，代赭石（先下）15 ~ 30 克；气虚甚加党参 10 克，黄芪 15 克；出血多加地榆 15 克，参三七粉（吞服）3 克；有热象去熟附块。每天 1 剂，煎浓汁，分 2 ~ 3 次服下。

【引自】《四川中医》（1987 年第 2 期）、《实用专病专方临床大全》

二乌大黄散治急性肠胃出血

【配方及用法】

乌贼骨、乌梅炭、大黄各等份。上药共研细末，日服 3 次，每次 10 ~ 20 克；或大黄剂量增加 1 ~ 2 倍，开水浸泡后，吞服二乌粉。

【引自】《黑龙江中医药》（1993 年第 1 期）、《实用专病专方临床大全》

单味虎杖治疗上消化道出血

【配方及用法】

虎杖。以单味虎杖研粉口服，每次4克，每日2～3次。

【引自】《陕西中医》（1980年第6期）、《单味中药治病大全》

仙鹤止血汤治吐血

【配方及用法】

仙鹤草30克，紫珠草15克，白及10克，藕节30克，白茅根30克，茜草15克（生、炒各半），侧柏叶（炭）10克，薏米10克，生甘草6克，大枣3枚，三七（另包）1克。上药煎30分钟取汁约200毫升，早、晚各服1次，病症重、急的服3～4次。三七研细末冲服。胃呕血加入乌贼骨30克。

【荐方人】山西 周永锐

【引自】《当代中医师灵验奇方真传》

倍降汤治上消化道出血

【配方及用法】

五倍子、真降香、乌梅炭各10克，白及、地榆炭、侧柏炭各15克。每日1剂，水煎20～30分钟后取汁约200毫升，分2～3次口服。重者可每日服2～3剂。若伴腹痛，加炒白芍15克，炙甘草5克；虚寒者加黄芪30克，炮姜炭5克；有热象者加黄芩10克，大黄炭6克。

【荐方人】安徽 窦金发

【引自】《当代中医师灵验奇方真传》

止血合剂治疗上消化道出血

【配方及用法】

地榆炭30克，仙鹤草30克，瓦楞（煅）3克，三七2克，甘草3克。药物煎好，浓缩为每剂60毫升，加防腐剂消毒保存。每日服2次，每次60毫升，大便潜血试验连续3天阴性后停药。

【荐方人】湖南 李耀钧

【引自】《当代中医师灵验奇方真传》

单味大黄治脑出血并发上消化道出血

【配方及用法】

大黄粉（或片）每次3克，每日2～4次，温开水吞服。

【引自】《陕西中医》（1983年第6期）、《单味中药治病大全》

四黄汤可治胃轻型出血

【配方及用法】

黄芪15份，黄连9份，生地30份，大黄15份。上述四味药研末，过200目筛后混合，分为30克一包，备用。用时取四黄粉30克，加水200毫升，煮沸25分钟，过滤去渣凉服，每天2包，分4次服。

【功效】

四黄汤具有清热凉血、补气活血、化瘀止血的作用。大黄清热下瘀血，黄连、生地凉血止血，黄芪补气摄血。

【备注】

此方对胃出血有疗效，而对食道静脉破裂和胃癌引起的出血无效；对吐400毫升以下出血有效，而对大量的出血无效。

用酸枣根治胃出血

【荐方由来】

四川的王先生是一名老胃病患者。1995年3月，他的胃又出血，而且大便颜色像墨水似的，吃了近半个月的中西药，仍不见好转。后听人介绍酸枣根（又名酸汤根）能治胃出血，照法服用果见效。

【配方及用法】

将挖来的酸枣根洗净，剖去表面的黑色粗皮，去掉木质部分，烘干切碎，取30克，用400毫升水煎至约200毫升，去渣取汁，降温后喝下。

【荐方人】四川 尹有江

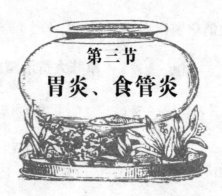

第三节
胃炎、食管炎

旱莲草等治疗胃炎

【配方及用法】

旱莲草、救必应、虎杖、水槟榔各10克，蒲公英、桂枝、水灯芯各6克，海螵蛸3克，合为1剂。每日1剂药煎2次水，日服2次。

【荐方人】黄福祥、李宏兴、陶秀荣

鸡蛋壳治胃炎

【配方及用法】

鸡蛋壳若干，文火炒黄，研末，分两三次开水吞服。每天服一个鸡蛋壳的量，连服两日可止胃痛。

【荐方人】何启英

生食大蒜治萎缩性胃炎

【配方及用法】

每天晚餐取两瓣生大蒜，去皮洗净捣烂后和着稀饭食下（能生嚼则更好），餐毕漱口及口嚼茶叶，以解除口中异味。

【荐方人】金玉华

【引自】《老年报》（1997年7月10日）

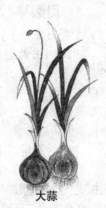

大蒜

服薏米粉可治慢性萎缩性胃炎

【配方及用法】

将薏米洗净晒干，碾成细粉，每次取薏米粉50克，同粳米100克煮粥，熟后加入饴糖30克，每天2次。

【备注】

薏米健脾、补肺、利尿、清热、排脓，饴糖益气补中、缓急止痛，两药合用，药性缓和，味甘而无毒性，又是一种清补健胃的食品。慢性萎缩性胃炎，属虚、寒、热者，均可服用。

【荐方人】广西 韦保凡
【引自】《中医药奇效180招》

愈胃汤可治萎缩性胃炎

【配方及用法】

丹参30克，白芍50克，龙葵50克，菝葜30克，炙甘草5克，细辛3克，砂仁（后下）3克，制乳香3克，失笑散（包）18克。水煎服，每日1剂。胃脘痛甚者加服三七片，每天3次，每次5片；腹胀甚者加陈皮、厚朴、大腹皮等；纳食呆滞者加楂曲、蔻仁等；嗳气频作者加沉香粉、制半夏、枸杞等；嘈杂口干者加煅瓦楞、乌梅等。

【引自】《云南中医杂志》（1986年7月第1期）、《实用专病专方临床大全》

服三七治浅表性胃炎

【配方及用法】

取150克三七碾成粉末，每次服半汤匙，每天3次，用温开水送服。

【备注】

正在胃出血的人不宜服用。

【荐方人】戴一鸣

用肉苁蓉治慢性浅表性胃炎

【配方及用法】

取肉苁蓉若干，洗净、晒干为末，每次服5克，1日3次。

【荐方人】河北 郝占魁

【引自】《中医杂志》（1989年第6期）、《中医单药奇效真传》

服蜂巢治慢性胃炎

【配方及用法】

每次取蜂巢5克，放在嘴里慢慢细嚼，然后咽下，每天2～3次，空腹服最好；或者将蜂巢放在热锅中与一个鸡蛋一块炒熟吃。

【备注】

凡养蜂者都有蜂巢，各地都可买到。

【荐方人】河南 胡彦居

用苍术、人参等治胃病

【配方及用法】

苍术4克，人参4克，半夏4克，茯苓4克，大枣2克，陈皮2克，甘草1克，生姜0.5克，将以上生药混合研碎，用开水冲服，每次服5克，每天2次。

【荐方人】福建 刘兆福

【引自】广西科技情报研究所《老病号治病绝招》

用蒲公英治疗慢性胃炎

【配方及用法】

蒲公英（全草）25克，白及10克。水煎2次混合，分早、中、晚3次饭后服。

【荐方人】黑龙江 牟井有

【引自】《当代中医师灵验奇方真传》

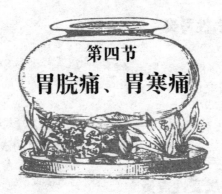

第四节
胃脘痛、胃寒痛

用胃寒散治胃脘痛
【配方及用法】

附子6克，肉桂4克，干姜10克，苍术10克，厚朴6克，白芍15克，红花10克，元胡12克，枳壳10克，米壳4克，吴茱萸10克，黄芪12克。上述生药研细，过100目罗成粉，装包，每包4克，每次服1包，每天服2次。

【备注】

孕妇忌服。

用黄芩莱菔汤治胃脘痛
【配方及用法】

黄芩、炒莱菔子（杵）、姜半夏、陈皮、土炒白术、炙甘草、柴胡各10克，党参、茯苓各15克，水煎服。酸水过多加煅瓦楞子10克，白芍15克；苦水过多加生大黄6克；清水、甜水多者加鲜生姜10克，大枣7枚；兼有轻度溃疡者加白及20克，乌贼骨10克（杵）。

【引自】《江苏中医》（1991年第7期）、《实用专病专方临床大全》

用三穗、莪术等治胃脘痛
【配方及用法】

三穗6克，莪术6克，血竭9克，姜黄6克，五灵脂9克，蒲黄6克，安息香4.5克，檀香4.5克，沉香4.5克，广木香6克，鸡内金9克，丁香4.5克，吴茱萸9克，乳香6克，没药6克，川朴9克，元胡9克，砂仁4.5克，草果仁4.5克，香附9克，青皮6克，肉蔻1.5克，海螵蛸12克，神曲9克，小茴6克，甘松6克，共为末。每日3次，每次4.5克，每隔4小时服1次，温开水送服。

【荐方人】广西壮族自治区 李兆祥

【引自】广西医学情报研究所《医学文选》

单药郁金治胃脘痛
【配方及用法】

郁金30克。将郁金研极细粉末，贮入瓶中，密封备用。用时取药末6克，以水调成糊状，涂于患者脐窝内，外以纱布覆盖，胶布固定。每天换药1次。

【功效】

本方适于肝气犯胃型胃痛。胃脘胀闷，脘痛连胁，嗳气频繁，大便不畅症状者正好对症，用之收效甚佳。

【引自】《敷脐妙法治百病》

巧食鱼法治胃寒痛
【配方及用法】

取鲜鲫鱼一条（约250克）去鳞、鳃及内脏，洗净，生姜30克洗净切片，橘皮10克，胡椒3克，共包扎在纱布内填入鲫鱼肚里，加水适量，文火煨熟，加食盐少许，空腹时吃鱼喝汤。

【荐方人】江西 钟久春

茶叶、生姜治胃寒痛

【配方及用法】

茶叶 50 克，生姜 20 克，水煎服。每日 2 次，2 日为 1 疗程。

【功效】

此方有温中散寒、理气止痛之功效。适用于胃脘隐隐作痛，喜按，得暖则舒，胃部有冷感，四肢不温，大便溏薄，脉细，苔白，舌淡等症状的胃寒痛患者。

【荐方人】樊常宝

野兔耳烤焦治胃寒痛

【配方及用法】

两个野兔耳朵，瓦片上烤焦，200 毫升黄酒送服，一次治愈。此方专治因生气、着凉等引起的胃病，多人服用后确有奇效。

【荐方人】河北 赵淑格

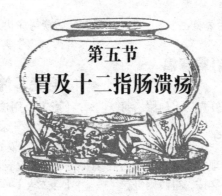

第五节
胃及十二指肠溃疡

鲜马铃薯汁治十二指肠溃疡

【配方及用法】

鲜马铃薯1千克洗净后切成丝条，捣烂，再用纱布包住，用力绞出马铃薯汁。将马铃薯汁放在锅中以大火烧开，然后用文火熬至稠状，加入适量的优质蜂蜜，再熬至黏稠如蜜状，置于土罐，凉凉后装入瓶中备食。每次1汤匙，一日2次，空腹服用。

【备注】

（1）鲜马铃薯一般只有在乡下才能找到，采挖就近，立时制作，药效确实有保证。如果条件不许可，也应尽量采购到相对新鲜的马铃薯，切莫以陈货制作。

（2）马铃薯多淀粉，热量不低，有暖胃、保护胃肠黏膜之功。熬至稠蜜状，加蜂蜜长时间食用，则会有愈合胃肠溃疡创口之效。常吃对习惯性便秘也有相当疗效。

【荐方人】陈志明

三方配合使用治胃溃疡

【方一】

一只木瓜切成8块，上午10点吃1片即可。

【方二】

荔枝汁3汤匙，在下午两点之前吃（可用市面有售的荔枝罐头）。

【方三】

樱桃1粒，樱桃汁1汤匙，在晚间9点左右服，如此反复，连服10天，见奇效。

【备注】

（1）传统医学认为：木瓜能理脾和胃，平肝舒筋。木瓜所含的木瓜酵素能清心润肺，可以帮助消化、治胃病；木瓜碱具有抗肿瘤功效，对淋巴性白血病细胞具有强烈抗癌活性。

（2）确定为胃溃疡时，以上三方，按配合方式服用，自会收到奇效。

【荐方人】深圳 毛亦奇

鸡蛋壳、乌贼骨可治胃及十二指肠溃疡

【配方及用法】

鸡蛋壳2份，乌贼骨1份，微火烘干研细，过细粉筛，装瓶备用。每次服1匙，每天服2次，以温开水送服。

【荐方人】浙江 郭振东

【引自】《农家科技》（1997年第7期）

黄老母鸡、大茴香等可治严重胃溃疡

【配方及用法】

黄老母鸡1只，大茴香、小茴香、黄蜡各100克，青盐适量。鸡收拾好后，整鸡和其他配料一起放入砂锅煮。注意：黄蜡待鸡熟了再放入，以防煮老了失效。汤里的鸡油和黄蜡凝固在一起时，把锅中物分成5份，下细面条吃。最好晚饭吃，5天吃完。冬季服用为佳（鸡肉不能扔、食之有益）。

【荐方人】河南 刘长庚
【引自】《老人春秋》（1997 年第 7 期）

用母鸡加辣椒煮着吃治胃病

【配方及用法】

肥母鸡 1 只（2 年以上），辣椒数个（患者年龄大多加几个，年龄小少加几个）。杀鸡剖去五脏，装入辣椒一起放在锅内煮，添水以淹没鸡身为度，煮烂即可。一天内分 3 次吃完（汤也喝），勿受凉，服后稍事卧床休息。

【荐方人】河南 陈双喜

鲶鱼治十二指肠溃疡

【配方及用法】

0.5 千克左右鲶鱼 1 条，白糖 0.5 千克。将鲶鱼切段盛入红瓦盆内，加入白糖搅拌均匀，然后连盆放入笼中蒸熟即可。此方多在天气凉时使用，一次吃不完的，可食用多次，也可在夏季存放于冰箱中多次食用。

【荐方人】河南 崇立

三七、乌贼骨等治胃及十二指肠溃疡

【配方及用法】

三七、乌贼骨、墨鱼、佛手、川楝子、玄胡、黄连、白及、甘草、川贝母各 30 克，郁金、砂仁、广木香各 15 克，丁香 10 克，生白芍 50 克，鸡蛋壳 40 克，共研末过筛，装瓶备用。每日早、中、晚各服药 3 克，开水冲服。15 日为 1 疗程，一般经 2 ～ 4 疗程可愈。服药期间忌饮烈酒和食用辛辣刺激物。

【荐方人】四川 唐术耘

煎甘草加蜂蜜治胃及十二指肠溃疡

【配方及用法】

甘草 250 克，纯蜂蜜 500 克。将甘草放入药壶或不带油的锅熬 3 次后，放入碗内。服前先将熬好的甘草药水 3 汤匙放在杯里，然后再放入 20 汤匙蜂蜜，搅拌均匀，每天分 2 次空腹服完。服药后，大便次数增加，并逐渐变稀，如便有脓血似的物质，一般服 1 周可愈，病久又重的胃病需要 2 周痊愈。

【备注】

1 个月内每餐必须吃软食物。

【荐方人】辽宁 关至元

猪板油、老姜等治胃及十二指肠溃疡

【配方及用法】

猪板油、老姜、大枣、白糖各 500 克。将猪板油煎化（不用捞渣），老姜（去皮捣碎）、大枣（去核）、白糖三样一起下入煎化了的猪油内拌匀（呈糊状），存入在瓦罐内。每餐一汤匙，放入热饭内熔化后吃下，天天坚持，吃完为止。如 1 剂用完后，病者身体开始胖了，说明有效，可再吃 1 剂。

【荐方人】广东 张霸

用黄芪、白及等治疗胃溃疡

【配方及用法】

黄芪、白及、三七各 60 克，没药、硼砂、重楼各 30 克，象皮、血竭各 15 克。将药物烘干，研成细末，过筛，每包 12 克。加水适量煮成稀糊状，饭前空腹服，每日早晚各服 1 包，20 日为 1 疗程。

【备注】

服药后，胃溃疡患者采取左侧卧位休息 20 ～ 30 分钟，十二指肠溃疡患者采取右侧卧位休息 20 ～ 30 分钟，以利药物充分敷于溃疡面，起到局部保护作用，余药又被消化吸收，发挥内治作用。此外，服药期间，严禁食荤油及生冷、刺激性食物。

【荐方人】江西 华勇继
【引自】《农村百事通》（1997 年第 9 期）

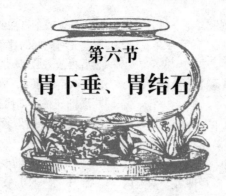

第六节
胃下垂、胃结石

大蒜头治疗胃下垂

【配方及用法】

大蒜头50克连皮烧焦,加一碗水烧开,加适量白糖,空腹食用。一日二次,连用7日。

【荐方人】彭海涛

蓖麻子、五倍子等可治胃下垂

【配方及用法】

蓖麻子10克,五倍子5克,共捣烂如泥成膏,备用。取本膏适量敷于脐中,外加关节镇痛膏6~8贴固定,每日早、中、晚各热敷1次。一般4天取下,以连敷6次为度。

【备注】

采用此法时,以气温不超过20℃疗效较好。孕妇及吐血者忌用。

【荐方人】新疆 朱义臣

【引自】《中医杂志》(1986年)、《中药鼻脐疗法》

黄芪、焦术可治胃下垂

【配方及用法】

黄芪31克,焦术9克,川朴6克,枳壳1.5克,草果仁6克,大腹皮9克,广木香1.5克,党参9克,肉蔻9克,砂仁1.5克,干姜1.5克,升麻3克。有炎者加半夏、陈皮,恶心呕吐者加藿香,小腹寒者加艾叶、小茴香,消化不良者加鸡内金。水煎温服,轻者3剂,重者5剂收效。

【荐方人】广东 韩剑

枳实、葛根等可治胃下垂

【配方及用法】

炒枳实15克,煨葛根12克,炙黄芪120克,防风3克,炒白术9克,山茱萸15克。水煎服,每日1剂。病重加柴胡6克,升麻6克;脾胃泄泻加煨肉蔻6克,罂粟壳6克;便秘加肉苁蓉15克;兼脾胃不和者加木香6克,砂仁9克,鸡内金9克;兼脾胃虚寒者加炮姜9克,川附子12克;肝脾不和者枳实3倍于白术,柴胡改为9克,加麦芽15克。

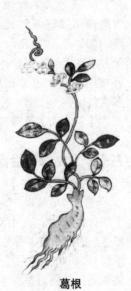

葛根

【引自】《山东中医杂志》(1985年第3期)、《实用专病专方临床大全》

猪肚、白术可治胃下垂

【配方及用法】

选新鲜猪肚1个,洗净。另取白术片

250克，用水浸透。将白术塞入猪肚，两端用线扎紧，放入大瓦罐内，加水令满。置火上煮1日，煮时注意经常搅动，以避免猪肚粘在罐底。煮好后将猪肚内白术取出晒干，焙枯，研成极细末。每次服3克，每日3次，空腹时用米汤或开水送下。5剂为1疗程，重症者连用3疗程。

【荐方人】湖北 李萍

苍术、川朴等可治胃结石
【配方及用法】

苍术12克，川朴15克，神曲30克，香附25克，川芎10克，栀子10克，莪术20克，大黄（后下）15克，枳实15克，鸡内金10克，莱菔子20克。上药煎20分钟取汁约250毫升，加水再煎，取汁约200毫升，两次汁混分3次服，日服3次。疼痛者加玄胡15克，川楝子12克；泛吐酸水者加浙贝母10克，海螵蛸30克；痞闷者加槟榔15克；体虚者加党参15克。

【荐方人】山东 秦修成
【引自】《当代中医师灵验奇方真传》

棱莪化积汤治胃柿石
【配方及用法】

三棱、莪术、枳实、青皮、陈皮、山楂、神曲、麦芽、砂仁、木香、槟榔、鸡内金、瓦楞子各9克。每天1剂，水煎，分2～3次服。

【引自】《陕西中医》（1986年第7期）、《单方偏方精选》

用党参、当归等治疗胃柿石
【配方及用法】

党参15克，当归9克，干姜6克，制附子6克，炙甘草6克，大黄9克，川朴12克，枳实9克，桃仁9克，鸡内金9克，建曲9克，丁香2克，煅牡蛎（先煎）30克，芒硝（冲）10克。用开水煎服，每日早、晚各1次。同时用鸡内金15克，焦山楂30克，桃仁12克，冲红糖不拘时服。

【荐方人】甘肃 王建德
【引自】《当代中医师灵验奇方真传》

鸡内金、白术等可治胃石症
【配方及用法】

鸡内金（研细末冲服）30克，白术15克，三棱10克，莪术10克，焦山楂20克，炒莱菔子20克，焦槟榔10克，青陈皮各10克，枳壳10克。水煎服，每日1剂，早晨空腹一次服下。

【荐方人】河北 傅贵余
【引自】《当代中医师灵验奇方真传》

用广木香、砂仁等治愈巨大胃结石
【配方及用法】

广木香10克，砂仁（后下）5克，制大黄（后下）10克，枳实10克，川朴10克，芒硝（冲）10克，炒白芍30克，鸡内金10克，炙甘草10克。每日1剂，水煎服。服完3剂后大便溏泄；第4天夜间突发剧烈腹痛，大便不通，历时数分钟后便意陡增，临厕泻下一物，顿觉满腹轻松，余证亦愈，第7天胃镜检查发现胃石消失。

【荐方人】田耀洲
【引自】《江苏中医》（1995年第4期）

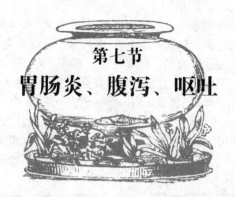

第七节
胃肠炎、腹泻、呕吐

龙眼核治急性胃肠炎

【配方及用法】

龙眼核适量。将龙眼核焙干研成细粉。每次 25 克，每日 2 次，白开水送服。

【功效】

补脾和胃。治急性胃肠炎。

陈皮、赤芍等可治肠炎

【配方及用法】

陈皮、赤芍、红花各 15 克，米壳（罂粟壳）6 克，水煎服。服药时忌吃肉类。

【荐方人】河南 王樵月

梅连平胃汤治胃肠炎

【配方及用法】

乌梅 15 克，黄连 10 克，秦皮 30 克，苍术 10 克，厚朴 10 克，陈皮 10 克，炙甘草 5 克，生姜 10 克，大枣 5 枚。泄泻次数多，日久不减者加罂粟壳 10 克同煎。每日 1 剂煎 2 遍和匀，日 3 次分服。

【功效】

乌梅收敛涩肠；黄连、秦皮清热燥湿；苍术健脾胃、厚朴导滞、消除胀满；陈皮理气和中；炙甘草、姜、枣调和脾胃。本方苦寒清热燥湿，芳香理气健脾同用，故肠炎久延，脾虚而湿热留恋者宜之。

【备注】

脾胃虚寒者不宜用此方。

糙米炒黄治疗腹泻

【配方及用法】

糙米一小把约 50 克，扒锅中炒黄（不能炒焦），再放茶叶一小把（以隔年的为佳），一起炒至金黄。加清水 2 碗，熬成 1 碗，一次服下，即见效。严重者可再服一次。

【荐方人】吴景耀

石榴壳治腹泻

【配方及用法】

取石榴壳（新鲜或晒干的均可）适量，加适量清水，煮沸，冷却后当茶喝。效果明显。

【荐方人】河南 刘书文

马齿苋治急性肠炎引起的腹泻、呕吐

【配方及用法】

马齿苋、野荠菜各 2 克，白萝卜干 20 克，生姜 3 片，水煎服，每日 1～2 次，连服 3 日。

【荐方人】刘智勇

生姜治腹泻

【配方及用法】

老姜一块，洗净，保留姜皮，拍碎。鲜鸡蛋一个，搅拌好。清水适量将姜味充分熬出。趁姜水滚烫，倒入搅拌好的鲜鸡蛋中，做成蛋花姜汤，根据腹泻的轻重程度，加入适量的盐，趁热喝下。

【荐方人】内蒙古 郭海霞

乌梅泡酒治急性肠炎引起的腹泻、呕吐

【配方及用法】

高度白酒浸泡乌梅，加佛手片适量，泡15日，腹胀腹痛或非细菌性腹泻均可食用。每次3只，每日2～3次。

【备注】

乌梅性温，味酸，不宜多食。多食令人发热、长疮，孕妇及大便秘结者忌食。

【荐方人】褚继荣

番石榴嫩叶治急性肠炎引起的腹泻

【配方及用法】

嚼食少许新鲜的番石榴嫩芽叶并用温水送服，有奇效。

【备注】

若一时找不到番石榴嫩叶，可用其老叶或果实煮水服，同样有好的效果。

【荐方人】黄涛

香蕉皮治腹泻

【配方及用法】

用新鲜的香蕉皮直接煮水饮用可治腹泻。

【备注】

香蕉通便，但很少有人知道香蕉皮止泻，因为香蕉皮本身具有收敛作用。

【荐方人】郑爱云

野鸡肉馅馄饨治腹泻

【配方及用法】

野鸡肉、葱、姜、花椒粉、盐、面粉各适量，怀山药50克。野鸡肉剁成肉泥，放入葱末、姜末、花椒粉及盐，搅拌匀，成馄饨馅。面粉加水和面拼成馄饨皮，包馅备用。锅内水中加怀山药煮沸5～10分钟，下馄饨煮熟。食用。

【功效】

补益脾胃。治疗脾胃气虚而致的腹泻。

【备注】

不宜与核桃、木耳同食。

秫米枣丸治腹痛腹泻

【配方及用法】

红高粱米120克，黑豆60克，大枣30克，神曲40克。大枣煮熟去核，其他三味研成细粉，加适量枣与汤调和，捏成饼，蒸熟，焙干，轧成细粉，置砂锅内炒成黄黑色，用蜂蜜少许调捏成丸，每丸8克。晚饭后服4丸，白水送下。

【功效】

红高粱味甘涩，温中，燥湿，收敛；黑豆除热下瘀，解毒止痛；大枣健脾和胃，止泻安神；神曲则有健脾进食之功。配伍对治疗腹痛腹泻或胃气不和刺痛吐酸有较好疗效。

用榛子仁治大便稀溏

【荐方由来】

将榛子仁（大个质优）炒焦黄，研面，每次一汤匙，每日早、晚各1次，空腹以大枣汤送下。我老伴服到第4天，奇迹出现了，一天大便一次，而且成形，肠胃也不胀不响了。又连服10日，大便完全恢复正常，精神也不疲乏了。

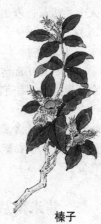

榛子

【荐方人】李莫川

【引自】《晚晴报》（1996年12月14日）

79

用大米、茶叶治腹泻

【配方及用法】

取大米 30 克，茶叶 10 克，先将大米入锅炒黄，再加入茶叶共炒至黄黑色，加水 250 毫升沸煮 5 分钟，温后滤渣，一次服饮煎液，婴幼儿酌减。

【荐方人】四川 唐德文

【引自】广西科技情报研究所《老病号治病绝招》

炮姜粥治腹泻

【配方及用法】

炮姜 6 克，白术 15 克，花椒和大料少许，糯米 30 克。前四味共装在纱布包里，先煮 20 分钟，然后下糯米煮成粥。每日分 3 次服食，连服 1～2 周。

【功效】

用于因受寒湿而引致的腹泻，症见大便清稀如水、脘腹胀满、四肢无力。

【引自】《老年报》

焦黄米糕治腹泻

【配方及用法】

将黄米碾成面，按常法蒸成黄米糕，凉凉，切成一指厚的薄片，放在将尽的灰火中煨焦黄，取出研面。每日 2 次，每次 15 克，开水送下，连服 2～3 日有效。

【功效】

对肠胃功能薄弱、饮食稍有不当即致腹痛腹泻的患者有较好的疗效。

【备注】

消化不良者应少食黄米糕或以不食为佳。因为糕性黏腻，难于消化，多吃可致腹泻。

焦米粥益脾胃止腹泻

【配方及用法】

白粳米 100 克。将米炒焦，加水煮成粥。

可任意食用。

【功效】

治脾虚腹泻，水泻或稀便日达数次且不思饮食者。

【备注】

白粳米饭锅粑（焦饭）再炒成炭，研细，每服 5 克，温水送服，亦有上述功效。

【引自】《家庭医学》

山药糯米粥治慢性腹泻

【配方及用法】

山药 30 克，糯米 30 克，大枣 10 枚，薏米 2 克，干姜 3 片，红糖 15 克。按常法共同做粥。每日分 3 次服下，连续服用半月至愈。

【功效】

补益脾胃。治脾胃虚弱引起的慢性腹泻，症见久泻不愈、时发时止、大便溏稀、四肢乏力。

莱菔子山楂粥治急性腹泻

【配方及用法】

莱菔子 15 克，山楂 20 克，生姜 3 片，红糖 15 克，大米 250 克。先将莱菔子、山楂、姜片加水适量煎煮 40 分钟，去渣取其汁液，放入淘洗净的大米煮成粥，临熟时下红糖调味。1 天内分 3 次服下，可连服 5 天。

【功效】

治因饮食不节所致的急性腹泻。

烤馒头治胃酸腹泻

【配方及用法】

馒头 1 个。将馒头置于烤架上，放在炉上慢烤，烤至焦黄，只吃馒头的焦外皮。早晚各吃 1 次。

【功效】

治胃酸多、消化不良的腹泻。其道理和某些胃肠道疾病患者服用活性炭相同。

【引自】《家庭保健》

豆腐皮能治腹泻

【配方及用法】

豆腐皮摊平，撒上红糖，然后把豆腐皮卷成一个卷，放在锅中帘上蒸干（吃着极其费力），连吃2天泻止康复。随后再续吃6天加以巩固。

【荐方人】黑龙江 高洪川

用薏米煮锅巴可治五更泻

【配方及用法】

薏米、饭锅巴（以焦黄或黑色为佳）各60克。上药加清水适量，放入锅内同煮，待薏米煮烂成稀粥服用，每日3次，连服1～2次。

【备注】

用量可按患者食量大小酌情增减；煮时不放油盐；用药者忌荤腥、油腻、黏食1个月。

【荐方人】江苏 薛其祚

【引自】《当代中医师灵验奇方真传》

补骨脂、吴茱萸等可治五更泻

【配方及用法】

补骨脂6克，吴茱萸9克，肉豆蔻6克，五味子9克，党参18克，白术24克，干姜5克，附子5克，茯苓18克，枸杞12克，茯神15克，赤石脂30克。生姜5片，大枣7枚为引，水煎服，每日1剂。

【荐方人】河南 陈居常

【引自】《老人春秋》（1999年第2期）

用连苏饮治疗各种原因的呕吐

【配方及用法】

黄连3克，紫苏5克，煎10～20分钟，或用滚开水浸泡（加盖）15～30分钟，取药汁50～100毫升，分少量多次频频呷服。若湿热重者倍用黄连。

【荐方人】湖南 罗飞

【引自】《当代中医师灵验奇方真传》

吴茱萸、蒜头贴穴治疗呕吐

【配方及用法】

吴茱萸（研末）10克，大蒜头（鲜品）3瓣。大蒜头去衣捣烂，并配吴茱萸拌湿为度，再揉成形似5分硬币之药饼，贴在两足心（涌泉穴）处即可。

【荐方人】浙江 沈文娇

【引自】《当代中医师灵验奇方真传》

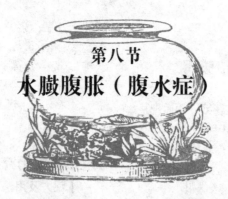

第八节
水臌腹胀（腹水症）

巴豆、小枣等可治腹水症

【配方及用法】

巴豆2个，小枣2个，黑胡椒7个，绿豆7个。巴豆去皮去油，胡椒、绿豆用砂锅炒成黄色为末，小枣去核，将上药分在2个枣内，打烂为丸（为1剂）。

【备注】

身体虚弱者2～3天吃1次。

【荐方人】河北 李振台

【引自】广西医学情报研究所《医学文选》

人参、大枣等可治鼓胀

【配方及用法】

人参10克，大枣30枚，柴胡15克，白芍10克，枳实10克，厚朴10克，土鳖10克，水蛭10克，巴豆6克，芫花10克，甘遂10克，玄明粉10克，大黄15克，滑石15克。上药共研细末为散，每次5～8克，温开水送服。服后恶心呕吐，腹痛腹泻，腹水渐消，急症缓解后，止服。如无上述效应可再服。

【备注】

体弱者慎服，且一定要中病即止，及时调理。

【荐方人】湖北 卢明

【引自】《当代中医师灵验奇方真传》

茯苓、青皮治腹胀

【配方及用法】

茯苓31克，青皮、陈皮、枳壳、木香、川朴、槟榔片、大腹皮各9克，大戟、甘遂（面裹煨好）各适量，水煎服。方内大戟、甘遂分四等剂量，按情况可分用1.5克、3克、4.5克、6克，最好先用小剂量。

【荐方人】湖北 陈栋

【引自】广西医学情报研究所《医学文选》

用阿魏、硼砂等敷脐可治腹胀

【配方及用法】

阿魏30克，硼砂30克，好白干酒360毫升，猪膀胱1个。将2味药共研末，纳入猪膀胱内，再加入白酒，将膀胱扎紧。将装好药之猪膀胱缚于患者脐部，令其仰卧，猪膀胱之药酒即完全被吸收，腹胀自消。

【荐方人】河北 曾广岁

【引自】广西医学情报研究所《医学文选》

蛙鸡丸可治各种鼓胀

【配方及用法】

青蛙1只，砂仁20克，黑、白丑10克，鸡矢醴25克。先将青蛙刨取出肠肚，再将后三味药塞入青蛙腹腔，外用湿纸包固定，再用稀泥土薄糊一层，文火焙焦（但不可成炭灰），研面水泛为丸备用。每日

3次，每次2克，白开水送服。

【功效】

健脾利水，扶正祛邪。

【备注】

服此药禁忌用酒及油腻等物。

【引自】《河南中医》（1982年第5期）、《实用专病专方临床大全》

老虎草、大蒜可治肝腹水顽症

【配方及用法】

取9棵鲜老虎草，5瓣大蒜捣烂缚于左手寸脉上，腹水渐渐消退。

【荐方人】新疆 朱召法

【引自】《老年报》（1997年6月17日）

制金柑丸可治阑尾切除术后腹胀症

【配方及用法】

制金柑丸6枚（1日量）。阑尾切除术后出现腹胀并发症，经过24小时未见排出矢气者，即可服药。每间隔4小时服1次，每次剂量2枚。用刀将制金柑丸切成碎薄片，置杯中，冲入滚烫开水约100毫升，加盖浸泡10分钟后，用汤匙取出药渣，送入口中嚼烂，随即连同汤液一起饮服。

【备注】

腹胀是阑尾切除术后常见的并发症，

制金柑丸有疏肝理气功能，畅通肠道，疗效可靠，经得起重复验证，且无任何不良反应，尽可放心应用。本方只适用于阑尾切除术后并发腹胀症之患者，对手术后机械性肠梗阻无效。

【荐方人】江苏 胡明灿

【引自】《当代中医师灵验奇方真传》

防己、牛膝等可治各种腹水症

【配方及用法】

防己10克，牛膝30克，苍术30克，白术30克，女贞子30克，旱莲草30克，加水600毫升，文火煎成300毫升，每次温服150毫升，每日晨起空腹和临睡前各服一次，30日为1疗程。

【引自】《河北中医》（1990年第2期）、《实用专病专方临床大全》

五谷虫可治腹胀

【配方及用法】

五谷虫（即咸菜缸的蛆）50个。用纯生棉油10克，炸五谷虫，炸时盖上锅，使之呈黄色。

【引自】《实用民间土单验秘方一千首》

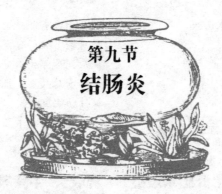

第九节
结肠炎

用清肠滑垢法治慢性结肠炎

【配方及用法】

熟大黄6克，冬瓜仁15克，丹皮10克，焦山楂30克，川黄连6克，杭白芍10克，广木香8克。上药水煎服，每日1剂，连服15剂。

【备注】

服上药后会泻下黏冻样的粪便，1周左右症状即可消失而大便正常，此时不可停药，须再服10剂，以善其后。

【荐方人】四川 李俊如

【引自】《家用验方一佰二》

银榆归薏汤治溃疡性结肠炎

【配方及用法】

金银花90克，地榆炭30克，玄参30克，生甘草9克，当归60克，麦冬30克，薏米45克，黄芩6克。上药煎15～20分钟取汁约300毫升。日服2次，早、晚分服。小腹痛甚者加没药9克，防风18克。

【荐方人】山东 何本武

【引自】《当代中医师灵验奇方真传》

用固肠胶囊治疗慢性结肠炎

【配方及用法】

补骨脂30克，鸡内金15克，川连10克，干姜15克，广木香10克。将上药烘干后，研成极细末，装入空心胶囊，日服3次，每次2～3粒，温开水送下。

【荐方人】江苏 杨陵麟

【引自】《当代中医师灵验奇方真传》

乌梅治慢性结肠炎

【配方及用法】

乌梅15克，加水1500毫升，煎至1000毫升，加适量糖，每日1剂当茶饮，25日为1疗程。

【引自】《黑龙江中医药》（1991年第4期）、《单味中药治病大全》

筋骨草治小肠瘘

【配方及用法】

鲜筋骨草30克，每日1剂，煎后分2次服。同时取鲜筋骨草若干，洗净晾干水分后捣成糊状，先将瘘口用酒精棉球常规消毒，然后敷上适量筋骨草糊，再用薄料覆盖，绷带包扎，每日换药1次。用药14日，瘘口闭合而愈。用上方又曾治回盲部结核术后肠瘘、化脓性阑尾炎术后肠瘘各1例，亦均治愈。

【备注】

筋骨草味苦性寒，有较好的清热凉血、解毒消肿作用。用其治疗肠瘘，鲜草入药疗效尤佳，内服与外敷结合使用，疗程可缩短。

【引自】《新中医》（1987年第5期）、《中医单药奇效真传》

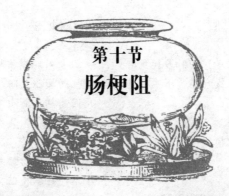

第十节
肠梗阻

用蜣螂治大便不通

【配方及用法】

蜣螂虫1只，焙干为末，冲白开水空腹服下。

【荐方人】广东 张炯标

【引自】《当代中医师灵验奇方真传》

生姜汁、皂角末治急性肠梗阻

【配方及用法】

生姜汁沉淀5克，皂角末15克，蜂蜜20克。先将蜂蜜煎滴成珠，后下姜汁沉淀和皂角末捣匀，制成坚硬环状如小手指粗，长3～4厘米的导便条。将导便条插进肛门。

【备注】

肛门给药，不受上消化道的影响，使用方便，药物吸收快，是治疗急性肠梗阻的上策。

【荐方人】广东 陈培桂

【引自】《当代中医师灵验奇方真传》

附子、炒山楂治淤结型肠梗阻

【配方及用法】

附子、炒山楂各9克，细辛3克，大黄15克，代赭石、莱菔子（炒）各30克，枳壳、川朴各12克，水煎，待肠胃减压后服，每日2～3剂。

【引自】《陕西中医》（1988年9月4日）、《实用专病专方临床大全》

獾油治肠梗阻

【荐方由来】

张某，男，61岁，农民。1984年6月劳动时突然腹痛，阵发性加重，恶心呕吐。在当地卫生所注射阿托品、庆大霉素后，腹痛减轻。次日腹痛加重，腹胀，呕吐频繁，且排气不排便。症见腹部膨隆，叩诊鼓音，无移动性浊音，压痛、反跳痛，未触及明显包块，肠鸣音亢进，呈高调气过水声。在严密观察的同时，给獾油（炼）40毫升，2小时后，腹痛不减，又给药60毫升后，自觉肛门少量排气，并解少许黏液便，阵发性腹痛间隔时间延长。继续治疗至第3日，解出稀黏便约5000毫升，又观察4日，病人进食正常，X线腹部透视，梗阻消除而痊愈。

【引自】《陕西中医》（1989年第4期）、《中医单药奇效真传》

芦荟、牙皂等治肠梗阻

【配方及用法】

芦荟6克，牙皂6克，木香6克，牵牛18克，滑石9克，大戟3克（醋炒），芫花3克（醋炒），槟榔片9克，甘遂3克（面裹煨干，研末，分2次冲服），生姜

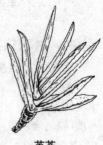

芦荟

15 克，大枣 10 枚，水煎服。

【备注】

以上方剂为成人剂量，用时应按患者身体强弱、年龄大小以及疾病属于寒热虚实调整剂量。

【荐方人】河北 张润波

【引自】广西医学情报研究所《医学文选》

大黄治不完全性肠梗阻

【配方及用法】

大黄 15 克研极细末，糯米 50 克炒黄研末，二者混合均匀后加入 100 克蜂蜜，调成糊一次服用，儿童可分数次服。

【引自】《吉林中医药》（1991 年 2 月 15 日）、《单味中药治病大全》

巴豆加龙眼肉可治愈肠梗阻

【配方及用法】

用巴豆 1 克以龙眼肉包吞。

【引自】《湖南中医杂志》（1986 年第 6 期）、《中医单药奇效真传》

当归、生地可治肠梗阻

【配方及用法】

当归、生地、桃仁、红花、川芎、白芍、牛膝各 10 克，枳壳、桔梗、柴胡各 6 克，甘草 8 克。上药水煎，每日 1 剂，早、晚各服 1 次。病情严重者每 4 ~ 6 小时服药 1 次，缓解后可将本方加黄芪制成丸服用。

【引自】《中医杂志》（1985 年第 7 期）

豆油、白糖口服治蛔虫性肠梗阻

【配方及用法】

豆油 75 克，白糖 50 克。将豆油放在锅里文火炸熟，与白糖拌和即成，待微温后一次口服。如 4 小时后症状不缓解，可再服 1 ~ 2 剂；有脱水酸中毒者，给予静脉补液；

如排出蛔虫，症状缓解，即可口服少量流食。

【备注】

蛔虫对肠壁机械性刺激或损伤可引起机械性肠梗阻、肠扭转或肠套叠。蛔虫病患儿因高热或驱虫不当，可致蛔虫躁动不安，相互缠绕，聚结成团，使病情加重。中医常用甘、苦、酸、咸等味安蛔，缓解症状，诱虫排出体外。此外，本疗法只适用于单纯性肠梗阻，无肠壁血运障碍者。在诊断和治疗过程中，要注意症状和体征的变化，如果蛔虫性肠梗阻并发肠坏死、穿孔，或发展为完全性肠梗阻以及出现腹膜炎者则应及时手术治疗，不可耽误。

【荐方人】江苏 姜松

【引自】《当代中医师灵验奇方真传》

姜蜜汤可治单纯蛔虫性肠梗阻

【配方及用法】

"姜蜜汤"用鲜姜汁和蜂蜜按 1：2 比例配制而成。把生姜捣烂、榨汁、去渣，姜汁加入蜂蜜中调匀合成液体。成人用量每次 20 毫升，10 ~ 14 岁者每次 15 毫升，5 ~ 9 岁者每次 10 毫升，2 ~ 4 岁者每次 5 毫升，每 1 ~ 2 小时 1 次。病情重者可适当增量，直至排气及腹胀、腹痛和包块消失为止。部分病人在梗阻解除后，继续给药 2 ~ 4 次，以巩固疗效。

【荐方人】河北 金桂田

【引自】《当代中医师灵验奇方真传》

乌黄姜蜜饮可治蛔虫性肠梗阻

【配方及用法】

乌梅、大黄各 30 克，干姜 20 克，蜂蜜 100 克。先将干姜、乌梅用清水 300 毫升煎 10 分钟，再入大黄、蜂蜜煎 2 ~ 3 分钟即可，将药汁少量频频喂服。

【引自】《浙江中医杂志》（1988 年第 3 期）、《实用专病专方临床大全》

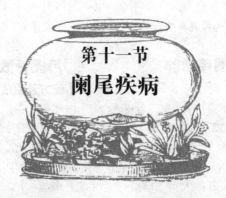

第十一节
阑尾疾病

地榆、当归治急性阑尾炎

【配方及用法】

地榆20克，当归20克，黄芩20克，金银花20克，生薏米30克，玄参20克，麦冬12克，水煎服。

【荐方人】 广东 黄耀辉

【引自】《益寿文摘》（1996年8月29日）

金蒲汤治急性阑尾炎

【配方及用法】

金银花、蒲公英、冬瓜子各30～60克，六活血15～30克，木香6～10克，生大黄10～20克（后下）。小儿量酌减。热盛便秘者加芒硝，气滞痛甚者加川楝子、炒枳壳；湿盛苔腻者加白花蛇舌草、薏米；并发有脓肿者加败酱草、桔梗，或赤芍、桃仁，甚至三棱、莪术。病重者每日2剂，水煎，分4次服，每6小时1次；轻者每日1剂，水煎，分2次服。

【引自】《实用专病专方临床大全》

外敷蒜泥治急性阑尾炎

【配方及用法】

取大蒜一头（独头蒜最好）剥皮、捣烂备用。在患处涂抹凡士林，敷蒜泥，放上纱布，并用塑料袋覆盖好。注意把握时间，半小时内必须将大蒜泥去掉，否则皮肤会起大水疱。

【引自】《老年报》（1997年7月22日）

醋拌大黄芒硝粉治急性阑尾炎

【配方及用法】

生大黄、芒硝、高粱醋。取等量的生大黄、芒硝共为细粉，以患处的大小为标准，缝一纱布袋，将粉纳入。袋内药粉摊开后，约3厘米厚，倒入高粱醋，其湿度以醋不外流为度。将药袋放在患处，上面放一温水袋。每天外敷患处的时间最短不少于16小时，期间要更换新鲜药粉3～4次。

【备注】

化脓性阑尾炎，特别是较严重者，其症状持续高热、疼甚、拒按，而西药治疗微效或无效，又不宜手术，或拒绝手术者，此药更为适宜。

【荐方人】 山东 袁洪举

【引自】《当代中医师灵验奇方真传》

用阑尾炎冲剂治疗急慢性阑尾炎

【配方及用法】

一号冲剂：川楝子15克，丹皮、木香、金银花、蒲公英各25克，大黄12克。二号冲剂：金银花25克，蒲公英25克，大黄15克，败酱草15克，生薏米25克，元胡12克，川楝12克，丹皮15克，桃仁15克，生石膏25克。以上两方研粉末冲服或煎服，每剂服3次。轻者服一号冲剂，日服2次；重者服二号冲剂，每日1剂。

【引自】《当代中医师灵奇方真传》

内服外敷治阑尾脓肿

【配方及用法】

内服药配方：薏米 30～50 克，丹皮 15 克，赤芍 12 克，桃仁 12 克，大黄（后下）15～30 克，芒硝（冲服）10 克，金银花 15～30 克，蒲公英 15 克，广木香 10 克，生甘草 6 克。外敷药配方：大黄 30 克，没药 10 克，陈皮 10 克，冰片 5 克。内服药每日 2 剂，水煎分 4 次服。外敷药共研细末，按脓肿大小加入适量凡士林调成膏状，摊于塑料薄膜上（厚约 0.5 厘米），敷于患处，外加纱布敷盖固定，每日换 1 次。

【荐方人】湖南 周沛君

【引自】《当代中医师灵验奇方真传》

用虎膏散治阑尾脓肿

【配方及用法】

虎杖 100 克，石膏（煅）120 克，冰片 5 克。上药研末，醋调成酱状，涂搽患处，范围略大于病灶，每日 3～5 次，至肿消为止。配用其他中西药，疗效更佳。

【荐方人】江西 王秋陶

用千里红根治阑尾脓肿

【配方及用法】

鲜千里红根 120 克。每日 1 剂，水煎，分 2 次服。

【引自】《单味中药治病大全》

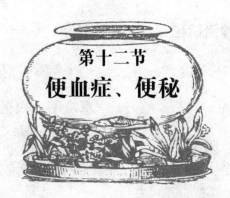

第十二节
便血症、便秘

黑豆治疗便血症

【配方及用法】

黑豆150克，水煮熟，留汤一碗，饭前吃豆子喝汤。

【荐方人】山西 姚书香

鲜椿根皮等治便血症

【配方及用法】

鲜椿根皮250克（南墙根下的椿树根，去老皮），鲜梨（去核）1个，鲜姜100克，一起放砂锅中，水煎服。

【荐方人】雷芳玉

香蕉皮治疗便血症

【配方及用法】

香蕉皮可治大便出血。取香蕉皮3个，炖熟后加红糖服用，能治痔疮疼痛，大便出血。

【荐方人】郑爱云

服鸡蛋烧蜘蛛能治好便血症

【配方及用法】

蜘蛛7个，鸡蛋1个，将蜘蛛放于蛋内，外用泥封，火煅成炭，存性轧面，白水送服。

【引自】《中医验方汇选》、《中医单药奇效真传》

用仙鹤草汤治便血症

【配方及用法】

仙鹤草20克，大小蓟20克，地榆炭20克，荆芥炭15克，黄芪30克，当归20克，枳壳10克，水煎温服。

【引自】《开卷有益》（1996年第3期）

无花果可治便血症

【配方及用法】

用干无花果7个，清水煎服，每日1剂。

【引自】《山东中医验方集锦》、《中医单药奇效真传》

用木瓜、蜂蜜治便血症

【配方及用法】

用木瓜6克，蜂蜜6克，每日早、晚各服1次。

【引自】《中医验方汇选》、《中医单药奇效真传》

用地榆煎服可治便血症

【配方及用法】

用地榆一味，每日30克，水煎，分3次服用。

【引自】《中医单药奇效真传》

芦荟、朱砂治便秘

【配方及用法】

芦荟15克，朱砂1克。二味共研细末，每次开水冲服12克，隔1小时再服一次。服后大便即通，且不伤正气。

【备注】

朱砂有毒，不宜大量久服。

【荐方人】陕西 杨森林

【引自】广西医学情报研究所《医学文选》

用黑芝麻、核桃仁可治便秘

【配方及用法】

每天中午饭前，把一羹匙黑芝麻、3个核桃仁、6个大槐豆（最好是九蒸九晒的槐豆）在石蒜臼内捣成糊，放在砂（铁）锅中，倒一碗水用文火熬20分钟，喝时再加蜂蜜一羹匙。

【荐方人】河南 冀树梅

【引自】《老人春秋》（1997年第8期）

黑芝麻、粳米治便秘

【配方及用法】

黑芝麻25克，粳米50克。黑芝麻炒后研细末备用，粳米淘洗干净，与黑芝麻末放入锅内，加清水旺火烧沸，再改用小火煮至粥成。

【备注】

（1）本方出自《本草纲目》，原方名"芝麻粥"，用于"五脏虚损，益气力，坚筋骨"及"大肠风闭，干咳无痰"，为

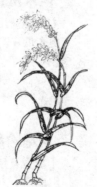

粳米

滋补肝肾常用方，对眩晕、干咳、便秘、须发早白、产后乳少、虚弱羸瘦均有一定效果。

（2）本方滋补之力较强，故痰湿内盛及大便溏泻者不宜食用。

【荐方人】湖南 唐三立

草决明、白菊花治疗老年便秘

【配方及用法】

用草决明与白菊花一同泡服。此方能清肝明目、清热降火、降血脂。

【备注】

（1）每次用草决明10克，白菊花5克，开水泡服，当常用茶连服一个月可见效。

（2）草决明性平，味咸，能清肝明目、消积食，有泻热通便之效，故对治便秘有良效。

（3）草决明与白菊花不可煎服，只能泡服，否则会破坏其通便成分，减弱药效。

【荐方人】杭州 周礼先

番茄汁治便秘

【配方及用法】

番茄汁5克，开水泡两次当茶喝，约4小时可排出大便。

【荐方人】何灵

番茄治便秘

【配方及用法】

番茄洗干净，切小块，用冰糖适量，将两样拌匀，食用，效果佳。

【荐方人】四川 胡立成

牛奶、蜂蜜治便秘

【配方及用法】

牛奶250毫升，蜂蜜100克，葱汁少许，每天早上煮热吃。本方滑肠通便，适用于习惯性便秘。

【荐方人】王淑霞

马铃薯治便秘

【配方及用法】

马铃薯不拘量，洗净，压碎，挤汁，纱布过滤，每天早晨空腹及中午饭前各服半杯。

【荐方人】 刘荣生

吃猕猴桃能治便秘

【荐方由来】

我在多年前就患有习惯性便秘，近几年听说吃猕猴桃治便秘，就试着吃起来，每天吃5～10个，可治便秘。

【荐方人】 辽宁 金惠和

嚼花生米治便秘

【荐方由来】

我今年86岁，每次大便苦不堪言。偶见食疗书载："生花生米30克，生吃嚼碎，早、晚空腹各食用1次。大多在服用两三天后，大便开始软易解。以后坚持长期服用，并可根据大便的质地适当增减用量，以不稀为度。忌辛辣。"于是，照法试用，果然有效。

【荐方人】 辽宁 辛益山

用苁蓉当茶饮能治便秘

【荐方由来】

我时有两三日大便不通，服泻药反而又拉稀不止，后经中医师指点，用中药苁蓉（草苁蓉或肉苁蓉均可），每次10克左右，放入茶杯内，将滚开的水倒入泡1～2小时，茶水呈红褐色即饮。每100克苁蓉可饮1个月。此方我已用数月，疗效显著，且无不良反应。

【荐方人】 马步升

【引自】《中国老年报》（1996年3月27日）

用醋蛋液除便秘

【配方及用法】

将250毫升左右的食用醋（米醋用低度的，9度米醋应用水稀释）倒入锅内，取新鲜鸡蛋1～2个打入醋里，加水煮熟，吃蛋饮汤，1次服完。

【荐方人】 四川 黄国庸

吃芝麻酱治便秘

【荐方由来】

便秘困扰了我多年，虽多方治疗，但效果都不理想。半年前听人说，芝麻酱可以治便秘，而且还可软化血管。于是，我就在每次吃饭时吃一汤匙芝麻酱（不需加水和盐解开），结果很见效。我已坚持半年多，再没出现便秘现象。如果因某种原因，偶尔出现轻微便秘现象，可配合一下水疗。即在便前于专用的盆里放适量温水，坐一会儿，大便即可顺利排出。

【荐方人】 辽宁 解玉钧

【引自】《老人春秋》（1997年第9期）

用蜂蜜、香油可治便秘

【荐方由来】

我已年近七旬，患便秘多年，十分痛苦。为解除病痛，我综合蜂蜜、香油

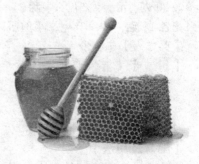

蜂蜜

均有滑肠通便之功效，每当便秘时就往牛奶里放一匙蜂蜜喝下，便秘严重时就喝口香油，连喝两三天，大便就不干燥了，也畅通了。平常防治便秘，可在晨起时空腹饮一杯加蜂蜜的温水。

【荐方人】黑龙江 王忠文

用韭菜子加蜂蜜治便秘

【配方及用法】

韭菜子1000克，除去杂质，用铁锅在文火上焙干存性，再将其碾成粉末，然后加蜂蜜1000克调匀为丸备用（丸颗粒大小不限）。每日3次，每次50克，饭后服用。

【荐方人】湖北 朱时辉

用蜂蜜、香蕉治便秘

【配方及用法】

蜂蜜用温开水（千万不可用滚开水）冲稀后服，蜂蜜量使温开水够甜就可以了。每天上午和下午各喝一杯，每杯大约200毫升；同时吃一根或两根香蕉。连用两天，大便就畅通。若便秘十分厉害，可以多用几天。

【荐方人】广东 胡应斌

麻仁、李仁等治便秘

【配方及用法】

麻仁、李仁、黄柏、生地、栀子、天冬各20克，元参、知母、牛膝、防风、金银花各15克，甘草3克，水煎服。

【荐方人】苏匡才

【引自】《老人报》（1995年12月12日）

用胡萝卜、白菜治便秘

【配方及用法】

新鲜胡萝卜150克，新鲜大白菜（或青菜）150克，切成片或条，放在饭锅上蒸熟，分成3份。早、中、晚各食用1份。食用时不放盐，不放佐料，可用适量水烧热，连汤一起淡食，也可放在粥里一起吃。

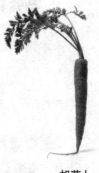

胡萝卜

【引自】《家庭保健报》（1997年1月24日）

生服黑豆治便秘

【配方及用法】

每天早晨洗漱后，生吞（不嚼碎）黑豆49粒，温开水送服。

【引自】《陕西老年报》（1995年12月18日）

每天食用黄豆能治便秘

【配方及用法】

黄豆250克，温水泡涨后放铁锅里加清水煮，煮时加少许醋和盐或糖，豆熟水干后捞起装碗。一般每天吃50克左右，也可多些或少些，能通大便就行。

【引自】《老年康乐报》（1995年4月14日）

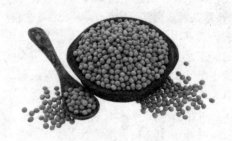

黄豆

吃豆腐渣治便秘

【荐方由来】

我患习惯性便秘多年，近年来试验用豆腐渣排便，效果很好。豆腐渣即做豆腐和豆浆的副产品，非常便宜，炖菜吃即可。

【荐方人】黑龙江 武英贤

用鲜番薯叶治便秘

【配方及用法】

鲜嫩番薯叶（包括叶和叶柄）100～150克，洗净后加水约800毫升，煮沸10分钟，去叶取水，温服，可加少许白糖调味。首次服500～600毫升，儿童酌减。8小时后未解大便者可重服一次。

【引自】《广西中医药》（1990年第1期）、《单味中药治病大全》

吃洋葱可治便秘

【配方及用法】

每天取洋葱（亦称葱头）150～200克，洗净切丝，加水适量，煮开5分钟，取水代茶饮；或洋葱丝加肉丝炒熟做菜肴，连吃带喝2～3天即收奇效。

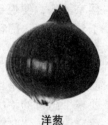

洋葱

【荐方人】山东 张英兰

用蒲公英治便秘

【配方及用法】

取蒲公英干品或鲜品60～90克，水煎至留汤50～100毫升，每日1剂顿服。服药困难者可分服。

【引自】《时珍国药研究》（1991年第4期）、《单味中药治病大全》

番泻叶治便秘

【配方及用法】

用番泻叶10克，加沸水150毫升，浸泡30分钟即可服用。可根据排便次数掌握用量。加少量蜂蜜效果更佳。

【备注】

番泻叶属猛药，尽量少用，建议使用时先以2～6克小剂量试用，妇女哺乳期、月经期及孕妇忌用。

【引自】《实用医学杂志》（1990年6月1日）、《单味中药治病大全》

服生白术研粉可治便秘

【配方及用法】

生白术30克，研粉成极细末，每次1克，每日3次。

【引自】《浙江中医杂志》（1990年第8期）、《中医单药奇效真传》

芦根蜂蜜膏治便秘

【配方及用法】

芦根500克，蜂蜜750克。将芦根放入煎锅中，加水6000毫升浸泡4小时，慢火煎煮2小时后去渣，得药液1000毫升，浓缩至750毫升，然后加入蜂蜜煎熬收膏，每天服3次，每次服30克，饭前服，儿童酌减。

【备注】

脾胃虚寒者忌服。

【引自】《山东中医杂志》（1991年第5期）、《单方偏方精选》

黑塔子根治便秘

【配方及用法】

黑塔子根150克，水煎，取汁250毫升，每早起床后空腹服。

【备注】

体弱虚寒者忌内服。

【引自】《四川中医》（1990 年第 2 期）、《中医单药奇效真传》

决明子可治便秘

【配方及用法】

决明子每次 20 克左右，大枣每次 3~5 个即可。便秘者决明子量可大些，还可以把决明子吃下，大便正常者决明子量宜小些。

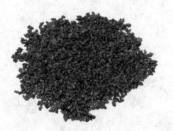

决明子

【备注】

决明子也叫草决明，为清泻肝火、明目之佳品，有降血脂、降血压的作用，对头疼、眼疾、便秘疗效极佳。但是，慢性肠炎经常泄泻者不宜服用。

【荐方人】重庆 徐承泽

大枣治便秘

【配方及用法】

取干大枣十几个，加糖（最好是红糖）煮熟，连枣皮一起吃，枣汤喝掉。每天吃 1 次，5~7 天便秘消失，大便通畅。若能在服用大枣前先服一次通便

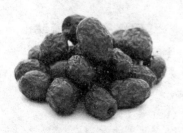

干大枣

药，把原来积结多日的粪便排出，接着吃大枣，效果更好。

【荐方人】安徽 蒋传琨

青萝卜生吃治便秘

【配方及用法】

青萝卜 1 个，生吃后 2 小时通便。

【荐方人】安徽 何吉堂

紫归散可治便秘

【荐方由来】

北宋年间，蔡京还未成为大奸臣之时，有一次患了大便秘结的病症。有医要大黄攻下，蔡京惧药性猛烈而拒之。医只好改用他法，但总不见效验。他痛苦异常，无可奈何，求之于皇上，皇上命国医替他治疗，但仍不见效。正巧四川有一医名叫史载之的在汴京听到此事，他凭着自己的医术，有把握治好蔡京的病，便想到蔡府去看看。遂来到了蔡府门口，门官见他衣着平平，貌不惊人，不让进去，等了很长时间，蔡京知道了，才得进去。史载之诊过脉后，心想这些人都是目中无人，今天，一定要来个出奇的治法，使人们佩服。便向蔡京说道："此疾容易治疗，只需二十文钱即可。"蔡京忙问道："我病深日久，痛苦不堪，先生准备用何药，竟有如此价贱之品可以见效，莫非是戏言？"史载之答道："医贵识别证候，药贵平中见奇，何得戏言相待？"遂开一味紫菀，嘱令研末服下，蔡京半信半疑，因苦无他法，勉强依法服用。谁知不久，果然大便通畅，痛苦皆去。

蔡京见载之药到病除，惊问其故。载之说："此理并不深奥，只是人们忽视而已。因为大便秘结是脏腑不通的缘故，肺为脏，大肠为腑，肺与大肠相表里，

肺失肃降，影响大肠，致腑气不通，故大便秘结。紫菀能肃降肺气，为治咳嗽妙药，今借用其降肺通腑，故而大便也就得以通畅了，又有什么可奇怪的呢？"众人听了，无不点头称是。从此，史载之医名大振。

【配方及用法】

紫菀60克，当归30克。将上药共为细末，每日早、晚各服6克，温开水送下。

【引自】《小偏方妙用》

饮淡盐水可治便秘

【配方及用法】

饮用淡盐开水法。每晚临睡前向茶杯里投少许盐，冲2/3杯开水，盖上茶杯。

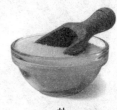

盐

第二天早上起床洗漱后，再向茶杯冲满开水，就成了一满杯温淡盐开水，接着大口大口喝完。只要坚持天天如此，从不间断，不久就形成了条件反射，喝完水就要上厕所，一两分钟顺利完成"任务"。此法可使盐开水冲洗肠胃，有消炎、杀菌、补肾、健肠胃之功效，能大开胃口，增进食欲，通畅大便，确保健康。此法还有双向效应，大便常稀不成形者，亦可治愈。

【荐方人】邓佑先

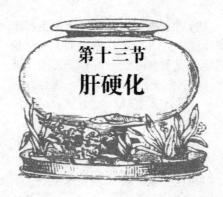

第十三节
肝硬化

服醋蛋液可治肝硬化腹水

【荐方由来】

我在1986年夏季得了肝病，去县医院检查为肝硬化"++"；到冬季又去医院一门诊做B超检查，诊断相同。西药点滴治疗，虽控制住了病情发展，但仍有腹水，下肢水肿已半年之久。后开始服醋蛋液，服至3份醋蛋液以后，腹水消了，下肢水肿减退。我一直坚持服用了15份醋蛋液，中间因未买到蜂蜜，停服了20天，以后又连续服用至年末。现在腹水消失，两腿也不水肿了，饭量增多，体重也增加了，肝区也不疼了，至今未再犯。自服醋蛋液后，感觉头脑比以前清醒，精神也愉悦了。

【配方及用法】

将250毫升左右的食用醋（米醋用低度的，9度米醋应用水稀释）倒入锅内，取新鲜鸡蛋1～2个打入醋里，加水煮熟，吃蛋饮汤，1次服完。

【荐方人】黑龙江 白义

巴蜡丸可治肝硬化腹水

【配方及用法】

巴豆500克，黄蜡500克（必须是蜂蜡），血竭90克。①巴豆去皮取仁。②将黄蜡放入勺内，烧化，再放入豆仁，炸成紫黑色，把蜡控出，晾干巴豆仁。③先把血竭研碎，再另用一个勺，勺内放蜡，将蜡烧化后，放入血竭，使血竭溶化在蜡里面。血竭用量视蜡和血竭混合液的颜色而定。混合液呈红褐色或枣红色时，倒入小盆内凉凉。④混合液凉凉后，将巴豆仁用7号针头扎住，往混合液里蘸一下，即成巴蜡丸。每次5～10粒，每日2次，早、晚各1次，可用白糖温开水送服。

【备注】

服时均匀嚼烂；禁酒、高脂肪及对胃刺激的食物；服用此药停用其他中药；孕妇禁服。此外，由于本方中的巴豆仁有大毒，经蜂蜡炸制后仍有毒性，在使用本方时，最好向有经验的中医师请教，以免发生中毒。必要时每日限服5～10粒。服此方大泻，易使患者虚脱，造成危象，用时应切实注意。

【荐方人】河南 李振铎

归芍六君子汤可治早期肝硬化

【配方及用法】

当归12克，白术12克，白芍12克，党参12克，茯苓12克，陈皮9克，半夏9克，炙甘草4.5克。兼食积湿滞纳差、嗳气、脘腹胀满加莱菔子、旋覆花、枳实、厚朴、神曲；呕恶加竹茹、藿香、白豆蔻；便溏、乏力加扁豆、薏米、葛根；兼气血瘀滞、肝脾肿大加瓦楞子、牡蛎、丹参；胁痛加全蝎、郁金、川楝子；肝掌、蜘蛛痣加丹参、泽兰、红花；兼湿热内蕴胸闷、困倦、目黄、舌质红、苔黄加虎杖、茵陈、黄芩、连翘；

小便短少、水肿腹满加赤小豆、栀子、泽漆、葫芦等。

【引自】《辽宁中医杂志》（1992年第11期）、《实用专病专方临床大全》

消肝饮可治肝硬化腹水

【配方及用法】

柴胡12克，白术12克，苍术9克，鸡内金15克，香附12克，郁金12克，制龟板15克，制鳖甲15克，枳壳15克，大腹皮15克，云茯苓15克，桂枝6克。上药加水煎煮两次，药液合在一起约500毫升，分3次服完。饭后服用，服2剂后小便量增加，见效后，可将上方制成散剂，每次服10克，直至痊愈。瘀血重加桃仁9克，红花6克，川芎6克；气滞胸满气喘加麻黄6克，杏仁9克，厚朴9克；腹水盛、小便少加泽泻9克，车前子9克（包）；气虚乏力纳呆加黄芪15克，党参12克；腹中症瘕加水蛭6克，地龙9克。

【备注】

服用本方期间，应忌食辛辣滋腻厚味及生冷之物。

【荐方人】甘肃 沈济人

【引自】《当代中医师灵验奇方真传》

白术除胀汤治肝硬化性腹胀

【配方及用法】

白术60克，山萸肉20克，鸡内金10克。上药煎30～40分钟，取汁约200毫升。每日服1～2次。

【荐方人】河北 樊雄飞

【引自】《当代中医师灵验奇方真传》

丹参泻水蜜治疗肝硬化腹水

【配方及用法】

蟾蜍大者2只，砂仁20克，丹参60克，黑丑、白丑各10克，香油250毫升，

蜂蜜250克。将蟾蜍剖腹去肠杂，把捣细的砂仁，丹参，黑、白丑纳入缝合，放入香油、蜂蜜中用文火煎，煎至油成膏状，去掉蟾蜍。每次取膏10～20克，用适量开水调服，每日2～3次，3周为1疗程。

【荐方人】福建 郑培銮

【引自】《当代中医师灵验奇方真传》

川怀、牛膝等可治肝硬化腹水

【配方及用法】

川怀、牛膝、苍白术各30克，汉防己10克，生黄芪60克。上药共煎20分钟，分2次取汁400毫升，每日服2～3次。服药困难者可少量频服，服药期间忌盐忌碱。

【荐方人】河北 华玉淑

【引自】《当代中医师灵验奇方真传》

王不留行可治肝硬化腹水

【配方及用法】

①王不留行30克，白通草100克，白茅根60克，丝瓜络20克，茵陈40克，车前子30克。②太子参30克，生黄芪3克，生白术3克，丹参30克，郁金10克，厚朴10克，枳壳10克，熟大黄5克，草河车15克，山栀10克，胡黄连10克，连翘10克。先将①方加水煎30分钟取汁，用①方药汁再煎②方，50分钟后取汁频服，每日1剂，连服2周。

【功效】

方中王不留行、丝瓜络、白通草通络利水；车前子、白茅根利水消肿；茵陈、郁金、山栀利胆退黄；太子参、生黄芪、生白术益气利水；厚朴、枳壳、熟大黄除胀气通大便；胡黄连、连翘、草河车恢复肝功能；丹参活血补血，消肝脾肿大。

【引自】《家用验方一佰二》

新加茵陈汤可治肝炎、肝硬化

【配方及用法】

茵陈30克，大黄（后下）9克，栀子9克，丹参18克，太子参24克，郁金12克，田基黄24克，紫珠草18克，内金10克，白芍12克，鳖甲（先煎）15克，白术15克。上药水煎15～20分钟取汁，约200毫升。早、晚各服1次，忌油腻及辛辣饮食。

【功效】

本方具有清解湿毒、疏肝化瘀、益气健脾等功效。

【荐方人】福建 唐金模

【引自】《当代中医师灵验奇方真传》

养肝健脾运水汤可治肝硬化腹水

【配方及用法】

黄芪30克，麦芽30克，山楂30克，炒丹参30克，车前子30克，炒泽泻15克，炒白术12克，炒木香10克，炒枳壳12克，制香附10克，茯苓20克。气虚加党参、山药各12克；血瘀明显者加莪术10克，炙甲片10克，红药6克；肝肾阴虚去白术、香附，加沙参15克，麦冬10克，生地10克，杞子10克；脾肾阳虚加干姜5克，桂枝6克。每日1剂，10日为1疗程。一般服用1个月左右即显效。

【荐方人】江苏 袁培春

白芷、田基黄等可治肝硬化腹水

【配方及用法】

白芷20克，田基黄20克，香附9克，茵陈子30克，赤小豆30克，约1500克重的鲜鲤鱼1条。将鱼去鳞及内脏，在鱼腹内放入诸药，加水清蒸，吃肉喝汤，空腹2次或3次服完。

【备注】

各味方药缺一不可。勿用相近药代替，否则无效。

【荐方人】山东 王军峰

白芥子、麝香等可治腹水

【配方及用法】

白芥子30粒，白胡椒15粒，麝香0.9克。先将白芥子10粒和白胡椒5粒研细，与麝香0.3克混匀，用蒸馏水调成膏状，放入患者洗净的肚脐中，用纱布覆盖，胶布贴两层固定之。10天后重新洗换药（方法同上），3次为1疗程，间歇1周再行1疗程。一般2疗程即可。

【备注】

孕妇忌用。

【功效】

本方对各种原因引起的腹水均有效，尤其对肝性腹水和肾性腹水疗效较显著，对结核性和癌性腹水有利水作用。

【引自】《山东中医杂志》《全国名老中医验方选集》

猪胆可治肝硬化腹水

【配方及用法】

冰糖1500克，蜜糖1500克，猪胆1个（一定要没病的猪胆，而且要选胆汁较多的）。将冰糖（大块的应打碎）、蜜糖、猪胆放入大搪瓷钵内，用盖封住，放在锅里文火炖24小时，中间尽可能不要停火。24小时后，从锅里端出瓷钵，启盖，去猪胆皮（找不到也没关系），然后用汤匙或竹片搅拌均匀，冷却后装入瓶子里。猪胆没破的一定要把它弄破，让胆汁与糖一起拌匀。每天早、晚各服1～2汤匙，用适量温开水调服。

【备注】

患过肝炎的，常服可预防肝硬化。治疗期间，忌辛辣、烟酒。最好终生戒烟酒。

【荐方人】江西 黄居扬

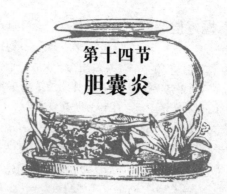

第十四节
胆囊炎

服猪胆、江米可治胆囊炎

【荐方由来】

我患胆囊炎3年，经常服用消炎利胆片和胆石通，服药期间有效，可就是去不了根。后来偶得一验方，我仅服用3剂，即痊愈。

【配方及用法】

猪胆1个，江米150克。将江米炒黄后与猪胆汁混合在一起，备用。每日早、晚各服10克，用面汤或温开水冲服。

【备注】

服药期间忌食辣椒。

【荐方人】河南 贾清江

用猪胆、绿豆可治胆囊炎

【配方及用法】

取新鲜猪胆（最好大而胆汁多的）1个，不要浸水，在猪胆上口剪一小洞，倒去部分胆汁，加入干净绿豆若干，以使猪胆能够扎紧为度。然后用细绳将猪胆吊挂在阴凉通风处，风干6~7日后倒出绿豆，晾干豆身。每次取20粒绿豆捣烂冲服，每日3次。一般10日即可见效。

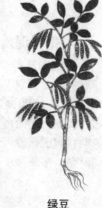

绿豆

【荐方人】江苏 黄锡昌

【引自】广西科技情报研究所《老病号治病绝招》

用四味汤治慢性胆囊炎

【荐方由来】

我妻患慢性胆囊炎，时轻时重，缠绵日久。1992年偶得一秘方，服3剂即疼痛消失，服6剂后症状全无，至今未再患。

【配方及用法】

玉米须60克，茵陈30克，山栀子15克，广郁金15克，水煎服。

【荐方人】陕西 刘泽民

【引自】广西科技情报研究所《老病号治病绝招》

用蒲公英治慢性胆囊炎

【荐方由来】

4年前，我觉得腹胀，胃右下方疼痛，到医院做B超，确定患有慢性胆囊炎，吃了许多药也不见效。前不久，我采用蒲公英泡茶的方法试治，想不到竟收良效：胆囊部位不疼了，腹胀消失了，到医院做B超检查，慢性胆囊炎居然好了。

【配方及用法】

蒲公英1000克，每次用药50克（鲜蒲公英全草100~150克），凉水浸泡，火煎5~7分钟，饭后当茶饮。每日3次，连喝1个月。

【荐方人】吕岗清

用清胆合剂可治急慢性胆囊炎

【配方及用法】

柴胡12克，枳壳10克，白芍10克，甘草6克，香橼12克，佛手12克，玫瑰花10克，郁金10克，元胡12克，栀子12克，川楝子12克，金钱草30克，茵陈20克。先水煎服，每日1剂，分早、中、晚3次服。服药2～3日病状好转时，可将上药煎剂改为散剂服（诸药研末混合），每日2次，每次5克，直至治愈为止。

【荐方人】 内蒙古 王铎

【引自】《当代中医师灵验奇方真传》

单味大黄可治急性胆囊炎

【配方及用法】

大黄30～60克，水煎，1～2小时服一次，直到腰痛缓解。

【荐方人】 广西 谭训智

【引自】《中西医结合杂志》（1982年第2期）

胆豆丸可治胆囊炎

【配方及用法】

猪胆连同胆汁10个，绿豆250克，甘草50克。将绿豆分别装入猪胆中，用线缝紧，洗净猪胆外污物，放入锅内蒸约2小时，取出捣烂，再用甘草煎汁混合为丸，烤干备用。每日早、中、晚各服10克，10日为1疗程。

【引自】《四川中医》（1990年第11期）、《单方偏方精选》

广郁金煎汁可治胆囊炎

【荐方由来】

崔某，男，1953年5月发病，起初右侧肋骨弓处轻度疼痛，以后疼痛日增，发病10天左右即出现消化不良，大便灰白色，渐呈腹泻，但不呕吐，身体逐渐消瘦。经各种检查，诊为胆囊炎。服用多种中西药物效果不显。后改用广郁金，每天60克，煎汁，分3次服。前后用药13天，完全治愈。

【引自】《实用经效单方》《中医单药奇效真传》

威灵仙煎服治胆囊炎

【配方及用法】

每日取威灵仙30克，水煎分2次服，10日为1疗程。

【备注】

气血亏虚及孕妇慎服。

【引自】《新中医》（1974年第5期）《中医单药奇效真传》

黄连、龙胆草等可治慢性胆囊炎

【配方及用法】

黄连、龙胆草、姜黄各15克，元胡、郁金、吴茱萸、当归、白芍各10克，甘草5克。上药煎20分钟，取汁150毫升，再煎一次，取汁150毫升，分早、晚2次服下。忌油腻及辣物。肝郁甚者加柴胡、枳壳、莱菔子；兼有虚寒证者，吴茱萸加至15克，酌加焦术、山药、陈皮等。

【荐方人】 黑龙江 荣跃贵

【引自】《当代中医师灵验奇方真传》

芥子泥冷敷治胆囊痛

【配方及用法】

芥子5克泡于30℃温水中，搅拌成泥状，涂在一块20厘米长，15厘米宽的布上，贴在患部，上面再盖上条干毛巾。冷敷时应贴在胆区和肩胛骨斜内方，切不要两处同时贴，按照顺序交替贴敷，贴敷时间为5～10分钟。芥子泥刺激性强，贴10分钟疼痛即可消失。若还继续疼痛，就不必再贴敷，以防形成皮肤炎。

【荐方人】 胡海英

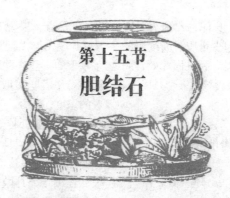

第十五节
胆结石

服胆通和醋蛋液可治胆结石

【荐方由来】

我于 1974 年和 1984 年因胆囊结石做了两次大手术。1985 年 7 月又患了胆管结石，于同年 8 月去北京住院治疗 3 个月，不愈而归。仍常发病，疼痛难忍，不能进食，冬季尤其严重。1987 年 5 月，我开始服用治疗肝病的胆通，接着从 8 月又服醋蛋液。1987 年 11 月我到医院做了一次 B 超检查，使我非常惊喜，胆管结石消失了。

【备注】

醋蛋液的制法见本书第 23 页。

【荐方人】吉林 宋绪茂

金钱草、郁金可治胆结石

【配方及用法】

金钱草 50 克，郁金 50 克，滑石 50 克(另包)，制乳香 30 克，制没药 30 克，甘草 30 克，鸡内金 60 克，山甲 60 克，大黄 30 克，猪胆 50 克（焙干），火硝 30 克（另包），白矾 30 克。上药混合碾成面（有罗筛），再购买空心胶囊装好，每天 3 次，每次 4 粒。

【荐方人】河南 陈俊杰

【引自】《老人春秋》（1997 年第 4 期）

用香油、核桃仁治胆结石

【配方及用法】

先将 120 毫升香油放在锅里煮沸，再放入核桃仁 20 克，炸酥后捞出，加冰糖 100 克共同研细，加油调为糊状，置于容器内。每 4 小时服一汤匙，一般数天后即可排出结石。对慢性胆结石患者，可每天食生核桃仁 10 个，连食 1 个月后，如症状已消失，可减为每天 7 个；2 个月如未发病，再减为每天 4 个，连食 3 个月。

【荐方人】红伟

【引自】《陕西老年报》（1996 年 7 月 1 日）

吃核桃彻底治好胆石症

【荐方由来】

我从 1986 年起经常感到腹部隐痛、胸闷，并伴有恶心、呕吐、寒战、发热等症状，经医院诊断为胆石症、胆囊息肉。经过 1 年治疗后，虽然病情暂时得到控制，但无法治愈，而且要严格忌食，弄得我精神萎靡不振。一次偶然的机会，我从一篇文章中了解到核桃有排石功效，就试着吃核桃，平均每天吃 4 颗大核桃或 10 颗小核桃（又称山核桃），天天坚持，从不间断。

吃了 3 个月后，腹痛减轻了，半年后则感觉不到隐痛了，腹胀、呕吐的症状也不再出现。后来我到医院做 B 超复查，胆囊息肉和胆结石消失了。

服食核桃无不良反应，但年纪大、体质差、消化吸收功能弱的患者，一次不可多吃。4 颗核桃应分中、晚 2 次吃，或 1 次 1 颗，过一段时间适应后再增加到 1

2颗。另外阴虚烦躁、身体易出血者，不宜多服、久服，可采用少量服、断续服的方法，直至胆结石消失。为巩固疗效，胆结石消除后仍应坚持服食核桃6个月以上。

【荐方人】浙江 吴生

用排石汤治胆石症

【配方及用法】

金钱草30克，生大黄5克，木香15克，郁金20克。胁痛重者加白芍25克；腹胀者加枳壳15克，砂仁10克；伴有胆囊炎发热者加黄柏15克，黄芩15克；食欲不振者加鸡内金15克，焦楂15克。每日1剂，水煎服。在服药期间，每天加食动物蛋白（猪蹄、牛蹄、羊蹄、肉皮或鸡蛋）50克，以增加胆汁分泌和胆囊蠕动。最好两餐中间做跳绳活动，以促进结石排出。

【引自】《老年报》（1996年4月2日）

酒炒龙胆草等可治胆管结石

【配方及用法】

酒炒龙胆草10克，金钱草60克，海藻15克，昆布15克，降香15克，夏枯草30克，蒲公英30克，紫花地丁30克，旋覆花10克（布包），天葵子10克，煨三棱10克，红柴胡10克，硝石（即火硝，又名硝酸钾）15克。上药除硝石一味分5次另行冲服外，加水浓煎。水2200毫升，浓煎成900毫升，分2日5次服，15剂为1疗程。痛止则停药，平时可4日服药1剂（服药1剂，休息2日），5剂可服20日。

【引自】《安徽老年报》（1995年11月29日）

吃南瓜可治胆结石

【荐方由来】

山东马女士，自1973年患胆囊炎，1995年冬突然感到胆区疼痛难忍，做B超和CT检查，发现胆囊有些萎缩，内有一块1.5厘米×1.6厘米的结石，医生建议手术取石。正在此时，她听说滨州有几个胆结石患者吃南瓜治好了病，遂抱着试试看的态度，从1996年8月18日开始吃南瓜。吃法是：蒸南瓜吃，炒南瓜吃，喝南瓜粥，一日三餐必有南瓜。同时，每天继续服用"胆乐胶囊"3次。连续吃40天，症状消失。连续3个月做了3次B超，检查报告一再证明胆囊正常，不见结石。

【引自】《辽宁老年报》（1997年11月26日）

用黄芩、金钱草等可治胆结石

【配方及用法】

柴胡10克，黄芩10克，金钱草60克，茵陈30克，郁金10克，厚朴10克，枳壳10克，大黄6克，金银花15克，功劳叶15克，水煎服，每日1剂，连服60剂。

【功效】

方中柴胡、金钱草、茵陈、郁金化石排石利胆；厚朴、枳壳、大黄理气通便，促进排石；功劳叶、黄芩、金银花化石消炎，对胆囊及胆管感染有控制及消除作用。

【引自】《家用验方一佰二》

鸡内金、黄芩等可治胆囊炎伴结石

【配方及用法】

鸡内金、黄芩、柴胡、大黄各10克，生白芍、香附、玄胡、枳壳各15克，金钱草、代赭石、海金沙各30克。上药煎30分钟取汁约200毫升后，再加水800毫升，煎40～50分钟取汁约300毫升，两煎合在一起，分早、晚空腹服。大便干甚者可三煎取汁800毫升灌肠；并发胆管结石者，用鲜猪蹄煮汁代水煎药，另加石苇20克同煎；年老体弱者可隔日或3日1剂。

【荐方人】河南 王勇

【引自】《当代中医师灵验奇方真传》

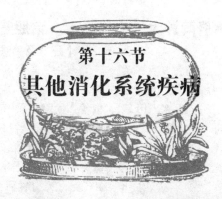

第十六节
其他消化系统疾病

白芍、甘草等可治胰腺炎

【配方及用法】

白芍30克，甘草10克，半夏12克，茯苓15克，生姜3克，大枣3枚。上药水煎服，早、晚各服1次。

【荐方人】山东 张英兰

番泻叶可治急性胰腺炎

【配方及用法】

番泻叶10～15克。上药用白开水200毫升冲服，每日2～3次。病重者除口服外，再以上药灌肠，每日1～2次。

【备注】

妇女哺乳期、月经期及孕妇忌用。番泻叶属猛药，尽量少用。

【引自】《福建中医药》（1983年第3期）、《单味中药治病大全》

用金银花、柴胡等治疗急性胰腺炎

【配方及用法】

金银花、柴胡各25克，连翘、公英各20克，郁金、木香、川楝子、大黄、元胡各15克，牡蛎、莱菔子各40克。将上述诸药一煎加水400毫升，取汁100毫升；二煎加水300毫升，取汁100毫升，两煎混合，每日1剂，早、晚分服。恶心呕吐者加制半夏15克，生姜3片。

【荐方人】吉林 韩曼娜

【引自】《当代中医师灵验奇方真传》

大黄可治水肿型急性胰腺炎

【配方及用法】

大黄30～60克。水煎，用适量水煎沸后，可1～2小时口服1次。直到腹痛减轻，尿淀粉酶、白细胞总数恢复正常后减量。呕吐或腹痛严重者用大黄水煎剂灌肠。

【引自】《中西医结合杂志》（1982年第2期）、《单味中药治病大全》

羌活、牛蒡子等治肝脾肿大

【配方及用法】

羌活250克，牛蒡子250克，僵蚕250克，蜈蚣20条，威灵仙250克，三棱250克，硇砂5克，长春花100克，山慈姑350克，黄药子100克，九节茶100克，蛇莓100克，天葵100克，白花蛇舌草250克，猕猴桃100克，补骨脂250克，女贞子250克。上药研120目细粉，每日3次口服，每次1～3克。

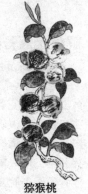

猕猴桃

【荐方人】吉林 侯果圣

【引自】《当代中医师灵验奇方真传》

用肝降酶汤可治肝脾肿大

【配方及用法】

柴胡、当归、泽泻、白芍各9克，黄精32克，丹参15～32克，郁金10克，焦山楂15克，五味子10～15克，田基黄32～45克，每天1剂，水煎服。

【引自】《陕西中医》（1985年第2期）、《单方偏方精选》

猪尿脬携药治脾脏肿大

【配方及用法】

全蝎、蜈蚣各4.5克，麝香0.6克，分别研碎后同白酒1000毫升放入猪尿脬（干品）内，用细绳扎牢尿脬口，用一条宽20厘米、长100厘米的白布束于腰间，使猪尿脬固定在脾脏肿大的范围。药液基本渗完为1疗程，再行第2疗程。

【备注】

孕妇忌用。

【荐方人】山东 鞠丽娟

【引自】《中国民间疗法》（1997年第3期）

解痉止痛膏敷中脘穴可治胆绞痛

【配方及用法】

白芷10克，花椒15克，苦楝子50克，葱白、韭菜兜各20个，白醋50毫升。先将白芷、花椒研成细末，再将韭菜兜、葱白、苦楝子捣烂如泥，用白醋将上述药物拌和均匀调成糊膏状即成。用时将解痉止痛膏敷于中脘穴周围处，外用透明薄膜覆盖，然后用胶布加固（用腹带加固更好），24小时换药一次，可连贴2～4次。

【引自】《辽宁中医杂志》（1989年第1期）、《单方偏方精选》

治胆管蛔虫效方

【配方及用法】

乌梅、党参各30克，黄连、附子（用开水洗去盐）、吴茱萸各6克，细辛、川椒各3克，桂枝、黄柏、甘草、大黄、枳实、厚朴各9克，当归、白芍、柴胡、麻仁各15克。上药入砂罐加水煎熬，每餐前后各服一次，每次服半茶杯。先服食醋30～100克，20分钟后再服药。

【荐方人】四川 谬培生

【引自】广西科技情报研究所《老病号治病绝招》

乌梅、花椒等可治胆管蛔虫

【配方及用法】

乌梅10克，花椒20克，豆油150克，葱白3根，白醋50毫升。先将豆油烧热，放入花椒、葱白，待有香味后倒入碗内；再将乌梅水煎取液，与白醋一起倒入上述碗内饮用，一次服完。

【引自】《实用民间土单验秘方一千首》

蒲公英、金钱草等可治胆管蛔虫

【配方及用法】

蒲公英30克，金钱草30克，丹参30克，川楝子12克，延胡索12克，广郁金12克，枳壳12克，广木香10克，生黄芪30～60克，当归10克。加减：气滞重者加青皮、陈皮、厚朴；血瘀重者加川芎、赤芍；痰湿重者加竹茹、半夏。每日1剂，连服7日为1疗程。一般服药2疗程。

【荐方人】浙江 陈永苗、何杨伟

【引自】《浙江中西医结合杂志》（1997年第3期）

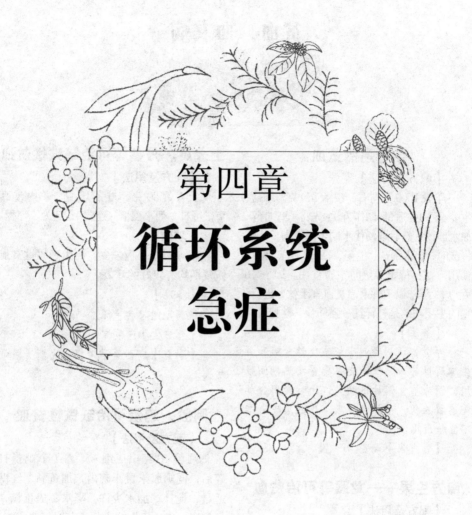

第四章

循环系统
急症

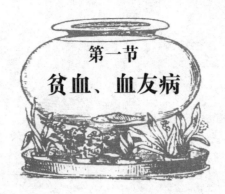

第一节
贫血、血友病

羊骨粥治贫血

【配方及用法】

羊骨1000克左右，粳米100克，细盐、生姜、葱白各适量。制作方法：先将羊骨打碎，加水煎汤，然后取汤代水同生米煮粥，待粥将成时，加入细盐、生姜、葱白，稍煮即可。食用方法：待粥温热时空腹食用。10～15天为1疗程。以羊骨粥治贫血宜于秋冬进行。它的主要功效是补肾气、强筋骨、健脾胃。

【备注】

羊骨粥适用于血小板减少性紫癜和再生障碍性贫血。但不能在感冒发热期间服用，因为羊骨粥甘热助火，此时食用会加重感冒症状，无益于健康。热盛阴虚者亦不宜服用此方。

【荐方人】淮安　石明亮

南方生果——龙眼等可治贫血

【配方及用法】

龙眼种子30粒，加两碗水倒入锅内，煮滚5分钟即可，最好掺入少许白砂糖，这样可以清肝火，在上午10点左右饮用，此为熟食法；龙眼30粒，在下午4点左右吃，果渣不下咽，此为生吃法。

【备注】

龙眼在下午4点左右吃效果好。许多人只知吃龙眼有益，但不知吃法：在不恰当的时候食用，往往吃下龙眼后会肝火上升，以致引起流鼻血等不良反应。

【荐方人】云南　杨秀武

土大黄、丹参等可治缺铁性贫血

【配方及用法】

土大黄30克，丹参15克，鸡内金10克。每日1剂水煎服，连服15剂为1疗程。

【功效】

本方对血小板减少、再生障碍性贫血恢复期均有较好的疗效。

【备注】

服药期间忌食辛辣。

【荐方人】陈友宝

【引自】广西医学情报研究所《医学文选》

阿胶、鸡蛋可治缺铁性贫血

【配方及用法】

阿胶10克捣成细末。将1个鸡蛋打碎后，同阿胶末置小碗内，加黄酒、红糖适量，搅拌。加水少许，隔水蒸成蛋糊，每日服1次（经期或大便溏薄时停服）。

【荐方人】浙江　金安萍

冬虫夏草等治疗再生障碍性贫血

【配方及用法】

冬虫夏草30克，丹参30克，熟地30克，鸡血藤30克，黄精30克，菟丝子30克，枸杞子30克，巴戟天30克，首乌30克，当归30克，紫河车60克，海马30克，獭肝30克，鹿茸6克，鹿角胶30克，阿胶30克，香砂仁15克。以上17味药共研面炼丸,每次服1丸,每日2次,每丸6克。

【备注】

忌食冷、硬、腥等刺激性的食物。

【荐方人】辽宁 吴长茂

黑矾、青朱砂等治再生障碍性贫血

【配方及用法】

黑矾、青朱砂、百草霜、飞罗面、东阿胶、山萸肉、大枣肉、胡桃肉各100克,肉桂15克,玫瑰花10克。以上诸药共捣为面,每日服2次,每次5克,温开水送服。

【备注】

服药期间忌刺激性食物与猪肉。禁止房事。

【荐方人】石俊岳

【引自】《当代中医师灵验奇方真传》

光党参、黑枣等治再生不良性贫血

【配方及用法】

光党参3克,黑枣31克(用大枣亦可),仙鹤草93克,白芍6克,九层塔62克,乌骨鸡1只,加适量水合炖为6碗,早、晚服1碗,1剂3日服毕,但饮其汤,不食鸡肉。约半个月,检查一次,随后每周检查,即知病情有好转。服药之初,3日1剂,此时可依次递减为1周1剂,最后半月1剂,至痊愈为止。

【引自】广西医学情报研究所《医学文选》(1988年第4期)

以甲鱼血为主药治再生障碍性贫血

【配方及用法】

大于0.5千克活甲鱼1只。将其尾部穿孔倒悬,用水冲洗干净,砍去其头,让血滴入盛有少许米酒的碗中,待血滴尽,稍经搅拌,即令患者服下。每日或隔2~3日服1次,连服3~5只。同时辨证论治加服中药。

【引自】《湖南医药杂志》(1983

年第5期)、《单味中药治病大全》

食鼬鼠可治再生障碍性贫血

【配方及用法】

活鼬鼠1只,笼盛之,勿予食,待3日其粪排尽后杀之。剖其皮不用,将整具去皮后的鼬鼠清洗,置新瓦上,以桑木或麦秆做燃料烧火焙至焦黄,研末。每次服3克,每日3次,温开水冲服。不发热者,亦可用黄酒冲服,则疗效更佳。

【荐方人】河南 郭德玉

【引自】《当代中医师灵验奇方真传》

鲜鳖、生地等可治血友病

【配方及用法】

鲜鳖1只(1千克左右),生地10克,土茯苓5克,金银花3克。清水炖服。

【荐方人】福建 杨文华

【引自】广西医学情报研究所《医学文选》

鲜藕、生荸荠等可治血友病

【配方及用法】

鲜藕1千克,生荸荠500克,生甘蔗500克,生梨500克,各去皮后,加鲜生地125克(去皮洗净切碎)共榨汁。每日服五六次,每次一小杯。

【荐方人】黄向岐

【引自】广西医学情报研究所《医学文选》

芒硝外敷可治血友病

【配方及用法】

芒硝500克。上药捣碎,以冷水调之,敷于患处,3小时后换药再敷,如此反复。

【荐方人】河北 程广里

【引自】《当代中医师灵验奇方真传》

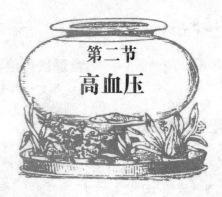

第二节
高血压

洋葱皮对高血压有效

【配方及用法】

用约3个洋葱的外皮的茶色部分，煎煮成汤汁饮用。每天持续喝上几次。

【备注】

洋葱皮有降血压作用，而且作用缓和。

【荐方人】江宁 赵桂兰

降血压的芹菜粥

【配方及用法】

用芹菜连根120克，粳米250克，食盐、味精各少许。先将芹菜一同放入锅内加水适量，用武火煮沸，再改用文火熬至米烂成粥。加入适量调味品食用。芹菜粥现煮现吃，不可久放。每天早晚餐各食用一次，连服7～8天为一疗程。

【备注】

芹菜又名香芹、水芹、旱芹，味辛、甘，性凉，归肝、胃、膀胱经。经现代药理研究表明，芹菜具有降血压、降血脂的作用。由于它们的根、茎、叶和子都可以当药用，故有"厨房里的药物""药芹"之称。

【荐方人】镇江 宋师尊

荷叶茶治高血压初起

【配方及用法】

鲜荷叶洗净切碎，水煎放凉后即可代茶饮用。

【荐方人】李东

山楂茶等治疗高血压

【配方及用法】

每日用山楂15～30克，水煮待凉后饮用。另外，用芹菜根100克熬水煎服，对高血压、失眠者有益。新鲜熟透的香蕉皮煎汤喝，治高血压并能防治脑出血。

【功效】

山楂有消食健胃、生津止渴等功效，可用于治疗高血压、冠心病等疾病。

【荐方人】陈仲祥

桃仁、杏仁等可治高血压

【配方及用法】

桃仁、杏仁各12克，栀子3克，胡椒7粒，糯米14粒。上药共捣烂，加1个鸡蛋的蛋清调成糊，分3次用。于每晚临睡时敷贴于足心涌泉穴，白昼除去。每天1次，每次敷1足，两足交替敷贴，6次为1疗程。3天测量1次血压，敷药处皮肤出现青紫色。

【荐方人】江西 刘玉琴

拌菠菜、海蜇可降血压

【配方及用法】

菠菜根100克，海蜇皮50克，香油、盐、味精各适量。先将海蜇洗净成丝，再用开水烫过，然后将用开水焯过的菠菜根与海蜇加调料同拌，即可食用。

【功效】

平肝，清热，降压。可解除高血压之面赤、头痛。

生芹菜拌大蒜可治高血压

【配方及用法】

将净芹菜 31～62 克切成细丝，再将两瓣新鲜大蒜切碎，加入少量食盐及醋，以微咸微酸为度，再放入香油 2 毫升、味精少许，拌匀后即可食用。

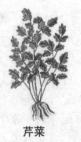

芹菜

【荐方人】湖南 邓冰浦

【引自】《健康指导》（1997 年第 3 期）

花椒、鹅蛋可治高血压

【配方及用法】

鹅蛋 1 个，花椒 1 粒。在鹅蛋顶端打一小孔，将花椒装入，面糊封口蒸熟。每日吃 1 个蛋，连吃 7 日。

【功效】

清热解毒。

鲜番茄治高血压

【配方及用法】

鲜番茄 2 个。将番茄洗净，蘸白糖每日早空腹吃。

【功效】

清热降压、止血。

喝枸杞茶治好高血压

【荐方由来】

去年我的血压曾一度偏高，低压超过 12.6 千帕（95 毫米汞柱），高压 21.3 千帕（160 毫米汞柱）以上，且有发展趋势。一位老中医告诉我，不能掉以轻心，要注意预防高血压，并建议我喝枸杞茶治疗高血压。他说："枸杞是滋养肝肾、明目的良药，有降高血压、降胆固醇、防治动脉硬化的作用。一般每日用 30 克枸杞，泡水，饭后当茶饮。"照此法，我每日早、晚饭后服用，连服 10 日，有明显疗效。据大夫介绍，西藏、新疆和宁夏产的枸杞，疗效更佳。服用一段时间后，血压正常，食欲增加，睡眠良好。

枸杞

【荐方人】山东 王式祥

菊槐绿茶治高血压

【配方及用法】

菊花、槐花、绿茶各 3 克，以沸水沏。待浓后频频饮用。平时可常饮。

【功效】

清热、散风。治高血压引起的头晕头痛。

山楂、白芍可治高血压

【荐方由来】

1982 年 3 月，我患了高血压病，虽经服药得到缓解，但未能治愈。从 1984 年 5 月开始，我饮用了一种疗效很好的保健饮料，经过 3 年的饮用，我的高血压被治愈了。

【配方及用法】

山楂 7～10 克，白芍 5～10 克，冰糖 3～5 克（此为一日的干料量，若使用鲜料应适当增加用量。不喜欢吃甜味的，用山楂 10～15 克，白芍 5～10 克即可）。以上各味每日只用料 1 次，早、中、晚用大茶缸放在炉子上煮开，即可当茶饮用。煎服前，要用温水洗去山楂、白芍上的灰尘。

【荐方人】河南 王忠魁

【引自】广西科技情报研究所《老病号治病绝招》

109

醋浸花生米治高血压

【配方及用法】

生花生米、醋各适量。生花生米（带衣者）半碗，用好醋倒至满碗，浸泡7日。每日早晚各吃10粒。血压下降后可隔数日服用1次。

【功效】

清热、活血。对保护血管壁、阻止血栓形成有较好的作用。

用复原草、陈醋可治顽固性高血压

【配方及用法】

复原草100克，陈醋1000毫升。将复原草放入陈醋瓶中，浸泡7日，而后饮陈醋。每日2次，每次20毫升，3个月为1疗程。

【荐方人】 新疆 何怀江

肉桂、吴茱萸等可治高血压

【配方及用法】

肉桂、吴茱萸、磁石各等份。共研细末，密封备用。用时每次取上药末5克，用蜂蜜调匀，贴于涌泉穴，阳亢者加贴太冲穴，阴阳不足者加贴足三里。每次贴两穴，交替使用。贴后外以胶布固定。并用艾条悬灸20分钟。每天于临睡前换药1次。

【功效】

引火归原，降压止晕。

【备注】

临床观察，尤对病情不太严重者疗效满意。对老年患者还可起保健作用。

【引自】《外治汇要》

金银菊花汤治高血压

【配方及用法】

金银花、菊花各24～30克。若头晕明显者，加桑叶12克；若动脉硬化、血脂高者加山楂24～30克。本方为1日剂量。

每日分4次，每次用沸水冲泡10～15分钟后当茶饮，冲泡2次弃掉另换。可连服3～4周或更长时间。

【荐方人】 陕西 王宝华

桑叶可降血压

【配方及用法】

干桑叶100克加水1500毫升，煮沸后2分钟停火。当茶饮，不限次数，两三天后血压即下降。应随时测量血压，当血压降至正常时停止饮用。

【荐方人】 辽宁 洪喜林

用三叶鬼针草可治高血压

【荐方由来】

我是广西的一名退休干部，现年66岁。10多年前，我的身体很差，患多种疾病，尤其高血压显得更为严重。虽然经过住院治疗高血压有所缓解，但要天天服药才能控制，十分苦恼。后来，经朋友介绍，用三叶鬼针草治疗高血压，取得了显著的疗效。

当时，我在本县山上找到这种草药，拿回来后便用水煎（每次用三叶鬼针30克），当茶试服三五天，结果出现了奇效，血压恢复正常，并一直保持稳定。

三叶鬼针草的独特之处在于：患有高血压的病人服后血压降至正常，血压偏低的可以回升，血压正常的人没有变化。它确实是防治高血压、心脑血管病的特效药物。

【荐方人】 广西 韦绍群

服醋蛋液可使血压恢复正常

【荐方由来】

今年元月，我给我姨姐夫李先生寄去一本保健书后，他立即按书中方法制作醋蛋液服用，并介绍给一些老同志，均收到奇效。现将回信摘录如下："谢谢您的关心，寄一本'宝书'予我。收到书后，我即动手制作，迄今已经服了七八份醋蛋液，效果很好。以前左脚左手麻木，右手指疼痛，尤其晚上难受极了，同时还小便失禁，现在都好多了，睡眠也好了，血压也正常（原是多年的高血压）。我邻居家一位从上海来此串亲的血栓后遗症患者，经我介绍服用几次醋蛋液后，现在病情也见好转，已能说话行走了。"

【配方及用法】

将250毫升左右的食用醋（米醋用低度的，9度米醋应用水稀释）倒入锅内，取新鲜鸡蛋1～2个打入醋里，加水煮熟，吃蛋饮汤，1次服完。

【荐方人】四川 邓泽源

用生绿豆治高血压

【配方及用法】

取干燥绿色表皮的绿豆研成细末，装瓶内封存。每次15～20克，每日3次，于饭前温开水送服，随后再服白糖一汤匙，持续服2个月。如停药后观察一段时间血压仍高，则再按上法服1～2个月，血压即会正常。

【荐方人】江西 钟久春

用五生汤治高血压

【荐方由来】

我参加医疗队下乡巡诊时，结识一位乡间民医，他传授一方，治疗高血压，一般服药3～5剂血压即降，诸症缓解；服药15～30剂血压基本恢复正常。若定期服用，可控制高血压。

【配方及用法】

生牡蛎15克，生龙骨18克，生地15克，生山药18克，生赭石12克，柏子仁12克，川牛膝10克。每日1剂，分早、晚2次煎服。在服药期间及愈后，停服西药，忌生冷、辛辣、油腻之品。

【功效】

本方具有心、肝、脾、肾同治的特点，生龙骨、牡蛎镇心安神，镇潜肝阳；生赭石重镇附逆；生地、柏子仁滋补肝肾，柔肝养血息风；生山药滋脾益肾；川牛膝滋补肝肾，导引下行。综观全方，配伍合理，四脏同治，虚实结合，镇、润、升相伍。

【荐方人】山东 王鸣松

用蚕沙枕头治高血压

【配方及用法】

取干燥蚕沙（蚕屎）2千克左右装入长方形布袋中缝好，然后放入正常使用的枕头之中，但必须将蚕沙口袋放在枕头的内上方，便于接触患者头部。

【荐方人】江苏 张锦栋

用桑寄生、桑枝洗脚可治高血压

【配方及用法】

取桑寄生、桑枝各30克，桑叶20克，加水4000毫升煮沸30分钟后，将药液滤出，趁热浸洗双脚20～30分钟。每2～3日1次，连洗1～2个月可获显效。

【荐方人】江西 钟久春

用黄芪治疗高血压

【配方及用法】

黄芪30克，葛根15克，枸杞子25克，首乌25克，生地25克，女贞子25克，寄生20克，牛膝10克，泽泻5克，钩藤20克，牡蛎3克。上药水煎服。

【备注】

由于黄芪具有双向调节血压的作用，医生常虑其升压而怯用。荐方人认为重用黄芪则降压，黄芪量小则升压。临床治疗高血压，黄芪用量必须在30克以上，气虚兼血瘀症者还可适当加量。

【荐方人】熊文晖

【引自】《中国医药报》（1995 年 12 月 20 日）

用香蕉皮熬水喝可治高血压

【荐方由来】

去年春节后，我一度身体不适，经检查血压收缩压 21.3 千帕（160 毫米汞柱），舒张压 12.6 千帕（95 毫米汞柱）。一离休老干部向我介绍，每天用香蕉皮 2～3 个，熬一杯水喝，每日 3 次，连喝 3 天（只能喝 3 天）即好。我照此法做，3 天后再去量血压，收缩压降至 18.6 千帕（140 毫米汞柱），舒张压降至 12.0 千帕（90 毫米汞柱）。后来又多次检查，一直稳定，有时还更低些。又将此法介绍给 5 位患者试用，都认为是既经济又简单的降血压良法。

【荐方人】河南 陈新富

用花生秧、绿豆治高血压头晕

【配方及用法】

干花生秧一把（去根），绿豆一把，同放砂锅内添两碗水，用文火煎至绿豆熟滤出，趁温服用。每日 2 次，饭前服较好，连服数日就能见效。为了巩固效果，长期服用更佳。

【荐方人】桑培孝

【引自】《老人春秋》（1997 年 3 月 5 日）

糯米、黑胡椒可治高血压

【配方及用法】

糯米 3 克，黑胡椒 1.5 克，桃仁、杏仁、栀子各 3 克，鸡蛋清适量。将以上药物共研成细末后，用鸡蛋清调成糊，外敷在涌泉穴上，用胶布固定。半小时后，再将外敷药取下。

【引自】《健康之友》（1997 年 11 月 13 日）

钩藤、牡蛎等治高血压

【配方及用法】

钩藤 18 克（后下），牡蛎 30 克（先煎），葛根 24 克，川地榆 20 克，牛膝 24 克，山楂 30 克。上药加水 4 碗，先煎牡蛎 20 分钟，再放入诸药，煎至约 1 满碗，最后倒入钩藤同煎至八分，饭后 1.5 小时服。

【备注】

各味药缺一不可，勿用相近药代替，否则无效。此外，在服药期间忌食辛辣、煎炒、油腻的食物，禁烟酒。

【荐方人】山东 王军峰

怀山药、猪脑可治高血压

【配方及用法】

猪脑 1 副，怀山药 30 克，枸杞 10 克，盐少许。将怀山药、枸杞用纱布包扎好，与猪脑加水共炖，将熟时下盐或调料，食之。

【功效】

补肾益精。

桃仁蛋可治高血压

【荐方由来】

最近偶得一方，治疗高血压有效率达 90% 以上。具体方法如下：每次取 1 枚鸡蛋，将蛋倒出 1/3 份，然后将研成面的 7 克桃仁放入鸡蛋里，用筷子拌匀，再用黄豆秸火烧熟，待凉后一次吃下。每天早、晚各吃 1 枚。

【荐方人】苏德录

【引自】《家庭保健报》（1997 年 3 月 21 日）

用玉米须煎水喝可降血压

【配方及用法】

干玉米须煎水代茶饮，每天 3 次，5 天见效。

【荐方人】福建 纪长球

银杏叶可治高血压

【配方及用法】

将银杏叶剪成条，每次取5克（超过6克会腹泻），放入杯内，用沸腾的白开水冲泡10分钟，于早饭前服。1天1次，5天为1疗程。吃5天停10天以上。病好了立即停服，不可过量。

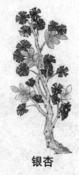

银杏

【备注】

采叶时间以霜降前10天左右为宜，并且吃药期间不喝茶，不喝酒，一定不要超量用药。

【荐方人】山东 王世维

大蒜粥可治高血压

【配方及用法】

独头蒜40克，去皮洗净，切成两半，入沸水中焯2分钟；粳米100克，淘洗干净待用。砂锅置火上，加清水1000毫升，下粳米用火烧开后，改用小火慢煮至半开花时放入大蒜。煮至米烂、蒜软、汤稠，表面有浮油时下精盐调味即成。

【荐方人】四川 唐德江

【引自】《老年报》（1997年10月21日）

用白矾枕头降血压

【配方及用法】

白矾3.0～3.5千克，筛去碎屑，将大块碎成蚕豆料大小，装入用白布缝制的枕套中，缝口后当作枕头即可。

【备注】

白矾是有毒矿物质，虽然毒性不大，但长期枕用也有刺激性。因此，枕用者不宜长期使用。

【荐方人】河南 陶长治

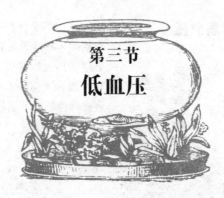

第三节
低血压

黄芪、党参等治低血压

【配方及用法】

生黄芪、党参各 20 ~ 30 克，白术、当归、柴胡各 10 ~ 15 克，升麻 10 ~ 12 克，枸杞子 25 ~ 35 克，附子 6 ~ 10 克，炙甘草 5 ~ 8 克。若心烦失眠、健忘多梦者，加远志、夜交藤各 10 克；若腰酸腿软者，加川续断、牛膝、杜仲各 10 ~ 15 克；若全身疼痛者，加鸡血藤、川芎、威灵仙各 10 ~ 12 克，细辛 3 克。将上药水煎，每日 1 剂，分 2 ~ 3 次口服。1 周为 1 疗程。

【荐方人】 山西 史金花

黄芪、官桂等治低血压

【配方及用法】

生黄芪、党参各 15 克，黄精 20 克，官桂 8 克，大枣 10 枚，生甘草 6 克。将上药水煎 3 次后合并药液，分早、中、晚 3 次日服，每日 1 剂。20 天为 1 疗程。可连服 2 ~ 3 疗程。

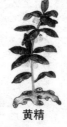

黄精

【荐方人】 四川 崔明柱

人参、黄芪等治低血压

【配方及用法】

人参 6 克（或党参 15 克），黄芪、熟地、怀山药各 25 克，山茱萸、枸杞子各 20 克，牡丹皮、泽泻、麦冬、伏苓、五味子各 10 克，

生甘草 6 克。临床应用本方时，可随症加减。若气虚明显者，黄芪可重用至 40 ~ 50 克；若血虚者，加全当归、何首乌、鸡血藤各 20 ~ 30 克；若头晕甚者，加野菊花、天麻、钩藤各 10 ~ 15 克；若腰膝酸痛者，加杜仲、狗脊、川续断各 10 ~ 15 克；若阴虚火旺者，加川黄柏、知母、生地各 8 ~ 12 克。将上药水煎，每日 1 剂，分 3 ~ 4 次口服，半个月为 1 疗程。

【荐方人】 河南 祈新玉

用当归、五味子等可治低血压

【荐方由来】

1975 年春，我患了低血压，头晕目眩，不能工作。求名医诊治，每天 1 剂中药，连服 100 多剂，又配合食疗，吃鸡蛋数百个、红糖数十千克，花了很多钱，血压仍是上不来。

最后，我从一位近百岁的老人那里得到一祖传七代秘方，每天 1 剂，4 剂痊愈。

此消息传出，低血压病人及其家属登门求方者络绎不绝。

【配方及用法】

当归 25 克，五味子 25 克，甘草 25 克，茯苓 50 克，水煎服。每剂连煎 2 次，将第一次煎的药液滤出后，再添水煎第二次，把两次滤液混合后，每早空腹先服混合液的 1/2，剩下的 1/2 于晚睡前温热服下。每日 1 剂，连服 5 日。服药前，先测量一次准确的血压数，如服药后血压升得特别快，可隔日再服；若稳定上升，可连续服用，直到恢复正常，服药停止。

【荐方人】王承斌

【引自】《老人春秋》（1997年第6期）

鬼针草可调节低血压

【荐方由来】

我很长时间自觉头晕、头重脚轻、全身乏力、睡眠欠佳，干点活上喘，尤其是夏天上述症状加重，医生诊断是原发性低血压。药用了不少，钱都白花了。自从我服用了鬼针草中药，半个月后，自觉全身有力，干活有劲头，头晕症状消失了，睡眠也好了，食欲增加了，血压恢复正常。

鬼针草不但治低血压，还能治高血压。我老伴患高血压已10年多，头晕、头痛严重，活动困难，全身无力。她试着口服鬼针草，服药1周，血压即开始下降。半个月后非常惊奇地发现，血压由23.9/17.3千帕（180/130毫米汞柱）降到17.3/10.6千帕（130/80毫米汞柱），血脂化验正常。我们老两口乐得几天合不上嘴，花钱不多，治好了我们老两口的病。10多年的心病一朝去掉了，血压平稳了。鬼针草真是稳定血压的良药。

【荐方人】河北 史恒秀

【引自】《老年报》（1997年9月25日）

甘草、桂枝等可治低血压

【配方及用法】

甘草15克，桂枝30克，肉桂30克。3味药物混合，水煎当茶饮。

【引自】广西医学情报研究所《医学文选》、《实用民间土单验秘方一千首》

五味子、淫羊藿可使低血压恢复正常

【配方及用法】

五味子、淫羊藿各30克，黄芪、当归、川芎各20克，白酒40毫升，水煎服。每天1剂，分早、晚饭前服。

【引自】《浙江中医杂志》（1993年第6期）、《单方偏方精选》

服醋蛋液可使低血压恢复正常

【荐方由来】

醋蛋液能治低血压，这是我个人服用后的经验。我过去一直是低血压，收缩压12.0～13.3千帕（90～100毫米汞柱），舒张压8.0～12.0千帕(60～70毫米汞柱)。服了几个醋蛋液后，血压就变正常了。近半年来血压一直保持在正常范围，精神轻松愉快多了。我们单位还有一位老同志原来是高血压，服醋蛋液后血压降到正常。我服醋蛋液却升高了血压，看来这醋蛋液可做双向调整，真是个宝！

【配方及用法】

将250毫升左右的食用醋（米醋用低度的，9度米醋应用水稀释）倒入锅内，取新鲜鸡蛋1～2个打入醋里，加水煮熟，吃蛋饮汤，1次服完。

【荐方人】黑龙江 李玉良

黄芪天麻鸡治低血压

【配方及用法】

嫩母鸡1只，黄芪30克，天麻15克，葱、姜各10克，食盐1.5克，黄酒10毫升，陈皮15克。母鸡去毛、爪及内脏，入沸水中余至皮伸，再用凉水冲洗。将黄芪、天麻装入鸡腔内。将鸡放于砂锅中，加入葱、姜、盐、酒及陈皮，加水适量，文火炖至鸡烂熟，即可食用。

【功效】

补宜肺脾，益气补虚。用治低血压引起的食欲不振，腹胀腰酸，头昏乏力，头晕目眩，眼冒金花，久立久卧突然起身时出现眼前发黑，并伴有心悸、胸闷、面色苍白、出冷汗、失眠等。

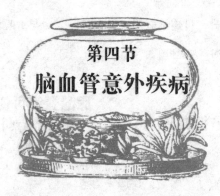

第四节
脑血管意外疾病

石膏、滑石等可治脑血管意外
【配方及用法】

石膏30克，滑石30克，寒水石30克，磁石30克，牡蛎30克，石决明30克，羚羊角4.5克，钩藤15克，川贝9克，秦皮15克，草决明18克，蒺藜18克。上药水煎后冲竹沥1盅、姜汁少许，再化至宝丹1丸（3克）急用。

【荐方人】 何炎

【引自】《千家妙方》

服醋蛋液可治高血压
【荐方由来】

我叫周竹庭，72岁了，10年前就已离休。我患高血压、冠心病多年，治疗无效，不能参加活动。在服了8个醋蛋液后，血压完全正常，头不晕了，能打太极拳，练太极剑，还和老伙伴们每天打两三场门球，身体越来越好。

【备注】

醋蛋液的制法见本书第23页。

【荐方人】 山东 周竹庭

用银杏叶治脑血栓病
【配方及用法】

将银杏叶撕碎放入暖瓶内（用茶缸浸泡也行），然后倒入100℃白开水约500毫升，浸泡15分钟即可。在早饭后服头遍，午饭后服第二遍。一般每天1次，每次用

干叶5克。第1个月服5天停3天，以后服5天停5天，5天为1疗程。停5天的目的是让各个器官特别是胃得到休息。脑血栓兼有胃病的人，不宜喝银杏叶水，因对胃不利。服银杏叶水期间，不喝茶，不饮酒。按规定服用无任何不良反应，但超量就可能有腹泻、头痛或胃不适的感觉，停药即好。在首次用银杏叶之前，必须请医生对病人进行检查，看是否是高血压、脑血栓类的病，不可盲目用药。

我父亲患脑血栓病9年了，久治不愈，用银杏叶法治疗3个半月病就好了。以后用此法又治好了十几位脑血栓病人。病基本痊愈后，可延至5～7天喝1次；完全好后7～10天服1次，以巩固疗效。

【荐方人】 山东 王世维

酒泡大蒜可治脑血栓
【荐方由来】

一位七旬老人因患脑血栓瘫痪，导致张口结舌，右手右脚萎缩弯曲，不能站立行走，大小便不能自理。然而2年以后，他不但气色很好，自己已经能够慢慢地翻身起床，可用左手吃饭，大小便基本自理。究其原因，是喝了大蒜泡酒。

【配方及用法】

将1000克大蒜头浸泡于2000毫升粮食白酒中，2周后服用。每日早晚服，每

次1杯（30克左右）。浸泡后的蒜可以不吃，若酒蒜都食，每次50克，不分疗程，可常年连续服。

【备注】

蒜瓣剥皮，不用捣碎，浸泡于白酒中即可；粮食白酒为40～60度。

【荐方人】何林

黄芪、当归等可治脑血栓后遗症

【配方及用法】

黄芪120克，当归、川芎、丹参、赤芍各20克，桃仁、红花各15克，地龙、牛膝各15克，水煎服，每日1剂，连服1个月。剩余药渣加水煎熬后还可以烫洗患侧肢体，每日2次，每次20分钟。方中黄芪补气，当归、川芎、丹参、赤芍活血补血行血，桃仁、红花破血散瘀，地龙、牛膝疏通经络，强筋健骨。诸药合之，组成一剂气血双补、疏通经络的良方，对脑血栓引起的偏瘫、痴呆等后遗症效果甚佳。

【荐方人】山东 王淑云

当归、丹参等可治脑血栓偏瘫

【配方及用法】

生黄芪80克，当归10克，丹参30克，红花10克，鸡血藤30克，地龙10克，草决明15克，龙胆草6克，钩藤15克，全蝎5克，乌梢蛇6克。上药水煎服，每日1剂。若出现昏迷者，加石菖蒲、郁金各10克，以开窍；若痰多不利者，加清半夏、胆南星、天竺黄、竹沥水各10克，以化痰；若肝阳上亢，出现头晕、耳鸣、肢麻者，加天麻10克、珍珠母15克、木耳15克，以息风治晕；若肢体瘫软无力者，加木瓜、桑寄生各15克，以补肾壮筋骨；若有火者，加生石膏30克，以清泄火热。

【备注】

恢复后要不间断服药，预防复发。方中黄芪用量为60～120克才有较满意的效

果。若患者有热象者，加生石膏30克、知母20克，控制其热邪，有益气之功。

【引自】《家用验方一佰二》

丹参、钩藤等可治脑血栓

【配方及用法】

丹参30～60克，钩藤15～30克，豨莶草12～24克，夏枯草12～24克，地龙9克，红花6克，桑枝15克，橘枝15克，松枝15克，桃枝15克，杉枝15克，竹枝15克，甘草3克，水煎服，每日1剂。痰涎壅盛加全栝楼15克，莱菔子20克；神昏加郁金9克，菖蒲9克；血压持续不降加代赭石20克、牛膝20克；久病营血不足、脉细弦加当归和何首乌各15克；肾精不足、腰膝酸软、脉沉细弦加枸杞和山药各15克。

【荐方人】湖南 彭述宪

【引自】《千家妙方》

黄芪、血丹参可治脑血栓

【配方及用法】

黄芪100克，血丹参20克，当归12克，川芎12克，赤芍15克，地龙5克，桃仁12克，红花12克，全虫15克，蜈蚣4条，牛膝12克，杜仲12克，生地12克，菖蒲12克，木瓜30克，车前子20克。每日1剂，水煎服。30天为1疗程，连服3疗程。颅内压减轻后，将车前子减量或停服。服上方同时，另将生水蛭20克捣碎成粉，每日2次，每次10克冲服。服25天停1周，然后服第二疗程。第二疗程服完后，每日2次，每次5克，再服1疗程。

【荐方人】山西 窦永政

【引自】《当代中医师灵验奇方真传》

丹参、川芎等可治脑栓塞

【配方及用法】

丹参、川芎、桃仁、归尾、赤芍、葛根、熟地、红花、穿心莲、山楂、鸡血藤各

30～50克，黄芪60～100克，牛膝、栝楼、地龙、桑寄生、防风各20～40克，水蛭、大蒜提取液各100～160克，随症加减。药用酒浸，按常规制成口服液，每次服20～30毫升，每日3次，2个月为1疗程。血压高者配服降压药。

【荐方人】湖南 王文安

【引自】《当代中医师灵验奇方真传》

白薇、泽兰可治脑出血半身不遂

【配方及用法】

白薇15克，泽兰9克，山甲6克。水煎服，每日1～2剂。

【荐方人】广东 谢亚道

【引自】广西医学情报研究所《医学文选》

单药水蛭可治脑出血

【配方及用法】

水蛭270克，研粉。每次口服3克，每日3次，30天为1疗程。

【引自】《中医药学报》（1991年第4期）、《单味中药治病大全》

用荆芥、防风可治老年偏瘫

【配方及用法】

荆芥12克（解表药），防风12克（祛风药），大枣3枚（和中药），猪蹄空壳1个（祛风消栓药），葱根3～7棵（发汗药），韭菜根3～7棵（升阳药）。左不遂者，葱、韭菜根各用3棵；右不遂者，葱、韭菜根各用4棵；全身不遂者，葱、韭菜根各用7棵。水煎服，每天1剂。早、晚服，服药后盖被发汗，避风。

【备注】

忌食高脂肪和含胆固醇的食物。如服第1剂后无汗，说明此方对该患者无效，应停用此药。偏瘫的一侧平时发凉无汗，第一次服药后，可使患处发热有汗，此时血栓已打通，连续服至病愈，不可间断。服此药无任何不良反应。

【荐方人】河南 曾广洪

【引自】《老人春秋》（1997年第4期）

仙茅、淫羊藿等可治脑卒中后遗症

【配方及用法】

仙茅15克，淫羊藿、巴戟天、川芎各12克，当归18克，知母15克，黄柏12克，牛膝24克。水煎服，每日1剂，日服3次。气虚加黄芪、党参；小便多加益智仁；肢体疼痛加鸡血藤、赤芍；肿胀加薏米、防己；拘挛加龟板、鳖甲、白芍；语言不利加天竹黄、石菖蒲；血压增高加夏枯草、钩藤、石决明，或复方罗布麻片；舌苔变黄腻加竹茹，重用黄柏。具体剂量请遵医嘱。

【引自】《秘方求真》

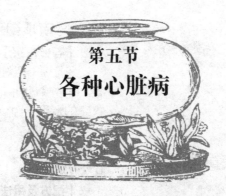

第五节
各种心脏病

醋蛋液可治心脏病

【配方及用法】

将3个鸡蛋（必须是鸡群中有公鸡的鸡蛋）用清水洗净，放入500毫升醋中浸泡3日，然后，将鸡蛋捞出去掉硬壳，再放入醋中继续浸泡4日，便可服用。服用时，用筷子将鸡蛋搅碎，每次喝3小勺（可用凉开水冲服），每日3次，喝完为止。一般人用500毫升醋即可显效。心脏病较重者，可连服几剂。

我曾走访了一位用此方治好心脏病的患者，效果显著。该患者1978年患心脏病，严重时不能走远路，稍一快走心脏就犯病，经过服醋蛋液治愈。

【荐方人】河南 陈广泽

淫羊藿、制附片等治风湿性心脏病

【配方及用法】

淫羊藿45克，制附片18克，桂枝30克，王不留行30克，当归30克，桃仁30克，丹参30克，郁金30克，红花24克，五灵脂24克，生蒲黄24克，三棱24克，莪术24克，香附15克，菖蒲15克，远志10克，葶苈子10克。上药水煎，取汁500毫升，早、晚2次分服，每日1剂。

【荐方人】陕西 潘贞友

川芎、五味子等可治心脏病

【配方及用法】

川芎20克，五味子10克，党参30克，麦冬20克，黄芪30克，甘草5克。上药水煎，煮沸15～30分钟，取浓汁约500毫升，分3次温服，每日1剂。

【功效】

对各种心脏病所引起的惊悸怔忡、心痛、头昏失眠、神疲乏力等症状具有较好的疗效，长期服用无不良反应。

【荐方人】四川 谢薇西

【引自】《当代中医师灵验奇方真传》

黄瓜藤可治心脏病

【配方及用法】

将黄瓜藤连根阴干，每次取适量水煎，代茶饮。日服5～6杯。有特效。

【荐方人】辽宁 李萧

【引自】《辽宁老年报》（1997年7月30日）

辽河参、夜交藤等治风湿性心脏病

【配方及用法】

辽河参7.5克，夜交藤7.5克，甘草粉6克，丹皮粉7.5克，当归12克，没药6克，琥珀3克，朱砂1.5克。前6味水煎后去渣，将琥珀、朱砂研为极细末，用药汁送服。隔日1剂，连用4剂大可减轻，继续服用可治愈。

【备注】

患者发高热时忌服。在服药时忌房事、生气和食腥荤、生冷之物。

【荐方人】林健

【引自】《老年报》（1996 年 12 月 17 日）

海带可治冠心病

【配方及用法】

浸发海带 200 克，香油、绵白糖、精盐各少许。先将浸软泡发洗净的海带放入锅内煮透捞出，再用清水洗去黏液，沥干水分后，即可把海带摆叠好切成细丝。然后在锅内放入香油，油七成热时，把海带丝稍加煸炒，盖上锅盖，略经油炸，揭开锅盖继续焙炸。当海带发硬、松脆时，便捞出沥去余油入盘，放入绵白糖、精盐拌匀即可食用。

【功效】

软坚化痰，利水泄热。对于预防高脂血症、高血压、冠心病、血管硬化等均有一定的作用。

【备注】

常食海带，对冠心病有辅助疗效。海带中含有大量的碘，有防止脂质在动脉壁沉着的作用，能使人体血管内胆固醇含量显著下降。

香蕉茶防治冠心病

【配方及用法】

香蕉 50 克，蜂蜜少许。香蕉去皮研碎，加入等量的茶水中，加蜂蜜调匀当茶饮。

【功效】

降压，润燥，滑肠。用治冠心病、高血压、动脉硬化及便秘等。

【备注】

每日服蜂蜜 2 ~ 3 次，每次 2 ~ 3 匙，有营养心肌、保护肝脏、降血压、防止血管硬化的效果。

南瓜粥可治冠心病

【荐方由来】

我是一个药剂师，又是一个冠心病患者，时常感到胸闷喘不过气来。用药后症状虽有所缓解，但始终未能根治。

我自家种了一点南瓜，从 9 月初起每天吃一顿南瓜粥，连吃 1 个月，冠心病一直没有复发。

【配方及用法】

每次取成熟南瓜 100 ~ 200 克，与大米同煮成稀粥，加入少许糖（稍有甜味即可），1 日 1 顿。

【荐方人】黑龙江 姚连江

蜂蜜首乌丹参汤治冠心病

【配方及用法】

蜂蜜 25 克，首乌、丹参各 25 克。先将两味中药水煎去渣取汁，再调入蜂蜜拌匀，每日 1 剂。

【功效】

益气补气，强心安神。治冠状动脉粥样硬化性心脏病。

薤白、栝楼等可治冠心病

【配方及用法】

薤白 10 克，栝楼 10 克，丹参 10 克，赤芍 10 克，川芎 10 克。上药为 1 剂，水煎服，每日 3 次，每次 5 小匙。多数患者服药后一两日可见效。

【荐方人】辽宁 田孝良

当归、玄参等可治冠心病

【配方及用法】

当归、玄参、金银花、丹参、甘草各 30 克。每日 1 剂，水煎服，日服 2 次。冠心病患者应在上方基础上加毛冬青、太阳草以扩张血管；若兼气虚者，加黄芪、生脉散以补益心气；若心血瘀阻甚者，加冠心二号以活血化瘀。

【引自】《秘方求真》

党参、川芎等治冠心病

【配方及用法】

党参20克，黄芪30克，川芎、枸杞子、制何首乌、牡丹皮各15克，丹参25克，炒白术、茯苓、淫羊藿、桂枝各10克，全当归20克，炙甘草8克。将上药水煎，每日1剂，分1～2次口服，20日为1疗程。

【荐方人】吉林 孙俊久

陈氏冠心偏方膏可治冠心病

【配方及用法】

党参200克，红花90克，苁蓉120克，茯苓120克，黄芪150克，鹿角片150克，杜仲100克，栝楼120克，紫河车100克，山药100克，丹参120克，五味子20克，大枣70克，当归120克，淫羊藿30克，枸杞150克，炙甘草50克，合欢皮30克，黄柏100克，赤、白芍各100克，冬虫夏草60克。上药浓煎3次，浓缩后用真阿胶90克，炼蜜250克，冰糖250克收膏。收膏后可加入人参粉50克，三七30克。每次服25克，1日服3次。服药1个月做1次心电图。

【荐方人】孙建成

葡萄酒可预防冠心病

【荐方由来】

葡萄酒含有黄酮类和多脂类有效物质成分，对血液中血小板凝集有抑制作用，一位美国科学家证明，1日饮1次陈酿葡萄酒（含葡萄汁20克），可以预防冠心病和脑血栓的发生。

【配方及用法】

在20升罐坛中，把洗净晾干的紫葡萄放在其中，先放进白糖2500克，再放入2500毫升低度高粱酒，以泡过葡萄为度，然后放在凉爽处，塑料布封顶保存。南方地区放在地下土里保存最好。3个月后可以饮服。饮服时，勾兑2～3倍白开水。兑加白糖要甜度适宜。每次饮30～60毫升。此为防病、延年益寿的佳品。

【荐方人】陈永强

【引自】《老年报》（1997年10月30日）

丹参、细辛等可治心绞痛

【配方及用法】

丹参30克，细辛3克，白芷10克，降香10克，檀香10克，荜拨10克，高良姜10克，元胡10克，徐长卿10克，薤白15克。每日1剂，水煎2次，早、晚各服1次；或将上药共研为细末，每次冲服3克。

【备注】

本方集辛温芳香之品为一剂。辛以理气行滞，温以温通血脉，芳以化浊辟秽，香以走窜通经。因而，通行心脉之力很强，可迅速缓解心绞痛。有些对硝酸甘油不良反应明显而不能耐受者，用本方尤为适宜。

【荐方人】天津 王维澎

【引自】《当代中医师灵验奇方真传》

胡荽、栝楼等可治心绞痛

【配方及用法】

胡荽10克，栝楼、柳枝、白杨枝、芦根、白茅根各100克，上药加水1500毫升，煎至400～500毫升。1次全服，每日服1剂。

【引自】《四川中医》（1992年10月

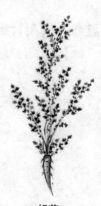

胡荽

7日）、《实用专病专方临床大全》

用猪胆汁泡绿豆治心绞痛

【配方及用法】

买鲜猪苦胆破开装满绿豆，封好口，挂在通风处，经六七天绿豆泡胀，胆汁已尽，这时把绿豆倒在玻璃板上面，晒干，碾成面，即可服用。每天可服2～3次，每次可服5～6个绿豆的量，饭前、饭后服均可。病情不太重的，一般服3～5个猪苦胆泡的绿豆就可明显见效。

【荐方人】黑龙江 衣材建

甘草、泽泻等可治室性早搏

【配方及用法】

炙甘草、生甘草、泽泻各30克，黄芪15克。每日1剂，水煎服。自汗失眠者，先服桂枝加龙骨牡蛎汤，待症消退后再服本方。

【备注】

桂枝加龙骨牡蛎出自《金匮要略》，制法为取桂枝、芍药、生姜各9克，甘草6克，大枣12枚，龙骨、牡蛎各9克，以水700毫升，煮取300毫升，分3次温服。主治阴阳两虚，自汗盗汗。

【引自】《陕西中医》（1989年第6期）、《单方偏方精选》

红参、淡附片等可治急性心力衰竭

【配方及用法】

红参25克（另炖服），淡附片30克，干姜10克，桂枝3克，煅龙骨、牡蛎各30克（先煎），五味子16克，丹参30克，炙甘草6克。煅龙骨、牡蛎煎汤代水，再纳其他药，每剂煎3次，将3次煎出药液混合取300毫升，日服3次。严重者2剂合1剂，水煎灌服，每隔2～3小时服1次。偏阴虚者加麦冬、生地、阿胶、熟枣仁；偏血瘀水阻者加川芎、桃仁、红花、茯苓、泽泻；偏阳虚水泛者加白术、猪苓。

【荐方人】浙江 颜永潮

【引自】《当代中医师灵验奇方真传》

太子参、麦冬等可治病毒性心肌炎

【配方及用法】

太子参20克（或党参15克，或人参8克），麦冬12克，白芍10克，黄精20克，五味子10克，北五加皮12克，丹参20克，苦参10克，甘松10克，桑寄生20克，甘草12克。上药水煎服，每日1剂。失眠多梦、善惊者加生龙齿30克，炒枣仁20克，远志10克，大枣5枚；头晕倦怠、神疲乏力者加黄芪24克，白术15克，当归12克，何首乌10克；盗汗口渴、五心烦热者加生地20克，枸杞子20克，黄精10克，阿胶10克；胸闷、肢冷者加附子10克，桂枝8克，川芎10克；唇舌紫暗者加丹参30克，红花10克，赤芍10克，川芎10克；眩晕吐涎、胸脘痞满者加半夏10克，茯苓12克，菖蒲10克，苏梗10克。

【引自】《河北中医》（1990年12月4日）、《实用专病专方临床大全》

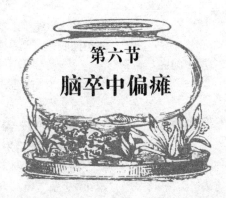

第六节
脑卒中偏瘫

偏瘫，属脑卒中后遗症，分为出血性和缺血性两大类。前者包括脑出血和蛛网膜下腔出血，后者包括脑血栓形成和脑栓塞。

香蕉花饮预防脑卒中

【配方及用法】

香蕉花5克。煎水。代茶饮。

【功效】

散热滞，活血脉。预防脑卒中。

【备注】

香蕉花多见于我国南方，且受开花季节限制，取用多有不便，可用香蕉代替。香蕉花含有极丰富的钾，对预防脑卒中，减少脑卒中的发作危险很有作用。香蕉虽不及其花含钾量高，但每天坚持食用，同样具有一定的预防作用。

【引自】《家庭保健》

法半夏、制南星等可治脑卒中

【配方及用法】

法半夏、制南星各12克，茯苓15克，陈皮、枳实、菖蒲、栀子各9克，黄连、远志各6克，栝楼30克，生大黄9～15克，芒硝6～9克。水煎服，每日1剂，分2次服。有颅内压增高者，使用中药利水剂降颅压（茯苓30克，猪苓15克，泽泻、车前子各20克，白术12克）；血压偏高加服牛黄降压丸，每次服1丸，每日2次；痰热壅盛者加天竺黄12克；血瘀者加丹参30克，赤芍、鸡血藤各15克，桃仁10克，也可滴复方丹参注射液或川芎嗪注射液；胸闷纳呆者加神曲12克，炒谷、麦芽各30克；气虚者加黄芪20克，太子参20克，党参12克；阴虚者加生地、麦冬各15克。恢复期多采用综合治疗措施（针灸、理疗、功能锻炼），可加快病情恢复。

【荐方人】河北 王俊国

【引自】《当代中医师灵验奇方真传》

姜汁、白矾治脑卒中休克

【配方及用法】

鲜姜汁（榨汁）1杯，白矾6克。开水冲化白矾后兑姜汁。灌服。

【功效】

散风，温中，醒神。

【引自】《全国名老中医秘方》

炒桑枝、当归等可治脑卒中偏瘫

【配方及用法】

炒桑枝100克，当归、菊花、五加皮各60克，苍术、地龙各30克，丝瓜络15克，炮附子10克，川牛膝25克，夜交藤30克，宣木瓜12克，木通10克。上药配黄酒2500毫升，密封于罐内10日后把黄酒分出。将药焙干，取药研末，装入胶囊，每粒0.3克。每日3次，每次服3粒，2个月为1疗程。每次用酒15～20毫升送服，以微醉为度。上半身瘫痪饭后服，下半身瘫痪饭前服。

【荐方人】刘志斌

【引自】《健康之友》（1997 年 7 月 10 日）

马钱子等可治脑卒中偏瘫

【配方及用法】

制马钱子 1.5 克，僵蚕、全蝎、当归、川芎、生地、桃仁、红花、丝瓜络、附子各 10 克，蜈蚣 5 条，白芍 30 克，黄芪 30 克。上药水煎服，每日 1 剂，水煎 2 次，取 400 毫升，早、晚饭后分服，15 日为 1 疗程。

【备注】

马钱子有毒，不可持续久服。

【引自】《实用专病专方临床大全》

黄芪、当归等可治脑卒中偏瘫

【配方及用法】

黄芪 15 克，当归 12 克，赤芍 12 克，桃仁 6 克，全虫 12 克，蜈蚣 10 克，川续断 12 克，荆芥 10 克，牛膝 12 克。上药煎服，每日 1 剂，7 剂为 1 疗程。每疗程间隔 3 日。

【荐方人】河南 党传统

赤芍、川芎等可治脑卒中偏瘫

【配方及用法】

赤芍 15 克，川芎 10 克，当归尾 20 克，地龙 15 克，黄芪 100 克，桃仁 10 克，红花 15 克。黄芪桂枝五物汤配方：黄芪 100 克，桂枝 15 克，白芍 20 克，生姜 10 克，大枣 15 克。上二方药煎 15～20 分钟，

取汁约 200 毫升，日服 3 次。可配再造丸之类同服，效果更佳。

【荐方人】辽宁 何美贤

【引自】《当代中医师灵验奇方真传》

麝香、冰片等可治脑卒中偏瘫

【配方及用法】

麝香 1 克，冰片 5 克，川牛膝 15 克，木瓜 20 克，樟脑 50 克，雄黄 40 克，桃仁 15 克，半夏 6 克。共研细末，分 30 等份。另备大活络丸（中成药）30 粒，生姜 90 克。每次用热米饭捶饼 2 个，每饼放上药末 1 份，大活络 1 粒，生姜末 3 克，敷患侧上下肢各 1 穴位（上肢取肩髃、尺泽，下肢取环跳、委中，交替使用）晚敷早去，半个月为 1 疗程。

【荐方人】湖北 夏树槐

【引自】《当代中医师灵验奇方真传》

黄芪、威灵仙等敷脐可治脑卒中

【配方及用法】

黄芪、威灵仙、羌活各 90 克，乳香、没药、琥珀各 40 克，肉桂 10 克，共研极细末。于每晚睡前，用温水洗净脐窝，取上述药末 6 克用醋或黄酒调成糊状，炒温热，敷入脐中，加麝香风湿膏固定，然后再用热水袋（切勿过热，以防烫伤）置于脐部约 30 分钟，次日再将脐部药膏去之。第 1 周每日如法 1 次，第 2 周起隔日 2 次。

【引自】安徽黄山书社《享其天年谈益寿》

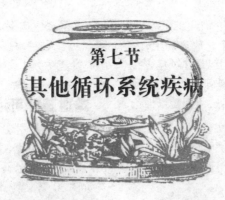

第七节
其他循环系统疾病

红花、透骨草可治静脉曲张

【配方及用法】

红花、透骨草各 62～93 克，用等量的醋和温水把药拌潮湿，装入自制的布袋（布袋大小根据患部大小而定）。把药袋敷于患处，用热水袋使药袋保持一定温度。每次热敷半小时左右，每天 1 次，一般 1 个月左右痊愈。每剂药可用 10 多天，用完再换 1 剂。每次用后药会干，下次再用时，可用等量的温水和醋把药拌潮湿。

【荐方人】辽宁 刘富久

红花

七叶一枝花加醋汁外涂治静脉炎

【配方及用法】

七叶一枝花、醋。在平底瓦盘中放醋 20 毫升，将晒干的七叶一枝花根茎放在瓦盘中研磨成汁状（相当于粉状七叶一枝花根茎 5 克，置于 20 毫升白醋中），而后用棉签外涂患处，每天 3～4 次。

【引自】《新中医》（1987 年第 2 期）、《单味中药治病大全》

六神丸治输液后静脉炎

【配方及用法】

六神丸适量。六神丸研末，用酒调成糊状，均匀摊在消毒纱布上，敷于患部，胶布固定。24 小时换 1 次，干后滴酒以保持湿度，至局部痛消变软为止。

【引自】《四川中医》（1993 年第 4 期）、《单方偏方精选》

水蛭、全蝎等可治血栓闭塞性脉管炎

【配方及用法】

制松香 1.2 克，水蛭 1 克，全蝎 0.8 克。以上为 1 次量，共为细末，冷开水送服（或装胶囊内吞服）。每天 3 次，30 天为 1 疗程。外敷松桐膏：松香 220 克研细末，用 100 毫升生桐油调为糊状。敷前先用 10% 食盐水洗净创面，小心去除坏死组织，将松桐膏摊敷在整个创面上，用纱布包扎，每天换药 1 次。

【荐方人】陕西 程玉安

【引自】《新中医》（1987 年第 2 期）、《实用专病专方临床大全》

宫粉、铜绿等可治栓塞性脉管炎

【配方及用法】

宫粉 49 克，铜绿 93 克，乳香 1.5 克，发灰（需无病青年男子的头发，先将头顶心发剪掉用碱水去垢，再洗去碱水，烧炭

存性）68克，香油（陈的佳）250克，川蜡31克。用小铁锅一个，放火炉上，置油蜡入锅熔化，再入以上药品搅匀熬膏，倒出搅凉密封。将药膏摊于桑皮纸上，四边叠起，以免流出，敷患处，上面盖以棉花，用绸或软布包好。

【荐方人】河北 郭洪飞

【引自】广西医学情报研究所《医学文选》

黄芪、白术等治白细胞减少症

【配方及用法】

黄芪60克，白术20克，茯苓20克，党参20克，山药20克，鸡血藤30克，当归15克，女贞子15克，旱莲草15克，大枣15克，炙甘草10克。水煎服，每日1剂，每10日为1疗程。血虚甚者加熟地、白芍各30克；兼有气虚、气滞者加枳壳、木香各15克；阳虚者加淫羊藿30克；阴虚者加天花粉、麦冬各20克；舌苔厚腻者去大枣，加砂仁、白蔻仁各6克。

【引自】《陕西中医》（1991年第12期）、《实用专病专方临床大全》

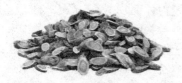

黄芪

黄芪母鸡汤可治白细胞减少症

【配方及用法】

生黄芪50克，鸡血藤30克（打碎），大母鸡一只（乌骨、乌肉、白毛者最佳）。宰一母鸡，取其血与黄芪、鸡血藤二药搅拌和匀，并将其塞入洗净去毛（留心肝肺及鸡内金）的鸡腹腔内，后缝合腹壁，水适量不加任何作料，文火煮之，以肉熟为

度，去药渣吃肉喝汤，用量因人而异，每隔3～4天吃一只。

【荐方人】内蒙古 刘瑞祥、王俊义

鸡血藤等可治白细胞减少症

【配方及用法】

鸡血藤30克，熟地24克，杭芍18克，当归12克，枸杞子24克，山萸肉24克，炙黄芪30克，锁阳9克，巴戟天12克，补骨脂12克。水煎服，每日1剂。脾虚者加山药30克，生麦芽30克，生白术30克；肾虚者加女贞子24克，旱莲草30克。

【备注】

服本方期间，停服其他药物。

【引自】《山东中医杂志》（1985年第4期）、《实用专病专方临床大全》

黑芝麻、鸡蛋治血小板减少性紫癜

【配方及用法】

黑芝麻30克(捣碎)，鸡蛋2个(去壳)，加适量白糖或少许食盐，同煮熟分2次服。每天1剂，连服10天。

【引自】《广西中医药》（1978年第4期）、广西中医学院《广西中医药》增刊（1981年）

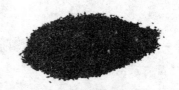

黑芝麻

还阳参、大叶庸含草等可治
血小板减少性紫癜

【配方及用法】

还阳参20克，大叶庸含草50克，紫丹参20克。将上药洗净、晒干共为末。每日服1次，每次服10克。用鲜猪瘦肉（或

猪肝）30克，剁细后与上药拌匀，加水100毫升、蜂蜜20克，放入锅中蒸熟后即可。服10包为1疗程。

【荐方人】云南 赵宏达

【引自】《当代中医师灵验奇方真传》

肿节风片可治疗血小板减少性紫癜

【配方及用法】

肿节风（金栗兰科草珊瑚，属植物草珊瑚）片（每片含生药2克）。成人每次6片，每天3次，小儿酌减。急性出血明显者，每天4次。

【引自】《中医杂志》（1980年第12期）、广西中医学院《广西中医药》增刊（1981年）

茜草根、生地等可治过敏性紫癜

【配方及用法】

茜草根30克，生地15克，元参12克，丹皮、防风、阿胶、白芍、黄芩各10克，甘草6克，小儿酌减。水煎服，每天1剂，连服3剂即见紫癜消退，腹痛和便血均减轻，再服3剂痊愈。

【荐方人】山东 梁兆松

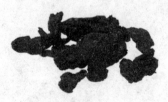

生地

生甘草可治过敏性紫癜

【配方及用法】

生甘草30克，水煎，分2次服，连服5～10日。一般用药3～6天症状消失，停药后无复发。

【引自】《民族医药报》（1993年12月3日）

生地、丹参等可治疗过敏性紫癜

【配方及用法】

生地、丹参、益母草各30克，路路通、赤芍、紫草、地榆、川芎、丹皮、栀子、甘草各10克，三七粉（冲服）6克。上药煎20～30分钟取汁，约250毫升，睡前服。依此法再煎1次，早起服。

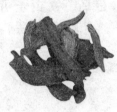

丹参

病重者加犀角粉（冲服，可用水牛角粉代）1.5克；关节痛者加牛膝、黄柏、苍术各15克；腹痛者加杭芍、元胡各12克；肾脏损伤者加大小蓟、茅根各30克，车前子、木通各10克；后期蛋白尿血尿不除或瘀斑不消者加桃仁、红花、五灵脂各10克；气虚者加黄芪30克；阴虚者加玄参、麦冬各15克。

【荐方人】河北 郑德柱

【引自】《当代中医师灵验奇方真传》

服醋蛋液可治动脉硬化症

【配方及用法】

陈醋100毫升，放入带盖茶杯中，杯内再放一个新鲜鸡蛋，盖上盖密封4日后，将鸡蛋壳取出，把鸡蛋和醋搅匀，再盖上盖密封3日即可服用。每剂可用7日，第一剂药服到第3日可制下一剂。每次口服5毫升，每日3次。

【荐方人】何银芳

黄连、黄芩可治脑血管硬化

【配方及用法】

黄连微炒，黄芩微炒，各50克研末，白芷25克，制蜜丸，每丸6克。每天服1次，饭前服。一般3天后有效。

【荐方人】河南 刘学堂

首乌、女贞子可治脑动脉硬化

【配方及用法】

首乌、女贞子、淫羊藿、丹参、当归各20～25克，川芎、山楂、玉竹各15克，枸杞子、红花、牛膝各10克，水煎服。每日1剂，上下午各服1次，20～30日为1疗程。如有改善（症状和脑血流图好转，血黏稠度、血脂降低），则再用1～2疗程巩固。如见气虚加黄芪15～30克，党参10克；痰浊加胆南星5克，制半夏9克；四肢麻木不灵活者加地龙15克，僵蚕10克；肝阳上亢血压高加天麻6克（另炖服），钩藤12～15克，决明子15克。

【荐方人】广西壮族自治区 王书鸿

128

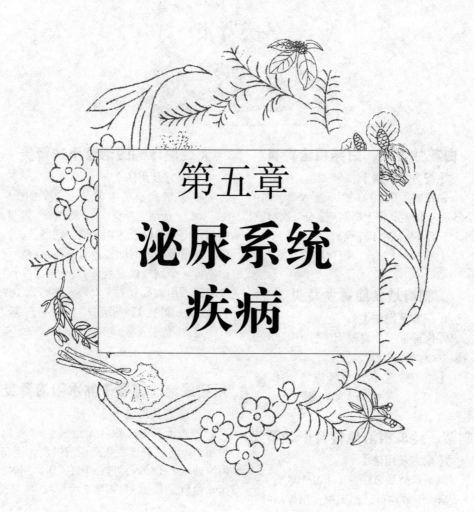

第五章

泌尿系统疾病

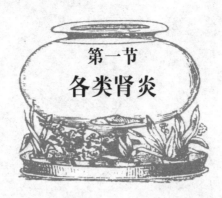

第一节
各类肾炎

白花蛇舌草、白茅根治肾炎

【配方及用法】

白花蛇舌草、白茅根、旱莲草、车前草各9～15克。将上药水煎，分2次口服，每天1剂。1周为1疗程。

【荐方人】重庆 邓明材

鸭肉炒食治肾盂肾炎

【配方及用法】

鸭肉适量。炒食鸭肉，量不限，3天1次，6天为1疗程。

【引自】《浙江中医杂志》（1987年第12期）、《单方偏方精选》

刺梨、丝瓜根治急性肾小球肾炎

【配方及用法】

刺梨根鲜品200克（干品100克），丝瓜根（干鲜均可，如无根，用丝瓜叶和丝瓜络代替）4根，红糖30克，鲜瘦猪肉100克。先将丝瓜根、刺梨根放入砂锅内煎30分钟，再将红糖、瘦猪肉放入煎30分钟后取出，喝汤吃肉，每天1剂，连服3剂为1疗程。

【荐方人】四川 杨从军

【引自】《当代中医师灵验奇方真传》

大戟煎汁顿服治肾小球肾炎

【配方及用法】

取手指大小的大戟2～3枚（10～30克），上药刮去外皮，以瓦罐煎汁，顿服，服后多出现呕吐及腹泻水液。间隔数天再服，剂量及间隔时间视患者体质及症状灵活掌握。个别气血虚衰患者，于水肿消退大半后，用大戟复方（大戟、锦鸡儿、丹参各15～30克）轻剂缓服，需40～50剂。

【引自】《浙江中医药》（1997年第5期）、《单方偏方精选》

用猪尿泡、茴香子熬水喝治肾炎

【配方及用法】

茴香子150～250克，猪尿泡1个（内带尿）。将茴香子装在猪尿泡里面，挂在阴凉处风干（最好经过一个夏天）。用时，用水煎熬，喝水，每剂熬3次。

【荐方人】辽宁 高元良

用猪胃、大蒜治肾炎

【配方及用法】

猪胃1个，紫皮独头大蒜7头。将猪胃洗净，紫皮独头大蒜剥皮后放猪胃内，然后将猪胃放锅中煮至烂熟，吃肉蒜，喝汤，一次或多次吃完均可。

【荐方人】安徽 王影

【引自】广西科技情报研究所《老病号治病绝招》

金樱子、菟丝子等治慢性肾小球肾炎

【配方及用法】

金樱子、菟丝子、女贞子、枸杞子、车前子、丹参各20克，党参、公英、赤小豆各30克，萆薢15克。上药水煎2遍，取汁500～600毫升，日服2次，每日1剂，20日为1疗程，连服4～6疗程。气虚加黄芪30～60克；血虚加首乌30克，当归10克；水肿加泽泻20～30克，大腹皮15克；阳虚加附子6～12克。

【荐方人】山东 王宙田

【引自】《当代中医师灵验奇方真传》

商陆、泽泻治急慢性肾炎

【配方及用法】

商陆6克，泽泻15～30克，生韭菜12～180克。用清水浓煎温热服。上药为成人1日量，小儿按年龄酌减。急性肾炎可单用上方；亚急性肾炎于方内加茯苓皮31克，五加皮15克；慢性肾炎加黄芪31克，木瓜15克；营养性水肿加薏米62克。一般服4～10剂即可愈。

【引自】广西医学情报研究所《医学文选》

用白茅根治肾炎

【荐方由来】

1961年我患上肾炎，住院治疗几个月，病情有所控制，但未能根治。出院以后，长期服中药治疗，但小便化验总是有蛋白、红细胞、白细胞和颗粒管型。

听人说，此病叫作富贵病，无特效药可治，只能吃中药慢慢调养。我真有些灰心了，认为病治不好，时间拖长了，可能会成尿毒症。后来，一位朋友告诉我，白茅根可以治肾炎，于是，我让住在乡下的弟弟替我挖了些白茅根，足有十多千克。

当时，我在一所省属重点高中教书，

一个人，煎药不方便，于是我就在蒸饭罐里放100克白茅根另加300克水蒸制，每天将蒸制的汤分2次服下。服1个月左右，效果出现了，水肿消退了。后来继续服了3个月，化验小便蛋白、颗粒管型消失了，病痊愈了。

30年过去了，我的肾炎没有复发过。看来，白茅根真的能根治肾炎。

【备注】

服药应当有耐心，应根据自己的病情决定服药的时间和剂量。

【荐方人】齐斌

【引自】广西科技情报研究所《老病号治病绝招》

用活鲫鱼、大黄治急慢性肾炎

【配方及用法】

活鲫鱼2条（每条30克以上），地榆15～30克，鲜土大黄9～15克。将鱼洗净，与上述中药同煮沸，睡前半小时或1小时吃鱼喝汤。每天1剂，3～5剂为1疗程。

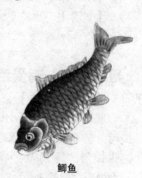

鲫鱼

【备注】

愈后百日内不得吃公鸡、鲤鱼。

【引自】《四川中草药通讯》（1977年第1期）、广西中医学院《广西中医药》增刊（1981年）

用翘芩四皮汤治急性肾炎

【配方及用法】

连翘30克，黄芩10克，茯苓皮30克，桑白皮15克，大腹皮15克，冬瓜皮30克，桔梗10克，泽泻15克，车前子30克，益母草30克。成人每天1剂，水煎服，儿童酌减药量。表证明显者去黄芩加二花30克，麻黄8克，浮萍10克；热重血尿者重用连翘、黄芩量，另加生地、元参、小蓟、白茅根；湿重水肿严重者减黄芩、连翘量，重用四皮；血压高者加生地、元参，过高者加钩藤，夏枯草、珍珠母。

【荐方人】陕西 钱嘉颖

【引自】《当代中医师灵验奇方真传》

芪玉汤治肾炎蛋白尿

【配方及用法】

黄芪、玉米须、糯稻根各30克，炒糯米一撮。上方煲水代茶饮，分数次服，每天1剂，切勿间断，连服3个月。蛋白消失后，第4个月开始可隔1～2天服1剂，忌食盐、油炸物。

【荐方人】广东 梁泉健

【引自】广西医学情报研究所《医学文选》

用蜈蚣粉、鸡蛋治肾炎蛋白尿

【配方及用法】

将新鲜鸡蛋打一小口，把蛋清和蛋黄搅匀，将1条蜈蚣捣末后放入有口的鸡蛋内再搅匀，蒸15分钟即可，取出食用。一天服1个蜈蚣鸡蛋。

【荐方人】陆博学

牛蹄角质片熬水喝治慢性肾炎

【配方及用法】

牛蹄（即牛蹄的角质部分）1只，除去泥土，用利刀切成薄片。用1/4的牛蹄，加水三碗，水煎，煎至一碗水时，去渣温服。两天1次，晚饭后服。

【荐方人】河南 张尚兴

老生姜、大枣可治急慢性肾炎

【配方及用法】

老生姜500克，大枣500克，红糖120克，黑、白二丑20克。将生姜去皮捣烂，取汁；大枣煮熟去皮、核；二丑研碎成面。4味同放入碗内拌匀，在锅内蒸1小时后取出，分为9份，每次1份，每天3次。连服2剂即可见效。服药期间，严禁吃盐。

【备注】

服时均匀嚼烂；禁食用酒、高脂肪及对胃有刺激性的食物；服用此药停用其他中药；孕妇禁服。

【荐方人】河南 杨传启

蝼蛄、鸡蛋可治肾炎

【配方及用法】

蝼蛄（不是药杀死的）3个，鲜鸡蛋1个。把蝼蛄弄死，放在瓦片上焙黄焦，研成粉末，装进一个鲜鸡蛋（先打一个洞）里，然后用红黏土泥包裹鸡蛋（泥厚约半厘米），放入炭火中烧熟吃。每天1个，连吃10个。

【备注】

蝼蛄，别名天蝼，俗名土狗。《本草纲目》记载，蝼蛄，气味咸寒，无毒。主治水肿、头面肿，利大小便，通石淋，能治十种水病，大腹水病，石淋作痛，小便不通。

【荐方人】河南 郑学写

花生米、大枣可治肾炎

【配方及用法】

花生米50克，大枣适量，鸡蛋2～3个。大枣、花生米煮熟后，再打入鸡蛋炖熟，一次将鸡蛋、大枣、花生米连汤吃净，每天1次，或隔天一服。

【荐方人】河南 陈立新

玉米须煎汤治慢性肾炎

【配方及用法】

玉米须60克，煎汤代茶，连服6个月。

【荐方人】 魏东海

用西瓜和红皮蒜治急性肾炎

【配方及用法】

大西瓜1个，红皮蒜13头，去皮。把西瓜挖一洞，将蒜放入洞内，用瓜皮塞住洞口，洞口向上，放锅内用水煮至蒜熟，吃蒜和西瓜。此方为2天用量。一般服用14个西瓜可治愈。

【备注】

防止瓜汁流出洞口。

【引自】《实用民间土单验秘方一千首》

用西瓜可治急慢性肾炎水肿

【配方及用法】

西瓜汁200克，西瓜皮200克。将上二味加水适量，煎15分钟左右，去渣温服，每天2次。

【备注】

西瓜有清热解暑，除烦止渴，利小便的作用。现代药理研究证实：瓜肉中的瓜氨酸及精氨酸部分能利尿。《现代实用中药》载："西瓜为利尿剂。治肾脏炎水肿、糖尿病、黄疸。"

【引自】《小偏方妙用》

麻黄、浮萍可治急性肾炎

【配方及用法】

麻黄3～6克，浮萍9克，生石膏18～30克，茯苓皮、冬瓜皮各30克，陈皮6克，细辛3克。每天1剂，每剂可服2～3次。此方以麻黄解表发汗利尿，浮萍发汗行水，生石膏走阳明肌腠，监制麻黄之辛温，并解肌退热；茯苓皮、陈皮、冬瓜皮行气利水，与麻黄、浮萍内外分消、表里通彻；细辛入肾开关，使水下行。凡急性肾炎有发热、水肿者，用此祛风利水、内外分消之法，常获奇效。

【荐方人】 马崇生

【引自】《中医报》（1989年10月17日）

杨树毛子可治肾炎水肿

【配方及用法】

春末夏初杨树毛子（杨树种子）纷纷落地，拣些阴干备用。每次将六七条阴干的杨树毛子用温水洗去尘土，放茶杯中用开水冲泡代茶饮，直到无色无味扔掉，可连日用。有利尿作用，可用于肾炎水肿。

【荐方人】 辽宁 果洪波

黑丑、白丑治慢性肾炎

【配方及用法】

黑丑、白丑130克，红糖124克，老姜500克，大枣62克，共为1剂量。先将黑丑、白丑剔去杂质，用锅炒至有爆裂声，取出研细粉。老姜洗净去皮，捣碎用纱布压姜汁。大枣洗净后用针将枣两头各穿一孔后，放入冷水中浸约1小时拭去生水，干后再煮熟去皮与核，将枣捣成糊状。然后将红糖、枣泥、黑丑、白丑粉入姜汁中调匀成糊状蒸熟，先蒸半小时，取出捣匀后再蒸半小时取出，待干后制成丸剂。1剂分两次半服完。每天3次，于饭前1小时空腹吞服。一般1～2剂恢复。

【备注】

服完后3个月忌油盐。

【引自】广西医学情报研究所《医学文选》

133

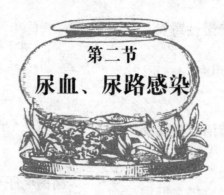

第二节
尿血、尿路感染

生地龙汁治尿血有特效
【配方及用法】

活地龙40条，生大蓟150克，白糖150克。把地龙洗去泥土，置清水内加入3～5滴食用油，让地龙吐出腹中泥土，如此反复两次，至腹中黑线消失呈透明状为止，然后将地龙放置干净钵子内，撒上白糖，不久地龙即化成糖汁。另取生大蓟150克，加水煮沸10～15分钟，趁滚沸时倒入地龙化成的糖汁即成。让病人空腹服，趁热尽量多饮。

【荐方人】何耀荣

金银花、蒲公英等治血尿
【配方及用法】

金银花、蒲公英各30克，马勃、漏芦、大蓟、小蓟各15克，白术、茯苓、泽泻各10克，红花、丹参、赤芍各12克，生甘草8克。将上药水煎3次后合并药液，分早、中、晚3次口服，每天1剂，5剂为1疗程。

【荐方人】四川 周为

生地、茯苓等可治尿血
【荐方由来】

本方是家父梁燕楼（名老中医）传授的验方，用于治疗尿血症患者24人，均获显著疗效，随访2年无复发。

【配方及用法】

生地50克，茯苓30克，丹皮12克，泽泻15克，白芍20克，旱莲草25克，黄柏10克，阿胶15克（煎药去渣取汁，文火煎阿胶），滑石20克，白茅根20克，甘草6克。水煎服，日服1剂，连服4剂。

【荐方人】海南 梁天生
【引自】《当代中医师灵验奇方真传》

马齿苋可治尿路感染
【配方及用法】

马齿苋干品120～150克（鲜品300克），红糖90克。马齿苋如系鲜品，洗净切碎和红糖一起放入砂锅内加水煎，水量以高出药面为度，煎沸半小时则去渣取汁约400毫升，趁热服下，服完药盖被出汗。如属干品则需加水浸泡2小时后再煎，每天服3次，每次煎1剂。

【引自】《新中医》（1979年第4期）、《单味中药治病大全》

用竹叶红糖水治尿路感染
【配方及用法】

竹叶1克，红糖适量，熬成一大碗喝下，立见功效，3～5碗病痊愈。

【引自】《晚晴报》（1997年3月1日）

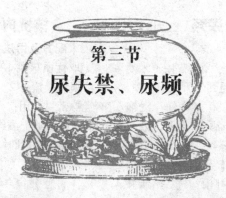

第三节
尿失禁、尿频

猪膀胱治小便失禁

【配方及用法】

将新鲜猪膀胱洗净，不加盐煮熟，每天吃3次，每次吃15～30克。连续食用10～15日，此症便可明显好转或痊愈。如若患病较重，可再多吃三五日，其疗效十分显著。

【荐方人】高云阁

【引自】《老年报》(1996年7月20日)

益智仁、桑螵蛸治老年性小便失禁

【配方及用法】

益智仁（打碎）25克，桑螵蛸15克，菟丝子30克，龙骨（先煎）25克，牡蛎（先煎）20克，山萸肉25克，山药30克，五味子10克，乌药25克。上药加水400毫升，水煎30分钟，取汁200毫升；二煎加水300毫升，取汁150毫升，二煎混合，每天服2次。气虚者加党参、黄芪、升麻，肾阳虚者加肉桂、附子。具体剂量请遵医嘱。

【荐方人】黑龙江 王玉洁

【引自】《当代中医师灵验奇方真传》

党参、黄芪等治尿频

【配方及用法】

党参、黄芪各20克，生大黄（后下）、车前草、茯苓、山药、泽泻、川黄连、白术各10克，生甘草8克。将上药水煎，分2～3次口服，每天1剂。5剂为1疗程。

【荐方人】江西 万春来

火麻仁、覆盆子等治尿频

【配方及用法】

火麻仁、覆盆子各15克，杏仁、生白芍各9克，生大黄6克，枳壳、厚朴各5克，桑螵蛸12克。将上药水煎，分2次服，每天1剂。

【荐方人】新疆 朱奉慧

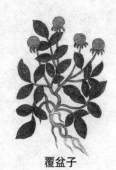

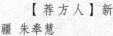

覆盆子

蒲公英、半枝莲等治尿频

【配方及用法】

蒲公英、半枝莲各20克，茯苓、怀山药、木通、泽泻、五味子各12克，甘草10克。将上药水煎3次后合并药液，分早、晚两次口服。5剂为1疗程。若气血两虚者，加生黄芪、全当归、何首乌各20～30克；若腰膝酸软无力者，加川续断、杜仲、狗脊、怀牛膝各10～15克。

【荐方人】浙江 胡英霞

服杜仲治尿频

【荐方由来】

我退休后患尿急、尿频，曾用玉米须煮汤饮服，效果很好。但到冬天无玉米须，我就用500毫升白酒，30克杜仲，浸泡24小时以上，每次服药酒30毫升，效果也很好。另外我过去腰膝疼，喝了药酒后，也很有效。《本草纲目》介绍："杜仲为补肾壮腰脊之药物，可补中益气，治腰膝疼及小便余沥。"故杜仲药酒对此病有效。

【荐方人】北京 张济川

食核桃肉治夜间尿频

【配方及用法】

取优质核桃1000克，去壳后约加20克精细无碘盐，文火炒熟，装入洁净的玻璃容器密封备用；再购一瓶低度白酒或黄酒等，临睡前配酒约10毫升，嚼服3～5颗自制的核桃肉即可明显见效。

【荐方人】郑善宗

【引自】《老年报》(1996年6月29日)

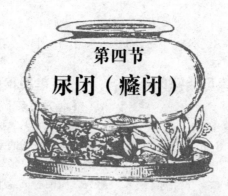

第四节
尿闭（癃闭）

用鲜葱白加白矾治尿闭

【荐方由来】

我老伴年老多病身体很不好，主要患有心脏病、严重的糖尿病。

一天晚上，病又犯了，把她折腾得在床上乱滚，坐着不行，躺着也不行，肚子越憋越大，上厕所蹲着不但不排尿，反而还往上抽，把我急得团团转。我想这一定是不能排尿所致。于是，我把在旧书摊上买来的一本《中草药土单方汇编》找了出来，翻到小便不通一章节，一验方写着：鲜葱白、白矾各15克，用法是共捣烂，敷在肚脐上。

我立即将这两样药找齐，放在捣蒜缸中，捣成糊状，摊在纱布上，下部托上薄塑料布，敷在老伴的肚脐上。真灵，不大一会儿（约有半小时），她去厕所，这回小便顺利地排下了，病好之后至今未犯。

【荐方人】辽宁 高金生

用蟋蟀治小便不通

【荐方由来】

我于1992年秋得了小便不通的病，两次治疗均未见效，后来敬老院服务员说，《辽宁老年报》三版有一偏方治小便不通。没等我回敬老院，几位服务员就到山上找了3个蟋蟀，焙干研末，让我用白开水冲服。20分钟后，明显见效。

【荐方人】四川 赵江海

用生大蒜与生猪油治老年尿闭

【配方及用法】

取生大蒜1瓣（剥去衣皮）和生猪油少许捣烂，用纱布（或消毒布片）包扎，敷在肚脐上，当天敷贴，小便即通畅。如果小便通后，尿流频频，即取金樱子（根）25克，用水煎服，小便就会正常。

【荐方人】浙江 金昌礼

用葱白、胡椒敷脐治小便不通

【配方及用法】

葱白1根（约10厘米长），白胡椒7粒，共捣烂如泥，填敷肚脐上，盖以塑料薄膜，胶布固定。

【引自】《老人报》（1996年第7期）

用矾盐散外治老年尿潴留

【配方及用法】

白矾60克，研末与食盐30克搅匀调成药散后，湿敷神阙穴（位于脐窝正中）。

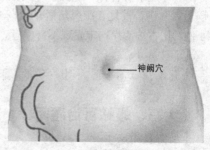

神阙穴的位置

【荐方人】李子云
【引自】《老年报》（1996年5月7日）

黄芩、桑白皮等可治癃闭

【配方及用法】

黄芩24克，桑白皮15克，麦冬、山栀、木通各10克，黄连6克，车前子（布包）18克，竹叶3克，王不留行15克。上药共煎30分钟，约300毫升，隔4～8小时服1剂，同时用生半夏少许研面，水泛为丸，绿豆大小入鼻取嚏。

【荐方人】山西 冯曙光
【引自】《当代中医师灵验奇方真传》

宣化汤治癃闭有神奇疗效

【配方及用法】

炙枇杷叶（布包）、豆豉、郁金各12克，车前子（布包）、紫菀各15克，川通草、上官桂各5克。上药水煎每天1剂，早、晚各1次。

【荐方人】江苏 薛其祚
【引自】《当代中医师灵验奇方真传》

干蝼蛄治疗尿潴留疗效甚佳

【配方及用法】

干蝼蛄5克，研末温开水送服。

【功效】

治疗36例均有效。服药1次见效者32例，其中，1小时内排尿畅通者10例，1～2小时排尿畅通者16例，2小时后排尿畅通者6例；重复3次服药后排尿畅通者4例。用本法治疗均未发现不良反应。

【荐方人】江苏 翟锦芳
【引自】《江苏中医》（1997年第7期）

大蒜、蝼蛄可治癃闭

【配方及用法】

大蒜2瓣，蝼蛄7个。将上2味捣烂

如泥，贴脐中，约半小时，小便即通。

【引自】《小偏方妙用》

单用田螺治癃闭

【荐方由来】

1994年3月，我患了癃闭，出现尿频、尿急和滴沥不畅的毛病，经B超检查，前列腺已达5.8厘米×4.5厘米，成为Ⅱ度肥大，质硬。虽经中西医多方治疗，但总是预后不良，反跳不休，有时甚至发生尿路阻塞，只得靠插管导尿，弄得心神不宁，狼狈不堪。到了5月，我的一位老友（退休中医师）推荐一个小方让我试用，我按方治疗不到半月，病竟然奇迹般痊愈了。

【配方及用法】

取大田螺1个，剥壳后，连屎带肉加食盐少许共捣如泥敷脐上，外贴麝香止痛膏1张，每次敷60分钟，隔天换药1剂。

【荐方人】四川 唐琪

用葱白治产后尿潴留

【配方及用法】

葱白250克。将葱白切碎炒热，用纱布包好，在脐部及其周围热熨至患者自觉有热气入腹内。

【引自】《广西玉林医药》（1978年第1期）、广西中医学院《广西中医药》增刊（1981年）

淡竹叶、桔梗可治小便不通

【配方及用法】

取淡竹叶10克，桔梗10克。将2味药置于一个大茶杯内，再将沸水约300毫升倒入杯里，加盖焖泡20分钟左右，每隔3小时饮服1次，每日多次，即可排尿，恢复正常。

【荐方人】胡闻
【引自】《老年报》（1997年8月5日）

满天星、车前草治小便不通

【配方及用法】

满天星、生车前草各 1 盅冲烂，用净布包好放淘米水内，榨去绿水对白糖饮之。一般服药后 3 小时小便可通。

【荐方人】广西 诸葛达

【引自】广西医学情报研究所《医学文选》

单用野燕麦水煎服治小便不通

【配方及用法】

野燕麦 60 克，水煎服。

【引自】《浙江中医学院学报》（1984年第 1 期）、《中医单药奇效真传》

芒硝加水湿敷小腹治尿痛不畅

【配方及用法】

取芒硝 100 克，加开水 50 毫升，纱布浸后温敷小腹。

【引自】《广州中医》（1990 年第 7期）、《中医单药奇效真传》

地龙可治小便不通症

【配方及用法】

挖取鲜地龙 100 余条，洗净泥土，分 2 次炒，外敷脐上。并口服干地龙末，每日 3 次，每次 9 克，温水送服。

【引自】《陕西中医函授》（1985年第 2 期）、《中医单药奇效真传》

大田螺、青盐可治二便不通

【配方及用法】

大田螺 3 个，青盐 0.9 克，共捣烂成膏敷于脐中和脐下 4 厘米处。片刻即通，有神效。

【引自】《中药鼻脐疗法》

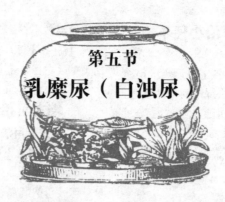

第五节
乳糜尿（白浊尿）

大豆、鸡蛋清可治尿白浊病

【荐方由来】

1947年，辽宁达力白同伙伴3人去热河办事，其中1伙伴途患白浊，3日不得动弹。后一位大娘告诉：用大豆7粒，同鸡蛋清一起煮熟吃了便好。照此服用，病真的好了。

【引自】《蒙医妙诊》

用银杏、龙眼可治乳糜尿

【荐方由来】

1993年我妻子患了乳糜尿，小便呈豆浆状，用多种方法治疗不见效，发展为糜血尿，尿中红细胞"++++"，医生建议用手术方法疏通肾周围被阻塞的淋巴管。虽然我听说手术效果不确定，但仍准备做最后一拼：一方面四处筹款，另一方面想点子给她补身子。我每天早晨剥五六个银杏果、五六个龙眼，再加约15克枸杞子，约15克冰糖共煮后给她空腹吃下。约20天，妻子突然发现她的小便变清。我很惊喜，又给她连着吃了20天左右。至今已过了一年半，妻子的乳糜尿未复发过。

我怀着好奇心查找有关资料，得知银杏可补心养气，益肾润肺；龙眼可补心养气，开胃健脾；枸杞子能滋肾润肺，治肝肾气上述诸味并用，相得益彰。

【荐方人】益民

【引自】《老年报》（1996年11月5日）

山楂碾末为丸可治乳糜尿

【荐方由来】

一位姓何的老妇，65岁。1983年8月4日初诊，患血丝虫乳糜尿史19年。经中西药物多方面治疗，但乳糜尿迁延不愈。近几来病情加剧：每溲均为乳糜状，混浊如浆，晨起为甚，无涩痛感。多食油腻则腔腹胀闷，便溏不实，尿浊加深。伴见面目虚浮，四肢酸软，舌淡，苔白腻，脉细缓。尿化验：乳白色浑浊，蛋白"+++"，乳糜定性"+++"。辨证为脾胃气滞，脾不化精，脂膏下流。治以健脾行滞，消导分清，处方单用山楂碾末为蜜丸。每日90克，分3次服，服至半月，小便日渐清澈，乳糜尿完全消失，腹胀改善，饮食较佳。晨尿连检多次均为正常。停药随访2年未见复发。

【引自】《上海中医杂志》（1987年第8期）、《中医单药奇效真传》

当归、川牛膝等可治乳糜尿

【配方及用法】

当归、川牛膝各15克，黑、白丑各3克，冰片（冲）3克。将上药先用清水浸泡30分钟，再煎20分钟，每剂煎2次，将2次煎出的药液混合共约300毫升，分早、晚2次温服。腰酸乏力者，加首乌、枸杞、黄芪各 15 克。

【荐方人】甘肃 周斌

【引自】《当代中医师灵验奇方真传》

射干煎服可治乳糜尿

【配方及用法】

射干适量。病程长及体质壮实者，用射干 20～25 克；病程短及体弱者，用射干 12～15 克，煎水适量，每日分 3 次服。病程长者，酌加川芎 9 克，赤芍 12 克；乳糜血尿者，酌加生地 15 克，仙鹤草 15 克。

【备注】

用射干治疗乳糜尿古今本草书籍虽未载，但民间有此单方。用法是射干约 10 克，切细，与鸡蛋一个搅匀，再加糯米酒一杯（约 50 毫升），久蒸。日服 3 次，连服 7 日。疗效亦肯定。射干苦寒，脾虚便溏者不宜使用，孕妇忌用或慎用。

【引自】《中医杂志》（1986 年第 11 期）、《单味中药治病大全》

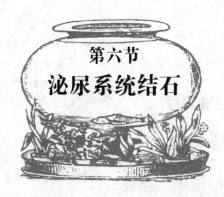

第六节
泌尿系统结石

金钱草、鸡内金等可治肾结石
【配方及用法】

金钱草、鸡内金各30克，海金沙25克，石苇、冬葵子、当归、川芎、三棱、莪术、黄柏、泽泻各20克，枳壳、甘草各15克。上药冷水浸泡30分钟后，文火水煎20分钟取汁300毫升，分3次服。腰酸痛者加山萸肉、杜仲各20克，有积水者加猪苓、茯苓皮各30克。

【荐方人】黑龙江 赵淑兰
【引自】《当代中医师灵验奇方真传》

鸡内金粉治肾结石
【配方及用法】

将鸡内金烤干，研成粉末，取15克倒入杯内，冲300毫升开水，15分钟后即可服用。早晨空腹服，一次服完，然后慢跑，以助结石排出。

【引自】《湖南中医杂志》（1986年第3期）、《中医单药奇效真传》

金钱草、白茅根可治肾结石
【配方及用法】

金钱草15克（鲜药31克），白茅根62克，地骨皮46克，兑水2.0～2.5升，水煮沸后文火煎10～15分钟，滤出汁液，放温后代茶饮。一次饮不完，装进保温瓶里，每天饮数次。每剂药煎2次，煎第二次时适当添些水。每天1剂。菠菜子1.5千克，放锅内文火焙黄，研面干吃或温开水冲服。

每天3～4次，服62～93克，7天为1疗程。轻者1疗程，重者2疗程。若无特殊情况，一般不超过3疗程，即可治愈。

【备注】

患者服药期间忌房事，忌食生冷和荤腥食物，宜多休息，多吃素食和新鲜蔬菜。

【引自】《中医药信息报》

滑石、木通可治肾结石
【配方及用法】

滑石20克，木通6克，金银花10克，车前草12克，金钱草15克，海金沙15克，瞿麦10克，泽泻10克，萹蓄10克，甘草10克，生地10克。上药水煎服，每天1剂，分3次服，连服5剂为1疗程。一般经2～3疗程，肾结石病可愈。

【备注】

在进行中药治疗的同时，每天大量饮水，并在楼梯上或平地上多跳动，促使结石化小和排出。

【荐方人】湖南 谢长文
【引自】《农家科技》（1997年第10期）

核桃仁可治胆肾结石
【配方及用法】

核桃仁50克（生、熟各一半碾成粉），冰糖粉50克，熟香油50克（菜油、花生油均可）。服时将三样混合成糯糊即可，每天早、晚各服一半。服完后，仍按上述配方继续配食。

【荐方人】云南 何思问

金钱草、海沙藤可治尿路结石

【配方及用法】

取金钱草、海沙藤各 60 克，鸡内金 15 克，每天 1～2 剂，加水煎汤代茶频饮，可大增尿量和稀释尿液，能加强对结石的冲刷力，使结石缩小排出体外。本方适合治疗不需手术的输尿管、膀胱等尿路结石。

【荐方人】潘彦清

【引自】《家庭保健报》（1997 年 7 月 1 日）

鸡内金治尿路结石

【配方及用法】

鸡内金 1 个。将鸡内金晒干，捣碎，研末，白水送服。每日 1 次，可连续服用。

【功效】

化石通淋。

鹿角霜治尿路结石

【配方及用法】

鹿角霜 30 克，菟丝子、鸡内金、石苇、海金沙、白芍各 12 克，生甘草梢、王不留行各 9 克，琥珀 1 克（吞），金钱草 15 克，乌药、桃仁各 6 克。水煎服，每天 1 剂。

【功效】

温肾壮阳，排石活血，化瘀通络。

睡前饮牛奶防治胆结石

【配方及用法】

全脂鲜牛奶 1 杯。牛奶加热，睡前顿服。

【功效】

可有效防止胆结石的形成。

火硝、滑石治疗泌尿系统结石

【配方及用法】

火硝 6 克，滑石 18 克。在铁勺上放纸张，把火硝倒在纸上，不计其接触铁器，放在文火上炒黄。炒黄的火硝与滑石置入药煲中，加水一大碗，煎服 10 分钟，倒出药汁服用，每天 1 剂，每天服 2 次，连续服用至尿石排出为止。

【荐方人】广西 王唯懿

鲜杉树脑头可治尿路结石

【荐方由来】

我今年 60 岁，1980 年患尿路结石症，每次小便疼痛难忍。后来经一位老太太传方，用 36 个新鲜杉树脑头，加红糖、白糖各 100 克，用水 2 碗煎服，连服三四天，半粒绿豆大的尿路结石就从小便中排出来了。

【荐方人】浙江 王星田

【引自】广西科技情报研究所《老病号治病绝招》

杉树枝脑头可治尿路结石

【配方及用法】

用杉树枝尖脑头鲜枝叶 36 个（120 克左右），加入红糖、白糖各 60 克，用水 3 碗煎熬成 1 碗温服。每日 2 次，连服 3～5 日。

【备注】

结石从尿道中排出，排石时阴茎头有触电似疼痛。结石排出后，一切正常，永不复发。

车前子、木通等可治泌尿系统结石

【配方及用法】

车前子 20 克，木通、大黄、甘草各 10 克，滑石 15 克，白茅根 30 克，金钱草 50 克。上药水煎服，早、晚各服 1 次，每天 1 剂。结石在肾脏者加生地、枸杞子各 20 克；结石在输尿管及膀胱者加白术 12 克，桂枝 6 克，猪苓 9 克。

【荐方人】辽宁 郑福春

【引自】《当代中医师灵验奇方真传》

郁金、金钱草等可治泌尿系统结石

【配方及用法】

郁金30～60克，金钱草30克，石苇15克，滑石15克，海金沙15克，生鸡内金15克，生地12克，萹蓄12克，瞿麦12克，车前子12克，冬葵子12克，川牛膝10克。每天1剂，水煎服。

【引自】《陕西中医》（1986年第6期）、《单方偏方精选》

鹅不食草治膀胱结石

【配方及用法】

取鹅不食草200克（鲜品）洗净，捣烂取汁，加白糖、白酒少许，一次服完。每天1剂，服3剂。

【引自】《广西中药》（1984年第4期）、《中医单药奇效真传》

鲜鱼腥草等可治尿路结石

【配方及用法】

鲜鱼腥草160克，活地龙10条，白糖50克。地龙用水漂净，将其置白糖内液化。鱼腥草取汁，两者混合后顿服。

【荐方人】赖新发

【引自】《家庭医生报》（1995年5月27日）

鱼腥草水可使尿路结石排出体外

【配方及用法】

取鱼腥草适量泡开水频饮。

【引自】《浙江中医杂志》（1991年第2期）、《单味中药治病大全》

鲜地锦草治尿路结石

【配方及用法】

鲜地锦草100～200克，洗净捣烂，置一大碗中，煮沸糯米酒250～300毫升，覆盖待其温热适当时服用（闷10分钟以上，服时不要将碗盖揭开），每天服1～2次，

7～10天为1疗程。

【备注】

本药最好用鲜品，尤以7～9月的鲜地锦草为宜。用药量不宜少于100克，否则疗效不显。

【引自】《新中医》（1984年第12期）、《单味中药治病大全》

蝼蛄、甘草等可治尿路结石

【配方及用法】

蝼蛄5只，六一散（滑石30克，甘草3克）。蝼蛄焙干研粉，对药服用。若结石较大、部位较高者加海金沙、金钱草各30克；小便热涩者加车前子、石苇各12克；有血尿者加白茅根30克，萹蓄、瞿麦各12克；肾绞痛者加琥珀、沉香各5克。

【引自】《中医杂志》（1979年第7期）、广西中医学院《广西中医药》增刊（1981年）

地龙粉治尿路结石

【配方及用法】

取活地龙适量，洗净后置锅里文火焙干，研末。每次服6克，用红糖水冲服，每天2次，3～7天可排石，对直径在1厘米以内的结石效果尤佳。

【荐方人】吴建华、王德坤

【引自】《开卷有益》（1995年第6期）

两头尖等可治膀胱结石

【配方及用法】

两头尖30粒，牛膝、炮山甲、归尾各6克，川楝9克，赤苓12克，大麦秆（切碎）60克。用急流水煎服，头煎服后3～4小时如未排出尿石，要将原药再煎1次，如仍无效，再服至排出尿石为止。一般每天服1～2剂，每隔4～8小时服1次。4岁以上儿童可照此量给服，病儿过于羸弱可酌减。

【引自】广西医学情报研究所《医学文选》

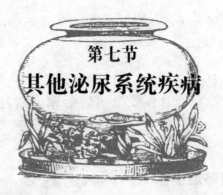

第七节
其他泌尿系统疾病

生山楂煎服治尿痛

【配方及用法】

生山楂90克，水煎服。

【引自】《浙江中医杂志》（1992年第5期）、《中医单药奇效真传》

鲜金钱草取汁服治尿道刺痛

【配方及用法】

鲜金钱草150克。将鲜金钱草洗净，绞取汁服用，每天2次。

【备注】

金钱草以其颜色金黄，形似铜钱而得名，有清热利尿，消肿解毒之效用。据元朝《巴东志》记载，王村一老妇患了热淋证，小腹拘急疼痛，小便次数增多，尿道刺痛。有一民间草医，用新鲜金钱草一把绞汁，让老妇服下，每天2次，3天而愈，人们皆谓其神药。后人也经常应用，确有效验。

【引自】《小偏方妙用》

覆盆子、金樱子治遗尿

【配方及用法】

覆盆子、金樱子、菟丝子、五味子、仙茅、山萸肉、补骨脂、桑螵蛸各60克，丁香、肉桂各30克。上药共研细末装瓶，防止挥发漏气失效。取药粉约1克，倒满病人肚脐眼，滴1～2滴酒精或高粱酒后，再贴上暖脐膏药（药店有售；烘时不可太热，防止烫伤皮肤）；也可用薄层棉花或

纱布一层覆盖，外加塑料薄膜贴上胶布条。每3天换1次。也可同时口服药粉，每天早、晚各1次。3～10岁每次3～5克，10岁以上每次5～6克。剂量亦可按病人体质或病情，酌情增减。口服药粉时，可加些白糖调拌后服下。

【引自】《中医杂志》（1994年第4期）、《实用专病专方临床大全》

用干姜甘草汤治遗尿

【配方及用法】

干姜、甘草、夜关门各30克，台乌、益智仁、白术各10克。上药用冷水浸泡20分钟后，文火煎30分钟，取汁约300毫升，1天3次，2天1剂。

【荐方人】四川 吴甫兴

【引自】《当代中医师灵验奇方真传》

五味子、胡椒可治遗尿

【配方及用法】

五味子、胡椒、补骨脂各6克。上三味共为细末，糊在肚脐上，胶布封闭，每天换1次，4天为1疗程，若见效，连续服两三次即愈。

【荐方人】河南 燕国龙

生龙骨、鸡蛋可治遗尿

【配方及用法】

取生龙骨30克水煎，用此药汁煮鸡

蛋2个；第二次亦用龙骨30克，同前一次煮后之龙骨同煎，仍用此药汁煮2个鸡蛋；以后各次均按上法煎。约200克龙骨煮12个鸡蛋为1疗程剂量。3～8岁每天吃1个龙骨煮鸡蛋，8岁以上每天可吃2个龙骨煮鸡蛋。

【荐方人】赵燕

芡实、桑螵蛸等治遗尿

【配方及用法】

取芡实30克，桑螵蛸15克，硫黄90克，葱10棵，共捣为泥，存放在洁净的玻璃瓶里备用，一般存放7天为限。不论成人与小儿，每晚睡前用75%的酒精棉球将肚脐及其四周腹壁消毒，然后将药摊在肚脐周围，再用绷带绕腰缠紧固定，次日早晨取下，第二天晚上，仍按前法使用。

【荐方人】林健

【引自】《老年报》（1997年8月28日）

兰花草可治尿毒症

【配方及用法】

兰花草（草本植物，生长在浙江、安徽一带，秋天常开蓝色小花朵）、老葫芦根（小孩手掌大的一块，越成越好）。老葫芦根放在瓦罐里加水煎煮，汁越浓越好；将拇指大的兰花根切成小片（像西药片一样），放在葫芦汁内一起煎煮至一小碗后喝汤。每日3次，每次一小碗。患者服药后，泻得快，消毒快，消肿消炎快，治愈率高。

【备注】

①由于服药后泻得快，一定要让患者多饮水，以防失水。②由于药物对每个患者发挥的作用不一样，临床差异也很大。个别患者服用此方后，将出现恶心、呕吐、流涎、肌肉颤动、昏迷、神志不清、呼吸困难等现象，中毒深者将会有生命危险。一旦有这类情况应立即停止用药。③由于此药毒性大，危险性也大，患者必须在医院服用。④此方适用于慢性肾炎引起的尿毒症，但有心脏病等并发症的患者禁用此方。

【荐方人】江苏 陈屏

蛇舌草、六月雪等可治尿毒症

【配方及用法】

蛇舌草30克，六月雪30克，生大黄7～10克。煎成200毫升，保留灌肠。同时推注"醒脑静"，每次2克，加50%葡萄糖40毫升缓注，每6小时1次，一般次日神志即清，呕吐亦止，则改为每天2次，继用3日，并予温肾解毒、活血利水之品。处方：熟附子10克，生白术20克，姜半夏10克，紫丹参30克，六月雪30克，插插活30克，党参15克，绿豆30克，半枝莲30克，黄连2克，另用益母草120克煎汤代水煎药，每天1剂。加减法：肌酐、尿素氮不下降者，加白金丸（包煎）6克；皮肤瘙痒者加白藓皮、地肤子各30克；病情稍见稳定后，即重用黄芪90克，以益气利水。若尿量少者，另用大黄8克，合成牛黄1克，研细末，装胶囊，每次服4粒，每天2次。

【备注】

方中"插插活"为忍冬科接骨木属植物，甘苦平，有祛风湿、通筋络、活血止痛、利尿消肿功用。

【荐方人】苏州 凌长发

【引自】《当代中医师灵验奇方真传》

黄柏、大黄等可治尿毒症

【配方及用法】

黄柏、大黄、黑丑、杏仁、干姜、桂枝、蒲公英、丁香、甘草、五味各10克，生地35克，知母20克，枸杞50克，黄芪、党参、白芍各15克，柴胡5克。上药水煎服。如1剂小便通者减大黄，加黄芩10克，半夏10克，瞿麦15克。服8～10剂可愈。本方的剂量不可随意加减。

【荐方人】河北 郭振英

【引自】《当代中医师灵验奇方真传》

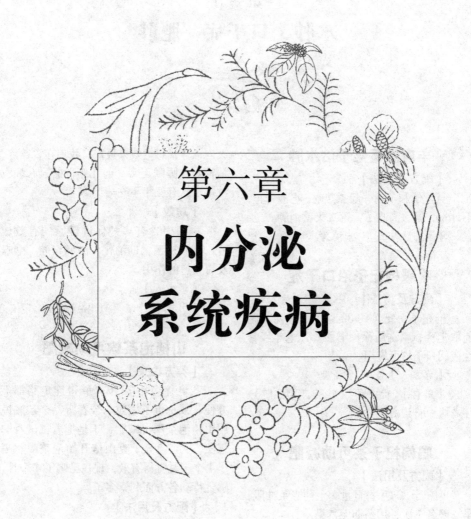

第六章

内分泌
系统疾病

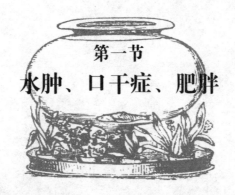

第一节
水肿、口干症、肥胖

羊肉煮菟丝子治水肿

【配方及用法】

菟丝子和羊肉一起煮熟吃，吃饱为止，不计量，第一天吃了，第二天就消肿。

【荐方人】辽宁 张海莲

嚼服枸杞子治口干症

【配方及用法】

枸杞子一把（约30克）。每晚临睡前取上药，水洗后徐徐嚼服。凡老年经常性夜间口干均可应用。

【荐方人】辽宁 罗振亚

【引自】《新中医》（1989年第6期）、《单味中药治病大全》

喝枸杞子茶可助减肥

【配方及用法】

枸杞子30克(每日量)。上药当茶冲服，早、晚各1次，用药期无禁忌。

【引自】《新中医》（1988年第7期）、《单味中药治病大全》

咽唾液对口干症有效

【荐方由来】

三年前我做保健操时，有一节是舌在齿外和齿内各左右转9次，产生的唾液分3次咽下。我照此做了约半年，就感觉晚上睡眠特好，无口干感觉。从此，我除坚持做保健操外，经常有意识地将唾液咽入

腹内，自我感觉效果极好。我现在食欲好，精神好，睡眠正常，前几年得的冠心病也没了（已有三年不吃药）。

【功效】

唾液中含有多种促进健康的有效成分，具有抗菌，助消化，滋润口腔、咽喉及胃肠道的作用。

【荐方人】张淑林

【引自】《晚晴报》（1997年3月12日）

山楂泡茶饮可助减肥

【荐方由来】

我老伴今年72岁，胖得连走路都不方便，减食也不生效。今春听一个亲戚说用山楂泡茶喝可减肥，于是抱着试试看的想法，买了1.5千克山楂开始泡茶喝。喝了1个多月觉得有效，现在已喝了4个月，感觉行动各方面利索多了。

【配方及用法】

山楂片每次泡20多片。冷天泡1次喝2天，热天泡1次用1天，最后把山楂吃了。不能间断，每天不定量，想喝就喝，最好有意识地多喝点儿。

【荐方人】河南 曲海岳

口服苦硫糖可助减肥

【配方及用法】

硫酸镁5克、红糖20克为1份，包100包，放在避阴干燥的地方备用。每日

晨起服 1 包苦硫糖，连服 100 天，体重可下降 3 千克。

【功效】

硫酸镁有强烈的苦、涩味，有分解脂肪的能力，可减少脂肪的吸收，排出过多的水分。

荷叶茶可助减肥

【配方及用法】

荷叶 15 克（如有新鲜荷叶则用 30 克）。将荷叶加入新鲜清水内，煮开即可。每日用荷叶水代茶饮服，连服 60 天为 1 疗程，一般每 1 疗程可减轻体重 1.0 ~ 2.5 千克，按剂量长期服用疗效更佳。

【荐方人】山东 吴家群

吃生萝卜可助减肥

【荐方由来】

我偶从医书中看到，某某因吃生萝卜，不但达到减肥的目的，而且吃萝卜使他戒了烟酒，治好了心绞痛病。我见后仿做，坚持每天生吃半个心里美萝卜，直到现在，已有半年时间，啤酒肚基本没有了，体重减轻了 6.5 千克，自我感觉轻松多了。而且这种方法不必减食挨饿，每餐只要少吃一点即可。

【荐方人】杨永泉

【引自】《老年报》1997 年 11 月 13 日）

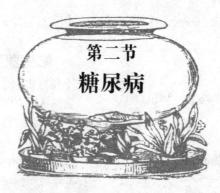

第二节
糖尿病

糖尿病，又称"消渴病"。本病是常见的内分泌代谢病之一。典型者出现多尿、多饮、多食、疲乏、消瘦等综合征，严重时可并发酮症酸中毒。发病机制及致病原因尚未明了。化验检查，血、尿糖阳性为诊断重要依据。

山药粥治糖尿病

【配方及用法】

山药40克，粳米60克。将山药切成小块，加粳米和适量的水熬成粥。顿服，1日2次。

【功效】

山药味甘、性平，入肺、脾、肾经。它含有黏液蛋白，有降低血糖的作用，是糖尿病人的食疗佳品。

【备注】

山药有收涩的作用，故大便燥结者不宜食用，另外有实邪者忌食山药。

【荐方人】广州 邱新诚

葛根降糖

【方一】

葛根30克，大米60克，加水适量，煮粥，早晚各服一次。

【方二】

葛根30克，白茅根60克，加水适量，煮汤，饮服。

【荐方人】孟平

玉米须降糖

【方一】

玉米须30克，白茅根40克，每天1剂，水煎服，早晚各一次。

【方二】

玉米须60克，泡开水当茶饮。

桑叶降糖

【配方及用法】

用桑叶15克，泡开水当茶饮，每日1壶，30日后有明显效果。

【荐方人】河南 张洛

冷水茶治糖尿病

【配方及用法】

茶叶10克(以未经加工的粗茶为最佳，大叶绿茶次之)。将开水凉凉，取200毫升冷开水浸泡茶叶5小时即可。

【备注】

禁用温开水冲泡，否则会失去疗效。

【引自】《家庭医生》

煮玉米粒治糖尿病

【配方及用法】

玉米粒1000克。加水煎煮至粒熟烂。分4次服食，连服1000克。

【功效】

清热，利尿，降低血糖。用治糖尿病尿味带甜、身有水肿、尿量增多。

【备注】

胃寒者应少食。

【引自】《锦方实验录》

木耳、扁豆治糖尿病

【配方及用法】

木耳、扁豆等份。晒干，共研成面。每次9克，白水送服。

【功效】

益气，清热，祛湿。用治糖尿病。

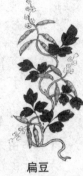

扁豆

苦瓜可治糖尿病

【配方及用法】

取苦瓜250克，洗净切碎，水煎半小时，频服，每次1茶杯；或把苦瓜烘干，碾成粉，压成片剂，每片重1.5克，每天服3次，每次15～25片，饭前1小时服。

【荐方人】黑龙江 谭林

【引自】《老年报》（1998年6月4日）

红豆杉根炖排骨可治糖尿病

【配方及用法】

红豆杉的根（宜兰山上产）250克，加水4碗煎成1碗的汤，再以此汤炖排骨，汤与排骨一起服用，每天1剂。

【引自】广西医学情报研究所《医学文选》（1988年第4期）

萝卜汁治轻型、中型糖尿病

【配方及用法】

选红皮白肉萝卜，捣碎取汁100～500毫升为1次量，早晚各服1次，7天为1疗程，可连服3～4疗程。

【功效】

清热降火，生津补液，健胃消食，止

咳化痰，顺气解毒。

用玉米缨子煎水治糖尿病

【配方及用法】

取玉米棒子尖部突出的红缨子100～200克，用煎药锅加水煎煮，日服3次，每次2小茶杯，不用忌口。连服效果显著。

【荐方人】辽宁 梁殿喜

核桃、木耳炖红皮鸡蛋治糖尿病

【荐方由来】

我患糖尿病已7年，药疗、食疗及控制饮食都做过，但效果不大理想，血糖很不稳定。后来，我在《安徽老年报》上看见一个治糖尿病土方：用核桃、木耳炖红皮鸡蛋空腹吃，不放作料，2个月即可缓解。方中介绍每次放2片大木耳，2个核桃仁，敲碎以后放在稍加水的2个鸡蛋里调好炖熟。我觉得大木耳、大核桃的"大"字不好掌握，干脆两样都磕碎各放在一个大口瓶里，每天早上用汤匙各舀一匙。三样东西（木耳、核桃仁、鸡蛋）都是有营养的，估计放多了也没不良反应。

我按此法服27天后去化验，血糖下降到6.3毫摩尔/升，基本正常。我很高兴，准备继续服到第二个月月底再去化验。从目前的感觉来看，情况是良好的，脸色比过去好，小便次数也减少了。

这个土方的三样东西都买得到，又不难吃，患糖尿病的病友们不妨试一试。

【荐方人】云南 王鹏飞

元参、麦冬可让血糖指数恢复正常

【配方及用法】

元参、麦冬、熟地、黄芪各90克，茯苓、栀子、花粉各15克，山萸肉30克，豆豉45克，知母30克，水煎服。每剂煎3次，将3次药汁混合搅匀，早、中、晚饭后各服1次。

【荐方人】河南 黄福林

黄芪、太子参等可降血糖

【配方及用法】

黄芪 40 克，太子参 15 克，白术 10 克，山萸肉 10 克，白芍 15 克，生地 15 克，川牛膝 20 克，黄精 30 克，茯苓 15 克，黄芩 10 克，黄连 6 克，元参 20 克，五味子 10 克，三七 5 克（冲服），泽泻 10 克，车前子 15 克，柴胡 10 克，乌梅 10 克，生姜 3 克，甘草 10 克。上药水煎服，每天 1 剂，每剂 3 煎，每煎 30 分钟（以开锅计时），分早、中、晚温服。

【荐方人】宁夏回族自治区 曹生无

【引自】《当代中医师灵验奇方真传》

泽泻、玉竹等可治糖尿病

【配方及用法】

泽泻、玉竹、沙苑、蒺藜各 13 克，山药、桑白皮、枸杞子各 15 克，玉米须 9 克。上药水煎服，小儿酌减。服药 7 剂为 1 疗程，忌食生冷、辛辣食物及萝卜、羊肉。

【引自】《浙江中医杂志》（1988 年第 23 期）、《实用专病专方临床大全》

用马齿苋水煎服可使血糖降至正常

【荐方由来】

一位姓胡的女士，因多饮、多食、多尿和全身疲乏无力，前来就诊。查尿糖四个"＋"，血糖 22 毫克／升，确诊为糖尿病。曾用益气养阴之品，无明显效果。后改用干马齿苋 100 克，水煎两次，早、晚分服，每天 1 剂，停服其他药物。7 天后，尿糖"－"，血糖下降，再服 1 个月，血糖至正常。

【引自】《浙江中医杂志》（1990 年第 11 期）、《中医单药奇效真传》

天花粉、麦冬等可稳定血糖

【配方及用法】

天花粉 40 克，麦冬 40 克，黄芪 40 克，生山药 60 克，生地 30 克，知母 30 克，丹参 30 克，山茱萸 30 克，丹皮 20 克，茯苓 15 克，泽泻 15 克，熟地 15 克。以水煎取法（每剂煎 3 次）滤渣制成 100% 的药液 500 毫升，早、中、晚饭后分 3 次口服，每天 1 剂，15 剂为 1 疗程。加减：阴虚重者减黄芪，加玄参 30 克；气阴两虚者加白术 15 克；阳虚重者放人参 10 克，桑螵蛸 15 克。

【荐方人】山东 王晓兴

【引自】《当代中医师灵验奇方真传》

黑豆、黄豆等治糖尿病

【荐方由来】

天津宋女士患糖尿病长达 10 年之久，应用一种治糖尿病的偏方，医治不到半年，她的糖尿病大有好转。

【配方及用法】

每天空腹服用格列本脲 2 片、苯乙双胍 1 片。另用鸡蛋两个与黄豆 7 粒，黑豆 7 粒，花生米 7 粒，大枣 7 个，核桃仁 2 个，共 6 样 32 粒（个）放在一起，用砂锅熬煮，当鸡蛋熟后，用勺捞出，去皮吃掉。锅内余下的 5 样东西多煮会儿，待烂熟后吃完。

【备注】

煮熬时切忌使用铁、铝、搪瓷类锅，以免降低治疗效果。此方没有不良反应，长期服用疗效明显。

【荐方人】孙凤兰

【引自】《老年报》（1997 年 5 月 15 日）

巧食山药有利于糖尿病康复

【配方及用法】

将山药蒸熟，每次饭前先吃山药 150 ～ 200 克，然后吃饭，这样非常有益于糖尿病患者的康复。

【引自】《中医验方汇选》、《中医单药奇效真传》

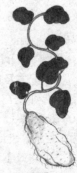

山药

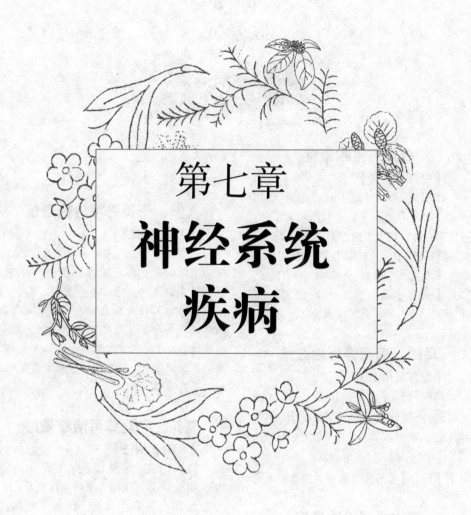

第七章
神经系统疾病

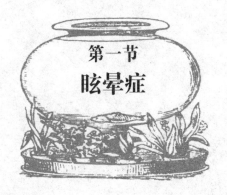

第一节
眩晕症

白果可治眩晕症

【配方及用法】

优质白果仁30克（有恶心、呕吐症状者，加入干姜6克）。上药研为细末，等分为4份，每次1份，温开水送下，早、晚饭后各服1次。一般服用4~8次可痊愈。

【荐方人】云南 普华

【引自】《中医杂志》（1986年第11期）、《单味中药治病大全》

乌梅、菊花等可治眩晕

【配方及用法】

乌梅、菊花、山楂各15克，白糖50克。上药煎约30分钟，取汁200毫升，然后将白糖放入煎好的药液中，每天服2次。

【荐方人】河南 詹瑞林

【引自】《当代中医师灵验奇方真传》

柳枝粉可治眩晕症

【配方及用法】

取柳树枝晒干研末备用（最好在清明前后数日采取，阴干，存过冬）。用时，根据辨证选一两味中药煎汁冲服10克柳树枝粉；若辨为火证，取夏枯草15克；风证，取钩藤30克；痰证，取制半夏12克；瘀证，取丹参15克；气虚取太子参30克；血虚取当归12克；阴虚取女贞子、旱莲草各15克；阳虚取淫羊藿、仙茅各15克，

每天1次。

【荐方人】广西 韦保凡

人参、干姜等可治眩晕症

【配方及用法】

人参、干姜、蜀椒、饴糖。治眩晕症加法半夏6克、白术9克，水煎服，每天1剂。

【备注】

此方出自《金匮要略·腹满寒疝宿食病脉证治第十》，是建中补虚名方。笔者运用此方注重"胸中大寒痛"等立方主证，为本方辨证要点，治疗嗜睡、眩晕各1例，均收满意疗效。

荆芥、半夏等可治眩晕症

【配方及用法】

荆芥10克，半夏15克，大黄10克，钩藤20克。前2味用清水约400毫升，文火先煎15分钟后入大黄、钩藤，再煎10多分钟去滓温服。

【荐方人】广东 梁如庆

【引自】《当代中医师灵验奇方真传》

党参、法半夏等可治眩晕症

【配方及用法】

党参、法半夏各9克，当归、熟地、白芍、白术各30克，川芎、山萸肉各15克，陈皮3克，天麻9克。水煎服，每天1剂。

【荐方人】广西 张泰贵

天麻、熟地等可治眩晕

【配方及用法】

天麻、熟地、党参、黄芪各25克，1只童子母鸡（已成熟，未下过蛋的），一起煮熟（注意不放任何调料），分早、晚2次空腹服完，最好是发病时用。

【荐方人】范欣

【引自】《健康指南》（1996年5月第3期）

鸽肉煮天麻可治眩晕症

【配方及用法】

活鸽子1只，天麻10克左右。用醋将鸽子灌死，生去羽毛（不用热水烫），去毛后用微温水洗净（不能用热水），然后开腹去五脏，心肝留用，再用水将里边洗净装入天麻，再把开口用线缝住，放在砂锅内加清水（水要多一点），鸽子心肝也放在砂锅内同煮，用文火炖煮（煮时不能加盐和糖），待鸽子肉熟烂，汤变白色即可。服时喝汤吃肉和天麻。如胃口好可以一次吃完，胃口差分次吃完也可。服7只鸽子为1疗程，一般2疗程即可愈。

【荐方人】河南 王化禄

黄芪、党参等可治眩晕症

【配方及用法】

黄芪30克，党参30克，白术10克，陈皮6克，归身10克，柴胡3克，升麻3克，炙甘草6克。每天1剂，水煎服，分2次温服。呕吐频繁者分多次服。若呕吐重者加半夏10克，生姜10克，赭石25克；若眩晕严重者党参改用红参10克或高丽参6克，加用天麻10克；若心悸、恐惧者加大枣12克，柏子仁10克；头痛加川芎、蔓荆子各10克。

【引自】《云南中医杂志》（1986年第9期）、《实用专病专方临床大全》

制半夏、防风等可治眩晕症

【配方及用法】

制半夏、防风、丁香、肉桂各等份，共研细末备用。上药取2克放在4厘米×4厘米的胶布上贴脐部（神阙穴）；再将1克分成2份分别放在2厘米×2厘米的2块胶布上，贴双侧耳尖上方约1.5厘米处（晕听区）。每天1次，每次6～8小时，每周为1疗程。

【荐方人】江苏 马仪战

【引自】《当代中医师灵验奇方真传》

龙眼肉、山药等可治眩晕症

【配方及用法】

龙眼肉25克，山药、全当归、酸枣仁各10克，五味子15克。如有耳鸣加泽泻10克，茯苓12克；如有恶心呕吐可加半夏6克，旋覆花10克（布包），代赭石15克；如眼前冒金星、身出冷汗，可加北芪15克，桂枝10克；食欲不振者，加陈皮6克，建神曲10克，鸡内金15克。先用干净冷水将药浸泡半小时后煎煮，小火慢煎60分钟时加水半碗，煮开后取出分2次温服，每天1剂，一般3剂即可见效。

【荐方人】广东 陈济生

仙鹤草可治眩晕症

【配方及用法】

仙鹤草100～120克，加水500毫升，煎至400毫升，每天1剂，分2次口服。5天为1疗程，均治1～2疗程。

【荐方人】黑龙江 王清贵

【引自】《当代中医师灵验奇方真传》

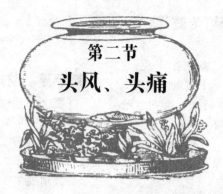

第二节
头风、头痛

松针叶等可治头风

【配方及用法】

松针叶（马尾松）、枫树叶、桃树叶等量，捣烂后加适量葱头、食醋敷于额部。一般敷2～3次均可治好头风病。冬天没有枫树叶和桃树叶，其树皮也可以。

【荐方人】福建 陈年恭

柴胡、僵蚕可治头风

【配方及用法】

柴胡、僵蚕各10克，天麻、川芎、黄芩、钩藤各15克，珍珠母、生石膏（先下）各20克。上药煎20～30分钟，取汁约150毫升，两煎分2次服，每天1剂。火盛者加龙胆草15克；偏头痛者加蔓荆子15克；目痛者加菊花15克；牙痛者加细辛3克；巅顶痛者加藁本15克。

【荐方人】吉林 孔令举

全虫末外敷治偏头痛

【配方及用法】

全虫、胶布。全虫研细末，每次取少许置于太阳穴，以胶布封固，每天换药1次。

【荐方人】重庆 邓明材

刺蚁、僵蚕治神经性头痛

【配方及用法】

取黑多刺蚁、僵蚕、紫河车各适量。

拟黑多刺蚁82%，僵蚕10%，紫河车8%比例配制。上药共为末装胶囊，每粒重0.3克，每天服3次，每次4粒，饭后开水送服，20天为1疗程。

【荐方人】福建 林映青

【引自】《当代中医师灵验奇方真传》

盘龙草、蝉蜕等可治疗头痛

【配方及用法】

盘龙草30克，蝉蜕7个，大枣5个，蜂蜜1匙，菊花1株。将上药用水适量煎煮10～15分钟，分2次温服。

【引自】《小偏方妙用》

附子、干姜等可治偏头痛

【配方及用法】

附子、干姜、桂枝、细辛、石膏、龙胆草、黄芩、大黄、党参、黄芪、白术、淮山药、当归、熟地、羌活、防风、柴胡、山萸肉、五味子、天南星、半夏、川芎、白芷、牡蛎、磁石、全蝎、威灵仙、蜈蚣、地龙、桃仁、茯苓、枣仁各适量。药味、剂量均随症加减，烘干，研末备用。每天20克，分2～3次，温开水送，连服10天为1疗程。服后有效，可连服2～3疗程。

【功效】

本方祛风攻下，益气活血，寒温相合，干燥柔润互济，总的药性偏寒凉，阳虚者不宜用。本方所治排除高血压、鼻窦炎、肿瘤所致头痛，多为血管神经性头痛呈中、重度者，病史均在1年以上。

天麻、党参等可治头痛

【荐方由来】

我乡一位复员军人，过去一头痛就昏迷，在部队医院治疗数年仍未见效。后来按下述方法治疗，至今20多年未复发。我用此方法治疗50多位头痛患者，全部取得满意疗效。

【配方及用法】

天麻250克，党参250克，当归200克，人参10克，大枣250克，核桃仁250克，蜂蜜1000克，猪油（不放盐）1000克。将上药共泡在一个罐头瓶里，盖严，7天后将天麻取出切细，再放入瓶内泡1个月，即成药液。每天早上将泡的药液舀一匙和甜酒在饭甑上蒸热，分早、中、晚3次服，坚持服用一段时间即可。

【荐方人】 四川 冯吉山

【引自】 广西科技情报研究所《老病号治病绝招》

白附子、全蝎等可治头痛

【配方及用法】

白附子、全蝎各6克，当归、柴胡各12克，僵蚕、川芎、白芷各10克，蜈蚣1条。水煎服，每天1剂。

【功效】

搜逐血络，祛风止痉，通络止痛。

羊脑子、鸡蛋治头痛

【荐方由来】

我10年前患头痛病，多方医治无效，后来经本村一位80多岁的老中医介绍此条方，服用后慢慢就好了。此条方还被介绍给另外4位头痛患者，他们服后均已痊愈。

【配方及用法】

羊脑1个，鸡蛋2个，红糖100克。

将以上三样放在碗里炖熟，加白酒或黄酒100毫升，一次吃完。

【荐方人】 河南 陈新富

鸡蛋、白菊花等可治头痛

【荐方由来】

我到王庙村搞调查，认识了一位郎中，他告诉我一个治老年人头痛的单方，我给母亲、岳母和乡敬老院的两位老人试用后均见奇效。

【配方及用法】

鲜鸡蛋2个，白菊花、白芷、川芎各30克，防风15克。用针将鸡蛋扎数十个小孔，同药放入沸水中煎煮，待蛋熟后，去蛋壳和药渣，吃蛋喝汤。

【荐方人】 四川 高术财

川芎、鸡蛋治头痛

【配方及用法】

川芎20克，鸡蛋7个。将鸡蛋先放在水中煮至半熟捞出，用针刺上数个孔，再放入煎好的川芎药液内煮熟吃下，每天1剂。如一次吃不完，可分两次吃。

【荐方人】 河南 宋宏志

鲤鱼头治头痛

【配方及用法】

黑鲤鱼头、红糖各适量。取活黑鲤鱼切下头，待水沸后放入煎煮至极烂，加入红糖。头痛发作时尽量服用。

【功效】

通经络，散风寒。用治头风。

【引自】《浙江中医》（1985年12期）

白芷、川芎等可治头痛

【配方及用法】

白芷(炒)7.5克，川芎(炒)、甘草(炙)、川乌（半生半熟）各30克。上药炒炙好后，共研细粉，青茶（半发酵的乌龙茶）与薄荷煎汤送下。每次服3克，每天2～3次。服药期间忌食生冷油腻之物。

【荐方人】黑龙江 高宝山

【引自】《当代中医师灵验奇方真传》

白芷、冰片治头痛

【配方及用法】

白芷30克，冰片0.6克。共研细末，贮瓶备用。鼻闻一次（约2分钟）。不应，再闻一次，必效。

【引自】《中药通报》（1959年）、《中药鼻脐疗法》

洋铁叶子可治偏头痛

【荐方由来】

我患偏头疼病20多年，曾多方求医，始终未愈，非常痛苦。1990年一位朋友告诉我用洋铁叶子（即土大黄）治疗此症效果很好。我抱着试试看的态度，当年治疗一次，效果真的很好。为巩固疗效，第二年又治疗一次，结果偏头痛至今一次未犯。

【配方及用法】

最好是在5月末或6月初，将洋铁叶子根挖出，洗净，切碎，捣成蒜泥状敷在痛处，用纱布包好，将汁液浸在头皮上（切勿使汁液淌入眼睛），连续敷3天，每天1次。敷后出现不同程度的红肿、水疱并伴有瘙痒，几天后会自行消失。

【荐方人】黑龙江 任秀珍

香白芷、细辛等可治头痛

【配方及用法】

香白芷30克，细辛6克，冰片0.6克，荜子壳6克。牙痛者加荜拨3克，眉棱骨痛者加蔓荆子9克。上药共研极细末，贮瓶备用，勿泄气。每取本散少许，若头痛，交替吹入两鼻孔中；若偏头痛、牙痛、眉

棱骨痛，左边痛吹右鼻，右边痛吹左鼻。每日吹3次。

【引自】《中药鼻脐疗法》

当归、生地等可治顽固性头痛

【配方及用法】

当归9克，生地9克，桃仁12克，柴胡5克，赤芍9克，甘草6克，红花9克，枳壳6克，川芎10克，牛膝9克，桔梗5克。上药煎25～30分钟取汁，约300毫升，每天服2次。

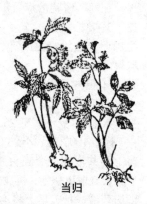

当归

头痛者加全蝎3克，蜈蚣1条；失眠者加枣仁10克，龙骨24克，牡蛎24克；月经淋漓不尽者加益母草10克，茜草10克；长期低热者加银柴胡15克，地骨皮12克，胡黄连12克。

【荐方人】福建 游遵琳

【引自】《当代中医师灵验奇方真传》

荞麦粉贴穴治偏头痛

【配方及用法】

取苦荞麦粉100克，白醋适量，放在一起拌匀，做成小饼，放在锅内煮熟，贴在病人太阳穴上，凉了后再放到锅内煮热，反复多次。贴时用布隔，不能直接放在皮肤上。

【荐方人】安徽 吴礼财

柴胡、白芍等可治偏头痛

【配方及用法】

柴胡、白芍、白芷、川芎、白芥子、香附、郁李仁、甘草共8味。其中川芎

（30～40克）止头痛，同白芍（10克）用之，能平肝气、生肝血；用郁李仁（3克），白芷（3克）助川芎散头风；柴胡（3克），香附（6克）以开郁；白芥子（10克）消痰；甘草调和滞气。合起来则调和气血、舒郁止痛、祛风消痰。凡遇有突发、时重时轻、时作时止，因情感不遂或烦劳而加剧的偏头痛及辨证属虚实夹杂、气郁血虚、气血失和、诸风上攻导致的偏头痛，均可用本方随症加减治疗。本方尤对诊断为血管神经性头痛者，疗效更佳。

【荐方人】江西 邹林根

千年健、透骨草等可治头痛症

【配方及用法】

千年健、透骨草、追地风、一枝蒿各6克，用纱布包好，水熬数沸洗头。

【荐方人】河北 樊庆彬

【引自】广西医学情报研究所《医学文选》

麦冬、黄芩等可治头痛

【配方及用法】

麦冬5克，黄芩4克，羌活、独活、防风、苍术、当归、川芎、白芷各3克，蔓荆子、菊花各2克，细辛、甘草各1克，干姜0.5克。左侧头痛者加红花2克，柴胡3克，龙胆草2克，地黄3克；右侧头痛者加黄芪2克，葛根3克；前额、眉棱骨疼痛剧者加天麻2克，半夏3克，山楂3克，枳实2克；头顶痛者加藁本3克，

大黄1克；风入脑髓而痛者加苍耳子3克，木瓜、荆芥各2克；气血两虚常自汗者加黄芪、人参、芍药、地黄各3克。

【功效】

祛风理血，理气逐水。本方原载龚延贤《寿世保元》一书，为后世治一切头痛主方。无论左右、偏正、新旧头痛皆有效。对顽固性头痛、慢性头痛、三叉神经痛、偏头痛、月经时头痛、上颌肿瘤的疼痛及脑瘤引起的头痛等，用之皆有良效。

【荐方人】杨丛林

吃猪脑可治头痛症

【荐方由来】

李某患头痛病多年，经用多种药物和针灸法治疗，都没有根治，时好时痛。后来采用民间偏方，用猪脑治疗，不到10日，痛感消失，至今20多年没有复发。方法：将猪脑洗净装入碗内，不放盐，不加水，用锅蒸熟，趁热吃下。两个猪脑为一次用量，能多吃也可以，每日早、晚各吃一次，7日即可显效。病情重者可多吃几日，吃好为止。

【引自】《老年报》（1996年9月28日）

用五花饮治周期性头痛

【配方及用法】

菊花10克，金银花15克，桃花10克，月季花12克，旋覆花（包）6克。上述诸花洗净水煎服。每天服1剂，分2次服用。

【荐方人】林培红

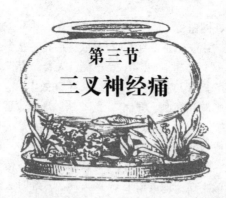

第三节
三叉神经痛

用川芎止痛汤治疗三叉神经痛

【配方及用法】

川芎20～30克，荆芥、防风、全蝎、荜拨各10～12克，蜈蚣2条，天麻10克，细辛3克。寒重加制附子20～30克（先煎）；热重加生石膏20～30克，黄芩12克，黄连9克；便干加大黄15克；瘀重加赤芍12～15克，丹参30克，五灵脂12克；阴虚加生地、女贞子、龟板各15克，黄柏、知母各12克。水煎服，每天1剂，重者2剂。

【功效】

祛风通络，散寒止痛，活血化瘀。

【备注】

按临床观察表明，方中川芎剂量小于12克，效果较差，用至20克则获高效、速效，并未见任何不良反应。细辛用至6克也未见不良反应。

川芎、白芷等治疗三叉神经痛

【配方及用法】

川芎30克，白芷8克，白芥子、白芍、香附、郁李仁、柴胡各10克，甘草5克。水煎2次，两汁混匀，分2次服。6天为1疗程，一般2～3疗程可愈。

【荐方人】山西 张起生

白芷、白蒺藜等可治疗三叉神经痛

【配方及用法】

白芷、白蒺藜、白附子、白僵蚕、煨川楝子各9克，地龙15克，全蝎、蜈蚣各5克，白芍、川芎各30克，肉桂1.5克。因寒而触发者，白芷可加至15克，加制川乌、制草乌各6克；因热而发者，加菊花9克，决明子15克；大便干结或闭塞者加生大黄6～9克。

【荐方人】上海 魏东华

向日葵盘治三叉神经痛

【配方及用法】

向日葵盘100～200克（去子），白糖适量。将向日葵盘掰碎，分2次煎成500～600毫升的汤，加白糖。每天早晚饭后1小时服下。若病情较重，可日服3次，服量也可加大一些。可根据病情灵活掌握疗程。为防止复发，病愈后可多服几日，以巩固疗效。

【功效】

清热解毒，逐邪外出。用治三叉神经痛。

麝香塞耳可治三叉神经痛

【配方及用法】

麝香少许，用绵纸包裹，塞入耳孔内（哪边痛，塞哪边）。

【荐方人】河南 尤永杰

地龙、全蝎等可治三叉神经痛

【配方及用法】

地龙5条，全蝎20个，路路通10克，生南星、生半夏、白附子各50克，细辛5克。上药共研细末，加药末量一半的面粉，用酒调成饼，摊贴太阳穴，用纱布包扎固定，每天1次。

【荐方人】河北 赵士良

【引自】《陕西中医》（1989年第5期）、《单方偏方精选》

寻骨风泡酒可治三叉神经痛

【配方及用法】

寻骨风500克，浸于2500毫升高度高粱白酒中，密封，1周后即可服用。每日早、晚各服20毫升，外用药棉蘸酒敷于下关穴，干则易之。

【引自】《浙江中医杂志》（1992年第1期）、《单味中药治病大全》

服醋蛋液可治三叉神经痛

【荐方由来】

我从1967年患三叉神经痛，闪电式的剧烈疼痛使我食不能进，话不能说，真是痛苦。患病期间，多方治疗未见效果，我抱着试一试的想法，于1987年12月中旬开始服用醋蛋液，服了2剂醋蛋液后感觉疼痛减轻，阵发性头痛时间缩短了，次数也减少了，继续服用效果显著。

【配方及用法】

将250毫升左右的食用醋（米醋用低度的，9度米醋应用水稀释）倒入锅内，取新鲜鸡蛋1～2个打入醋里，加水煮熟，吃蛋饮汤，1次服完。

【荐方人】山东 杨希宗

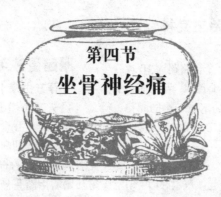

第四节
坐骨神经痛

祁蛇、蜈蚣可治坐骨神经痛

【配方及用法】

祁蛇（或乌梢蛇）、蜈蚣各10克。焙干研成粉，等份分成8包。首日上下午各服1包,继之每天上午服1包,7天为1疗程。每疗程间隔3～5天，一般1～2疗程可显效至痊愈。

【备注】

患者一般在药后可有全身及患肢出汗或灼热感，有的可出现短暂性疼痛及麻木，不久即消失。

桃仁、红花等可治坐骨神经痛

【配方及用法】

桃仁、红花、当归、地龙各15克，川芎、甘草、没药、五灵脂、牛膝各10克，秦艽、羌活、香附各5克。水煎服，每天1剂，分早晚2次，空腹温服。

【荐方人】吉林 刘丽花

杜仲等治坐骨神经痛

【配方及用法】

杜仲、川续断、淮牛膝、桑寄生各30克，没药、乳香、红花、桃仁、生甘草各10克，全蝎、蜈蚣各2克（共研末冲服），木瓜、威灵仙、独活、白芍各20克。将上药水煎，分早晚2次服，每天1剂。1周为1疗程。

【荐方人】山西 杨建政

黄芪、白芍等治坐骨神经痛

【配方及用法】

生黄芪50克，白芍、玄胡、木瓜、全当归、桂枝各20克，赤芍、牛膝、鸡血藤、威灵仙、路路通各15克，地鳖虫、全蝎各10克，生甘草5克。将上药水煎，每天1剂，分早、中、晚口服。10天为1疗程。

【荐方人】四川 何焕章

乳香粉治坐骨神经痛

【配方及用法】

制马钱子50克,制乳香、制没药、红花、桃仁、全蝎、桂枝、麻黄各20克,细辛15克。将上药共研为细粉末，装入空心胶囊内，每粒重0.3克。用时，每服3～4粒，每天早、晚用黄酒或温开水送服。15天为1疗程。

【荐方人】广东 彭宗堂

乳香、没药可治坐骨神经痛

【配方及用法】

制乳香12克，制没药12克，当归20克，川芎15克，丹参30克，玄胡15克，杜仲15克，川续断15克，鸡血藤30克，独活12克，威灵仙15克，川牛膝15克，地龙15克，甘草10克。每天1剂，水煎两遍混匀，早、晚分服。

【荐方人】山东 梁兆松

吃甲鱼可治坐骨神经痛

【荐方由来】

我患了坐骨神经痛，初期右侧坐骨部疼痛，持续半个月后疼痛加剧，如针刺般，并沿大腿后侧向下延伸至小腿后侧，牵拉状疼痛。入院治疗确诊为坐骨神经痛。虽经过理疗、普鲁卡因和泼尼松局部封闭及B族维生素注射等均无效。后来发展成白天午睡后和早晨起床都要人扶起，夜里疼痛更甚，无法入眠。朋友向我推荐了一个简便食疗法，仅连服9天就使疼痛消失，取得了意想不到的效果。

【配方及用法】

每次取甲鱼1只（以拳头大小为宜），斩去头，用开水烫一下，去掉表面一层薄皮。并在甲鱼腹部开一"+"形刀口，去掉内脏洗净，腹部向上放置盘子内。再将黄酒（绍兴黄酒也可）倒进腹部的刀口内，倒满为止，然后放入锅内蒸1小时，即可食用。每晚空腹食用1只后睡觉，此间不得吃其他食品，连吃9天为1疗程。

【荐方人】浙江 李义海

生姜蘸火酒可治坐骨神经痛

【荐方由来】

我左腿膝盖时感疼痛，走路、上下楼梯很困难，上厕所时蹲下去就很难站起来，经医院诊断为坐骨神经痛。一天，大女儿告诉我用生姜蘸火酒可治坐骨神经痛，我就每天2次用生姜蘸火酒按擦我的左腿膝盖疼痛处。没想到，只用了5天时间，疼痛就开始逐渐减轻，连续按擦10多天病痛就完全消失了。

【荐方人】云南 尹建强

川牛膝、五加皮等治坐骨神经痛

【配方及用法】

川牛膝、五加皮、当归各25克，食盐250克，用火炒热，装入准备好的布袋

内，外敷患处，每天3～5次，不必换药，冷却再炒。

【荐方人】河南 吴宗祯

制附子、麻黄等可治坐骨神经痛

【荐方由来】

我是多年的坐骨神经痛患者，患病期间四处求医问药，仍是没有一点好转，精神与肉体深受病痛的折磨长达7年之久。1986年一次偶然机会得一良方，试服3剂即有好转，再服5剂即愈，又服3剂加固，至今一直没有复发。十几位亲友同事患有此病，均用本方治愈。有一同事陈某患病卧床近月，打针、针灸、吃西药未见一点好转。后来转用此方治疗，服药3剂就可以下地活动，又服5剂即可干活，现已1年多未见复发。

【配方及用法】

制附子10克（另包），麻黄10克，桂枝9克，白芥子15克，威灵仙20克，桑寄生40克，木瓜15克，独活15克，鹿角霜50克，桃仁15克，川芎20克，香附15克，牛膝15克，防风10克，地龙20克，甘草10克。每日煎1剂，早、晚分服，连服8剂。

【备注】

服药后口渴便秘者去附子加泽泻10克；肢体麻痹者加蛤蚧10克，蜈蚣2条；高血压、心脏病、多汗失眠者去麻黄或减至2～3克，桂枝减至5克；用鸡汤、猪蹄汤当药引效果更佳；服药期间忌食酸、冷、荤腥食物，停药3日后可正常饮食。

【荐方人】福建 郑其发

【引自】广西科技情报研究所《老病号治病绝招》

黑丑、白丑等可治坐骨神经痛

【配方及用法】

黑丑、白丑各120克，西红花30克，

补骨脂 30 克，大云 30 克，川乌 12 克，草乌 12 克。以上药研成细面和蜜为丸如楝子大。早、晚各服 4 ~ 6 粒。

【备注】

男性患者服药期间节制性生活；如买不到西红花，用土红花，改为 50 克。

【荐方人】河南 曾广志

苍术、黄柏可治原发性坐骨神经痛

【配方及用法】

苍术 10 克，黄柏 10 克，川牛膝 15 克，薏米 20 克，当归 15 克，川芎 5 克，赤芍 10 克，生地 15 克，红花 5 克，地龙 10 克。上药每天 1 剂，水煎服，或加少许水酒兑服。如发热者，重用生地、黄柏 20 克；如大便秘结者，加大黄 10 ~ 15 克。

【荐方人】湖南 廖秋元

【引自】《当代中医师灵验奇方真传》

当归、川芎等可治坐骨神经痛

【配方及用法】

当归 6 克，川芎 6 克，地龙 6 克，木瓜 5 克，千年健 6 克，追地风 6 克，肉桂 3 克，海桐皮 3 克，生地 9 克，桂枝 3 克，羌活 3 克，麻黄 3 克，红花 2 克，红糖 60 克。上药共为细末，大曲酒 1 瓶，倒出 100 毫升，将药末和糖一并装入瓶内，浸埋地下 7 天，取出服时摇匀，每次服 50 毫升，每天 2 次。

【荐方人】河南 吴星云

用三乌一草酒治坐骨神经痛

【配方及用法】

制川乌、乌梢蛇、乌梅、紫草各 12 克，用白酒 750 毫升浸泡 7 天后，每天早晚各服 15 毫升。

【荐方人】广东 林顺余

【引自】《山东中医杂志》（1989 年第 4 期）、《单方偏方精选》

红桂、红茯苓等可治坐骨神经痛

【配方及用法】

红桂 300 克，红茯苓 150 克，红花丹、生草乌（去皮）、生三七各 80 克，花椒、芦子各 50 克。共碾粉，过 80 目筛，混匀，装入零号空心胶囊，每粒 0.5 克。每次用温开水或粮食酒送服 1 ~ 2 粒，每天服 3 次。

【备注】

忌食冷水、冷食，不得超过 3 粒。

【荐方人】云南 岳邦涛

【引自】《当代中医师灵验奇方真传》

桂枝酒治坐骨神经痛

【配方及用法】

桂枝、当归、防风、白芷、苍术、牛膝、赤芍、苍耳子各 12 克，杜仲、川乌、草乌、木香、广三七各 6 克，骨碎补、金毛狗脊、黄精、黄芪各 15 克，自然铜 30 克。上药浸酒服，男用白酒，女用黄酒，每天服 15 ~ 20 毫升，分 3 次服，20 天为 1 疗程。

【引自】《陕西中医》（1991 年第 2 期）、《单方偏方精选》

麻黄、桂枝等可治坐骨神经痛

【配方及用法】

麻黄、桂枝、牛膝、木瓜各 30 克，生姜 100 克，糊盐 30 克，全鸡 1 只。将麻黄、桂枝、牛膝、木瓜水浸，将鸡放入药水中，水量以淹过鸡为界，将鸡煮脱骨后加生姜 100 克、糊盐 30 克。服时去渣吃肉喝汤，每天 2 次，连服 7 天为 1 疗程。

【引自】《实用民间土单验秘方一千首》

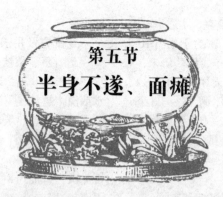

第五节
半身不遂、面瘫

广木瓜、麻黄、川牛膝治半身不遂

【配方及用法】

广木瓜、麻黄、川牛膝各12克，用纱布包好，放入五脏挖空的鸡肚内煎煮（男性用大母鸡，女性用大公鸡，水没过鸡），吃鸡肉，喝鸡汤，不吃药。最后，把鸡骨头炒黄，研成细末，用黄酒冲服发汗。吃后如有效，可多吃几只，治好为止。

【备注】

此方适用于偏瘫、语言不清、口歪眼斜。用药期间忌食生冷、辛辣、酸性食物。

【荐方人】山东 宫本梅

当归、大钩丁等可治半身不遂

【配方及用法】

当归9克，大钩丁12克，川乌9克，芹子9克，地风6克，杜仲9克，桂枝4.5克，草乌6克，独活9克，千年健6克，木瓜9克，牛膝9克，天茄子9克，明天麻15克，桑寄生9克。上药加水三碗半，煎至大半碗服。每天3次，3天为1疗程。每疗程服完后停药1天。

【备注】

各味药缺一不可，勿用相近药代替，否则无效。

【荐方人】山东 王军峰

川乌、草乌可治半身不遂

【配方及用法】

生川乌15克，生草乌15克，蜈蚣3条，全蝎5个，蜜炙金银花30克，豨莶草3克，忍冬藤30克。以上7味装入瓷坛内加入白酒1500毫升，将坛放在锅内加水至坛半腰深，然后盖上锅盖用火烧开后，再用文火炖1小时即可。

在炖时酒坛不要加盖，不要使沸水进入酒坛，一小时后取出酒坛盖好待用（不要将药渣沥出，可长期泡在酒内）。每天服3次，每次服50毫升，饭后服为宜。如酒量小，可酌量少服。

【荐方人】云南 黄传孝

黄芪、当归可治短期瘫痪

【配方及用法】

黄芪15克，当归12克，赤芍12克，芹子12克，桃仁6克，全虫12克，蜈蚣10克，川续断12克，防风12克，荆芥10克，牛膝12克。上药用水煎服，每天1剂，7剂为1疗程。每疗程间隔3天。

【备注】

各味药缺一不可，勿用相近药代替，否则无效。

【荐方人】山东 王军峰

桑枝等泡酒可治瘫痪

【配方及用法】

炒桑枝100克，当归60克，菊花60克，五加皮60克，苍术30克，地龙30克，丝瓜络15克，炮附子10克，川牛膝25克，夜交藤 30 克，宣木瓜 12 克，木通 10 克。上药配黄酒 2500 毫升，密封于罐内 10 天后将黄酒分出，将药焙干，取药研末，装入胶囊，每粒 0.3 克。每天 3 次，每次 3 粒，2 个月为 1 疗程。每次用酒 15 ~ 20 毫升送服，以微微呈醉为度。上半身瘫痪者饭后服，下半身瘫痪者饭前服。

【荐方人】王伟

肉桂末等可治面瘫

【配方及用法】

肉桂末 2 ~ 6 克（冲服），附子、麻黄各 4 克，川芎 6 克，党参、白芍、杏仁、防风、黄芩、防己、白附子各 10 克，甘草 5 克，细辛 3 克，蜈蚣 3 条，地龙 15 克，陈巴豆（1 ~ 2 年内药效最好）10 ~ 13 克。内服药水煎服。药渣趁热用两层纱布包敷熨患处，凉后加热再熨，反复多次。

【备注】

用药后最好睡觉，以利发挥药效。外敷药巴豆去壳捣烂如泥状（勿放水、油等物），按患者手心大小捏成饼状，置于患侧手心外，外盖敷料后绷带固定。24 小时后将巴豆饼翻转再敷 24 小时，48 小时后将巴豆饼取下捣烂，再做成饼状，再敷 24 小时，共 3 昼夜。敷药处一般有发痒、发热、起泡，甚至沿手臂到颈项、面部胀痛，眼睑水肿等反应，均属正常，无须处理。反应太大可将敷药取下，反应很快减轻消失。若过后病未好转，可按原法再敷 1 次，治疗期适当休息。

透骨草、桑枝等可治面瘫

【荐方由来】

十几年前，我因受风致面瘫嘴歪，经人介绍用如下民间验（偏）方熏洗，配合针灸治好了。十几年来，不少患此病者依方试用后均已治好。今献给广大患者，以除病痛。

【配方及用法】

透骨草、桑枝、小茴香、红花、樟木皮、苍子各 9 克，以上 6 味草药，多添些水煎沸，趁热气熏洗麻痹的一面，最好头蒙上毛巾拢住热气，让药沸之热气熏蒸麻痹的面部，待药汁能下手时趁热洗面瘫部，每次熏洗 15 ~ 20 分钟。每隔 4 ~ 5 小时洗 1 次，每剂药（每日）洗用 3 次，最多不能超过 5 次。

【荐方人】尹凤林

半夏、全栝楼等可治面瘫

【配方及用法】

半夏、全栝楼、川贝母、白蔹、白及、川乌各 10 克，白附子 9 克、白芥子 12 克。上药共研成细末，加陈米醋拌匀炒热，装入用 2 层纱布做的袋内即可。取上药袋敷于面部健侧（左歪敷右侧、右歪敷左侧），绷带包扎固定。待药凉后，再炒再敷。

【功效】

祛风、温经、通络。

【备注】

本方不适用于脑血管意外和其他脑部疾患引起的面瘫。

【引自】《河南中医》（1982 年）

鹅不食草治面神经麻痹

【配方及用法】

鹅不食草（干品）9 克，研为细末，加凡士林调成软膏，涂在纱布上。再用鲜品 15 克捣烂如泥，铺在软膏上。患者左侧歪斜贴右边，反之则贴在左边。2 天换药 1 次，2 ~ 3 次即可痊愈。

【引自】《中草药通讯》（1974 年第 2 期）、广西中医学院《广西中医药》增刊（1981 年）

细辛等可治面瘫症

【配方及用法】

细辛 15 克，制马前子 6 克，白芥子 9 克，生草乌 9 克，凡士林膏 50 克，松节油 20 毫升。先将草药研细末，加凡士林、松节油，制成软膏备用。贴药要按穴位，右歪取左边穴，左歪取右边穴。常用穴位：①四白、阳白、地仓。②鱼腰、颧骨、颊车。③阳白、面瘫穴。三组穴位轮换贴敷。将药膏摊在小塑料布上贴敷穴位处，用胶布固定，隔日一换药。

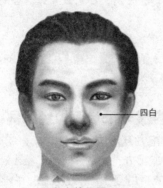

四白穴的位置

【功效】

治疗面神经麻痹症 35 例，病程最长者 5 个月，最短者 2 天，治愈天数 10～32 天，个别患者贴药后有局部红热微痛感觉，可更换穴位再贴。

马钱子可治复发性面神经麻痹

【配方及用法】

马钱子（适量），放入清水中浸泡 24～36 小时后捞出，沿纵轴切成厚约 1 厘米的薄片，同时，取一片医用橡皮膏或风湿解痛膏盖住面颊部。将马钱子片间隔 0.5 厘米成片排列黏附于橡皮膏上，然后贴敷在患侧面颊部，5～7 天更换 1 次。

【引自】《国医论坛》（1991 年第 6 期）、《单味中药治病大全》

黄鳝治面瘫

【配方及用法】

活黄鳝 1 条，面粉适量。将鳝鱼头剁去，倒悬沥血，和面粉调拌成厚糨糊状的膏药。使用前，先取一小撮长发，取中段编成细辫，环耳后。嘴向左歪，环右耳后；嘴向右歪，环左耳后，使发之两头散于面庞上。然后，将调好的膏药敷上，外面再用一纸贴上，以保护膏药不被擦去。

【引自】《江苏中医》（1963 年第 8 期）、《单味中药治病大全》

天牛虫、川芎等治面瘫

【配方及用法】

天牛虫 286 克，川芎、当归各 500 克、黄连 600 克，黄丹 360 克。将天牛虫研细过 120 目筛备用。再将川芎、当归、黄连与食用植物油 2500 毫升，同置锅内煎枯，除渣滤过，熬至滴水成珠，另取黄丹，加入油内搅匀，收膏。取膏用文火熔化后，加入天牛虫粉搅匀，分摊于纸上即得。每张药膏重 2 克，含天牛虫粉 0.2 克，料可制 1450 张。同时取患侧听宫、下关、翳风为主穴，颊车、太阳、大椎穴为配穴。选定穴位后，将膏药加湿熔化，每个主穴贴 1 张，配穴视病情加减。每 5 天更换 1 次，为 1 疗程。总疗程不超过 35 天。

【功效】

疏风活血，通经活络。

【引自】《江西中医药》（1995 年）

石膏、蜂蜜可治面瘫

【配方及用法】

煅石膏 30 克，蜂蜜适量。将煅石膏研为极细末，装瓶高压消毒后备用。用时取少许加蜂蜜调成糊状，以清洁牙签蘸药点眼点内外眦，口角右歪点左眼，左歪点右眼内，每日 2～3 次，直到病愈。

【荐方人】福建 林家凤

【引自】《当代中医师灵验奇方真传》

灰焦油、独头蒜治面瘫

【配方及用法】

灰焦油（系农村土坯火炕内层焦痂油垢部分，含土质）10克，独头蒜1枚。将磨成的糊膏均匀涂在纱布或纸片上，病人面瘫患侧皮肤贴上2层纱布，然后将药膏贴上。令患者平卧，微汗。医者立一旁观察，见前门牙中缝与鼻唇沟对齐后立即将药膏取下。不可过度牵拉。一般1次即见功效。

【备注】

应用前患侧需清洁，药膏不可直接与皮肤接触，以免灼伤。若不慎起水疱者，可用灭菌针头刺破，预防局部感染。

【荐方人】山东 韩学忠

【引自】《亲献中药外治偏方秘方》

用雄蝉治疗面瘫

【配方及用法】

将能鸣叫的雄蝉用线绑住，吊在太阳下晒死晾干，然后放在瓦上焙成黄色，研成细末。每次3克，用黄酒一次服下。服药后盖被，睡一觉使身体发汗，汗出可愈。如不发汗，依据此法再服1次。

【荐方人】宇峰

【引自】《老年报》（1996年12月24日）

皂角、辣椒角可治面瘫

【配方及用法】

皂角7个，辣椒角7个，公鸽粪7块。将皂角、辣椒角捣烂，同鸽粪掺在一起，添1500毫升清水熬，熬至500毫升左右时，捞出配料，单熬药水，熬至滴水成珠（将膏汁滴入清水中凝结成珠而不散）时即可。将药汁摊在新白布上，往面瘫的相反方面贴，每次贴3天，连贴3次即愈。

【荐方人】河南 李耀东

天南星、蜈蚣可治面神经麻痹

【配方及用法】

鲜天南星（辽宁宽甸产）50克，生姜50克，蜈蚣1条，合为1剂。上药捣碎，外敷患处或牵正穴周围，每天1~2次，每次40分钟。药干后下次加冷水调和再用，每剂用3~5天。敷药时避免药液流入眼内，否则刺激眼结膜。一旦入眼，迅速用冷水冲洗后，点可的松眼药水。

【备注】

服药期间，忌食鱼、鳖、虾、蟹1周，忌食豆类、豆腐、小米饭4天，否则影响疗效。

【荐方人】辽宁 刘臣斌

【引自】《辽宁老年报》（1997年9月15日）

内服外敷治面神经麻痹

【配方及用法】

内服配方：羌活、防风、藁木、荆芥穗各9克，川芎、天麻各12克，白僵蚕、白附子、露蜂房各6克，蝉衣30克，水煎服，每天1剂，分2次服用。

外敷配方：斑蝥1只炒干研末，紫皮大蒜3瓣，去外壳共捣烂制成2个小药饼。用时取1个药饼敷于患侧颊车穴上，外以纱布、橡皮胶固定，待贴药处有瘙痒感即可拿去。注意撕胶布要轻些，以免碰破敷药处的水疱。水疱不能刺破，任其自行消失。如不慎溃破，可外涂甲紫液，以免感染发炎。如患侧眼睛不能自由闭合，则在患侧太阳穴上敷一药饼，使用方法及注意事项同上。

【备注】

本方系江南名医陆银华先生家传300多年的秘方。

【引自】《当代农村百事通》《农村家庭常见病防治》

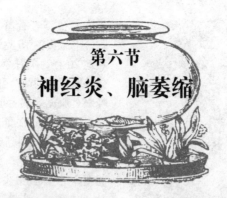

第六节
神经炎、脑萎缩

用茜草根泡酒饮治末梢神经炎

【配方及用法】

茜草根 60 克，白酒 1000 毫升。将茜草根洗净，泡入酒中，密封浸泡 1 周，过滤去渣，每次 30～50 毫升，每天 2 次，早、晚分服，2 周为 1 疗程。

【荐方人】山东 于兆芬

柴胡、黄芩等可治前庭神经元炎

【配方及用法】

柴胡、黄芩、半夏、菊花、党参各 10 克，板蓝根 20 克，甘草 3 克，生姜 6 克，大枣 15 克。上药水煎，每天 1 剂，分 3 次温服。项强加葛根 15 克；头痛加白芷 15 克，桑叶 10 克；腹胀加山楂 20 克。

【荐方人】山东 衣玉德

【引自】《当代中医师灵验奇方真传》

天麻、升麻等可治面神经炎

【配方及用法】

天麻、升麻各 15 克，当归 28 克，北细辛 5 克。上药共研细末，每天服 3 次，每次 3 克，分 7 天服完，为 1 疗程。

【引自】《浙江中医杂志》（1987 年第 11 期）、《单方偏方精选》

用鲜生姜治面神经炎

【配方及用法】

鲜生姜 1 块，将生姜剖开，取剖面反复向左向右交替涂擦患侧上下齿龈（患侧指口角歪向侧的对侧），直至齿龈部有烧灼感或有发热感时为止，每天 2～3 次，7 天为 1 疗程。

【荐方人】邓荣塞

【引自】《新中医》（1989 年第 8 期）、广西医学情报研究所《医学文选》（1990 年 4 月第 2 期）

皂角膏治面神经炎

【配方及用法】

大皂角 6 克，醋 30 毫升。将皂角去皮研末，过 200 目筛，置铜锅或铜勺（忌铁器）中微火炒至焦黄色，再加醋 30 毫升搅匀成膏。用时将药膏平摊于敷料上 3 毫米左右厚度，贴于口角处，左歪贴右，右歪贴左。贴药时稍向患侧牵拉固定，每天 1 次，2 天后改为隔天 1 次。若用药后局部出现皮疹，可暂停敷药，待皮疹愈后再用药。

【引自】《浙江中医杂志》（1989 年第 6 期）、《单方偏方精选》

桑、槐树枝治脑萎缩

【配方及用法】

桑、槐树枝各 150～200 克（不用嫩枝条），加艾若干，熬水呈黄绿色即可用。每天洗2次，每次半小时为宜。洗2次换1次水，每次约2500毫升水。坚持洗两三个月就会见效，无任何不良反应。

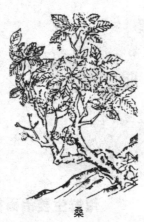

桑

最好是配合锻炼，根据患者身体状况进行。

此验方简单易行，不住院，不花钱，在洗头期间不忌任何洗发精、香皂等。

补充说明：

（1）槐指的是药用槐，非洋槐；桑树枝即结桑葚的黑白桑。不用嫩枝和枯枝，外加些艾最好。

（2）每次用水2.5升左右，将水熬得呈黄绿色即可洗头。每次洗半小时为宜，每天洗2次最佳，下一次料可连续煎洗3天，再重新换料煎，洗时加火不烫不凉为宜。

（3）此方不仅治脑萎缩，同时还对骨质增生有一定疗效。我颈椎4、5、6节骨质增生，曾多方治疗均无效，后经过树枝煎水洗头，增生症状消失了。

（4）在洗头的过程中，根据身体状况坚持锻炼，效果更佳。

【荐方人】河南 姬松岱

紫河车、龙眼肉等治疗脑萎缩

【配方及用法】

紫河车、龙眼肉、桑葚、赤白芍、太

子参、茯苓、石菖蒲、丹参各10克，当归、生蒲黄各15克，远志、郁金各12克，熟地20克，炙甘草6克。上药煎20～30分钟取汁，约200毫升，日服2次，分早、晚服。兼见痰热者加竹茹10克、清半夏9克、胆南星15克；兼失眠者加酸枣仁30克、生龙齿15克；兼肢体活动障碍者加全蝎6克、栝楼10克；头痛重者加细辛3克、僵蚕6克。服药最少者24剂，最多者57剂。

【荐方人】陕西 李滋栋

鹿角、黑芝麻等治脑萎缩

【配方及用法】

鹿角9克，黑芝麻12克，生地30克，山萸肉12克，山药25克，茯苓15克，丹皮10克，泽泻10克，何首乌15克，当归10克，菖蒲12克，枸杞子15克，菊花15克，远志10克，甘草5克。兼见痰热者，加竹茹、半夏、胆南星；兼失眠者，加炒枣仁、生龙齿；兼高血压者，加石决明、决明子；兼肢体活动障碍者，加全虫、地龙、豨莶草；头痛重者，加僵蚕、天麻。上药用水浸泡20分钟，文火煎2次，取药液混匀后分成2份，早晚各服1份。具体剂量请遵医嘱。

【备注】

脑萎缩主要包括老年性痴呆，脑动脉硬化，伴发精神障碍等慢性进行性神经衰退性疾病。综观本病，进行缓慢，以虚为多，尤以肝肾不足多见，部分病例属本虚标实。其虚在肝肾者，以脑虚不健为主；其虚在脾者，多生痰湿闭阻清窍，上实下虚。在治疗时当补肝肾，方中鹿角、黑芝麻、生地等滋阴清热、补肾，山萸肉、枸杞、山药、何首乌养血活血，故而取效较佳。

【荐方人】山西 董俊峰

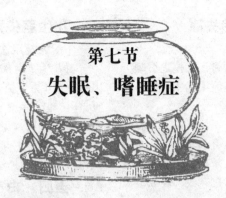

第七节
失眠、嗜睡症

人参、党参等治神经衰弱引起的失眠

【配方及用法】

人参5克，党参20克，五味子10克，煎水2遍，早晚当茶饮，7～10天见效。

【荐方人】张德国

百合、苏叶等治神经衰弱引起的失眠

【配方及用法】

百合50克，苏叶、茯神、枣仁各10克，龙骨8克，牡蛎5克。水煎，日服两次。

【荐方人】张文娟

大枣葱白汤治失眠

【配方及用法】

大枣15个，葱白8根，白糖5克。用水两碗熬煮成1碗。临睡前顿服。

【功效】

补气安神。用于治疗神经衰弱之失眠。

【备注】

临睡前用热水烫脚，多泡些时间，水凉再加热水，随烫随饮大枣葱白汤，疗效更好。用法改用冲鸡蛋汤热饮，亦有功效。

蝗虫粉补虚治失眠

【配方及用法】

蝗虫。蝗虫去足、翅，焙燥研粉。每天服10克，分2或3次饭后服。

【功效】

用于治疗神经衰弱、肺结核、咳喘等。

食醋镇静安神治失眠

【配方及用法】

醋（陈醋或香醋）。用10毫升食醋，调在一杯温开水中喝下。每天睡前1小时饮用。

【功效】

食醋能诱发机体产生一种叫5-羟色胺的物质，有良好的镇静催眠作用。

酸枣仁粥治疗心悸失眠

【配方及用法】

酸枣仁5克，粳米100克。酸枣仁炒黄研末，备用。将粳米洗净，加水煮成粥，临熟下酸枣仁末，再煮。空腹食之。

【功效】

宁心安神。用于治疗心悸、失眠、多梦。

酸枣根皮治失眠

【配方及用法】

酸枣根皮焙干研细末18克，丹参焙干研细末3克。二药调均匀，分成等份10小包。每晚睡前15分钟，用温开水送服一小包。10天为1疗程，1～3疗程皆有特效。若配合热水浸足20分钟或按揉点压神门、足三里、三阴交等穴位，效果更佳。

【荐方人】河南 王在英

枸兰根治失眠

【配方及用法】

通氏枸兰根不拘数量，采挖之后晒干研粉，越细越好，临睡前用糖水冲服1～2茶匙。

【备注】

此方最大特点是不存在抗药性，不同于西药安眠片、速眠灵等药，是非常理想的天然催眠剂，几乎不用花钱，既经济又无不良反应。

【荐方人】辽宁 王安才

淮小麦、石决明等治严重性失眠

【配方及用法】

淮小麦、石决明、夜交藤、珍珠母各30克，赤芍、合欢皮各15克，黄芩、柏子仁、丹参、麦冬各8克，沙参12克。水煎服，每天1剂。本方对过于兴奋、肝阳火旺、心神不宁的严重失眠症疗效特好。

【荐方人】江苏 沈宝元

【引自】广西科技情报研究所《老病号治病绝招》

花生叶子可治失眠

【荐方由来】

我老伴今年67岁，2年前开始每晚靠服安定才能睡一两小时。后来她又加服安定片，结果不但没增加睡眠时间，反而出现了很大的不良反应。一次偶然机会，我得知花生叶子可治顽固性失眠的验方，就给她弄了一些花生叶子，服了半个月，效果非常明显。

【配方及用法】

花生叶子(干、鲜均可)数量不拘多少，水煎服或开水浸泡当茶喝，早、晚各1次，每次喝200毫升。

【荐方人】辽宁 孙健男

花生茎尖泡服可治失眠

【配方及用法】

鲜花生茎尖30克。上药放入茶具内，用鲜开水150毫升冲泡，每晚睡前1小时服完，一般2～3天即可明显见效。

【引自】《四川中医》（1990年第11期）、《单味中药治病大全》

当归、白芍等可治失眠

【配方及用法】

当归15克，白芍18克，柴胡20克，白术12克，薄荷10克，郁金30克，菖蒲30克，香附30克，合欢花30克，酸枣仁30克（炒）。上药水煎25～30分钟，取汁250毫升，每天1次，睡前服。

【荐方人】河北 贾春生

【引自】《当代中医师灵验奇方真传》

当归、丹参等可治神经衰弱性失眠

【配方及用法】

当归、丹参、川芎各200克，用75%酒精适量浸泡月余后，去渣取汁再浸泡王不留行，以药汁浸透为度，加少许麝香效果更好。

【荐方人】安徽 尚良翠

【引自】《河南中医》（1997年第6期）

生地、熟地等可治失眠

【配方及用法】

生地、熟地、泽泻、当归、合欢皮、龙眼肉、炒柏子仁各9克，杭白芍、西洋参、炙远志各6克，枸杞10克，百合、菊花各12克，炒枣仁、黄精各15克，琥珀粉1克。上药共研末，选优质蜂蜜120毫升制成膏剂，装瓶冷藏备用。每次服30毫升，每天早、晚各服1次。

【引自】《山东中医杂志》（1990年第6期）、《单方偏方精选》

丹参、夜交藤可治顽固性失眠

【配方及用法】

丹参 60～90 克，夜交藤 50～60 克，生地、百合各 30 克，五味子 15 克。将两次煎液掺和后分成 2 份，午睡前服 1 份，晚睡前 1 小时再服 1 份。

头晕加珍珠母 50 克、钩藤 20 克；心悸加磁石 50 克、钩藤 20～30 克；食欲不振加陈皮、香谷芽各 15 克；精神萎靡加太子参 15 克、党参 20 克。

【荐方人】黑龙江 洪松

【引自】《当代中医师灵验奇方真传》

朱砂敷涌泉穴治顽固性失眠

【配方及用法】

朱砂 3～5 克，研细粉，用干净白布一块，涂糨糊少许，将朱砂均匀粘在上面，然后外敷双侧涌泉穴，以胶布固定。用前先用热水把脚洗净，睡时贴敷，每日 1 次。一般贴敷 1 次即可见效。

【功效】

此验方简便易行，具有安神定惊之功效。对老年人及顽固性失眠患者均有良好的治疗效果。

【荐方人】辽宁 张化南

冲服玄明粉可治失眠

【配方及用法】

玄明粉 9 克，冲服，每天 2 次。

【引自】《四川中医》（1987 年第 3 期）、《中医单药奇效真传》

用橘皮枕芯治失眠

【荐方由来】

老伴从报上读了《用干橘皮做枕芯可健脑清心》的文章后，就将每天吃橘子扒下的皮在暖气片上烘干，攒起来，最后砸碎成荞麦粒一样大小的颗粒，装在我的枕头里。每当夜幕降临，头落枕上，就可闻到阵阵橘香从枕内徐徐散出，沁人心脾，催人入睡。

【荐方人】张健人

【引自】《老年报》（1997 年 4 月 10 日）

白术、茯苓可治嗜睡症

【配方及用法】

白术 12 克，茯苓 12 克，陈皮 6 克，半夏 9 克，石菖蒲 9 克，甘草 6 克。每天 1 剂，水煎服。

【荐方人】辽宁 夏冒辉

甘蓝子粉可治顽固性嗜睡

【配方及用法】

甘蓝子 30～50 克。上药放砂锅中炒香，然后研为细末，装瓶备用。早上和中午吃饭时随饭菜各服 1 汤匙（2～3 克），午后及夜间忌服。本方治疗嗜睡症，一般连用 7～10 天即可见效。见效后须继续服用 2 周左右，以巩固疗效。

【引自】《浙江中医杂志》（1986 年第 10 期）、《单方偏方精选》

陈皮、半夏等可治脑炎后嗜睡症

【配方及用法】

陈皮、半夏、茯苓、郁金、石菖蒲各 15 克，甘草 10 克。每天 1 剂，水煎至 200 毫升，早、晚分服。

【引自】《辽宁中医杂志》（1990 年第 11 期）、《单方偏方精选》

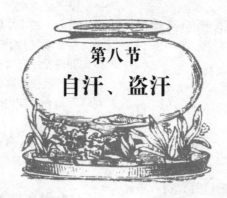

第八节
自汗、盗汗

桃奴、大枣治自汗、盗汗

【配方及用法】

桃奴（晒干的桃子）15个，大枣10个煎水，每晚一次服下，同时食用桃奴和大枣，3～6剂见效。

【荐方人】张德国

五倍子、牡蛎治自汗、盗汗

【配方及用法】

五倍子15克，牡蛎9克，辰砂1.5克。共研细末，贮瓶备用。用时取本散适量，于临睡前用食醋调和敷脐中，外以消毒纱布覆盖，胶布固定，第二天早晨起床时除去，每晚1次。

【引自】《中药鼻脐疗法》

人参、黄芪等可治自汗

【配方及用法】

人参、黄芪、白术、茯苓、当归、炒枣仁、白芍、熟地、生牡蛎、乌梅各10克，浮小麦12克，大枣3枚，水煎服。

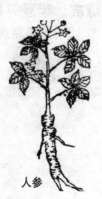

人参

【荐方人】陕西吴志杰

【引自】广西医学情报研究所《医学文选》

用五倍子敷脐可治自汗

【荐方由来】

我患自汗多年，长期治疗效果不明显。一次，一位老中医传给我一个治自汗的偏方，如法治疗几次就彻底治愈了，至今没有复发。

【配方及用法】

五倍子30克，研成粉末，晚上取药粉少许加口中唾液调和，敷于肚脐中，再用一小方块胶布盖贴在上，每晚换1次。一般用药3～5次就有明显效果，继续敷治可治愈。

【荐方人】四川 曾庆余

【引自】《当代中医师灵验奇方真传》、广西科技情报研究所《老病号治病绝招》

柴桂芍汤治半身汗出症

【配方及用法】

柴胡6克，黄芩12克，半夏10克，桂枝3克，白芍12克，红糖30克，大枣5个。每天服1剂，每剂煎2次分服。

【荐方人】李继华

龙牡汤治头汗症

【配方及用法】

龙骨30克，牡蛎30克，黄芪15克，白术15克，防风10克，浮小麦20克。上药水煎，每天2次分服。

【荐方人】张子英

养心汤可治手汗淋漓

【配方及用法】

柏子仁 30 克，炒枣仁 30 克，荔枝仁 15 克，首乌 30 克，黄芪 60 克，茯苓 30 克，龙牡 30 克。每天 1 剂，水煎 2 次分服。

【荐方人】徐荣生

用糯稻根治盗汗、自汗

【配方及用法】

在农田中拾糯稻根去土晒干备用。使用时，取干糯稻根 50 克左右洗净加冷水（用什么锅都可以，水量以盖住根为准）同煮（也可加几枚大枣），待水煮成还有一碗时，去掉稻根，把水倒在碗中，加些红糖温热时喝下，上床休息一会儿（最好睡觉前喝）。每日 1 次，一般用 3 次。

【荐方人】玉锦

【引自】《老年报》(1997 年 8 月 12 日)

服醋蛋液可治周身性盗汗症

【荐方由来】

我是一名 50 多岁的女同志，在近两年时间里，不分冬夏、昼夜，每隔两三小时就发生一次周身性盗汗，就是三九天也照发这种怪病。尤其是在夜间发生盗汗时更使我心烦意乱，真是痛苦极了。我到医院请教医生，医生说是老年人更年期的反应，没什么特殊的治疗药物，只有等它自然消失。自从我服了 4 个醋蛋液后，盗汗症状基本消失，每夜都能睡个安稳觉了。我心里高兴极了。

【配方及用法】

将 250 毫升左右的食用醋（米醋用低度的，9 度米醋应用水稀释）倒入锅内，取新鲜鸡蛋 1 ～ 2 个打入醋里，加水煮熟，吃蛋饮汤，1 次服完。

【荐方人】黑龙江 杜桂芬

豆浆锅巴治盗汗

【配方及用法】

取出豆浆锅巴晒干备用。食用时，取豆浆锅巴（干品）30 克，水煎 10 分钟左右，加入适量白糖，连汤及豆浆锅巴一起食用，每天食用 1 ～ 2 次。盗汗消失后，再连续食用 2 ～ 3 天，以巩固疗效。

【荐方人】马宝山

【引自】《家庭保健报》(1996 年 8 月 9 日)

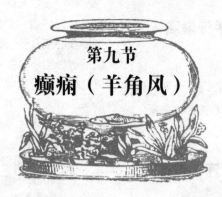

第九节
癫痫（羊角风）

黄芪、防风可治癫痫

【配方及用法】

黄芪 10 克，防风 10 克，赤芍 10 克，水煎服，每天 1 剂，日服 3 次。

【荐方人】河南 史涵璋

当归、川芎等可治癫痫

【配方及用法】

当归 10 克，川芎 10 克，白芍 10 克，淮牛膝 10 克，白术 10 克，砂仁 6 克，肉豆蔻 5 克，黑姜 10 克，黄芪 10 克，肉桂 6 克，吴茱萸 10 克，龙眼肉 10 克，大枣 10 克，桔梗 10 克，党参 30 克，补骨脂 9 克，生姜 3 片。与"小黑狗"共煎服。

【备注】

补骨脂的别名为故芷、破故芷、黑故子。"小黑狗"系地方性土药名。

【荐方人】福建 苏菊花

【引自】广西科技情报研究所《老病号治病绝招》

服大枣、黄米面能治癫痫病

【荐方由来】

1965 年，我患了癫痫病，多方治疗却毫无效果。一次偶然的机会，一位老同志给我介绍了大枣治癫痫病的药方，按此方服用了 3 疗程竟获痊愈，至今 20 多年病未复发。

【配方及用法】

大枣 7 枚，黄米面少许，白酒 250 毫升。首先把枣核从一端取出，然后用白水把黄米面和好，将和好的面塞满枣内，放在碗里，并加入白酒将其点燃，直至酒烧完为止。每天早晨取其 1 枚服用，7 天为 1 疗程。

【荐方人】侯伯安

【引自】《辽宁老年报》（1997 年 4 月 14 日）

全蝎、鸡蛋可治癫痫

【配方及用法】

全蝎 3 个，鲜鸡蛋 3 个。先将活全蝎在盐水中浸 6～8 小时，再用盐水煮死阴干即可。取鲜鸡蛋破一缺口，放入全蝎，用厚湿草纸包裹 4～5 层，埋入木炭火中烧熟，去蛋壳连同全蝎食用，每天早、中、晚饭前各服药鸡蛋 1 个，连服 30 天为 1 疗程，2 疗程间停服 3～5 天。

【引自】《山东中医杂志》（1989 年第 1 期）、《单方偏方精选》

用酒烧鸡蛋治癫痫

【配方及用法】

鲜鸡蛋 3 个，高度以上白酒 90 毫升。把酒和鸡蛋放在铁勺内，点燃酒，边烧边用筷子翻动鸡蛋，至七八成熟时，用筷子敲开蛋壳，继续烧至火灭蛋熟即可。趁热于每天早晨空腹一次吃完，连续吃 100 天不间断。如不好，可间隔 15～30 天，按此法开始第 2 疗程。

【荐方人】河南 陈淑英

贝母、胆南星等可治癫痫

【配方及用法】

贝母、胆南星、竹沥、菖蒲、陈皮、半夏、茯苓、天麻、僵蚕、麦冬各 10 克，朱砂 3 克（冲服）、磁石（布包先煎）、地龙、乌蛇各 30 克，甘草 6 克，生姜 3 片（后下），小儿药量减半。上药水煎 30～50 分钟取汁，约 200 毫升，冲服朱砂，日服 2 次。痰盛壅塞先用柿蒂 1 个、白矾 3 克取吐，以劫痰涎；气郁痰多加郁金 10 克、白矾 3 克，开郁化痰；痰火壅盛加大黄 10～30 克，以通腑泄热。

【荐方人】江苏 谭文廷
【引自】《当代中医师灵验奇方真传》

草乌、木香等可治癫痫

【配方及用法】

草乌（制）5 克，诃子 50 克，石菖蒲 50 克，木香 50 克，珊瑚 25 克，公丁香 25 克，肉豆蔻（煨）25 克，沉香 25 克，禹粮土 25 克，珍珠母（煅）25 克，磁石（醋煅）25 克，白附子 25 克，金礞石 25 克，甘草 25 克，朱砂 15 克，麝香 3 克。以上 16 味，除麝香、朱砂另研外，其余共为细面，而后再合麝香和朱砂面，混合拌匀，用炼蜜做成丸，每丸重 3 克，日服 1～2 次，白开水送服。

【备注】

服药期间忌荞麦面、山羊肉、烟酒。小儿酌减，孕妇忌服。

【荐方人】内蒙古 白涛、白金明
【引自】《当代中医师灵验奇方真传》

螳螂子治癫痫

【配方及用法】

花椒树上的螳螂子 30 个，鲜桃树根白皮 10 克，槟榔、枳实各 50 克。螳螂子用剪子剪的时候，两头带花椒枝各 2 厘米长，再将桃根白皮、螳螂子共放锅内，沙土炒黄，再加槟榔、枳实，共为细末。上药末共分 100 包，每次服 1 包，日服 1 次，连服 3～4 个月。

【备注】

忌食羊肉 3 年。须长期服用，方可巩固。
【引自】《实用民间土单验秘方一千首》

牵牛子散治癫痫

【配方及用法】

牵牛子 250 克，石菖蒲 250 克，枯矾 120 克，龙骨、地龙适量。以上药物加工成粉末备用，或把药装入空心胶丸备用。每日 3 次，1 次 3 克，开水吞服。

【荐方人】湖南 张继德
【引自】《当代中医师灵验奇方真传》

郁金、白矾等可治各型癫痫

【配方及用法】

郁金、白矾、炒枣仁各 15 克，炒远志、朱砂、胆南星各 10 克，龙涎香、酒曲、全虫、活血龙各 30 克，蜈蚣 10 条。上药共研为细末调匀，炼蜜为丸，每丸重 6 克，饭前服 1 丸，1 日 2 次。温开水送下。服至百丸可痊愈，永不复发。

【荐方人】河南 吴振兴
【引自】《农村百事通》（1997 年第 9 期）

陈石灰丸治癫痫

【配方及用法】

陈石灰 600 克，朱砂、硼砂各 100 克。上药共研细末和匀，炼蜜为丸，每丸 6 克。

早、晚各服2丸，浓姜汤送服。

服药期间禁食犬肉和生冷、刺激性的食物，须忌房事，戒烟酒。

【备注】

朱砂有毒，不宜长期服用。

【引自】《浙江中医杂志》（1981年第11期）、《单方偏方精选》

蜥蜴粉治癫痫

【配方及用法】

活蜥蜴60条，放入瓦罐内，盖压后在罐外用明火烤，至蜥蜴死后停火。取出蜥蜴，放在瓦片上焙干，研成细末。每3条为1包，每服1包，每天服1次，20天为1疗程，不愈可再服第2疗程，一般均在1疗程内起效。

【引自】《吉林中医药》《单味中药治病大全》

炸蚕蛹可治癫痫

【荐方由来】

我老伴患癫痫症20年，1973年底用单方治愈，到现在22年从未犯过。在患病期间，她一遇冷、热，生气和劳累或是受点刺激时就会引起复发。病发时，"哇"的一声跌倒在地四肢抽搐，上下牙齿开始咀嚼，有时舌头会被咬破致口吐血沫，而后牙关紧闭，不省人事。经过一阵呼叫，牙齿放开呼出一口长气。这时弄得小便失禁，仍是昏迷不醒。轻时半天，重时几天才会清醒过来。

后来，在湖南省工作的侄儿得知消息寄回一个单方：炸蚕蛹1剂6～7个，白冰糖50～100克，用水煎服后，连水带蛹一起吃下。最好在患者觉得有发病预兆时吃药。我让她一连吃了4剂，效果显著。

【荐方人】河南 曲晓东

用公鸡腰治癫痫

【配方及用法】

公鸡腰（即肾）。从公鸡背上开刀，取出指头大小的红色鸡肾，用新鲜井水3～5勺（小勺），将鸡肾研碎，早上空腹服，每日1次。一般连服7日见效。

【荐方人】河南 王春坡

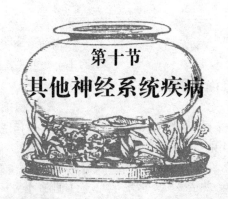

第十节
其他神经系统疾病

桑叶可治手足麻木症

【配方及用法】

采秋后霜打过的桑叶，晾晒干后，用砂锅煮沸，然后捞出叶子，待水温不烫时，用此水浸洗手脚。每天2次，数日内可见奇效。

【荐方人】河北 梁纯英

【引自】《辽宁老年报》（1997年10月15日）

木耳、蜂蜜、红糖可治手足麻木症

【配方及用法】

黑木耳50克，蜂蜜50克，红糖25克。上药均分为3份，每天用1份。用时将木耳洗净放在碗内，把蜂蜜、红糖拌于木耳内，放入锅内蒸熟食用。以上剂量，3天食完。

【荐方人】福建 方文魁

【引自】《实用民间土单验秘方一千首》

当归、桂枝等治双手麻木症

【配方及用法】

当归12克，桂枝6克，白芍12克，细辛3克，甘草5克，大枣5枚，木通10克，黄芪30克，鸡血藤30克，老鹳草30克。每天1剂，水煎服。

【荐方人】湖南 曾社祥

【引自】《湖南中医杂志》（1981

年第6期）、《中医治愈奇病集成》

姜葱醋可治手脚麻木症

【荐方由来】

我患有手脚麻木症，特别是两臂两手，只要一着凉就麻胀得难受。到医院治过多次，均无法根治。后来试着用下面的偏方治疗，没想到治好了。

【配方及用法】

取生姜、葱白根、陈醋各15克，倒入锅中，加约一中型锅的水，煮沸10分钟，捞出葱姜，倒入盆中趁热先熏后洗麻木部位，连续洗几次即可见效。

【荐方人】苑玉明

喝醋蛋液治全身麻木

【荐方由来】

我已经80多岁了，最近2年突然全身麻木，特别是腿脚不灵，举步艰难。现在喝了20个醋蛋液，大见奇效。不但全身恢复了知觉，而且浑身轻松有力，特别是头脑清爽，精神十足，我高兴极了。我们这儿的老年人，普遍感到服醋蛋液后饭量增加了，睡眠好了，其中许多人治好了关节炎、气管炎。

【配方及用法】

将250毫升左右的食用醋（米醋用低度的，9度米醋应用水稀释）倒入锅内，取新鲜鸡蛋1～2个打入醋里，加水煮熟，吃蛋饮汤，1次服完。

【荐方人】黑龙江 崔丙权

黄芪、白术可治震颤症

【配方及用法】

黄芪30克，白术12克，茯苓10克，炮附子12克，桂枝10克，白芍10克，秦艽10克，当归12克，川续断12克，川芎9克，炙甘草6克，生姜4克，大枣3枚。水煎分2次服，每天1剂。

【荐方人】河北 许秀华

黄芪、当归等可治老年性震颤麻痹

【配方及用法】

黄芪30克，当归12克，鸡血藤30克，赤芍12克，丹参15克，川芎12克，地龙15克，僵蚕15克，白花蛇15克，钩藤（后下）12克，全蝎10克，蜈蚣2条。上药水煎服，每天1剂，分3次服。

【荐方人】四川 曹勇
【引自】《当代中医师灵验奇方真传》

制附片、白芍可治帕金森综合征

【配方及用法】

制附片（先煎）、白芍各12克，茯苓、生龙骨（先煎）、生牡蛎（先煎）各20克，丹参、白术各10克，肉桂（后下）3克。常规水煎服。制附片、生龙骨、生牡蛎先煎20分钟，肉桂后下（只煎5分钟即可）。

【备注】

帕金森综合征临床表现为四肢不由自主地抖动，属中医肝风内动范畴。

【荐方人】江西 潘少骅
【引自】《当代中医师灵验奇方真传》

紫河车、龟板可治肌肉萎缩

【配方及用法】

紫河车1具，龟板500克，山药1000克。将紫河车、龟板焙黄，配合山药共研细末，每次服15克，每天3次。

【引自】《医话奇方》

木通治肌肉萎缩

【配方及用法】

木通75克，水煎50～100毫升，每次服用25～30毫升，日服2～3次。

【引自】《辽宁中医杂志》（1977年第1期）、《中医单药奇效真传》

蛋黄淫羊藿汤可治健忘症

【配方及用法】

淫羊藿40克，加水300毫升，煮到100毫升后，与煮好的蛋黄调和，即成蛋黄淫羊藿汤。每次服100毫升，每天服3次，连服半个月。

【备注】

淫羊藿有滋补肝肾、益气强志、壮精力益智力之功效。对于老人昏睡、中年人健忘、元阳衰败而不能上升者，皆可使用。

黑附片、桂枝等治老年性痴呆

【配方及用法】

黑附片（开水先煎2小时）12克，桂枝12克，干姜5克，炙黄芪30克，潞党参20克，白术15克，川芎12克，白芍12克，熟地20克，淫羊藿10克，菟丝子、炒杜仲、石菖蒲各15克，甘草6克。开水煎服，每天1剂，煎3次。其中黑附片剂量应从小量（5～10克）开始，用量宜小才能适应于久用，逐渐增加，最大量可用到30～60克。黄芪生用走表，炙用走里，量小则升压，量大（15克以上）则降压。口角流涎、小便清长者加益智仁、桑螵蛸；肠燥便秘者加生首乌、肉苁蓉；阴虚火旺者加知母、黄柏、地骨皮。具体剂量请遵医嘱。

【荐方人】云南 善才人

白芍、川芎等可治老年痴呆

【配方及用法】

炒白芍40克，川芎34克，泽泻34克，茯苓22克，白术22克，当归20克。将上药烘干磨成粉，混匀，每天早、晚各服1次，每次10克，温开水送下。

【功效】

此方对单纯型痴呆疗效最佳，这类病人表现为头昏、嗜睡、口齿不清、发音含糊、语言杂乱、记忆减退、行为幼稚等。

【引自】《健康时报》（1996年6月26日）

用水牛角粉治精神病

【荐方由来】

某男患者已自语独笑4个月，于1976年7月27日第二次住院。患者1974年4月因调资未达目的而逐渐出现精神失常，如乱走、独笑、多疑、妄语，1975年7月22日首次住院。经用氯丙嗪、马桑等治疗，住院60天，明显好转出院，诊断为精神分裂症妄想型。出院后因未坚持服药而再次复发。本次入院后内科及神经科检查未见异常。精神检查：意识清楚，有明显的幻觉及内感性不适，情感淡漠，自知力缺失。中医检查：失眠多梦，小便黄，大便干燥，舌红无苔，脉细数。辨证为血热扰神。给以水牛角粉单独治疗，日量21克，分3次服。经治疗1周后，情绪好转，1月后精神症状消失，自知力恢复，舌质转淡红，小便清，大便正常，脉平。为了巩固疗效，出院后给以小量水牛角粉维持治疗约1个月，随访至今，已9年未见异常，仍能胜任原营业员工作。

【引自】《四川成都中医学院学报》（1984年第2期）、《中医单药奇效真传》

用地龙可治精神病

【配方及用法】

从土中挖取活地龙（地龙）7条洗净，放入100克白糖中，地龙吸食白糖逐渐溶化而死，扔地龙，取剩余液体冲水喝，1天内服完。隔1天再服一料，服2～5料后有明显效果，甚至可治愈不复发。

【荐方人】江苏 季选洪

用马蹄莲花治精神病

【配方及用法】

马蹄莲花1克，乌头红花根（又名乌豆）10克，乔木叶青（摘青叶面）30克，动物骨15克，动物甲壳10克，谷灵15克，子香15克，麝香0.5克。将药烤干，碾磨成粉，加少许水，捏制成丸，裹上蜡皮，每天2次，每次2丸，能迅速平稳精神，使神经系统恢复正常。

【功效】

主要抑制神经系统血液循环，抑制神经不再产生高压离变。如果血压高者，亦可逐渐降压，促进神经分离细胞恢复健康状态，降低脑压，通筋活络。24～48小时见效，减轻或解除患者症状。

【备注】

半年内精神病患者，早、晚各1次，每次2克，15～40天治愈。5年以内精神病患者，早、晚各1次，每次4克，60～90天治愈。5年以上精神病患者，百天见效。

【荐方人】云南 黄子全

大黄、生地等可治精神病

【配方及用法】

生大黄30～150克，生地30克，黄连5克，橘红20克，天竺黄10克，菖蒲30克，生龙骨30克，生牡蛎30克。水煎服，每天1剂，重症病例日服2剂。

【引自】《黑龙江中医药》（1993年第1期）、《实用专病专方临床大全》

用大黄治疗精神分裂症

【配方及用法】

生大黄30克。将生大黄研为细末后，用开水冲之，待冷频服。本方为1剂，每天1剂，连服10剂为1疗程。用此方症状稳定后，可用制半夏、石菖蒲、橘红、枳实各10克，茯苓15克，胆南星、炙甘草各6克，水煎服，每天1剂。

【引自】《中医验方大全》

用青礞石、珍珠母等治精神分裂症

【配方及用法】

青礞石、珍珠母各30克，郁金、三棱、莪术、二丑、桃仁、枳壳、大黄各15克，木香、干姜各5克，芒硝（冲服）30克。上药煎30分钟取汁，约250毫升，芒硝日冲服2次。临床分为两型，兼心火亢盛者，配服牛黄清心丸；兼肝胆火旺上炎者，配服龙胆泻肝丸。

【荐方人】河南 王桂英

【引自】《当代中医师灵验奇方真传》

用桃仁、香附等治精神分裂症

【配方及用法】

桃仁、香附（制）、青皮各9克，柴胡、半夏（制）、陈皮各12克，木通6克，大腹皮（洗）、赤芍、桑白皮、苏子（炒）、甘草各9克。每天1剂，水煎分3次服。

小儿酌情减少剂量，增加服药次数。

【荐方人】安徽 鲍敏

【引自】《中医师灵验奇方真传》

用西党参、黄芪等治精神分裂症

【配方及用法】

西党参15克，黄芪12克，茯苓10克，法半夏6克，枳壳4.5克，陈皮4.5克，当归6克，枣仁15克，柏子仁10克，全蝎3克，肉桂2克，珍珠母30克，猪苦胆1个（内装川芎末1.5克，管口扎实，防胆汁外溢）。水煎服，每天1剂。

【荐方人】庄奕周

【引自】《千家妙方》

以甘麦大枣汤治癔症

【配方及用法】

浮小麦20克，炙甘草15克，大枣10克。上药水煎2次，药液混合约500毫升，日服2次，早、晚温服。每天1剂，6剂为1疗程，每疗程间隔1天。心脾气虚型加熟地、茯苓、白术、党参；肝脾郁积型加朱砂、琥珀、柴胡、白芍、丹参。具体剂量请遵医嘱。治疗期间只用本方，停用他药。

【荐方人】山东 吴兆玉

【引自】《当代中医师灵验奇方真传》

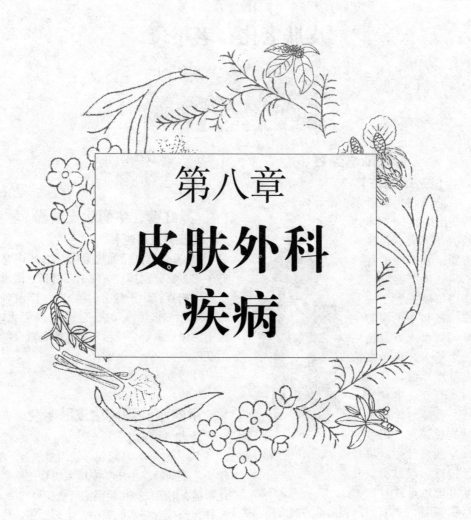

第八章
皮肤外科
疾病

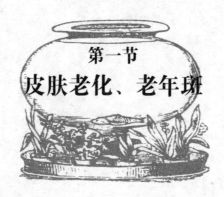

第一节
皮肤老化、老年班

用丝瓜水美容

【配方及用法】

把正在生长着的高出地面60厘米处的丝瓜藤，拦腰切断，弃上面的藤不用，把下面这段藤切口朝下置于一玻璃瓶口中（谨防渗入雨水土石及钻入虫子），瓶子在土里埋半截以免倾倒，即可采集其汁液。采得的丝瓜水要放置一夜，用纱布过滤，然后就可直接擦于皱纹处，也可加适量的甘油硼酸和酒精，这样可增强面部的润滑感。

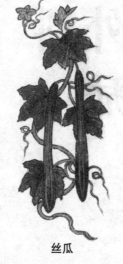

丝瓜

【荐方人】王跃

用鸡蛋粉治面部皱纹

【配方及用法】

将一个鸡蛋黄打入容器内，加一匙蜂蜜和一匙半面粉，如果皮肤干燥就放入数滴橄榄油，充分搅拌即成。将蛋黄粉直接敷在脸上，经过10～15分钟，以温水洗净，洗净脸后上冷霜，以双手对小皱纹成直角的方向按摩5分钟，然后再用纱布擦掉，

3个月左右皱纹就会消除。

【荐方人】宁海河

黑红糖、牛奶治皮肤黑

【配方及用法】

取20克黑红糖加热熔化，加入15毫升牛奶，充分搅拌均匀待用。将备好的黑红糖牛奶直接涂于脸上，经10～15分钟再以温水洗净。每天1次，连续30～50天，脸上的黑色素就会脱落一层，面色就会渐渐变白。

【荐方人】何欣

用醋水洗脚防治皮肤老化

【荐方由来】

从1991年8月起我开始用醋洗脚，3年来从不间断。由于年岁增大脚板皮肤老化粗糙，用醋洗脚后粗糙的脚板变得润滑。另外，脚板有很多的鸡眼，走路困难，每周还要修一次脚。用醋洗脚几年，鸡眼已钙化，走路脚不痛了，减少了修脚的麻烦，还能参加老年大学组织的活动。

【配方及用法】

前半年每晚在洗脚水里加放一些醋，浸泡脚10分钟左右；半年后每两天加醋洗一次脚即可。贵在坚持。

【荐方人】贵州 陈明祯

薏米治老年斑

【配方及用法】

取薏米 50 克左右，煮熟或蒸熟，再加入白糖适量，一次吃完。老年斑轻者两个月左右可痊愈，重者需继续服用，至有效为止。

【备注】

薏米虽好，因其化湿滑利，孕妇忌用，遗精、遗尿者亦要慎用。

【荐方人】黄世荣

用康齿灵牙膏去老年斑

【荐方由来】

我由于年老体弱，脸和手背、手腕都先后呈现黄、黑斑点，我用康齿灵牙膏，晚上涂抹患处。经过几天细心观察，果真下去了不少。

【荐方人】王德文

【引自】《辽宁老年报》（1997 年 2 月 3 日）

鸡蛋清可除老年斑

【配方及用法】

把鸡蛋壳中剩余蛋清涂在老年斑上，每天涂 2 次。

【荐方人】曾圣仙

【引自】《老年报》（1995 年 11 月 18 日）

擦色拉油可除老年斑

【荐方由来】

我是部队在职女医务人员，近两年脸上长出了大小不等的十来块老年斑，双手背上也各有两块。我看到色拉油含有皮肤所需要的营养成分，就试着早、晚在脸上和手背上各擦 1 次。2 个月后老年斑全消失了，而且皮肤变得有弹性了，干燥现象也有好转，皱纹变得几乎看不见了。

【配方及用法】

早、晚饭后洗完脸，用食指蘸少量色拉油往脸上、手背上擦，有老年斑处要多擦点，1 瓶色拉油可用 1 年。

【引自】《北京老干部》

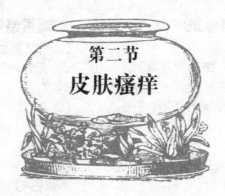

第二节
皮肤瘙痒

喝醋蛋液可治皮肤瘙痒

【荐方由来】

我自1983年身患瘙痒症以来，不论春夏秋冬奇痒难忍，特别是到了晚上就痒得整夜不能安眠，中西医治疗均无效果。前年，我看到醋蛋液能治疗多种疾病，就如法炮制地服用，喝了3个多月未明显见效。但我还是继续喝，没想到去年冬季瘙痒症好了。这是我近7年来舒舒服服地度过的第一个冬天。

今春初，我开始担心：老病该不会复发了吧！真不巧，3月份，腰部又出现了一点痒症。我一边喝醋蛋液，一边用醋蛋液涂痒处，没几天就不痒了。这令我特别高兴。

【备注】

醋蛋液的制法见本书第23页。

【荐方人】 甘肃 巍志远

吃天麻丸可治皮肤瘙痒

【荐方由来】

5年前，我患皮肤瘙痒症，用中西药多次治疗，始终未能见效。后来我在天麻丸的说明书上看到，天麻丸不仅有祛风除湿、舒筋活络等作用，而且对于精神系统和血液系统的疑难杂症有特殊疗效，因为瘙痒长期不能入睡，求医甚急，从此我开始服天麻丸治疗。谁知第一天服后，瘙痒就大大减轻，第二天服后即不再瘙痒。就这样我坚持早、晚各服1次，每服4丸，连服1个月后改为每晚服1次，每服2丸。

现在除气候有大的变化时需服2丸预防外，一般不服药也不瘙痒了。

【荐方人】 山西 任登荣

用硫黄香皂能治皮肤瘙痒

【荐方由来】

我每到棉衣换单衣的季节身上就开始痒，特别是腿上和腰部最痒。患此病已有6年，用药、打针效果均不佳。后来逛市场，见到上海硫黄香皂能治身上瘙痒症，我就买了洗浴用，没想到效果还真不错。

【配方及用法】

先把身上洗一下，然后涂上硫黄香皂，涂抹上先不要冲掉，停一会儿再洗去。

【荐方人】 河南 李龙廷

用黄蒿治皮肤瘙痒

【荐方由来】

我老伴患皮肤瘙痒症数年，有时胸前或背后痒，有时胳膊或腿痒。痒得严重时，不思饭食，夜难睡眠。去年冬天，一位老太太介绍一方，用黄蒿擦可根治皮肤痒。在荒草地里剪了一些黄蒿，一擦效果很好，十多次就痊愈了。黄蒿各地均有，主要生长在荒草地里。青黄蒿剪回后就能擦，若是霜打干了的黄蒿，在热水里浸泡一二分钟再擦同样有效。

【荐方人】 河南 周彦亭

【引自】《老人春秋》（1997年第7期）

用醋精治皮肤瘙痒

【荐方由来】

我今年 70 岁，数年来离不开醋精，它是我的护肤之宝。每逢皮肤痛痒，就用醋精涂皮肤痛痒处，立即止痒，同时还可以治疗脚气病。

【荐方人】 李实

【引自】《晚晴报》(1996 年 2 月 7 日)

荆芥、防风等可治皮肤瘙痒

【荐方由来】

老伴拾柴时，贪活心切，结果满身出汗，因就地脱掉绒裤而受风。事隔 1 天浑身痒得难受，3 天后满身起红斑点，1 个月后红斑变成脓疱，痒得不能眠，心乱不安，用手抓破皮疼痒难受。经多次治疗也不见效。后得一方：荆芥、防风各 10 克，杨树条、野薄荷、野艾、蛤蟆酥各 20 克，大粒盐 50 克，熬水，先烫后洗，3 次除根。

【荐方人】 贺培银

【引自】《晚晴报》(1996 年 10 月 5 日)

用樟树叶治皮肤瘙痒

【荐方由来】

我近年来每到严冬和盛夏，由两腿或两臂开始逐步发展到全身瘙痒，病虽不大但十分难受，吃不安睡不宁。有一次，我老伴对我说："听人说过用樟树叶子能止痒，你到门口樟树上摘点叶子，放在锅内煮半小时，用水洗患处试试。"我按此法一连洗了 3 次，就基本好了。以后我又将此法介绍给一位 50 多岁的外地老人，他也洗好了。

【荐方人】 安徽 秦春兰

用忍冬藤治皮肤瘙痒

【配方及用法】

忍冬藤或根，加少许食盐水煎，待凉后洗患处(全身痒可用其洗澡)，每日 3 次，

见效很快。去年 5 月，我和老伴用本方治皮肤瘙痒，2 天见效。之后，农村不少人向我求此方。

【荐方人】 安徽 陶苏亚

用鲜橘皮治皮肤瘙痒

【荐方由来】

我多年来两小腿前面的皮肤奇痒难忍，经内服、外搽一些药物也无明显效果。一天晚上又奇痒，我顺手拿一块鲜橘子皮揉擦痒处，奇痒立即消失。

【荐方人】 黄布真

【引自】《老年康乐报》(1996 年 12 月 6 日)

用甘油治皮肤瘙痒

【荐方由来】

秋冬皮肤瘙痒常使人不得安宁，本人过去深为所苦。3 年前，我开始使用 50% 甘油涂搽，疗效甚佳。我 80 多岁的母亲使用后亦见奇效。

【配方及用法】

甘油(药房有售)适量，置小瓶内，加入等量洁净凉开水，摇匀即可使用。洗浴后，滴数滴甘油于掌心，均匀涂搽于瘙痒处(手臂、大小腿、臀、背等)，一般每天 1 次，瘙痒严重的可日涂搽两三次。嘴唇、手足皲裂照此涂搽也很有效。最好在瘙痒和皲裂发生前，皮肤稍感干燥时即开始使用，更感舒适。

【备注】

此药优点是价廉，无不良反应，不污衣物，不刺激皮肤，且使皮肤润泽。但切记甘油要用凉开水稀释，千万不可把纯甘油涂皮肤上，纯甘油不但不能润泽皮肤，反而使皮肤的水分失去，使皮肤更显干燥。

【荐方人】 筱灵

【引自】《老人报》(1996 年 11 月 26 日)

荆芥、金银花等可治皮肤瘙痒

【荐方由来】

我患皮肤瘙痒30多年，经多方治疗不愈。某年9月，韦先生向我介绍了一位老中医献给他的处方，我按方服药1疗程后，瘙痒痊愈，未再复发。

【配方及用法】

荆芥、金银花、丹皮、桑叶、连翘、苦参、黄柏、地肤子各10克，白蒺藜、白鲜皮各9克，蝉蜕3克，共放入砂罐内，加清水连煎2次。然后将2次药汁混合，按早、中、晚分3次服完。连服9剂药为1疗程。

【荐方人】广西 梁登仁

【引自】广西科技情报研究所《老病号治病绝招》

用密陀僧可治顽固性皮肤瘙痒

【配方及用法】

用密陀僧（又名丹底）放炉火中烧红后，立即投入醋中，待冷后，将药捞起，再行烧红，如法淬制，这样反复7次，然后把它研成细末备用。取末适量略加白茶油调匀，涂患处。

【荐方人】福建 王春惠

【引自】广西医学情报研究所《医学文选》

用花椒、蒜秆、艾蒿水治皮肤瘙痒

【荐方由来】

我曾患皮肤病，大腿内侧至小腹，几乎都布满了红疙瘩，如同豆粒大，痒得很厉害，一些经常外用的药膏我差不多全用了，但仍解决不了问题。

后来，经别人推荐，我用花椒、蒜秆、艾蒿水试着洗了2天，身上的红疙瘩很快就消失了。

【配方及用法】

花椒一小把，大蒜秆（大蒜瓣）一根剪成3～4截，与端午节时的艾蒿3～4棵同放在锅里熬水。用熬好的水擦洗患处，早、中、晚各洗1次。熬1次水可用1天。

【荐方人】山东 李平树

用米醋泡大蒜擦治皮肤瘙痒

【荐方由来】

我患皮肤瘙痒症长达30多年，开始是脚踝部位，以后逐年向上发展。进入老年以后，发展到全身，多是对称发作，越抓越痒，苦不堪言，抓后皮肤上起大量的似风疹样的小红疙瘩。每年秋季开始，到来年春季又渐渐好了。最近好友告知一偏方，按方用米醋泡大蒜涂抹患处，1周以后见效果，持续使用后痊愈，而且没再复发。

【配方及用法】

米醋500克，大蒜4～5头。将大蒜捣烂，泡在醋中，装入玻璃瓶内，24小时后即可用。每日涂抹患处3～4次。

【荐方人】赵同林

【引自】《老年报》（1997年1月14日）

涂桃树叶止痒

【配方及用法】

治疗荨麻疹、斑疹发痒或虫螫，采3～4片桃树叶，用水洗干净、沥干水。将叶子研碎放入容器中，然后将等量面粉加进去，充分混匀，再将它涂在患部，很快就会有令人意想不到的效果。

【备注】

将桃树叶切碎，再用擂钵之类的容器捣碎，若加上油脂类的物质混合使用，油脂发黏会阻塞毛孔。如果是将桃树叶煎汁后过滤，再用纱布浸汁，轻搽患部再来回擦拭，或敷在患部上，这样既简单，也好处理，又不发黏。不过这也因人而异。有时液体太浓时，会引发患部更痒。涂抹后，可以擦痱子粉等，亦是一个治疗皮肤瘙痒的好方法。

【荐方人】辛承贵

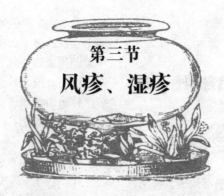

第三节
风疹、湿疹

用艾蒿熬水治风疹

【配方及用法】

取艾蒿两三棵，切成10厘米左右长，放入锅或盆里加适量的水熬，熬到一定程度，将艾蒿和水一起倒入脸盆里，凉到不烫手的程度捞起一把艾蒿蘸熬的艾蒿水反复搽洗风疹处，小孩子脱掉衣服站在盆里搽洗更好。这样既减轻刺痒又能消除风疹。如此这般，经过两三次搽洗，一两天内即可解除风疹病痛。

【引自】《生活保健》（1996年7月13日）

用酒精泡桃叶治风疹

【配方及用法】

鲜桃叶150～200克，泡入适量的75%的酒精内，约3天后用酒精水抹患外，每天3～4次。一般7天可治愈。

【荐方人】河南 葛尚武

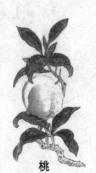

桃

用黑豆可治腿部湿疹

【配方及用法】

黑豆500～1500克（视容器大小而定），装入一瓷罐里（必须是小口），用软木塞封严罐口，然后取一笔管粗的竹管从软木中插入罐里，将罐倒置，在罐周围用火烧烤，待烧到一定程度，油即从竹管流出。这时将油接入瓶里备用。用时，先将患部用温开水洗净，将油涂上，再用桑木烧烤，烧时止痛止痒，非常舒适。如此，每天1次，5次即可痊愈。

【引自】《老人天地》（1996年第5期）

核桃液涂抹阴部除湿疹

【配方及用法】

取尚未成熟的青核桃数个，洗净，然后用干净的小刀将核桃的青皮削下一块，此时刀口处会流出许多汁液，即用棉球蘸取核桃液往患处涂擦。边涂抹边摩擦，每天涂2～3次，2天后患处周围皮肤出现结痂，可以将其揭掉，继续涂擦患处。如此反复治疗3～5天可见效。

【引自】《老年报》（1996年6月24日）

用青黛、蒲黄可治湿疹

【配方及用法】

青黛20克，蒲黄20克，滑石30克，共研细末备用。患处渗液者，干粉外扑；无渗液者，麻油调搽。

【功效】

青黛外用可消炎、消肿、杀菌、止血、抗病毒；蒲黄可收涩止血；滑石清热止痒吸收水湿。本方用药简单，诊治方便，药价低廉，外搽或内服均可收到立竿见影之特效。

【荐方人】湖南 曹泰康

【引自】《当代中医师灵验奇方真传》

青黛、枯矾等可治急慢性湿疹

【配方及用法】

青黛、枯矾、花椒各 30 克，雄黄 6 克，轻粉 10 克，硫黄 20 克，黄连 10 克，黄柏 18 克。先用 1% 新洁尔灭或淡盐水清洗患处局部，用 75% 酒精消毒周围，再用青黛枯椒散与植物油调匀外涂患处，用消毒纱布块包扎，用胶布固定。若渗出较多者，可先用花椒 30 克，黄连 10 克，黄柏 18 克，煎水 500 毫升，湿敷患处，每日 2 ~ 3 次；待渗出减少后，再采用青黛枯椒散外涂患处，每天 1 次，至痊愈为止。

【引自】《云南中医杂志》（1992年第 2 期）、《实用专病专方临床大全》

用蛇床子、苦参等可治湿疹

【配方及用法】

蛇床子 15 克，苦参 10 克，地肤子 10 克。将上药加水适量，煎煮 20 分钟左右，取药汁，候温洗患处。

【引自】《小偏方妙用》

生大黄、黄连等可治湿疹

【配方及用法】

生大黄、黄连、生地榆、儿茶各 10 克，冰片 6 克，硫黄 15 克。上药混合研极细末，用 120 目筛过下，密封备用。用时加上等蜂蜜调拌成稀糊状，用干净毛笔涂抹于患面，或用香油、凡士林调拌涂抹也可，药物涂抹后用纱布覆盖。换药时用液体清洗疮面，用镊子把自脱干痂清除后重新涂药即可。

【荐方人】新疆 杨文辉

【引自】《当代中医师灵验奇方真传》

黄连、黄柏等可治顽固性湿疹

【配方及用法】

黄连、黄柏、青黛、血竭、儿茶各 10 克，蛇床子 20 克，冰片 20 克，麝香 1.5 克。先将黄连、黄柏、蛇床子、儿茶、血竭共研极细末，再放入青黛同研，最后放入冰片、麝香再研匀，储瓶密封备用。用时视湿毒疮疡面积大小，取适量，以鸡蛋油调糊状，先以生理盐水清洗患处，将能去之痂尽量去掉，再以脱脂棉擦干，将药涂上，不必包扎，干燥后可再涂，每日 3 ~ 4 次。

【荐方人】河北 宋魁三

【引自】《亲献中药外治偏方秘方》

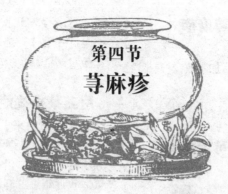

第四节
荨麻疹

用苍术、黄柏等可治荨麻疹

【配方及用法】

苍术、黄柏、荆芥穗、蛇床子、白鲜皮、粉丹皮各12克，防风、全蝎、蝉蜕、连翘、茯苓各10克，地肤子、乌梢蛇各15克，甘草7克。水煎服。

【备注】

有的患者服头一两剂时，病情可能加重，这是除风药驱邪出表之故，也是向愈的象征，继续服药很快即可痊愈。

黄芪、地肤子等可治荨麻疹

【配方及用法】

黄芪、地肤子各30克，肉桂、制附子各6克，党参、白术、茯苓、赤芍、白芍、当归各12克，熟地黄15克，川芎、乌梢蛇、炙甘草各9克。上方水煎，每天1剂，分早晚2次服。服药5剂后症状减轻者，为药症相符，可继续服；反之，则为本方力所不及。

【荐方人】 山东 陆国华

香菜根治荨麻疹

【配方及用法】

取十几棵香菜的根须洗净切段，煮5分钟，调上蜂蜜后，连吃带饮，对荨麻疹的红、肿、痒等症状有较好的治疗效果。

【备注】

《本草纲目》：胡荽（香菜），辛温香窜，内通心脾，外达四肢，能辟一切不

正之气，故痘疮出不爽快者，能发之。诸疮皆属心火，营血内摄于脾，心脾之气得芳香则运行，得臭恶则壅滞，故尔。

【荐方人】 庞静

艾叶酒治荨麻疹

【配方及用法】

白酒100毫升，生艾叶10克。上药共煎至50毫升左右，顿服。每天1次，连服3天。

【荐方人】 湖北 薛振华

用地肤子煎服治荨麻疹

【配方及用法】

地肤子30克，加水500毫升，煎至250毫升，加红糖50克热服，盖被发汗，每天早、晚各1次。

【荐方人】 吉林 孙俊久

【引自】 《常见病特效疗法荟萃》

马齿苋煎服加洗治荨麻疹

【荐方由来】

马齿苋鲜草200～300克，加水约1500毫升，煎沸浓缩至1000毫升左右，即内服100毫升，余下药液加水适量煎沸后，捞弃药草，待汤液稍温，即可用之频频擦洗患处，每天2次。

【引自】 《福建中医药》（1989年第4期）、《中医单药奇效真传》

芝麻根治荨麻疹

【配方及用法】

芝麻根1把。洗净后加水煎。趁热烫洗。

【功效】

清热，散风，止痒。用治荨麻疹。

蝉衣、防风等可治荨麻疹

【配方及用法】

蝉衣10克、防风9克、僵蚕10克、炒黄芩15克、丹皮10克、生地15克。大便秘结加生大黄5～9克。每天1剂，煎2遍和匀，每天2～3次分服。

【功效】

蝉衣、防风、僵蚕祛风止痒；黄芩清肺热；丹皮、生地凉血。

【备注】

忌辛辣刺激及海味动风之食物，禁烟酒。

吃蝎蛋可治荨麻疹

【荐方由来】

任某，四肢、躯干部泛发荨麻疹，骤起骤消，瘙痒剧烈，夜间尤甚，病起7年。用全蝎1只洗净，取鸡蛋1个，在顶部开一小孔，将全蝎塞入，破口向上，放容器内蒸熟，弃蝎食蛋。每天2次，5天为1疗程。服用后果见奇效。

【荐方人】新疆 朱义臣

【引自】《浙江中医杂志》（1987年第8期）、《中医单药奇效真传》

用活蝎泡酒喝治荨麻疹

【配方及用法】

取七八只肥大的活蝎子，用清水洗净后，投入高粱酒中。蝎子在酒中翻动，尾巴会拉出一条条乳白色的细带，这细带逐渐扩散与酒相融，不一会儿蝎子即醉死瓶底。1周后，将这瓶酒加酒兑成2瓶，每天喝1小盅。

【荐方人】山东 王同武

【引自】广西科技情报研究所《老病号治病绝招》

用韭菜根捣烂搽患处治荨麻疹

【荐方由来】

我舅父系浙西山区名医，现已过世。其子继承祖传，仍在故乡行医，也小有名气。我近年患荨麻疹，与表兄谈及此事，他赐民间验方一例，既简单，又方便，用后果然有效。现介绍给大家。

荨麻疹俗名鬼风疙瘩，初起时皮肤瘙痒难忍，可将韭菜根100克洗净捣碎，用白纱布包裹，搽患处，疙瘩会自行消退。城市找韭菜根不便，可用韭菜梗代替。

【荐方人】刘显昌

用葱白汤治荨麻疹

【配方及用法】

葱白35根，取15根水煎热服，取20根水煎局部温洗。

【引自】《浙江中医杂志》（1987年第1期）、《单方偏方精选》

兔肉治慢性荨麻疹

【配方及用法】

将兔肉切成块，加菜油炒熟，加调味品后食用，每次250克，半个月1次，共食3次。

【引自】《浙江中医杂志》（1988年第8期）、《单味中药治病大全》

涂陈墨汁治荨麻疹

【配方及用法】

陈墨汁适量。将陈墨汁涂抹于前胸和后背及发疹部位，疹退后12小时用清水洗净。

【引自】《医话奇方》

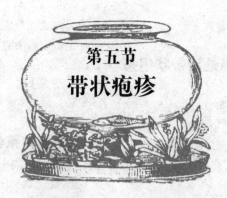

第五节
带状疱疹

冰硼散、凡士林可治带状疱疹

【配方及用法】

用冰硼散、凡士林各适量，调成糊状，敷于患处。每天 1 次。

【荐方人】 河南 廖永吉

用活地龙可治带状疱疹

【配方及用法】

活地龙 2 克，鲜韭菜根 30 克。将上两味洗净，捣烂，加少量香油调拌均匀，置瓶内放阴凉处备用。使用时取其液涂患处，每天 2 次，外用纱布固定。

【功效】

清热凉血，解毒止痛。主治带状疱疹。

【引自】《河南中医》

用蜂胶制剂治带状疱疹

【配方及用法】

蜂胶 15 克，95% 酒精 100 毫升。将蜂胶加入 95% 酒精内，浸泡 7 天，不时振摇，用定性滤纸过滤后即得蜂胶酊。使用时用棉签蘸蜂胶酊涂患处，每天 1 次。涂药期间注意保持局部皮肤干燥。

【功效】

解毒，燥湿，止痛。主治带状疱疹。

用地龙粪调油涂带状疱疹

【荐方由来】

"缠腰龙"医学上称带状疱疹。5 年前，我母亲得了此病，病痛使她彻夜难眠。我为此忧心似焚，四处求医，终于得到一位老者赐方：取地龙粪若干，砂锅焙干，与香油调和，涂患处。此方既简单又省钱，我母亲用了，很快就止住了痒痛，不久便痊愈了。

【荐方人】 王坤英

【引自】《家庭医生报》（1996 年 1 月 15 日）

用王不留行治带状疱疹

【荐方由来】

我从医多年，应用中药王不留行治疗带状疱疹 52 例，全部治愈。其中重度患者治疗 1 周疼痛消失，皮疹结痂；中轻度病人 5 天内即愈。

【配方及用法】

取王不留行适量（各药店有售），放在铁锅内炒爆，炒至爆出白花，研成细粉，用鸡蛋清调成糊状，外敷患处，厚约 0.5 厘米，盖上纱布并固定，每日换药 2 次。

【荐方人】 山东 梁兆松

用雄黄、活鸡可治带状疱疹

【配方及用法】

雄黄 6 克，活鸡 1 只宰之，取出鸡肠去粪，然后将肠黏液盛于杯内，加入雄黄混合成稀糊状涂于患处。

【荐方人】 海南 梁燕栖

【引自】《当代中医师灵验奇方真传》

用酒精浸布敷盖患处治带状疱疹

【配方及用法】

备75%酒精。根据带状疱疹皮损大小，取纱布一块，用75%酒精浸湿（以不滴药液为度）敷盖在皮损上，外加塑料薄膜覆盖，用胶布固定，每天2次。疼痛厉害者可适当服用去痛片。

【引自】《实用西医验方》

用韭菜汁搽洗治带状疱疹

【配方及用法】

将刚刚割下的鲜韭菜（其量不限，可根据病变面积大小而定）用双手揉搓，取其汁备用。先将患处用凉开水洗净擦干，然后马上用韭菜汁反复搽洗，一次见效。病重者不超过3次痊愈。

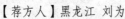

韭菜

【荐方人】黑龙江 刘为

血余炭调油治带状疱疹

【配方及用法】

取头发（以天然粗黑者为佳）10克，点燃，使之充分燃烧，研为细末，密封，贮有色瓶中。用时取麻油调为糊状，外涂患处，无须包扎。每天1次。

【引自】《浙江中医杂志》（1991年第6期）、《单味中药治病大全》

二面硫黄茶调涂治带状疱疹

【荐方由来】

曾某，男，65岁，农民，1984年7月12日以左胁起红斑水疱、热痛为主症来诊，诊断为带状疱疹。以荞麦面、小麦面、硫黄各等份，共为细面，浓茶叶水调和抹患处，即感热痛减轻，连抹4天效果显著。

【引自】《河南中医》（1991年第4期）、《中医单药奇效真传》

雄黄、黑木耳炭可治带状疱疹

【配方及用法】

雄黄15克，黑木耳炭15克，冰片2～3克，上药研细后混匀装瓶备用。治疗时，将上药外敷患处，湿者干面敷，干者香油调敷。按疮面大小均匀外敷一薄层即可。治疗期间忌食辛辣等刺激性食物。

【荐方人】黑龙江 韩先锋

【引自】《中国民间疗法》（1997年第3期）

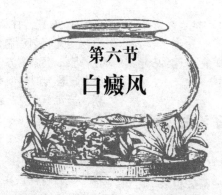

第六节

白癜风

用二黄散治白癜风

【配方及用法】

雄黄8克，硫黄8克，密陀僧6克，补骨脂10克，麝香1克，轻粉2克，蛇床子10克，上药用纯枣花蜂蜜调匀外搽，每天早、中、晚各1次。对汞过敏者禁用，此药慎勿入口。

【荐方人】河南 卢明

如意黑白散治白癜风

【荐方由来】

我姐夫因白癜风发作，面部白色日渐扩大，他买了不少药吃了仍不见好转。后来我从一部医书中偶得"如意黑白散"，于是便试着小剂量给我姐夫服用。用后果真有了奇效，便加大剂量服用，2个月后，白色部分已缩成黄豆粒般大小。

【配方及用法】

旱莲草90克，白芷60克，何首乌60克，沙蒺藜60克，刺蒺藜60克，紫草45克，七叶一枝花30克，紫丹参30克，苦参30克，苍术24克。上述诸药共研细末，密封收藏。每日服3次，每次6克，开水送服。也可似泡茶样服用。

【荐方人】江苏 陈广兵

用三季红酊可治白癜风

【配方及用法】

三季红叶20克，酒精100毫升。将三季红叶研末，泡于酒精中，1周后可用。

（1）每日在日光浴前后涂三季红酊1次，也可平常涂用（女性外阴部忌用）。

（2）日光浴的方法是：将患部暴露在日光中，要因时、因人、因地制宜，循序渐进，每天1～2次（最好时间在上午8：00～10：00），每次自5分钟开始，逐次增至每日4小时为止。

（3）医者可根据病人的具体情况，适当配合应用一些中药、谷维素、硫酸亚铁等。治疗时间一般为1～6个月。

【备注】

涂药后皮肤过敏或日光浴后局部出现水疱者，应及时治疗和处理。

【荐方人】江苏 李志如

【引自】《新中医》（1977年第6期）

用熟地、女贞子等可治白癜风

【配方及用法】

熟地30克，女贞子30克，墨旱莲40克，菟丝子30克，制首乌50克，补骨脂60克，蛇床子20克，雄黄20克，硫黄20克，白鲜皮100克，白附子25克，密陀僧20克。将上药共研粗末，用白酒500毫升、米醋250毫升浸泡1个月后外擦患部，每天1～3次。

【备注】

本药有毒，切忌入口，擦后也要洗手，以免中毒。同时，注意皮肤的变化，发现疾病已消失，应再坚持擦几天，以巩固疗效，防止复发。

【荐方人】吴凤平

【引自】《健康导报》（1996 年 12 月 4 日）

用白芷、白附子治白癜风

【配方及用法】

白芷、白附子各 16 克，密陀僧 10 克，雄黄 3.5 克。上药研细后筛去粗末，用切为平面的黄瓜尾（趁液汁未干）蘸药末用力擦患处，每天擦 2 次。

【引自】《山东中医杂志》（1985 年第 3 期）、《单方偏方精选》

用黄瓜蒂、芝麻花治白癜风

【配方及用法】

黄瓜蒂 7 个，芝麻花一把，盐卤 150 毫升。将前 2 味研成细面，放入盐卤内调成糊状，抹患处，每天 2 ~ 3 次。

【引自】《实用民间土单验秘方一千首》

用猪肝、沙苑蒺藜治白癜风

【配方及用法】

猪肝一具（煮熟），炒沙苑蒺藜 62 克研面。熟猪肝切小片蘸药面吃，1 天服完。

【荐方人】河北 岑效儒

【引自】广西医学情报研究所《医学文选》

用消斑丸和白驳散治白癜风

【配方及用法】

（1）消斑丸：白蒺藜 250 克，桑葚子 300 克，旱莲草 200 克，丹参 150 克，

白附子 90 克，甘草 80 克，蜂蜜适量，按中药蜜丸制剂法制备。每次服 9 克，早、晚各服 1 次。本方适用于白癜风之风燥型患者；若为湿热型去白附子，加女贞子 15 克、苦参 100 克；寒滞型去桑葚子，加何首乌 250 克。

（2）白驳散：蛇床子、蜜陀僧、雄黄、白芷、硫黄、土茯苓、轻粉各适量，按中药外用散制法制备。以黄醋调成稀糊状，置瓶内密封 5 天后，取药糊用棉签涂患处，每天 2 ~ 3 次。

【荐方人】湖南 舒友艺

【引自】《当代中医师灵验奇方真传》

硫黄、豆腐可治白癜风

【配方及用法】

取硫黄 20 克，豆腐 250 克，将硫黄研成极细末，掺入豆腐内搅匀，用温开水于每晚临睡前一次服下。

【引自】《浙江中医学院学报》（1984 年第 3 期）、《中医单药奇效真传》

内服外用治顽固性白癜风

【配方及用法】

（1）内服：补骨脂 30 克，白蒺藜 30 克，生姜 20 克，何首乌 20 克。上药煎服，每剂 3 次。

（2）外用：补骨脂 30 克，姜汁 10 毫升。将补骨脂研末后浸入 75％酒精 250 毫升中，5 天后加入鲜姜汁（鲜姜切片蘸药汁用之），不弃药渣，使用时摇匀外擦，每天数次，用后日晒，1 个月为 1 疗程。

【荐方人】青海 吕建辉

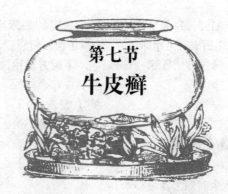

第七节
牛皮癣

党参、苦参等可治牛皮癣

【配方及用法】

党参、苦参、沙参、玄参、丹参、当归、川芎、荆芥、防风、白芷、桂枝、白鲜皮、犀角各 3 克，乌蛇 9 克。痒甚者加蝉蜕、川椒各 9 克；不痒者加三七 3 克，生地 9 克。犀角单独为末，余药共为细末，混匀分为 3 包。每天晚饭后用黄酒冲服 1 包，服药前先吃 3 个红皮鸡蛋。首次服药后要盖被发汗。服药期间应避风。治疗期间及治疗后 1 年内要少吃辛辣等刺激性食物。

【备注】

第一次服药后的发汗，对于疗效好坏有重要作用。凡出汗透者，疗效一般较好；出汗不透或未发汗者，疗效较差。但需注意严密观察，以防过汗发生虚脱。

【引自】《赤脚医生》（1976 年第 5 期）、《广西中医药》增刊（1981 年）

用柳条水烫洗治牛皮癣

【荐方由来】

一年前，我曾经患严重牛皮癣，奇痒无比，多次求医均不见效。后来获得一民间单方，按方将柳条切成长 12 厘米左右，放入锅内用水煮，待水呈黑色时，烫洗患处，五六次后，牛皮癣便消失了。据说，此法可治多种皮肤病，有效率达 90% 以上。

【荐方人】安徽 徐国长

【引自】广西科技情报研究所《老病号治病绝招》

用断肠草治牛皮癣

【荐方由来】

我身患牛皮癣已经 20 多年。患处终日渗水、结痂、掉屑，经多年医治效果不佳，时愈时犯。偶得"断肠草治牛皮癣"一方，现已用 50 多天，患处基本痊愈。

【配方及用法】

将断肠草根（鲜品）购买或采挖回来后，用清水洗净，去掉老皮，晾干，切片（带浆汁）放在玻璃瓶内，用高度白酒浸泡（酒浸过药即可）1 周后，可直接用浸泡的药片往患处涂抹（涂药前将患处洗净晾干），每日涂抹 2～3 次。如发现患处红肿，可停用一段时间后再用，直至痊愈。应继续涂药巩固一段时间，以防复发。

【荐方人】辽宁 霍汉章

用醋可治牛皮癣

【荐方由来】

我有位朋友患牛皮癣多年未愈，有一次，我从单位开发办书库有关醋疗的资料上看到 2 条用醋治疗牛皮癣的方子，介绍给朋友试用后，当天解决了患处痒的问题，患处的银屑一搓就掉；3 天后，患处斑痕面积减少，皮肤颜色接近正常；5 天后皮肤颜色正常，解决了患者的落屑、痒疼之苦。

【配方及用法】

用棉球蘸食用醋，每天搽患处 3～4 次，5～7 天即可；或者用食用醋 250 毫升，加水 250 毫升，调成淡醋液，每天早晚冲洗患处 5 ~ 10 分钟后，用清水洗干净即可，一般需坚持 5 ~ 7 天。两种方法任选一种使用皆可见效。

【荐方人】新疆 白京松

用杉木汁治牛皮癣

【荐方由来】

近几年，我利用业余时间采新鲜杉木汁治好牛皮癣患者 76 人。方法如下：早晨（雨天除外）6：00 ~ 7：00，持干净刀在尾径 10 厘米以上的杉木根部皮下轻砍 1 ~ 2 刀，用酒杯或小瓶接汁，回家后用药棉蘸汁涂搽患处（要先用盐水洗净患处），每天 3 ~ 4 次，连用 3 ~ 5 天可有奇效。搽药期间忌酒、辛辣食物。

【荐方人】广西 韦永洁

【引自】《农村百事通》（1997 年第 10 期）

用楮树浆治牛皮癣

【荐方由来】

有一年，我颈部患牛皮癣，虽经医院治疗，均未见效。后遇老农民传授"楮树浆"擦抹法，依法早晚 2 次擦抹，初抹时有烧灼感，能止痒，四五天以后，皮肤逐渐恢复原状，至今未复发，患处同好皮肤一样。

取楮树浆方法：用刀在树枝上划一小口，楮树即冒出白浆。

【备注】

楮树的浆水切勿滴入眼内。

【荐方人】牛正之

【引自】《安徽老年报》（1996 年 11 月 27 日）

活血祛斑汤治牛皮癣

【荐方由来】

我经过 6 年的探索研究配制成一种治疗牛皮癣的秘方——活血祛斑汤，通过对

35 位患者的临床治疗，治愈率达 85%，愈后不留任何痕迹，不复发。

【配方及用法】

菊花、蝉蜕、苦参、桑叶各 10 克，赤芍、丹皮各 15 克，茯苓 30 克，防风 19 克，白鲜皮 20 克，牛蒡子 11 克，加水 750 毫升，然后慢火煮至 250 毫升，分早、晚 2 次服下。

【荐方人】山东 沙建普

用全蝎治牛皮癣

【配方及用法】

全蝎 7 个，用 31 ~ 62 毫升香油煎（炸）熟，于饭前或饭后食用，接着喝黄酒，以身体能承受为度，然后卧床休息发汗。每隔 7 天服 1 剂。服 4 ~ 5 剂周身患处脱掉一层皮时，即停止服药。

【备注】

全蝎指的是头、尾、足、钩都完整的蝎子。不能用活的、鲜的蝎子。若自己抓的活蝎子，应放入水中煮死晒干后再用。

【荐方人】辛宝贵

用仙人掌贴敷治牛皮癣

【荐方由来】

我患牛皮癣 1 年多，曾使用多种药物均不见效。后见《老年报》刊文"仙人掌有消炎止痛之功能"，于是选用老嫩适中的仙人掌，将一面用刀剥皮贴敷患处试用，经过半个月治疗，效果奇佳。

【荐方人】黑龙江 王荫林

用地瓜子治牛皮癣

【荐方由来】

潼南县年己古稀的老人曾大云，双腿长满牛皮癣，历时 12 年，奇痒难忍，医治总无效。后遇一个名叫杨世炳的医生告诉她用阿司匹林 20 片，地瓜子 50 克，均捣成末，加慈竹虫粉 75 克，以少许香油调成糊状涂

患处。曾大云老人用此方一试，果真灵验，多年的牛皮癣很快治好了，至今未复发。

【荐方人】四川 溪衣诚

【引自】广西科技情报研究所《老病号治病绝招》

用棉籽油、辣椒治牛皮癣

【配方及用法】

取棉籽油 250 毫升放在锅内烧热，将事先用火烤焦的红辣椒 6 个研成粉状，放进锅内炸 2 分钟左右停火，待油稍冷后与辣椒充分调匀成糊状，早晚涂在患处，一般坚持 10 余天牛皮癣就会结痂自行消退，痊愈。

【荐方人】山东 孙常君

【引自】广西科技情报研究所《老病号治病绝招》

用蒜糖泥敷治牛皮癣

【荐方由来】

四川孙光华患牛皮癣，经多处治疗不愈。1992 年初用老蒜（去皮）一头，白糖适量，共捣烂包敷患处，每天换 1 次，果有奇效，至今 3 年没复发。

【荐方人】陕西 田万春

【引自】《科技兴农报》（1995 年 11 月 23 日）

内外兼治牛皮癣

【配方及用法】

口服方：桑白皮 10 克，白鲜皮 12 克，地骨皮 10 克，蝉蜕（后入）10 克，浮萍草 10 克，荆芥 6 克，金银花 12 克，防风 6 克，当归 6 克，生姜皮（后入）10 克，茯苓皮 10 克，陈皮 10 克。

洗浴方：蛇床子 50 克，地肤子 50 克，百部 20 克，枯矾（后入）10 克，艾叶 50 克，花椒 6 克。

口服方煎 15 分钟，再入蝉蜕、生姜皮煎 5 分钟，取汁约 300 毫升温服，每日服 2 次，连服 25～30 剂。洗浴方煎 20 分钟，再加入枯矾煎 5 分钟，取汁 5000～10000 毫升，趁热洗患部或周身 30～60 分钟。每天 1 次，连洗 10～20 次为 1 疗程。轻者 1 疗程，重者 2 疗程。

【备注】

服药期间忌食辛辣和刺激性食物。

【荐方人】内蒙古 高翔

【引自】《当代中医师灵验奇方真传》

内服外洗治牛皮癣

【荐方由来】

我通过多年的临床探索，总结出一套较好的治疗牛皮癣的方案。

内服药：当归 20 克，黄芪 50 克，补骨脂 30 克，三棱 10 克，莪术 10 克，紫草 50 克，乌梅 50 克，白鲜皮 30 克，苦参 30 克，蛇床子 20 克，白芍 20 克，金银花 30 克，虎杖 20 克，丹参 20 克，川芎 20 克，杜仲 10 克，党参 10 克，白术 10 克，泽漆 20 克，藿香 20 克，甘草 10 克，荆芥 20 克，红花 10 克。上药为 1 剂，煎服，1 日 3 次。

一般轻者 6 剂，重者 10～12 剂效显。

外洗药：补骨脂 60 克，乌梅 40 克，菟丝子 30 克，骨碎补 30 克。上药为 1 剂，以 30% 冰醋酸 1000 毫升浸 5 天后外洗病患部位，每次 10 分钟，直至癣皮剥离治愈。

钙剂：在外洗及内服治疗此病的同时，可和内服药间隔 20 分钟口服维丁钙片，每次 5 片，1 日 3 次，至治愈。

预防复发：一般农村路边及庭院内皆有易找到的"龙葵"（黑天天、黑油油），当秋季果实成熟时，割其茎部，包括枝叶切成 3 厘米长左右。当治此病后，可每日取龙葵 30 克用沸水冲饮，1 个月为 1 疗程。停药 1 个月，再服 1 疗程。依此类推，计服 6 疗程停药，即不易复发。

【荐方人】黑龙江 孙建伟

【引自】《老年报》（1997 年 9 月 18 日）

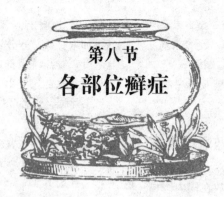

第八节

各部位癣症

用黄瓜、硼砂可治花斑癣

【荐方由来】

我是一位有 20 余年病史的花斑癣患者。我在继承前人用黄瓜治疗本病的基础上加以改进治疗花斑癣，达到满意的效果。

【配方及用法】

新鲜黄瓜 200 克，硼砂 100 克。先将黄瓜洗净切成片装入容器，再将硼砂放入容器内，稍搅拌后，放置 3 ~ 4 小时，过滤出黄液装入瓶内，放到冰箱里或阴凉处备用。清洗皮肤后，用消毒纱布块浸黄瓜液涂擦患处，每日 3 ~ 4 次。

【荐方人】 王全义

密陀僧、乌贼骨等可治花斑癣

【配方及用法】

密陀僧 32 克，乌贼骨 32 克，硫黄 16 克，川椒 16 克。上药共研成极细末，过 120 目筛，装入瓶内备用。用时取生姜一块，斜行切断，以断面蘸药粉少许擦患处（无痛，对正常皮肤无损害），擦至病变处成淡红色即可。每天早、晚各擦 1 次，擦后勿用水洗（晚上洗澡后才擦）。一般用药 1 ~ 2 周，自觉症状、皮肤损害即消失。

【引自】《老人报》(1995 年 2 月 28 日）

陀硫粉敷患处治花斑癣

【配方及用法】

密陀僧 50 克，硫黄 40 克，轻粉 10 克。

上药共研细末，过 120 目筛，装瓶备用。先用食醋擦洗患处，再取鲜生姜 1 块，切成斜面，以切斜面蘸药末，用劲在患处擦至有灼热感为度，每天 2 次。

擦药后患处渐转变为褐色，继而脱屑痊愈，不损害皮肤，亦无不良反应。复发时再按此方治疗亦有效。

【引自】《湖北中医杂志》（1989 年第 1 期）、《单方偏方精选》

用巴豆、菜油涂治头皮黄癣

【配方及用法】

巴豆 1 枚。将巴豆去壳，倒菜油适量于碗底，用手紧捏巴豆在碗底碾磨尽备用。用前将头发全部剃光，用棉签将药油涂于患处，再用油纸覆盖并固定，7 天后揭去油纸，待痂壳自行脱落。涂药后的 3 天内，患处可出现轻度肿痛，数天后可自行消失，无须处理。本药不宜重复使用及涂抹太多。

【功效】

此方治疗头皮黄癣效果颇佳，一般涂 1 次即可痊愈。

【引自】《四川中医》（1983 年第 4 期）、《单方偏方精选》

用韭菜汁洗可治癣

【配方及用法】

韭菜 500 ~ 1000 克（可视患处面积大小增减）捣成泥状，放入有盖的盆内，倒进适量的开水，用盖子将盆盖紧，约10分钟后，将患处放入韭菜水中浸泡30分钟。如癣长在难以浸泡之处，可用韭菜水洗。

此方经很多患者试用，疗效显著。

【荐方人】江苏 黄羽生

用蒜头、陈醋搽治顽癣

【荐方由来】

我大腿上有一块顽癣，奇痒难忍，并伴有银白色细皮脱落，困扰我多年。曾内服过中西药，外搽过多种软膏，都没能治愈。经一位朋友介绍用蒜头和陈醋外搽，1个多月后基本痊愈。

为使其他患者免除此疾的痛苦，现将方法介绍如下：先将患处用温水洗净擦干，再将蒜的一瓣挤汁搽患处，稍干后再搽陈醋。如此每日早晚各1次。据本人实践，2~3天即可止痒，1个月左右可痊愈。

【荐方人】卓强

用酒精浸泡鲜榆钱治癣

【配方及用法】

新鲜榆钱100克，75%酒精500毫升。将鲜榆钱浸泡于酒精中，密封64小时，压榨去渣备用。用前洗净患处，涂擦该药液，每天3~5次。若是干品，先用开水泡涨，再浸泡于酒精中。

【引自】《陕西中医》（1989年第10期）、《单方偏方精选》

用硫黄矾油膏治骑马癣

【配方及用法】

硫黄、白矾各半，与生猪板油（猪墙油）混合，在青石板上用石头（切勿用铁器）砸成糊状。每天搽四五次，搽时用力搓。

【荐方人】河南 李洪殿

用山西陈醋浸泡可治甲癣

【荐方由来】

1986年我左手拇指感染了甲癣，经常向外流水，有微痛，用了不少西药，效果一直不好。1987年下乡工作，一老中医给我说了个用食醋治疗甲癣的单方，我使用后效果非常好，至今没有发作。

【配方及用法】

取一个拇指能放进去的小瓶，装入醋液，然后把患甲癣部位放入瓶内浸泡，每次半小时以上，一天浸泡3次。治甲癣以山西陈醋为好。

【荐方人】河南 郭景文

用川楝子膏包敷可治甲癣

【荐方由来】

唐某，双手患甲癣已10年，指甲变形增厚，高低不平，无光泽。将川楝子10枚去皮，加水浸泡至软，用手捏成糊糊状，浸泡局部1小时以上，每天1次。亦可用川楝子加水捣膏，加适量凡士林调匀，厚涂患指（趾），外用纱布、胶布固定，2天后更换，直至痊愈。

【引自】《浙江中医杂志》（1987年第8期）、《中医单药奇效真传》

清甲汤治甲癣

【配方及用法】

鲜猪胆1个，滑石、30%冰醋酸各适量。患指（趾）洗净后，将猪胆戴在患指（趾）上，1周取下，隔2天后，用滑石（研面）、30%冰醋酸（适量）调拌成糊状，稠稀适当，然后将糊直接涂于患指（趾）上，外用塑料薄膜覆盖，再用绷带包扎固定，24小时后有疼痛感。

【荐方人】内蒙古 王利君

【引自】《当代中医师灵验奇方真传》

用苦参醋浸泡法治手足癣

【配方及用法】

苦参、苍术、海桐皮、苦楝子、金银花、地肤子各30克，花椒20克，川槿皮、百部、土茯苓、马齿苋、皂角刺各60克。将上药放入瓦罐内，加食醋2500毫升，搅匀后封口，放阴凉处10～15天即可用。在浸泡前先清洗患处，将指（趾）甲削剪，以使药液浸透指（趾）甲根部。浸泡时将患处全部浸泡于药液内15～30分钟（时间越长越好），连续浸泡15～30天即可根治。冬季可将药液加温后浸泡，夏天药液蒸发后可加添适量醋继续使用。

【功效】

清热祛风，除湿杀虫。

【荐方人】 湖北 孙锦乡

黑矾、白矾、柏枝治手癣

【配方及用法】

黑矾、白矾各30克，柏枝250克，桐油适量。将黑矾、白矾、柏枝水煎，熏洗患处至汗出，然后涂桐油，用蘸有桐油的草纸烤患处，至患处变软。7天不许着水。

【引自】《实用民间土单验秘方一千首》

酒精浸泡黄精可治手足癣

【配方及用法】

黄精100克，75%酒精250毫升。将黄精切薄片置于容器内，加入酒精，密封浸泡15天。用4层纱布过滤，挤尽药汁后再加普通米醋150毫升和匀即可。将患处用水洗净擦干，用棉签蘸药液涂擦患处，每天3次。

【引自】《山东中医杂志》（1986年第5期）、《单方偏方精选》

白鲜皮、水杨酸等可治脚癣

【配方及用法】

白鲜皮20克，水杨酸3克，安息香粉3克。取白鲜皮泡于95%酒精100毫升中，7天后取过滤白鲜皮酒精，将水杨酸、安息香粉加入酒精中溶解密封保存备用。将患处洗净拭干，用棉签蘸取药液放于患处，或在患处抹擦片剂，止痒。如患者手脚已出现水疱或指（趾）缝出现溃烂时，先将手脚洗净拭干，用针把水疱刺破，拭去黄色菌液，然后将药液抹擦患处即可。

【荐方人】 河南 郭家成

【引自】《当代中医师灵验奇方真传》

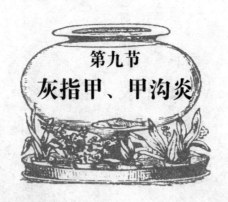

第九节
灰指甲、甲沟炎

用醋精治灰指甲

【配方及用法】

修好指甲，将醋精涂抹在灰指甲表面和蜂窝孔内，每日数次，直到长出新甲为止。

【荐方人】辽宁 刘伟杰

紫皮蒜治灰指甲

【配方及用法】

将紫皮大蒜切片，贴在指甲上，几日后如稍有疼的现象，指甲可长出，病可除之。

【荐方人】四川 黄自强

半边莲可治甲沟炎

【配方及用法】

取半边莲鲜全草100千克切碎，雄黄1千克，倒入白酒若干，其量以刚浸没鲜草为宜，然后拌匀压实贮藏备用（1个月后即可取用）。用时取本药适量捣烂，敷患处，外盖塑料薄膜包扎，每8～12小时换药1次。

【备注】

蛇头疖已发生骨髓炎和指骨坏死的用该药效果不佳，应采取其他治疗措施。敷时，禁食海鲜、糯米、猪油、酒、山芋等。

【荐方人】浙江 郑丽丽
【引自】《亲献中药外治偏方秘方》

用烟叶治甲沟炎

【配方及用法】

取鲜烟叶（大而厚者佳）1块，去净泥沙，加食盐少许同捣烂即成。用前先将患处用生理盐水冲洗，如有脓必须把脓排出，冲洗干净，再敷上捣制好的烟叶，用纱布包好。早、晚各换1次药。

【荐方人】福建 王周法
【引自】《当代中医师灵验奇方真传》

斑蝥可治甲沟炎

【配方及用法】

斑蝥，研成细末，贮瓶密闭备用。取斑蝥末少许，均匀地撒在患处皮肤上，然后用黑膏药贴敷或用涂有凡士林的纱布包扎，以固定药末；3～8小时后，患处有微黄色液体渗出时，揭去膏药或纱布，清除药泥，外涂2%甲紫溶液即可。

【荐方人】江苏 胡明灿
【引自】《当代中医师灵验奇方真传》

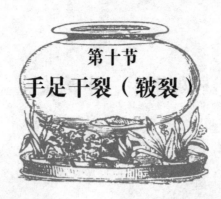

第十节
手足干裂（皲裂）

用醋水洗手脚治皲裂

【配方及用法】

每天早、晚用食醋250毫升，加适量开水，泡洗手脚30分钟，连续进行7～8次可治愈。

【荐方人】四川 傅相中

盐水可治皮肤开裂

【配方及用法】

取盐1000克，清水3000毫升，将水烧开煮化盐，以盐水浸泡患处20分钟。不需将水倒去，留至下回可再用，如此连续泡洗七八日，从此永不再开裂，也不发痒。

【引自】《神医奇功秘方录》

用维生素E涂患处可治手脚裂口症

【配方及用法】

将维生素E丸用针扎一个眼，把油挤在患处涂抹（一个丸可用多次）。每次洗手后涂抹，愈合后也要常抹，不会复发。

【引自】《益寿文摘》（1997年1月2日）

用塑料袋包脚治足跟皲裂

【荐方由来】

我长达20多年的双脚足跟皲裂现已痊愈，解除了我多年的痛苦。我曾几次到医院诊治，大夫也没有什么好办法，只是指点用防裂膏、胶布、软膏及膏药等维持。

年复一年的足跟皲裂，疼痛难忍，尤其春冬更为严重。当我看到《辽宁老年报》刊登的王铁明同志介绍的治疗皲裂的方法后，我立即照办。用薄塑料袋（食品袋最好）套在脚上再穿上袜子，只用1周，足跟呈现柔软状态，不仅皲裂症状好了，而且脚也不干燥了，真是好极了。

【荐方人】辽宁 周世文

甘草、甘油可治手掌皲裂症

【配方及用法】

甘草75克，75%酒精、甘油、蒸馏水各250毫升。将甘草泡于酒精内24小时后，取浸液与甘油、蒸馏水混匀贮瓶中备用。用时将患部洗净后，用药涂抹患处，然后搓数下。每日洗3～4次，一般3天见效，10天痊愈。

【荐方人】吉林 乔福胜

【引自】《当代中医师灵验奇方真传》

糯米、明矾等治手足皲裂

【配方及用法】

糯米1500克，明矾（研末）62克，樟脑15克，青黛31克。先将糯米洗净滤干，入石碓舂成细粉，筛去粗粒杂质，置盛有1000～1500毫升沸水的锅内，像熬糯糊一样，用文火熬成糊状，再入明矾末、樟脑、青黛，和匀即成，贮入药罐待用。将药膏涂于薄布条，贴皲裂处。

【荐方人】熊振敏

【引自】广西医学情报研究所《医学文选》

治脚跟开裂妙方

【方一】

用40℃左右的温水洗脚,泡约10分钟后擦干。用温水调芥末呈糨糊状,不要太稀。手抹芥末糊于患处,穿上袜子保清洁。次日用温水洗脚,再抹,两三次即愈。

【方二】

每天临睡觉前用温水烫脚,洗净脚擦干水,抹上马油(超市里有售),用创可贴止血膏布贴上裂口。因创可贴止血膏布有止血护创功能,数天即见效。数年来,我自觉用此法治足部皲裂效果不错。

【方三】

坚持每晚用热水泡脚,脚干后,涂上凡士林或爆拆灵(药店有售),早晚各涂1次,严重者中午也涂一次,并轻揉脚跟。从秋天起开始涂药膏,冬天就不会开裂了。此方对手掌开裂亦有效。

【方四】

醋500毫升,在铁锅里煮开。开锅后5分钟,倒入盆中,待温凉把手脚泡在醋里10分钟。每天泡两三次,7天1疗程。效果不错,脚跟开裂者不妨一试。

【荐方人】周晓青

擦醋蛋液治手皲裂

【荐方由来】

我因做家务时洗洗涮涮,加之皮肤原来就不好,两手裂开了数不清的大口子。一年四季总是如此,冬春尤为严重,有的裂口常常浸血,疼痛难忍,无奈我只得用胶布粘在大的裂口处。多年来我为此十分苦恼。

后来,我试着用醋蛋液治疗我的皲裂症。每次在洗手、洗碗或洗衣服之后,我都用醋蛋液擦在手上,然后揉一揉,一天湿几次手就擦几次醋蛋液。这样擦几天之后,手上的裂口基本痊愈,只剩下两个大点的裂口没长好。我又继续擦两周之后,两个大口子也消失了。就这样,我30余年的皲裂被醋蛋液治愈了,洗衣、洗碗再也不受流血、疼痛之苦了。

【荐方人】黑龙江 刘友兰

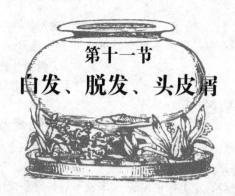

第十一节
白发、脱发、头皮屑

用凤仙花治白头

【配方及用法】

立秋后将凤仙花（即指甲花）全棵切碎晾干，每日50克，代茶泡水饮服，10天为1疗程，3个月可愈。

【荐方人】河南 张德玉

用桑葚子、熟地等治白发

【配方及用法】

桑葚子300克，熟地250克，旱莲草、制首乌各200克，北枸杞子150克，菟丝子、当归、丹参各100克，蜂蜜适量。按中药蜜丸配制，每日早、晚各服1次，每次9克。

【引自】《实用民间土单验秘方一千首》

用龟板、黄芪等泡酒喝可治白发

【配方及用法】

龟板、黄芪各30克，肉桂10克，当归40克，羌活、五味子各12克，生地、茯神、熟地、党参、白术、麦冬、陈皮、山萸肉、枸杞、川芎、防风各15克。以上各药研为粗末，放入布袋，浸在酒内（酒的多少以淹没布袋为宜），封闭半天。早、中、晚各饮1杯。连服2剂，不但会使白发变黑，而且令身强力壮。

【荐方人】肖润华

用鲜柏叶等可治脱发

【配方及用法】

鲜柏叶50克，红辣椒10个，75%酒精500毫升，一并装入瓶内，盖紧盖子，泡半月可涂搽患处。每天搽5～7次，坚持涂搽可见效果。

【荐方人】河南 马培远

生代赭石治脱发

【配方及用法】

生代赭石124克，研末，每次服3克，每日服2次，早饭前1小时服1次，晚饭后1小时服1次，用温开水送服。

【荐方人】黑龙江 宇忠厚

【引自】广西医学情报研究所《医学文选》

朝天椒、白兰地酒治脱发

【配方及用法】

朝天椒6克，白兰地酒50毫升。将辣椒切成细丝，放入白兰地酒中浸泡10天，滤去渣滓，取辣椒酒涂擦患处，每日数次。一般15日见效。

【引自】《实用民间土单验秘方一千首》

用蛋清去头皮屑

【荐方由来】

我患头皮多屑症有20多年，用过各

种治头皮多屑的单方，都见效不大。有人说用鸡蛋清涂在眼角、脑门和脸上能消除皱纹，我试用鸡蛋清涂抹在头皮上治头皮屑。只1个星期，我的头皮多屑症就消除了。后来，又介绍给其他患头皮多屑症的人，他们用鸡蛋清在头皮上涂抹了1星期，头屑就根除了。

【荐方人】王百根

【引自】广西科技情报研究所《老病号治病绝招》

用陈蛇粉去头皮屑

【配方及用法】

将蛇放在瓦片上，将瓦片放在小火上，待蛇焙干后研末，分6份，早、晚各服1份，开水冲下，3天服完。

【荐方人】杨景讳

【引自】《家庭医生报》（1996年5月27日）

用啤酒洗头治头皮屑

【配方及用法】

用啤酒将头发弄湿，保持15分钟或更长一点时间，然后用温水冲洗，再用普通洗发水洗净。每天2次，坚持可治愈。

【荐方人】林连浪

【引自】《晚晴报》（1997年7月2日）

淘米水洗头可止头皮痒

【荐方由来】

今年初，我儿子回家做饭时，将淘米水倒在脸盆里，接着他就用来洗脸，我问这是为什么。他说："用淘米水洗脸，可使面部滋润，细嫩美观。"我决定试试看，每天用淘米水洗脸一次，无意之中，洗脸时把头发也洗了，连洗几次，头皮不发痒了。

【荐方人】辽宁 刘寿城

茯苓可治发秃

【配方及用法】

茯苓500～1000克，为细末，每服6克，白开水冲服，1日2次，坚持服较长的时间，以发根生出为度。服药2个月余，来复诊，发已丛生，基本痊愈。

【引自】《名中医治病绝招续编》《中医单药奇效真传》

雄黄、硫黄等可治斑秃

【配方及用法】

雄黄、硫黄、凤凰衣各15克，滑石粉、猪板油各30克，猪胆1个。上药共为细末，用猪油和猪胆调和药末如泥，用纱布包搽患处，每日2～3次，连用1～2周。

【引自】《新医药学杂志》（1974年第1期）、广西中医学院《广西中医药》增刊（1981年）

蛇床子、百部等可治斑秃

【配方及用法】

蛇床子500克，百部250克，黄柏100克，青矾20克，用75％酒精3000～4000毫升浸泡1～2周，去渣，每100毫升加甘油20毫升后擦患处。（冬季用酒精1000～2000毫升泡药。）

【荐方人】四川 蔡文远

【引自】《四川中医》

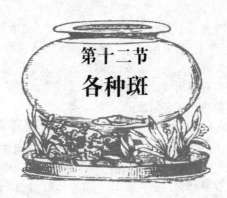

第十二节
各种斑

丝瓜络汤治蝴蝶斑

【配方及用法】

丝瓜络、僵蚕、白茯苓、白菊花各10克，珍珠母20克，玫瑰花3朵，大枣10枚。将上述各味加水煎煮浓汁2次，混合。分2次饭后服用，每天1剂，连服10天见效。

【功效】

通经活络，清热，和血脉。有消斑的功能，用治蝴蝶斑。

【备注】

在用此法治疗蝴蝶斑期间，应做到四避免：避免使用化妆品及刺激性强的肥皂，避免强烈的阳光照射，避免食用有刺激性的、温热性的食物如姜、葱、胡椒、辣椒等，避免忧思、抑郁。

枸杞子预防黄斑变性

【配方及用法】

枸杞子10克，与排骨、少许大枣煮汤食用。

【备注】

枸杞子含有丰富的亚油酸、亚麻酸、油酸、维生素E、胡萝卜素等生物活性物质。这些活性物质具有降低血管胆固醇，防止动脉粥样硬化，增强视力，防治青光眼，有明显的增白、滋润、护肤、减少色素的作用。

【荐方人】 李桂芳

用生姜酊可治雀斑

【配方及用法】

鲜姜50克，去掉杂质洗净，待晾干后装入瓶中，然后加入白酒或50％酒精500毫升，加盖密封浸泡15天即可，外擦治疗。

【引自】《新疆中医药》（1988年第2期）、《中医单药奇效真传》

细辛、白芷等可治褐斑

【配方及用法】

细辛10克，白芷25克，白丁香30克，干柿叶50克。将上药研极细粉末，用牙膏和上药调匀成膏状。再用澄清石灰水300毫升加温后加入陈醋10毫升。用该水洗净褐斑处，待晾干5分钟后将药膏适量涂匀于褐斑上。每日早、晚各1次，10日1疗程。

【荐方人】 山西 翟忠德

【引自】《当代中医师灵验奇方真传》

核桃牛奶芝麻糊可改善皮肤黄褐斑

【配方及用法】

核桃仁30克，牛乳300克，豆浆200克，黑芝麻20克。先将核桃仁、黑芝麻放进小磨中磨碎，与牛乳、豆浆调匀后，放入锅中煮沸，再加入白糖适量，每日早、晚各吃1小碗。

【备注】

（1）核桃仁中所含的维生素E可使人体细胞免遭自由基的氧化损害，是公认的抗衰老物质，所以，核桃仁有"万岁子""长寿果"之称。

（2）上火、腹泻的人不宜吃核桃仁，吃核桃仁时应少饮浓茶。

白及、白附子等可治黄褐斑

【配方及用法】

白及、白附子、白芷各6克，白蔹、白丁香（即雀粪）各4.5克，密陀僧3克。上药共研细末，每次用少许药末放入鸡蛋清或白蜜内搅调成稀膏，晚上睡前先用温水浴面，然后将此膏涂于斑处，晨起洗净。

【荐方人】山东 吴绍伯

【引自】广西医学情报研究所《医学文选》

柿树叶末可治棕褐斑

【配方及用法】

取青嫩柿树叶晒干研细面30克，与白凡士林30克调匀成雪花膏状。每天临睡前搽于患处，早晨起床后洗去，10天为1疗程，隔3天再用。

【引自】《上海中医药杂志》（1982年第3期）、《中医单药奇效真传》

杏仁、蛋清可美容消斑

【配方及用法】

杏仁、鸡蛋清，白酒。杏仁浸泡后去皮，捣烂如泥，加入蛋清调匀。每晚睡前涂在斑上，次晨用白酒洗去，直至斑退。

【功效】

杏仁含脂肪油、杏仁油及葡萄糖等，蛋清含多种维生素，都有促进皮脂腺分泌，滋润皮肤之作用。适于治面部黑褐斑及面暗无光泽。

【引自】《海上方》

乌梅肉可消黑痣

【配方及用法】

乌梅肉，轻粉。烧灰存性，加轻粉，用香油调匀。点痣上，或涂敷胬肉。

【功效】

去黑痣，蚀胬肉。用治皮肤表层血管瘤、鸡眼、赘疣、黑痣等。

当归、川芎等可消斑美容

【配方及用法】

当归10克、川芎10克、赤芍10克、生地15克、白芷10克、女贞子15克、紫草10克。月经量少或过期不行，少腹胀痛者加制香附10克、红花10克，以理气活血。每天1剂，煎2遍和液，早晚分服。连服1～2个月。

【功效】

当归、川芎、赤芍养血活血；生地、女贞子滋养肝肾；白芷、紫草祛风凉血消斑。

【备注】

多吃水果蔬菜，忌日光暴晒。避免七情刺激。

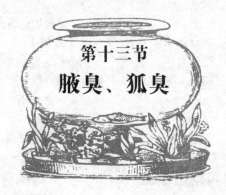

第十三节
腋臭、狐臭

泥鳅消炎除腋臭

【配方及用法】

泥鳅。将泥鳅（不洗，带黏液）捣烂。涂敷腋下，连涂数次，直至治愈。

【功效】

消炎散肿，解毒除臭。

【引自】《江苏中医》

用蛛轻粉外搽治狐臭

【配方及用法】

蜘蛛5个，轻粉3克。将蜘蛛用黄泥包好，放火内烧红后取出放凉，然后将黄泥去掉，加轻粉3克，研制成细末。先用75%酒精擦洗腋窝，然后外搽蛛轻粉。每日3次，5日为1疗程。

【备注】

本品擦洗后，若局部出现发红、发热、发痒、疱疹等现象，可用赛庚啶软膏处理。本品为外用药，严禁内服。

【荐方人】河南 何少强、何少增、薛红梅

用壁虫治狐臭

【配方及用法】

取壁虫2～3个，用泥包裹放火炭中烧至泥微焦，取出加冰片少许，共研细末，搓擦腋窝，每晚1次（洗澡后用药效果更佳）。

【备注】

壁虫又称壁钱，为壁钱科动物壁钱的全虫。采得后，用开水烫死或晒干，或炒用。咸平无毒，治疗腋臭、喉痹、牙疳等症效佳。

【引自】《广西中医药》（1981年第3期）、《中医单药奇效真传》

用明矾水治狐臭

【配方及用法】

取5%明矾水20毫升，直接蘸取擦洗患部，1日2～3次，10日为1疗程。擦洗后，最好用爽身粉搽扑，利于患部祛湿护肤，润滑爽身。此疗法对腋臭有明显疗效。

【备注】

此法尚不能根除，一旦发现腋下有异味要继续擦洗。

【荐方人】边文波

【引自】《老年报》（1996年3月26日）

用鲜橘皮治狐臭

【荐方由来】

我有一友十几年前患上狐臭，多方求医，见方就治，药物用了无数，效果不大。后来得一良方，用鲜橘子皮（橘子汁也可）每天多次擦洗患处，2～3天就见好转，5～7天效果更好。

【荐方人】山东 吴旭兴、刘汉明

用樟脑、明矾等可治狐臭

【配方及用法】

取樟脑（结晶）2克，明矾（碾粉末状）

2克，石炭酸4克，甘油10毫升，置于瓶内，充分搅匀，使之溶解，然后分装保存备用。用时患者将腋毛剃尽，用温开水把腋窝洗净，擦干后涂上药水，每日3～4次，至治愈为止。1疗程为2周，必要时可延长。

【功效】

该药对狐臭的疗效甚佳，比手术切除及其他疗法有优越性。夏初秋末天气凉爽时治疗，效果更好。

【荐方人】安徽 占保平

尖红干辣椒泡碘酒可治狐臭

【配方及用法】

碘酒300毫升，将50克尖红干辣椒剪成碎片或研成末，放入碘酒中泡15天，每天用药棉擦腋窝1次，连擦40天左右可愈。

【荐方人】尹辑

【引自】《益寿文摘》（1996年8月1日）

红升丹等可治狐臭

【配方及用法】

红升丹、东丹、轻粉、硫黄、公丁香（比例12：30：18：30：10），共碾细混匀，加入热化后的凡士林调匀，制成三仙腋膏，装在有色瓶内备用。每次取饭粒大涂搽腋下，1日1次，连用10日。

【荐方人】四川 杨忠厚

公丁香、小茴香等治狐臭

【配方及用法】

公丁香、小茴香各10克，红升丹、硫黄、滑石各15克，密陀僧、枯矾各25克。将上述药物粉碎研细，过细筛，然后再混研，过细筛。将混研过筛的药粉装入茶色瓶中，密封保存。治疗时，用棉花团或海绵块蘸着香粉揉动涂擦腋窝部，涂1次蘸一下香粉，涂擦5次。如此为1疗程，连续涂擦5日。为巩固疗效，不论涂擦几次，腋臭消失者均再继续涂擦14日方止。经1疗程病人多能治愈，治愈率为100%。

【荐方人】广西 林中

用山姜治狐臭

【配方及用法】

山姜适量。先用热水敷洗腋窝10～15分钟，再用山姜（生姜也可）轻擦局部，擦至皮肤轻度充血为度（切不可用力过大，以免擦伤皮肤），然后用3%～4%碘酒涂局部。每天1～2次，坚持治疗可痊愈。

【引自】《广西中医药》增刊（1981年）

用密陀僧饼治狐臭

【配方及用法】

密陀僧6克。先用面粉做成蒸饼（约1分厚），趁热将饼劈为两片，每片放入密陀僧6克，就热急夹于腋下，略卧片刻。药冷了温热，用数次后弃去，隔日再用上法治疗1次。

【引自】《中医杂志》（1964年第11期）、《单味中药治病大全》

灶心土可治狐臭

【配方及用法】

灶心土（即烧柴草的土灶内外经烧煅的黄土块）。将灶心土捣碎，研细，过筛。敷抹腋下，每日数次。

【功效】

敛腋汗，除腋臭。

【备注】

灶心土含硅酸、氧化铝、氧化铁等，能抑制大汗腺分泌，故能除腋去味，但作用不持久。

【引自】《新中医》杂志

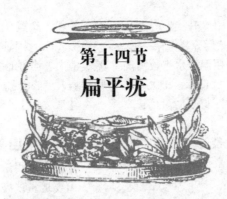

第十四节
扁平疣

木贼外洗方可治扁平疣

【配方及用法】

木贼、金银花、香附各30克，白芷、桔梗、红花、甘草各10克。上药加水2000～2500毫升，泡10～20分钟，煮沸后以温热适度洗之。①洗时可用纱布或毛巾在患处稍用力搓之，以促使药物向组织内渗透，每次洗20分钟或药液凉为止。②洗时以疣表面微红为佳，洗后片刻即可看到疣之表面的药迹，7天左右结痂（疣）脱落，不留任何痕迹而痊愈。

【荐方人】 黑龙江 张小凤

板蓝根、紫草等可消疣

【配方及用法】

板蓝根30克、紫草15克、马齿苋30克、生薏米50克（另煮熟食之或研细和服）。如患处发痒者加蝉衣10克，以祛风止痒；药后恶心或便溏者加藿香10克，以健脾胃。每天1剂，煎2遍，先用水浸泡1～2小时再煎。第1次煎30分钟后滤净，药渣再加水煎30分钟，滤净与头煎和匀，日3次分服。扁平疣并可用此方煎汤外洗。

【荐方人】 四川 张继南

用墨鱼骨治扁平疣

【荐方由来】

我两手面上长了16个如同绿豆大小的扁平疣，经常用指甲剪和刀刮，刮掉后不几天又长了出来。我先后到省内外几家医院都没治好。后来我得到一个单方，说用墨鱼骨能治好扁平疣。我按照单方，先把患处用酒精或开水洗净，用小刀或剪子把手上的扁平疣刮一刮（刮出血为止），用墨鱼骨在患处来回摩擦1分钟左右，几天后扁平疣全部掉完，至今未复发。去年，我身上和脖子上又长了几个扁平疣，今年春节时，我找到了墨鱼骨，按照原来的单方治疗后，果真又全部掉了。

【荐方人】 河南 郭利人

【引自】《老人春秋》（1997年第9期）

用朱冰散治扁平疣

【配方及用法】

黄烧纸100张，锦油纸100张（质软易浸入油之食品包装纸），朱砂粉20克，冰片30克。①备薄铁片约手掌大小一块（如煤铲等），放火上加温后，将朱砂粉分3次先后均匀地撒在铁片上，接着徐徐少量多次撒加冰片于朱砂粉上（铁片温度以撒加冰片后即冒出气为宜），然后将备好散开的黄烧纸放在加温后药物冒出的白气上熏蒸上下两面，将100张纸熏完即成。②取用药熏过的黄烧纸及同样大小的锦油纸各一张，合卷毛笔杆粗细的圆桶状，放入封闭的塑料袋中，以不漏气为好。③使用时取圆桶纸1～2支，点燃一端后熄灭火焰，用冒出的烟气熏疣部位30～40分钟，1日1次。

【备注】

使用本法治疗后，见有面部个别深褐色疣体不能消退者，可取中药鸦胆子1～2粒，取掉外表粗皮，将其仁稍加压后轻轻涂擦疣部，3～4日即可消退，不留瘢痕。

【荐方人】陕西 和成斌

【引自】《亲献中药外治偏方秘方》

鸦胆子、血竭、生石灰治扁平疣

【配方及用法】

鸦胆子、血竭各15克，生石灰30克，共研细粉，撒于患处，揉搓1～2分钟。1次即愈，不再复发。

【引自】《实用民间土单验秘方一千首》

木香薏米汤治扁平疣

【配方及用法】

木贼、生薏米各100克，香附15克。上药加水1000毫升，浸泡30分钟，然后加热煮沸1小时，倾出滤液，再将药渣加水500毫升，用同法煎煮，合并两次汤液待用。先将患处用热水洗净，然后将药液加

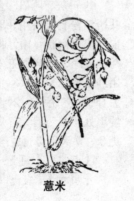

薏米

热至30℃左右，外洗患部并用力摩擦，直至患处发红，疣破为度。再用鸦胆子5粒去壳捣烂，用一层纱布包如球状，用力摩擦，每次10分钟。以上治疗早晚各1次，1周为1疗程（外洗汤液每3天1剂，鸦胆子每天更换1次）。

【引自】《四川中医》（1987年第5期）、《实用专病专方临床大全》

鲜芝麻花根部的白水可治扁平疣

【配方及用法】

取新鲜芝麻花根部的白水，直接擦在扁平疣上，每天1～2次，连用2～3天即可愈。如果把扁平疣最早出现的且最大的用针刺破涂擦，效果更好，有的1次即可愈。

【荐方人】河南 张慧君

【引自】《亲献中药外治偏方秘方》

威灵仙、生桑枝等可治扁平疣

【配方及用法】

威灵仙50克，生桑枝120克，生石灰50克。将威灵仙加水800毫升浸泡2小时后用文火煎至200～300毫升，桑枝烧成灰研末，然后把桑枝灰、石灰混合威灵仙煎液摇匀备用。每日擦3～4次。

【荐方人】广西 周远南

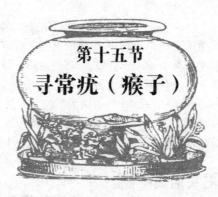

第十五节
寻常疣（瘊子）

用茄皮消除瘊子

【荐方由来】

我已年过花甲，去年冬季右眼皮下长一赘肉（瘊子），并逐日增大，想了很多办法都没消除。

有一次，我让家人买回2个茄子，每天撕下茄子皮在患处擦数次，现撕现擦，2个茄子用完，未满半月赘肉就消失了。

【荐方人】 王九如

用香墨消除瘊子

【配方及用法】

优质香墨一锭。将墨锭蘸水涂患处，1日数次，2～3瘊子即可自然消失。我头部长一瘊子，手术后月余又长了出来，且更大了。一次出差去某地，理发时听理发师说香墨可治。理发后我去商店买了锭上好的香墨，买后随即用口水抹了1次，晚上又抹了1次。第二日回到单位，睡前抹1次，第三日起床后梳头时瘊子没了，在床上找好久，又反复在头部看数次，才悟到瘊子是自然消失了。

【荐方人】 河南 聂胜军

用蒜瓣消除瘊子

【荐方由来】

我在野外施工时，右手背上不知不觉长出了7个瘊子。当时受条件所限没治。后来我想大蒜能治百病，且易取得，便每晚睡前把蒜瓣削去一点擦瘊子，擦到没汁液了，再削去一点继续擦。每晚擦两三瓣大蒜，火辣辣的。不到10天，瘊子全掉了。此后我再未长过瘊子。亲友们有长瘊子的，我都向他们介绍此法。

【荐方人】 安徽 迎祥龙

生石灰、明矾等可治寻常疣

【配方及用法】

生石灰、明矾、食盐、食碱各等份，共研细粉装瓶备用。取药粉3克，用冷水搅拌成稠糊状，用针将患处挑破见血，用药棉擦净，敷药如玉米粒大于患处，不宜用纱布覆盖，2～3小时后可将干燥药粉去掉，脸、手部12小时，脚部5天内勿洗患处。敷药后无疼痛，愈后不留瘢痕，疣3～7天后自行脱落。

【荐方人】 河北 白锡二

【引自】 《当代中医师灵验奇方真传》

芝麻花治寻常疣

【配方及用法】

取新鲜芝麻花适量，揉搽患处，每天3次，7～10天可见效。如为干品芝麻花，可用水浸泡30分钟，煎沸，冷却后涂搽患处。

【荐方人】 河南 新古椿

【引自】 《湖北中医杂志》（1988年第4期）、《单方

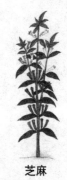

芝麻

【荐方人】辽宁 高森

冰片烧灼治寻常疣

【配方及用法】

中药冰片。取一胶布，中间剪一小孔，孔大小与疣体相适应，将胶布贴于皮肤，保护疣体周围皮肤，疣体从小孔中露出。取一粒冰片放于疣顶上，点燃冰片至冰片燃尽。如疣体较大，可用 2～3 粒冰片重复烧尽，至疣体变白为止。2～3 天疣体自然脱落。创面涂以紫药水或用创可贴敷贴，1 周左右即可结痂愈合。

【荐方人】广西 刘斌

【引自】《广西中医药》（1997 年第 3 期）

斑蝥可治寻常疣

【配方及用法】

取活斑蝥 1～2 只。将疣表面皮肤用酒精消毒后，以消毒针刺破疣面中心处，直至刺出血液为止。然后用活斑蝥腿部分泌的黄色水珠涂于刺破处，约 8 小时后疣面起泡，3～5 日疣面结痂脱落即愈。

【荐方人】云南 孙成芳

【引自】《当代中医师灵验奇方真传》

肥猪肉可治瘊子

【配方及用法】

将患瘊子部位洗净，用刀削平瘊子突出面（勿见血），再用一片硬币大小的肥猪肉贴于瘊子上面，用无毒塑料薄膜盖住肥肉，防止透油，再用医用胶布固定，一星期左右即可治愈。治疗期间无不良反应，愈后不留疤痕。

鲜狼毒汁外搽治寻常疣

【配方及用法】

鲜狼毒 1 块。先将疣体用清水洗净擦干，把狼毒折断取汁涂于疣体上，每天 1 次，一般 2～4 次疣体可自行脱落。此药有大毒，严禁内服。

【引自】《四川中医》（1987 年第 12 期）、《单味中药治病大全》

紫硇砂外敷治寻常庞

【配方及用法】

紫硇砂 30 克，研成极细末装瓶备用。使用时选择 1 枚最大的疣体，洗净擦干，取硇砂 1.5 克敷于疣体上，然后用胶布固定。1 周为 1 疗程。

【备注】

该药品易溶于水，故敷药后不可与水接触。敷药期间忌食辛辣燥热之品。

【引自】《新中医》（1988 年第 3 期）、《单味中药治病大全》

鲜半夏涂治寻常疣

【配方及用法】

鲜半夏。将疣局部用温水泡洗 10～20 分钟，用消毒刀片轻轻刮去表面角化层。再将 7～9 月采挖的鲜半夏洗净去皮，在寻常疣局部涂擦 1～2 分钟，每天 3～4 次。一般只涂擦初发疣（母瘊）即可，若继发疣较大较多时，可逐个进行涂擦，效果更好。

【引自】《山东中医杂志》（1991 年第 4 期）、《单方偏方精选》

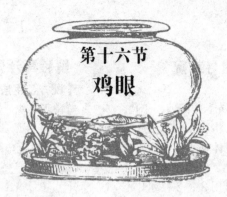

第十六节
鸡眼

黄豆芽可使鸡眼自然脱落

【配方及用法】

每餐用黄豆芽250克，不吃其他食物，一连吃5天，鸡眼自然脱落。

【荐方人】广东 侯世鸿

【引自】广西医学情报研究所《医学文选》

紫皮大蒜、葱头治鸡眼

【配方及用法】

紫皮大蒜1头，葱头1个。把大蒜和生葱压碎如泥，再加入酸醋调匀（必须在临用时配制），用药前先在患处做常规消毒，用利刀割除鸡眼表面粗糙角质层，以不出血或刚出血为度。接着用盐水（温开水200毫升加盐5克）浸泡20分钟，使真皮软化，以发挥药物的更大作用。然后用布抹干，取蒜葱泥塞满切口，用消毒纱布、绷带和胶布包好即可。每天或隔天换药1次。一般5～7天即愈。

【引自】《新中医》（1979年第2期）、广西中医学院《广西中医药》增刊（1981年）

用葱白外层皮治鸡眼

【荐方由来】

我脚底曾长了2个鸡眼，走路的时候，稍不留心，踩在小石子上，就像被铁钉钻了一下，即使走在平路上，也有疼痛感觉。有一次，在邻居退休的王医师家闲坐，谈起患鸡眼的病痛，她给我介绍了一种治鸡眼的方法，治好了我的鸡眼。

【配方及用法】

先用热水洗脚，擦干。然后剥下一块葱白外层的薄皮，贴在鸡眼上面，用胶布固定好，每天换一次。约10天鸡眼周围的皮肤发白变软，再过3天鸡眼自行脱落。

【荐方人】黄皖江

用葱蜜糊敷患处治鸡眼

【配方及用法】

连须葱白1根，蜂蜜少许。将患处以温水洗净，消毒后用手术刀削去鸡眼老皮，削至稍出血为度，然后把葱白洗净捣泥，加少许蜂蜜调匀敷患处，外用纱布包扎固定，3天换药1次。此方治疗鸡眼，轻者1次即愈，重者2次可愈。

【引自】《四川中医》（1987年第2期）、《单方偏方精选》

蜂蜡骨碎补膏可治鸡眼

【配方及用法】

蜂蜡60克，骨碎补（研细末）30克。将蜂蜡放盛器内熬化，加入骨碎补细末拌匀成膏状即成。用药前先将患部以温水浸洗干净，用刀片将病变部位削去，然后取一块比病变部位稍大软膏捏成饼，紧贴患部后以胶布固定。用药后避免水洗或浸湿，1周后洗净患部。

【荐方人】山东 杜连生

【引自】《当代中医师灵验奇方真传》

五倍子、生石灰等可治鸡眼

【配方及用法】

五倍子、生石灰、石龙芮、樟脑、轻粉、血竭各等量，共研极细粉，用凡士林油膏调匀（可加温）成软膏即可。先用热水泡洗患部，待患部外皮变软后，用刀片仔细刮去鸡眼角质层，贴上剪有中心孔的胶布（露出鸡眼），敷上此药，再用另一块胶布贴在上面。每天换药1次，一般7～10次即愈。

【荐方人】河南 赵德礼

【引自】《当代中医师灵验奇方真传》

用蓖麻子火烧法治鸡眼

【配方及用法】

先用热水将鸡眼周围角质层浸软，用小刀刮去，然后用铁丝将蓖麻子串起置火上烧，待去外壳出油时，即趁热按在鸡眼上。一般2～3次即愈。

【荐方人】何光设

用鸦胆子糊治鸡眼

【配方及用法】

先将鸡眼患处用温水浸泡十几分钟，擦干后，用利刀（刮脸刀片）轻轻削去鸡眼硬皮部位，然后用药。取一粒鸦胆子剥去外壳，取出仁，研成糊状，将其涂在鸡眼患处并用胶布固定好。3日后取掉胶布，再以上述方法施治2～3次，直至鸡眼脱落。

【备注】

削鸡眼时不要出血，一旦出血，必待痊愈后方可施治；用药时，不要涂到正常皮肤上。

【荐方人】河南省 李相山

活蝼蛄加艾条治鸡眼

【配方及用法】

活蝼蛄（俗称"土狗"）、青艾条或香烟。患处做常规消毒，用手术刀割除鸡眼表面粗糙角质层，以不出血或稍见血为宜，接着取活蝼蛄剪去其嘴，以其吐的涎汁浸润鸡眼。然后用点燃的艾条或香烟熏其部位，待烘干后包扎，1日1次，3次见效。

【荐方人】江苏 夏晓川

【引自】《当代中医师灵验奇方真传》

用豆腐片治鸡眼

【配方及用法】

晚上洗脚后，用一块厚1厘米的豆腐片贴于鸡眼处，再用塑料布包好，次日晨拿掉豆腐，清洗患处，连续几天便可治好。

【荐方人】辽宁 陈雷

用大蒜、花椒、葱白治鸡眼

【配方及用法】

取葱白10厘米长，大蒜1头（去皮），花椒5粒，用石白一块捣成糊备用。把患部洗净揩干，将葱蒜泥敷于患处，并用纱布固定，每晚1次，7日即愈。

【荐方人】山东 崔承俊

用蜈蚣粉外涂治鸡眼

【配方及用法】

洗脚后刮去鸡眼老皮，把蜈蚣1条放在瓦片上焙干，研末涂患处，用胶布固定，3日后鸡眼便可脱落。

【荐方人】河南 杨国全

用斑蝥嘴贴敷可治鸡眼

【配方及用法】

用全斑蝥1个，将其嘴部对准鸡眼，外用纱布和胶布固定好，24小时后去掉，鸡眼会很快脱落，不仅不会复发，而且毫无痛苦。

【荐方人】福建 纪儒

【引自】《安徽老年报》（1996年11月6日）

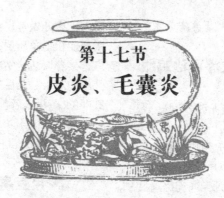

第十七节
皮炎、毛囊炎

用陈醋、木鳖子治神经性皮炎

【配方及用法】

木鳖子（去外壳）30克，陈醋250毫升。将木鳖子研成细末，放陈醋内浸泡7天，每天摇动1次。用小棉签或毛刷浸蘸药液涂擦受损皮肤，每天2次，7天为1疗程。

【引自】《陕西中医》（1988年第7期）、《单方偏方精选》

用冰片、樟脑治神经性皮炎

【配方及用法】

冰片、樟脑各等份，共研细末，装瓶备用。将患处洗净，药粉撒于患处，外用纱布包扎。

【荐方人】河南 李树彬

【引自】《实用民间土单验秘方一千首》

川槿皮、海桐皮可治神经性皮炎

【配方及用法】

川槿皮、海桐皮各30克，轻粉9克，斑蝥、巴豆各7个，雄黄、大黄各9克，凡士林适量。将上药粉碎研细过罗，与凡士林调和为红棕色膏，直接涂患处约0.1厘米厚。结黑痂后自动脱落。

【引自】《实用民间土单验秘方一千首》

用大蒜泥涂敷可治神经性皮炎

【荐方由来】

我是一名神经性皮炎患者，皮痒难忍。患病5年来不知跑了多少家医院，但用药只能是解一时之痒，治标不治本，甚是苦恼。最近我在《晚晴报》上发现一个偏方，用大蒜治皮炎，试后疗效甚佳。如今我已痊愈。现将治疗方法转告读者，以解众苦。

【配方及用法】

将大蒜捣碎成泥状，涂于患处，过5～7分钟洗净，隔1天涂1次，3～5次后即可见效。

【荐方人】山东 张益亭

用艾蒿、韭菜、花椒洗患部可治神经性皮炎

【配方及用法】

艾蒿200克，韭菜200克，花椒50克。将上药加水煮沸，趁温热洗患处。每日洗1～2次。

【荐方人】山东 王亭

【引自】广西科技情报研究所《老病号治病绝招》

韭菜糯米浆可治接触性皮炎

【配方及用法】

韭菜、糯米各等份。上药混合捣碎，局部外敷，以敷料包扎，每天1次。

【功效】

此方治疗接触性皮炎疗效甚佳，一般3～5天即可痊愈。

【引自】《四川中医》（1990年第3

期）、《单方偏方精选》

用苦瓜汁治夏季皮炎

【配方及用法】

先用鲜苦瓜（未长熟的小瓜）0.25千克左右捣烂取汁，搽患处，过半小时后搽药水乐肤液，待药水干后，再搽必舒软膏，每日3次。

【荐方人】束健

用猪胆治脂溢性皮炎

【配方及用法】

猪胆1个。将猪胆汁倒在半面盆温水中，搅拌后洗头（或洗患处），把油脂状鳞屑清除干净，再用清水清洗1次，每天1次。

【引自】《新医学》（1984年第4期）、《单味中药治病大全》

用七叶一枝花治毛虫皮炎

【配方及用法】

用100毫升75%的酒精泡10～20克七叶一枝花，局部外涂。

【备注】

七叶一枝花又名蚤休、重楼，药用根茎。

【荐方人】广西 谭训智

蛇皮、全蝎可治毛囊炎

【配方及用法】

蛇皮1张，全蝎2个，蜂房1个，共泡入180毫升醋中，24小时后可用（时间长更佳），用完再加醋1次。纱布蘸药敷患处，每天2次。

【引自】《常见病特效疗法荟萃》

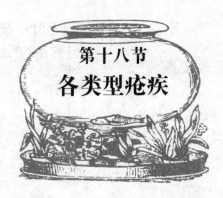

第十八节
各类型疮疾

枯矾等治下肢溃疡

【配方及用法】

枯矾（研粉末）100 克，猪甲（洗净炒炭存性研末过筛）300 克，海螵蛸（研末）100 克，冰片 20 克，香油 250 毫升。上药调成糊状备用。溃疡创面用过氧化氢溶液清洗，去除脓性分泌物，将药均匀敷于疮面上，外用纱布包扎。1 周后换药，第二次 3 日换药，以后每日换药 1 次，一般换药 5～10 次即可。也有少数病例需换药 20 次才能治愈。

【荐方人】江苏 赵应銮

【引自】《当代中医师灵验奇方真传》

用蛋黄油治下肢慢性溃疡

【配方及用法】

蛋黄 1 个，松香 3 克。将蛋打破去清取黄，放入铁勺或铜勺内用文火熬化呈油状，放凉后把备好的松香研成末加入搅匀即可。用盐水清洗疮面，用棉签蘸药涂于患处，每日 3 次。疮口不必包扎，以暴露为宜。5～7 天后疮面干净无渗出物时，去松香单用蛋黄油涂搽至疮口痊愈为止。

【荐方人】福建 张香梅、何文通

【引自】《当代中医师灵验奇方真传》

用仙人掌、烟丝治疗疮

【配方及用法】

取新鲜仙人掌 1 块（刷去毛刺），香烟 1 支，鸡蛋 1 个，青布一块。将仙人掌与烟丝一同捣烂，加入适量蛋清混合，均匀地涂在青布上敷患处，24 小时换一贴。用于治疗疗疮初起（已生脓或溃烂者勿用）或早期乳腺炎、痈毒等。

【荐方人】江苏 陈付山

【引自】广西科技情报研究所《老病号治病绝招》

苍耳子虫治颜面疗疮

【配方及用法】

苍耳子虫 100 条，香油适量。苍耳子虫 100 条放入 40 毫升香油内浸泡，密封备用。换药时，先用碘酊、酒精做局部消毒，将苍耳子虫捣烂如泥敷于疮头，外用纱布覆盖，一般每天换药 1 次。

【引自】《江西中医药》（1988 年第 1 期）、《实用专病专方临床大全》

百草霜、松香等可治疗疮

【配方及用法】

百草霜（细末）60 克，松香（桑木灰煮白如玉）120 克，制乳香、没药各 15 克，铜绿（研粉）60 克，白蜡 120 克，香油 150 毫升。将香油放入铁锅中煮得滴水成珠，稍黄色，即依次下白蜡、乳没粉、松香粉、铜绿粉、百草霜粉，候滚透搅匀待冷成膏。用时将膏搓成条子做成小丸或小饼（重约 3 克），放在黑膏药中心敷疗头上。

【荐方人】陕西 陈斌、陈兆如

【引自】《当代中医师灵验奇方真传》

【引自】《亲献中药外治偏方秘方》

枸杞子、白酒可治蛇头疔

【配方及用法】

枸杞子 15 克，白酒、水各 50 毫升，煮烂后，捣成糊状，加入冰片 0.5 克，食醋一盅调匀，装入小塑料袋套于患指上，包扎固定 12 小时取下。加醋少许，拌匀再敷。用药一次肿痛大减，3 日可愈。

【荐方人】戈杰

【引自】《老年报》(1997 年 12 月 4 日)

用蒲公英治臁疮

【配方及用法】

取鲜蒲公英（带根）50 克，洗净，加适量水煮开，吃药喝汤，一次服用。每日 2～3 次，单吃。

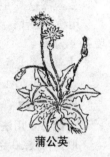
蒲公英

【荐方人】汪广泉

【引自】《老年报》(1997 年 9 月 16 日)

用砂糖、豆腐渣治臁疮

【配方及用法】

鲜豆腐渣 250 克，白砂糖 100 克调匀，涂疮面。每日换 3 次，3 日后疮面缩小。敷 5 日后，再取干柿叶若干烧灰存性，研末，撒在疮口上，每日 1 次，不用包扎可愈。

【荐方人】河南 刘炳坤

用臁疮散治臁疮

【配方及用法】

博落回 100 克，冰片 5 克。将博落回焖成炭，研细末放入冰片即成臁疮散。用时取适量敷患处。

【备注】

此方只准外用，忌内服。

【荐方人】江西 朱斯龙

枯矾、煅石膏等可治臁疮

【配方及用法】

枯矾 100 克，煅石膏 100 克，红粉 10 克，铅粉 30 克，四药一起细研即成。先用白矾水将疮面洗净，然后上药，上药时若疮面湿（渗出物多），撒干药末于疮面；若疮面干燥，可用香油或凡士林调药末成膏状擦患处，1 日 1 次。

【荐方人】河南 王印坤

当归、生地等可治臁疮

【配方及用法】

当归 15 克，生地 15 克，防风 10 克，金银花 10 克，连翘 10 克，透骨草 15 克，轻粉 30 克，五倍子 30 克，铜绿 30 克，乳香 15 克，没药 9 克，血竭 15 克，麻油 500 毫升，黄丹 120 克，槐枝、柳枝若干。将以上药（黄丹除外）放入麻油中，文武火煎至药枯去渣，入黄丹，炼制软膏，放罐内备用。将药膏涂在消毒纱布上，盖贴于疮面。换药时，先洗净疮面，脓腐较多 2～3 日换药 1 次。

【荐方人】山东 霍爱民

【引自】《当代中医师灵验奇方真传》

苍耳子可治臁疮

【配方及用法】

苍耳子 100～200 克炒黄，研成细末；生猪膘油 200～300 克，放青石板上，用斧子砸如糊状，边砸猪油边掺入药末，使药末与油混匀后待用。用时先将疮面洗净消毒，然后将药膏摊贴在疮上，外用绷带扎好，冬季 5～7 日，夏天 3 日左右取下。

【引自】《江苏中医》(1966 年第 3 期)、《中医单药奇效真传》

地龙可治臁疮

【配方及用法】

活地龙100克。将地龙置净水中1小时左右，让其吐尽体内泥土，洗净后放入干净广口瓶内。用白糖30克撒在地龙上，约1分钟，可见地龙体液迅速渗出。3小时左右即得渗出液约50毫升，然后用纱布过滤，装瓶内，放入适量小檗碱，高压消毒后备用。用纱布条浸药液盖贴创面，每天换药1次。

【引自】《陕西中医》（1991年第2期）、《单方偏方精选》

用木耳、白糖治褥疮

【配方及用法】

取木耳30克（焙干，去杂质）研成末，新鲜白糖30克，两者混合后，加温水调成膏糊状外敷。每2日换1次，直至痊愈。

【备注】

初期灭菌治疗时，药物应调成膏状，即木耳白糖与水的比例是1：2，一次用完，此过程2～4天。而后再将药物调成糊状，木耳白糖与水的比例为1：8。

【荐方人】丁新春

【引自】《家庭医生报》（1996年3月4日）

用马勃粉治褥疮

【配方及用法】

马勃适量研成极细粉末状，经干热灭菌后，置消毒容器中备用。以生理盐水清洗疮面，剪除坏死组织，拭干后将马勃粉均匀撒在疮面上，厚度约1毫米，上面敷盖消毒纱布，每日用药4～6次。

【荐方人】福建 陈志英

【引自】《福建中医药》（1997年第1期）

马齿苋、活地龙等可治臁疮

【配方及用法】

鲜马齿苋、活地龙等量。取上药捣烂成泥状，备用。据病变范围取药外敷，用纱布包扎，每日1次，3日为1疗程。症状严重者可取二药各30克，捣绞取汁口服，每日2次。

【荐方人】蒙志刚

用螃蟹治漆疮

【配方及用法】

发生漆疮，可捉活螃蟹几只，将其捣烂，用纱布滤汁，涂搽患处。每天早、中、晚各1次。

【荐方人】贵州 胡定绥

用苦树皮、蛋黄油治秃疮

【配方及用法】

取苦树皮30克，鸡蛋黄12个。先把鸡蛋煮熟，取其黄，置铁勺内火煎出油，去渣，将苦树皮研细末，加入蛋黄油内调匀。把患者头发剃去，白开水洗净，然后抹此药，1日换药1次。

【引自】《中医验方汇选》、《中医单药奇效真传》

用川楝子、猪油可治秃疮

【配方及用法】

取川楝子（剖开、去核、取肉，焙存性）研极细末15克，用熟猪脂油（或凡士林）30克，共调拌成糊状药膏。先将残余毛发全部清除，再将脓、血痂疤彻底洗净（用食盐水洗，或明矾水洗），拭干后涂上药膏，用力摩擦使之润透。每日清洗，每日换药，局部暴露，不戴帽子或绷扎。

【引自】《中医杂志》（1962年第9期）、《中医单药奇效真传》

用三黄酒治疗疥疮

【配方及用法】

黄连5克，栀子10克，黄柏10克，冰片5克，樟脑10克，苦参20克，柳酸粉10克，蛇床子30克，地肤子30克。以上药物用75%酒精200毫升浸泡1～2天，同时，先将患处用肥皂水洗净，再用棉球蘸酒液涂擦，每天1～2次。

【荐方人】四川 罗林钟、邓增惠

硫黄川椒锭可治疥疮

【配方及用法】

硫黄100克，置容器中以文火熔化为液态，加川椒30克继续以文火加热煎炸，等到川椒煎炸至变黑变焦后去渣，将熔化的药液注入备好的模具中冷凝成锭后备用。治疗时取药锭加少许食用油，放在碗内研磨，待油质变色且发出一种特殊的药臭味为度，用温水洗洁皮肤后将药液油涂抹在患部。部分病程较长或严重者每天早晚各用1次，一般情况每天晚上临睡前用药即可。兼脓疱渗液者取黄柏30克煎水洗患部。

【荐方人】云南 刘武

【引自】《当代中医师灵验奇方真传》

硫黄、百部等可治疥疮

【配方及用法】

硫黄20克，百部10克，冰片1克。将上药研极细末，加适量凡士林拌匀，包装备用。温水洗浴全身，用力将上药涂擦患部，每天1次，5天更换衣被，将用过的衣被消毒处理。

【荐方人】四川 冷治卿

【引自】《当代中医师灵验奇方真传》

苦参、青蒿等可治疥疮

【配方及用法】

苦参、青蒿、夜交藤、野菊花各15克，花椒12克，川芎、红花各10克。感染者，加黄柏、金银花、蒲公英各10克，伴有湿疹者，加樟脑叶、荆芥各10克。加水3～4升，旺火煎沸25分钟，每晚用药液进行全身洗浴，1次约30分钟，浴后及次日清晨外搽硫黄膏（凡士林100克，硫黄粉20克，调匀即成），连续治疗3日为1疗程。3日更换内衣、内裤及被褥1次，并用沸开水泡洗，烈日晒干。

【荐方人】鲁达

水煎白矾、食盐等可治疥疮

【配方及用法】

白矾、食盐各62克，苍耳子、蒺藜子、地肤子各31克。上5味水煎，加水5碗，煮沸半小时后，去药渣，倒入盆内，擦洗患处，1日3次。

【荐方人】河南 冯茂林

用茄秧秆煮水治冻疮

【配方及用法】

冬天的时候到地里将已摘完茄子、叶子也已掉光的光秃的茄秆连根拔起，回家后放脚盆中加水煮一会儿，等水温低点儿后泡脚。

【荐方人】高学冬

用黄芩、黄柏等治黄水疮

【配方及用法】

黄芩、黄柏、金银花、苦参各5克，野菊花3克，犀黄丸6克，白矾、冰片、青黛各1克，樟丹0.5克，呋喃西林粉10克，红霉素软膏2支，凡士林适量。先把黄芩、黄柏、金银花、苦参、野菊花晒干压碎过筛，犀黄丸、白矾、冰片用乳钵研细，以上药物细粉加呋喃西林、青黛、樟丹再共同过筛，使之均匀，加红霉素软膏，再加适量凡士林调成稀膏状即可。用消毒棉棒蘸取软膏涂抹患处，1日2次，治疗期间停用其他药物。

【荐方人】山东 姜延德

【引自】《亲献中药外治偏方秘方》

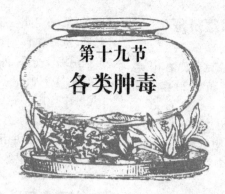

第十九节
各类肿毒

山羊油可治丹毒

【配方及用法】

新鲜山羊油适量。将新鲜山羊肉洗净，煎炸出油去渣待冷成膏，贮瓶消毒备用。常规消毒患处，将油膏均匀摊于消毒棉垫上（视患处大小而定），外敷患处，日敷晚弃。7日一换，坚持2年。

【荐方人】湖北 王介中

【引自】《当代中医师灵验奇方真传》

干木芙蓉花可治丹毒

【配方及用法】

干木芙蓉花或叶适量，研极细末，过120目筛，在粉中加入凡士林，按1：4比例配方，调匀贮瓶备用。用其涂敷患处，涂敷面宜超过患处边缘1～2厘米。涂后即觉清凉，疼痛减轻；患处明显变软。每天涂敷3～4次。

【引自】《浙江中医杂志》（1991年第10期）、《单方偏方精选》

大葱、蒲公英可治毒疮

【配方及用法】

大葱、鲜蒲公英、蜂蜜各等份。将大葱、鲜蒲公英切碎捣烂，加蜂蜜调和贴患处。

【荐方人】黑龙江 胡立德

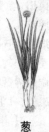

葱

用赤小豆粉治疗热毒痈肿

【配方及用法】

赤小豆适量，研成粉末，用蜜糖或冷开水调敷患处。对于已溃烂的疮疡，要将赤小豆粉敷在疮口周围，暴露疮口以便排脓，每天2次。

【荐方人】四川 廖玉春

【引自】《新中医》（1976年第2期）

枸杞子外敷治脑疽红肿

【配方及用法】

枸杞子适量。将该药放瓦片上焙焦研细，装瓶备用。临用时视脑疽红肿大小，取10～20克药粉，用菜油调成糊状敷于患处（范围比红肿面略大，厚约0.2厘米）。每日一换，连敷3～5次。

【荐方人】安徽 潘正夏

【引自】《当代中医师灵验奇方真传》

露蜂房治痈疽

【配方及用法】

露蜂房50克，大黄6克，轻粉3克，冰片0.5克，蜂蜜适量。将蜂房炒焦过罗，放入乳钵少许，加轻粉、冰片研面，再继续加大黄、蜂房过罗混匀，加蜂蜜调成膏。将此膏涂于纱布0.2厘米厚，敷盖患处。初用1日2次，2日后间日1次，脓液排完后可间2日1次。

【引自】《实用民间土单验秘方一千首》

蜜糖、葱可治痈疽疖毒

【配方及用法】

将蜜糖和葱适量捣烂。用时将药敷于患处，用纱布捆好，数日一换，效果显著。

【备注】

此药不可入口，恐中毒。

【荐方人】贵州 龙小安

山药鲫鱼膏治疖肿

【配方及用法】

石膏、鲫鱼、山药各等份。将上药共捣烂如泥敷患处，每天1次，外用纱布覆盖。

【引自】《实用民间土单验秘方一千首》

用蜈蚣油治痈疮疖毒

【配方及用法】

取一约装200毫升的瓶，注入生桐油（不必装满），从野外捕3～5条大蜈蚣投入油中，拧盖密封。10日后，蜈蚣自化，用小棒搅匀，即可长期用于痈疮疖肿、无名肿毒的治疗。以鸡毛掸药涂患部，每日1～3次。

【备注】

此药有大毒，忌入口眼及接触健康皮肤。

【荐方人】安徽 冯甲婷

千锤膏可治痈毒

【配方及用法】

杏仁40粒，桃仁40粒，生巴豆7个，陈铜绿9克，冰片6克，香油150毫升。将前3味药置于石槽内共捣（去皮）成泥状，再取出放板上用锤砸细加入铜绿和冰片，同时掺入香油搓揉，装瓶封闭备用。传日锤一千棒，故名千锤膏。用时敷于患处。

【引自】《佛门神奇示现录》

向日葵花、蜜蜂可治大头瘟毒症

【配方及用法】

向日葵花1块，蜜蜂7个，生姜3片，水煎服，服后出微汗。轻者1剂愈，重者2剂愈。

【荐方人】河北 杨述圣

【引自】广西医学情报研究所《医学文选》

土珠草、红泥膏治无名肿毒

【配方及用法】

土珠草、红泥膏、盐。取土珠草洗净鲜用或晒干备用。取山红泥倒入容器中，加入足够的水制成悬浊液，然后将该悬浊液倒入另外一个容器中（该法主要是去掉原山泥中的各种杂质），并加入1%的食盐搅拌后进行沉淀，沉淀后倒去上层的大部分清水，留下少许的清水覆盖泥面，以保持红泥的湿度（要经常换水，以保持红泥水的鲜活状态），便制成了红泥膏。用时，取适量土珠草捣烂后与同等体积的红泥膏充分拌和后敷于患处，外盖海州常山叶包扎，每4～8小时换药1次。

【备注】

本方适于没有成脓的肿毒，敷时禁吃糯米、酒、海鲜等。

【荐方人】浙江 郑丽丽

【引自】《亲献中药外治偏方秘方》

用食醋泡六神丸治无名肿痛

【配方及用法】

用六神丸6～7粒，放入盛有醋的小容器里（用小酒杯或小瓶盖均可），浸泡15分钟后即可溶解，然后用食指蘸六神丸醋液涂搽患处。

【荐方人】河南 贾庭芝

【引自】《老年报》(1997年9月16日)

狗头骨、龙骨可治无名肿毒

【配方及用法】

狗头骨 100 克，龙骨 50 克，冰片 10 克，硇砂 30 克，儿茶 50 克。将上药共研细末，根据疮面大小，用香油或凡士林调膏敷患处即可。

【备注】

服药期间忌食鱼虾、辣味之品。

【荐方人】黑龙江 高淑芬

【引自】《当代中医师灵验奇方真传》

大黄醋外敷治无名肿毒

【配方及用法】

大黄、醋适量。将大黄为粉，和醋为糊，敷患处。

【引自】《实用民间土单验秘方一千首》

郁李根皮治无名肿毒

【配方及用法】

郁李根皮（干品）1000 克，香油 1000 毫升。用上药煎熬，待煎熬到滴水成珠时加入黄丹 300 克，用桃或柳枝充分搅拌，凉后成膏，以笋叶卷之备用。用时将药膏摊于布上外贴，5 天换 1 次。

【引自】《四川中医》（1987 年第 5 期）、《单方偏方精选》

南星、半夏可治奇毒杂症

【配方及用法】

生南星、生半夏、生川乌、生草乌各 9 克，天仙子 12 克。上药共研细末，调天仙子和滚水敷患处。

【功效】

此方颇有特效，曾医治很多的怪疮奇毒杂症。

【荐方人】广西 饶成

【引自】广西医学情报研究所《医学文选》

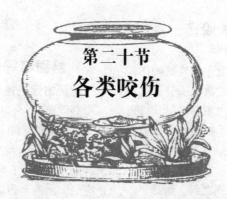

第二十节
各类咬伤

辣椒粉治狗咬伤

【配方及用法】

成熟辣椒。将辣椒晒干,研成细粉。撒于患处并包扎固定,每日换1次。

【功效】

杀菌,消肿,止痛。用治狗咬伤。

杏仁、雄黄治狗咬伤

【配方及用法】

杏仁、雄黄等份。将鲜杏仁捣烂如泥,调入雄黄和匀。将伤口洗净,敷上药泥,包扎固定。

【功效】

解毒,生肌。用治狗咬伤。

鲜桃树叶治狗咬伤

【配方及用法】

鲜桃树叶。洗净,嚼烂成饼状。伤口未化脓者将药饼敷于伤口,1贴可愈。伤口化脓者切不可将药敷于伤口上,只宜敷在伤口周围,每日换药,直至痊愈。用药量视创面大小而定。用药前应用盐水洗净伤口及周围皮肤。

【功效】

解毒,敛疮。用治狗咬伤。

用耳垢治蜈蚣咬伤

【荐方由来】

去年末伏的一天早上,我老伴洗衣服,不慎被掉在衣服盆里的蜈蚣将左手小指头咬了。即时剧痛难忍,并迅速地从小指痛到手腕和整个手臂。几位邻居得知后,介绍一方:用耳垢治疗被蜈蚣咬伤有特效。先把伤口的毒液尽早、尽快、尽量地挤出来,以减少毒素,然后挖适量的耳垢按压在伤口上。我老伴立即按照她们介绍的办法去做,果真有效。不到半个钟头,整个左手臂的疼痛就开始缓解,天黑前,连疼痛最厉害的部位也不疼了。想不到耳垢竟有如此神奇的药效。

【荐方人】河南 黄吉政

【引自】《老人春秋》(1997年第4期)

桑树嫩头捣烂治蜈蚣咬伤

【荐方由来】

去年夏天,我孩子的舅妈被一条13厘米长的老蜈蚣咬了手指,痛得死去活来,到医院打针、敷药后,仍无效。这时正好遇到一人传一单方,立即试用。方法是:采桑树(蚕食的)嫩头5~10根(包括嫩叶)捣烂,放少量红糖再捣几下,然后将其敷在蜈蚣咬破处,立即止痛。

【荐方人】余兵

【引自】《安徽老年报》(1996年11月27日)

227

蜘蛛治蜈蚣咬伤

【荐方由来】

我目睹邻居中年妇女手被蜈蚣咬伤，其后将檐下网上蜘蛛捕之放于手臂，见蜘蛛迅即爬至创口处，伏之不动，以其口吸吮。只见蜘蛛腹渐大，手肿渐消，须臾毒尽，蜘蛛自行落地上。邻居妇手痛止而愈，当时令人称奇不已。

蜘蛛专治蜈蚣、蛇蝎之毒，此乃"以毒攻毒"。

【荐方人】李建萍

唾液治蚊虫叮咬

【配方及用法】

当发现被蚊虫叮咬或局部痛痒起红丘疹时，把口内的分泌液唾在掌中或指上，在患处反复揉搓一分钟，以痛痒缓解为度。过一会再做，仍效前法，切忌抓挠患处，以防皮肤损伤而继发感染。对于某些原因不明的小面积皮肤瘙痒，此法亦可取效，还可用自己的唾液为他人治疗。

【荐方人】河南 李小周

【引自】《中国民间疗法》（1997年第3期）

用佩兰叶治各种蛇咬伤

【配方及用法】

鲜佩兰叶100克。先按常规冲洗扩创排毒后，将洗净捣烂的佩兰叶摊平敷在伤口上，盖敷料后固定，每日换药2～3次，每次换药前均需冲洗伤口。等肿消康复即停用本药。伤口未完全愈合者可按外科常规换药，中毒重者辅以输液及对症治疗。

【引自】《广西中医药》（1985年第4期）、《单味中药治病大全》

绉面草等治毒蛇咬伤

【配方及用法】

绉面草（全草）25克，冬青草（全草）25克，益母草（苗）15克，车前草（全草）15克，半边莲（全草）15克，分量都以干药来计算。上5味药混合到一起，装在瓦罐里，加入水和酒。水与酒（一般酒）比例为3∶1，分别倒入罐内，以淹到药上二扁指为度。罐口封一层白纸，以免药味散发掉。然后将罐放在火上烧开，炖15分钟，拿起来，立即将药汁倒入碗内（大半碗），等稍凉喝下；另倒小半碗药汁，趁热擦洗伤口周围，促使毒素从伤口排出。一剂药煎3次，服3次，洗3次，每隔3小时1次。共用3剂药即可。

【备注】

蛇咬后用带子绑扎的，服药时要将带子松开，否则药力不能到达伤处，非常危险。此外，服药期间要禁食辣椒、茶等。

【荐方人】河南 扶桑

一点白等可治火毒蛇咬伤

【配方及用法】

一点白、白茅根、半边莲各30克，白芷、东风菜、穿心莲各15克，八角莲、蚤休各10克。上药水煎15～30分钟，取汁500毫升，日服3次。重病员1日内频频内服以药汁当茶饮；若出现高热、心悸、抽搐、血尿者可用牛黄清心丸同服，每日2次，每次1粒。

【荐方人】江苏 魏学金

【引自】《当代中医师灵验奇方真传》

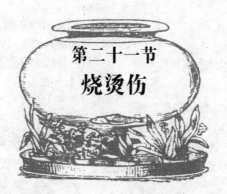

第二十一节
烧烫伤

地龙治水烫伤

【配方及用法】

将新挖的地龙用水涮净，放入盛有少许白糖的容器中。这时地龙还不停地蠕动，待地龙不动后，将它分泌出的黏液，涂搽在患处，干后再涂，每天涂3次，烫伤就会好起来。

【备注】

（1）地龙体轻质脆，易折断，断面间有泥土。它肉薄、气腥，味微咸。外用时可涂丹毒、漆疮、烧烫伤等症。

（2）常规使用剂量毒性小，但过量使用可出现头痛、头昏、血压先升后降、腹痛、呼吸困难、消化道出血。阳气虚损、脾胃虚弱、肾虚喘促、血虚不能濡养筋脉者不宜使用。

新鲜葡萄治烫伤

【配方及用法】

取鲜葡萄若干，洗净去子，捣浆，直接敷在患处即可，干后及时换上新的。能迅速止痛，两天即可痊愈，且不易遗留疤痕。

【功效】

葡萄性平，味甘酸，兼具收敛、消炎的作用，对于轻度烫伤，能迅速愈合创口。

龙眼核治烫伤

【配方及用法】

龙眼核研细末，调茶子油涂患处；或龙眼壳烧炭，研为末，调桐油涂患处。

【荐方人】张国伟

鲜牛奶治灼伤

【配方及用法】

鲜牛奶适量。将消毒过的纱布浸于牛奶中。将纱布敷于伤口。

【功效】

生津润燥。治火灼致伤。

猪蹄甲治烧烫伤

【配方及用法】

猪蹄甲。将蹄甲烧制成炭，研极细面，以香油混合成膏。将创面用凉水洗净，局部涂敷。

【功效】

解毒，收湿，敛疮。治烧烫伤。

枯矾糊治水火烫伤

【配方及用法】

枯矾适量。将枯矾放入锅内熬至熔化不再冒气泡即成，待凝固再研为细末，装瓶盖封备用。用时根据创面大小取适量枯矾末，加菜油少许，充分混匀调成糊状，涂敷患处，然后用消毒纱布苫盖包扎。2~3天换药1次。

【功效】

清热解毒，燥湿收敛。用治水火烫伤，皮肤感染糜烂、溃疡。

【引自】《四川中医》

萤火虫治火烫伤

【配方及用法】

萤火虫50～100只，蜂蜜适量。将萤火虫置碗内捣烂，用蜂蜜调匀，用棉签蘸以轻搽患处，干后再搽，连续搽6～7次，不须包扎，一般1～3天可愈，重者2周可愈。

【功效】

泻火解毒，消炎止痛，保护创面，控制感染，防止局部渗液及促进患处早日生肌结痂。

【备注】

本药最好在伤处未起泡时涂搽，涂后不起水疱。已起水疱者，将水疱刺破水疱排水后再涂，伤口切勿着冷水。

老黄瓜液治石灰灼伤

【配方及用法】

老黄瓜。将留种用的老黄瓜去瓢及削去外皮，切约3厘米厚的瓜片放入干净玻璃瓶中，密封置阴凉处，3个月后可化成水液。用时将此液外搽患处，并以消毒纱布盖住溃疡面湿敷，每1～2小时用此液浸润纱布1次。

【引自】《新中医》（1976年第5期）、广西中医学院《广西中医药》增刊（1981年）

用女贞叶水剂治烧伤

【配方及用法】

鲜女贞叶1500克。上药加水5000毫升，煎成水溶液500毫升左右。过滤除渣，继续煮沸浓缩成250毫升深棕色水溶液。新鲜配制不需灭菌。

治疗前先用1%新洁尔灭或生理盐水冲洗创面。清创后，渗出期渗液少时，把女贞叶水剂涂布在创面上，2～3次后创面即成薄薄的一层痂膜。若渗液多时，为了预防痂膜下积液，先不用女贞叶水剂外涂，创面用纱布绷带包扎12～24小时，待创面渗液减少或停止，再涂女贞叶水剂。一般治疗数次后即愈。

【引自】《中西医结合杂志》（1987年第6期）、《单味中药治病大全》

蛋黄油治烫伤

【配方及用法】

鸡蛋10个，洗净煮熟，取蛋黄，将其放入干净铁锅内捣碎，文火慢熬，待溢出油液后冷却去渣，把油盛入消毒器皿中备用。以生理盐水洗净创面，用消毒棉签将油均匀涂于疮面上，敷盖消毒纱布，每日3次。此法适用于小面积Ⅰ～Ⅱ度烫伤，且全身症状较轻者。气温高时可暴露创面，涂油时不需洗净原有油迹。

【引自】《陕西中医》（1991年第6期）、《单味中药治病大全》

金樱根煎液治小面积烧烫伤

【配方及用法】

金樱根2000克，冰片10克，薄荷脑2克。将金樱根切片，水煎1～2小时，倒出药液，药渣可复煎2～3次。将数次药液混合后煎缩至100毫升，用数层纱布过滤后放入冰片和薄荷脑，煮沸即可。药液凉后装瓶，再连瓶煮沸消毒密封，放置阴凉处。用时根据烧烫伤创面大小，用灭菌的棉垫或较薄的药棉均匀摊开，蘸上药液湿敷患处。当药棉敷料干燥后，要及时添加药液，保持湿润，每天敷2～3次，每次4小时。胸部烧烫伤，每次只需敷2小时左右，以避免肺脏受凉过度引起不良反应。

烧烫伤后若能在4小时内用药，效果更好。若创面有小水疱，可不必剪破，敷药后自行吸收；对于过大的水疱，敷药后2～3天后再无菌操作剪破水疱，继续敷药。

【引自】《浙江中医杂志》（1989年第4期）、《单方偏方精选》

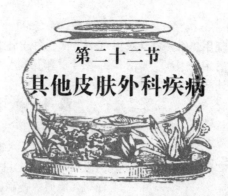

第二十二节
其他皮肤外科疾病

甘草油治指头炎

【配方及用法】

生甘草4克，紫草2克，蜂蜡4克，香油60毫升。前2味入香油中浸24小时，然后用文火熬枯去渣，次入蜂蜡化开即成。用时将油温热，熏洗患处，每天1～2次，每次20～30分钟。

【引自】《山东中医杂志》（1993年第4期）、《单方偏方精选》

鲜山慈姑治手指红肿

【配方及用法】

鲜山慈姑25克，洗净捣烂加米醋3毫升和匀稍蒸温，用塑料薄膜包敷患指，每日换药1次。

【引自】《中医杂志》（1990年第4期）、《中医单药奇效真传》

用蒲公英粉可治指头炎

【配方及用法】

将干蒲公英粉用甘油与75%酒精（甘油与酒精的体积比为1：3）调成糊剂外敷。

【引自】《河北中医》（1994年第4期）、《中医单药奇效真传》

用猪苦胆治手指毒疮

【配方及用法】

猪苦胆1个，套在长疮的手指上，让胆汁浸泡患部，不需添加任何药物，几分钟后减轻止疼，慢慢消肿生肌，伤口愈合。胆汁干了另换一个，3～5天即可痊愈。轻者1个，重者则两三个就可治好。新鲜有胆汁的最好，存放干苦胆也可以用，但需用温水泡软后使用。

【备注】

为防止胆汁流出需用线扎着苦胆口部，但不能太紧，否则影响血液流通，降低疗效。

【荐方人】河南 刘基尧

用蜂蜜水搓擦治手掌脱皮

【配方及用法】

取蜂蜜适量，用2倍的冷开水稀释后备用。每天早晚用稀释好的蜂蜜水在患处反复搓擦3～5分钟。

【引自】《实用民间土单验秘方一千首》

用野地黄叶揉搓治手掌脱皮

【配方及用法】

野地黄叶适量，用鲜叶合手揉搓，每天3～5次，每次搓3～5分钟，一般3天左右即愈。

【荐方人】河南 董维礼

用姜治手掌脱皮

【配方及用法】

将一块鲜姜用刀切为两半，然后拿起一半，用有姜汁的一面擦拭手掌面，反复擦抹3分钟。每天擦3～5次，3～5天就不脱皮了。另外，每晚用热水一盆，水中浸泡几片鲜姜片，然后用此水泡手，治手掌脱皮同样有效。上述两种方法同时进行，效果更好。

【荐方人】江苏 徐以信

用侧柏叶熏洗手掌治脱皮

【配方及用法】

侧柏叶250克，蕲艾60克，桐油适量。先将侧柏叶及蕲艾加水约3000毫升，熬数沸候用。再将桐油搽患处，然后用纸蘸桐油点火熏烤患处，熏烤片刻后将患手置于侧柏叶、蕲艾汤上再熏，待温度稍低，即将患手置于汤中浸洗，一般洗至药凉即可。轻者1次即愈，重者3～5次可愈。愈后半个月内忌用碱水洗手及接触腐蚀性物品。

【引自】《家庭医生》（1996年11月）

土茯苓、金银花治红斑狼疮

【配方及用法】

土茯苓1000克，金银花2000克，共研细粉，炼蜜为丸，每丸3克。每服10丸，每日3次，白开水冲服。

【引自】《实用民间土单验秘方一千首》

双丹一散可治红斑狼疮

【配方及用法】

①水降丹：水银31克，纯硫酸62克，白矾16克。②七星丹：水银16克，硼砂、白矾、胆矾、芒硝各9克，雄黄、朱砂各3克。③蜗牛散：蜗牛20只研末。水降丹：置硫酸于瓶内，徐徐放入水银，使其燃烧氧化（但要小心，以防爆炸），然后将白矾末加入即成。七星丹：用升丹法制取。取等量七星丹、蜗牛散加入95%酒精中调成糊状，即倾倒于水降丹中，用玻璃棍搅匀，待澄清后取液备用。用沿线蘸上液点患处，每星期点1次。

【备注】

用时勿点在健康皮肤及眼睛上。

【荐方人】广西 林栋材

【引自】广西医学情报研究所《医学文选》

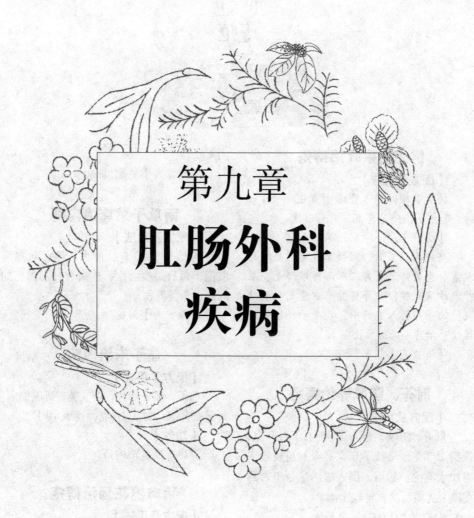

第九章

肛肠外科疾病

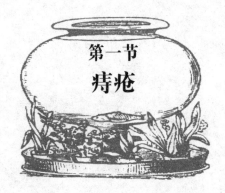

第一节
痔疮

鲜无花果叶治痔疮

【配方及用法】

将无花果叶放入瓷罐中煮20～30分钟，趁热熏洗痔疮患部。每日3次。

【备注】

痔疮有很多种，因便秘或大便坚硬的人常会患裂痔。患者在入浴时用鲜无花果叶液汁熏洗肛门，并将擦有少量无花果叶液汁的手指插入直肠中，也是一种能促进排便、治痔疮的好方法。

【荐方人】江苏 马正华

荆芥、防风等治痔疮

【配方及用法】

荆芥、防风、土茯苓、使君子各9克，芒硝120克，马钱子6克。将上药放砂锅内加水煮沸。然后，倒入罐内，令患者蹲在罐上先熏后洗，每晚1次。

【荐方人】 四川 李如俊

炉甘石、女贞叶等治痔疮

【配方及用法】

炉甘石、女贞叶、艾叶各30克，冰片3克，香油50毫升。将前四味药分别研为极细末，混合均匀，徐徐加入香油中搅匀，贮瓶备用。用时，根据痔疮大小，取药膏1～2克，涂搽患处，用药前应排净大便，不需包扎。每晚用药1次。3次

为1疗程。

【荐方人】湖北 杨永珍

南瓜子煎熏治内痔

【配方及用法】

南瓜子1000克。加水煎煮。趁热熏肛门，每日最少2次，连熏数日。熏药期间禁食鱼类发物。

【荐方人】河南 牛全喜

茄子末治内痔

【配方及用法】

茄子。茄子切片，烧成炭，研成细末。每日服3次，每次10克，连服10日。

【功效】

清热止血，治内痔。

猪肉槐花汤治痔疮

【配方及用法】

瘦猪肉100克，槐花50克。加水共煎汤。日食1次。

【功效】

凉血，止血。

猪大肠、绿豆治痔疮

【配方及用法】

绿豆200克，猪大肠1截，醋少许。先将猪大肠翻开用醋洗净（连续洗3次），把绿豆填入猪肠内，再用线绳将肠两端扎

紧，放入水锅中煮约 1.5 小时即成。食时切成段，一次吃完，每天 1 次。

【功效】

清热解毒，润肠通便。治内外痔便血。

红糖、金针菜消痔

【配方及用法】

红糖 120 克，金针菜 120 克。将金针菜用水 2 碗煎至 1 碗，和入红糖。温服，每天 1 次。

【功效】

活血消肿。对痔疮初起可以消散，对较重症有减轻痛苦之功。

喝猪苦胆汁治痔疮

【荐方由来】

我被痔疮折磨了 30 余年，做过 2 次手术，年年就医治疗都无效果。后来从报纸上看到《猪苦胆治痔疮有显效》一文后，就按里面讲的方法，每次喝 1 个猪苦胆汁，隔 5 天喝 1 次，连续喝了 4 个猪苦胆汁后果有显效。

【备注】

为了加强疗效，在喝猪胆汁的同时，还可以外涂胆汁。

【荐方人】湖北 张士美

椿角可治痔疮

【荐方由来】

我患痔疮五六年，苦痛难言。一次偶然机会得到一方，内服 2 剂见效，连服 1 周即愈，10 多年没有复发。另外，还治愈 7 人，证明疗效可靠。本方简单实惠，无痛苦。

【配方及用法】

椿角（香椿结的果）去外壳留仁，文火将仁炒脆研细过筛备用。取鸡蛋 1 个搅拌成蛋花，菜油 50 毫升于锅中烧滚，用

70 克椿角仁粉末与蛋花调和倒入油锅炒至蛋熟，撒上佐料热吃，这是 1 剂量。每剂如法炮制，1 日 2 剂可一次炮制，也可分两次炮制。若一次炮制 2 剂，余下的 1 剂应放温热处。1 日 2 剂，早晚各 1 剂。服药期间无禁忌。

【荐方人】贵州 夏云和

用五朵云等治痔疮

【配方及用法】

将五朵云 62 克切碎（全株），酸江草 16 克切碎，鲫鱼 250 克，三样共煮不放盐，只吃熟鱼，喝点药汁送服，每天早饭前服 1 剂。

【荐方人】四川 周俞全

地榆、蒲公英等可治混合痔

【荐方由来】

我患了混合痔，经常便秘，上厕所少则 10 分钟，多则半小时，十分难受。于是，常服用牛黄上清丸，非常麻烦。后来，一位同事告诉我，说她是用中药验方治好了痔疮，要我试试看。我连续服了 5 剂中药，痔疮就逐渐痊愈了。

【配方及用法】

地榆 30 克，蒲公英 30 克，地龙 15 克，当归 9 克，丹皮 9 克，甘草 9 克，大黄 9 克，连翘 9 克，槐米 12 克。将上药装入陶瓷罐内，先用凉水浸没并泡半小时后，用大火煮开，后降至微火煎煮 20 ~ 25 分钟。而后，用纱布滤出药汁入碗，再在药罐内加入适量凉水煮沸 30 分钟，将两次药汁混合在一起待服。每天 1 剂，上、下午各服 1 次。一般服用 4 ~ 5 剂中药，即有明显疗效，甚至痊愈。

【荐方人】罗茂莲

【引自】《家庭保健报》（1996 年 10 月 29 日）

马齿苋、猪大肠治内痔

【配方及用法】

马齿苋100克，猪大肠1截（15厘米长）。先将两物洗净，然后将马齿苋切碎装入大肠内，两头扎好，放锅内蒸熟。每日晚饭前一次吃完，连续服用。

【功效】

清热解毒，润肠止血。

乌药、大黄等治痔疮

【配方及用法】

乌药、大黄、当归、血竭、地榆各150克，黄柏、菖蒲、红花各75克，黄连15克，冰片、枯矾各50克。上药共研极细末，过120目筛，加凡士林1500克调匀成膏，贮瓶备用（高压消毒）。先用1：5000高锰酸钾液坐浴后，再将药膏涂敷患处，每日换药2次。

【功效】

消热解毒，散血消肿。

【引自】《辽宁中医杂志》（1985年）

蝉冰膏治痔疮

【配方及用法】

蝉蜕15克，冰片12克，香油30毫升。先将蝉蜕用微火焙焦存性、研末，入冰片同研成极细末，用香油调匀即成。每晚临睡前，先用金银花20克，大鳖子12克（捣碎），甘草12克，煎汤趁热熏洗患处，然后用棉签蘸油膏涂敷痔核上，连用5～7天。

【功效】

消炎，散结，止痛。

【备注】

服药期间忌食辛辣、鱼虾等物。

【引自】《辽宁中医杂志》（1981年）

吃香蕉皮可治痔疮

【荐方由来】

我是痔疮患者，曾做过两次手术，但不能彻底解除病痛。后来有人告诉我，香蕉皮晒干后煨吃，用白酒做引，能治好痔疮。我觉得这个方法没有什么不良反应，平时又可多吃香蕉，就去试验，几疗程以后，果然见效。过去每到春、秋两季痔疮经常复发，而且便后血多。最近几年来一直没有发作。

【荐方人】谢毓铭

【引自】《云南老年报》（1996年12月12日）

用威灵仙治痔疮

【荐方由来】

我患严重的痔疮，多方治疗无效。后来友人传我一验方：中药威灵仙100克，分3次，炖后去渣加冰糖炖服。我服用几次，疗效极佳。另每次便后清洗肛门，痔疮很快就治好了，20多年未复发。

【荐方人】张良来

【引自】《安徽老年报》（1996年4月24日）

用无花果熏洗治痔疮

【荐方由来】

我多年患有痔疮，试用无花果洗4次即愈，至今仍未复发。后来又将此方传于亲戚邻居10余人，均治愈。

【配方及用法】

采鲜无花果7～10枚，用清水洗净，放入1.0～1.5升水中煮。煮沸15分钟后置肛门下，先熏患部，待药液温度降至适宜后，再用药棉洗病发处，每次熏洗30～40分钟，每天1次。

【荐方人】邓俊萍

【引自】《健康杂志》

用獾油治痔疮

【荐方由来】

那年春天，我的痔疮病复发，苦不堪言，亲家告诉我用獾油治疗此病效果很好。我试治5次后，内外混合痔疮果然获愈，病未再犯。

【配方及用法】

将肥獾肉炼油，装瓶备用。使用时，将獾油放入铁汤匙内温化，然后取一棉球放入油内蘸湿，塞入肛门内；外痔涂抹亦可，每天1次，轻则2次可愈。

【荐方人】陕西 王瑞生

当归、黄芩等可治痔疮

【荐方由来】

我患内外痔多年，严重时出血很多，在炕上一躺半月。后来，村里的老医生把祖传验方传给了我，按方连服5次去了根，20多年未犯过痔疮病，干重活、吃辛辣食物也没有妨碍。故此，特将此方献给同病患者。

【配方及用法】

当归9克，黄芩7.5克，连翘9克，地芋6克（出血用地芋炭），赤芍6克，白芷9克，蝉蜕6克（去头足），槐角12克（蜜炙），生地6克，黄柏4.5克，炙甘草4.5克。上药水煎服。

【荐方人】河北 刘源海

用地锦草、大蒜辫治痔疮

【荐方由来】

我患痔疮多年，严重时大便血流不止，虽用过一些药物，但疗效甚微。偶然的机会，朋友介绍一则偏方，仅治疗2次，现已痊愈。此方经一些患者使用，亦收到良好效果。

【配方及用法】

地锦草干品20克或鲜品200克，加大蒜辫一个，放在盆内加水没过草药，煮沸10分钟后，用热气熏患处，待药液变温后用其洗患处。下次使用时将药液加热，方法如前。每日早晚各熏洗1次，连续使用3～5日，即可收到明显疗效。

【备注】

大蒜辫即弃掉蒜头用大蒜茎、叶编成的辫。

【荐方人】陕西 曹雄

生地、金银花等可治痔疮

【配方及用法】

生地30克，金银花15克，地榆9克，猪大肠头（靠近肛门一段）450克，去肠油，洗净。共放砂锅内，加水适量，煮至肠熟脆，去药渣，分2次在饭前半小时吃大肠饮汤。每天1剂，连服1周。

【荐方人】江西 钟久春

北芪、地榆等可治内外痔

【配方及用法】

北芪、地榆、当归、金银花各10克，黄芩、熟大黄（后下）、防风、桃仁、苍术各6克，升麻2克，皂角子14个，甘草3克。上药水煎服，每天1剂，连服6剂。如服药后大便变稀乃药效所致，不必处理。如在服药期间注意少吃辛辣刺激、煎炒油炸之品，则效尤显。

【荐方人】广东 陈济生

全虫、天虫等可治痔疮

【配方及用法】

全虫（蝎子）6克，天虫（僵蚕）6克，生鸡蛋15个。全虫、天虫瓦上焙黄，研成粉末，将鸡蛋破一小孔，每个装入药末的1/15，搅匀，封好蒸熟，每餐前空腹吃1个药鸡蛋，连用15个为1疗程。

【荐方人】山东 王学庆

用蜂蜡、炉甘石治痔疮

【配方及用法】

蜂蜡93克，炉甘石粉93克。将蜂蜡放锅内化开，将炉甘石粉放入和成膏，团成像布扣大小的丸子，早、晚各服1次，每次5～7丸，白开水冲服。

【荐方人】河南 冯国斌

用蜈蚣治疗内外痔

【配方及用法】

取大蜈蚣7条研成面（1剂量），红皮鸡蛋3个。将3个红皮鸡蛋打碎，搅匀（打在陶瓷碗内），再将7条蜈蚣的细面搅和其中，加少量的热水再继续搅一会儿（不要加油盐）后上锅蒸。熟后一次吃完。7天后再服第2剂。一般2～5剂药即可治愈。

【备注】

服药期间，禁食小米、豆类和豆制品、辣椒，不要饮酒。另外，此药毒性大，服前应咨询医生。

【荐方人】辽宁 徐忠恺

五倍子治痔疮

【配方及用法】

五倍子500克。上药拣净捣碎，浸泡于1000毫升52.5%的酒精中，密封存放1～2个月，过滤后煮沸消毒备用。局麻下注入适量于痔核内，使之成紫褐色为度。

【引自】《湖北中医杂志》（1985年第3期）、《单味中药治病大全》

用麝香等可治痔疮

【配方及用法】

麝香0.15克，炙马钱子（或马钱子面）7.5克，冰片、铜绿、白矾（明矾）各1.5克。将麝香、炙马钱子、铜绿、白矾分别在研钵内反复研成极细的面，混合后将冰片轻研，制好后装瓶备用。用药时取少量的药面撒于痔疮上即可。不用禁忌食物，蔬菜辛辣均可吃。用药后半天即可止痒。一般用药2～3次痊愈，不再复发。若以后发痒时，马上撒药，便不生痔疮。

【荐方人】山东 谢振刚

土大黄根治内外混合痔

【配方及用法】

土大黄根（俗称羊皮叶子、大耳牛叶子）采回后，洗净，切4厘米做一个栓。每晚睡前清洁肛门后，将土大黄栓插入肛门，插入前涂上点油（香油、食油皆可），防止发涩。每晚放1次，次日随大便排出，连续数日，定会收到效果。此法无不良反应，无痛苦，适用内外痔、混合痔。

【引自】《辽宁老年报》（1997年10月15日）

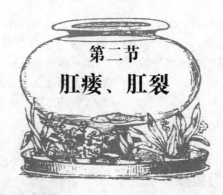

第二节
肛瘘、肛裂

瓦松、朴硝等可治肛瘘

【配方及用法】

瓦松50克，朴硝30克，黄药子30克。上药放入容器加水适量，然后用火煎煮近半小时，将药液倒入容器中（存药可再用），先用药物熏洗肛门部，待药液温热后，再倒入盛器坐浴。每次15分钟，每天2次。1剂中药可连续使用3天。

【荐方人】 江苏 庄柏青

枯矾、黄蜡可治肛瘘

【配方及用法】

枯矾、黄蜡各50克。将黄蜡熔化，投入矾末，和匀，候冷，做成药条，将药条从外口插入深处。

【引自】《实用民间土单验秘方一千首》

芒硝、甘草、地龙可治肛瘘

【配方及用法】

芒硝（皮硝）0.03克，甘草3克，地龙1条。将上药捣烂，做成条状，晾干插入瘘管内。

【引自】《实用民间土单验秘方一千首》

乳没膏治肛裂

【配方及用法】

乳香、没药各20克，丹参10克，冰片5克，蜂蜜30克。先将前4味药共研细末，用75%酒精适量，浸泡5天左右，加入蜂蜜调匀，即行煎熬加工成油膏状，贮瓶备用。用药前嘱病人排尽大便，以1：5000高锰酸钾溶液坐浴10分钟左右，再用双氧水溶液清洗创面裂口，再经干棉球拭干泡沫，再取药膏外敷创面处，然后覆盖无菌纱布，胶布固定。每日换药1次，直至裂口愈合。

【功效】

活血止血，止痛生肌。

【引自】《百病中医膏散疗法》

乳香、没药等可治肛瘘

【配方及用法】

乳香、没药、儿茶、马钱子、五倍子各20克，轻粉10克，冰片、麝香各3克。将上药研为极细粉面，装瓶密封。取适量药粉，以醋调成糊状，涂于患处，每日3次。痔核肿痛者，每次涂药后最好局部热敷30分钟至1小时，以助药力。

【荐方人】 内蒙古 董惠新

【引自】《当代中医师灵验奇方真传》

生肌膏治肛裂

【配方及用法】

冰片、煅龙骨粉各6克，朱砂7.5克，煅炉甘石64克，煅石膏143克，凡士林264克，香油适量。先取冰片及少许煅炉甘石共研成细末。再入煅龙骨粉、朱砂及余下的煅炉甘石，混合均匀，掺入煅石膏，拌匀后倾倒凡士林内充分搅拌，最后加适量香油调成软膏，备用。肛门局部用酒精消毒后，据肛裂范围，涂满此膏，用纱布盖好，胶布固定。

【功效】

止血敛疮，封口止痛。

【引自】《中医杂志》（1963 年）

花槟榔治肛门瘙痒

【配方及用法】

花槟榔 30 克，加水 200 毫升，煎成 30 毫升，每晚保留灌肠。再以雄黄粉 10 克，调成糊状后，外敷肛门周围。

【引自】《浙江中医杂志》（1982 年第 4 期）、《单味中药治病大全》

白及膏治肛裂

【配方及用法】

取白及 200 克置锅内，放入适量的清水（约药物体积的 3 倍），在煤炉上煮沸，待药汁呈黏稠状时，将白及滤出，用文火将药汁浓缩至糊状，离火，再用煮沸去沫的蜂蜜 50 克，兑在一起搅拌均匀，待冷后放入膏缸内即成。患者于每日大便后用温水坐浴，取侧卧位，再用 1：1000 新洁尔灭溶液清洗肛门及裂口处，用小药签将白及膏涂在患处，盖敷料，胶布固定，每天换药 1 次。如有便秘情况还需服用通便润肠药物。

【引自】《江苏中医杂志》（1980 年第 6 期）、《中医单药奇效真传》

崩大碗可治肛门病

【配方及用法】

鲜崩大碗适量。先将崩大碗及捣药用的器具洗净，再用开水冲洗一遍，后将崩大碗捣烂榨汁，弃渣取汁，用棉片蘸取药汁敷于肛门患处，并用塑料薄膜覆盖，胶布或丁字带固定。每天换药 2 ~ 3 次，5 天为 1 疗程。

【备注】

崩大碗又名"积雪草"，具有清热祛湿，祛淤消肿，凉血止痛之功效。

【荐方人】广东 潘希望

【引自】《当代中医师灵验奇方真传》

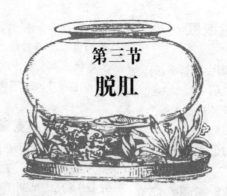

明矾、鸡蛋治脱肛

【配方及用法】

明矾 2.2 克，鸡蛋 7 个。明矾研末，分成 7 包。每晨取鸡蛋 1 个，顶端开一小孔，将 1 包明矾装入鸡蛋内稍搅拌，用湿纸封好，蒸熟，空腹米汤送下，7 天为 1 疗程。

【引自】《广东新医药资料》（1978年第 1 期）、广西中医学院《广西中医药》增刊（1981 年）

鳖头可治脱肛

【配方及用法】

鳖头 6 只，黄酒 180 毫升。将鳖头分炙，并分研细面。每天 2 次，每次 1 只，用 30 毫升黄酒冲服。

【荐方人】内蒙古 张瑞华

【引自】《当代中医师灵验奇方真传》

木鳖子治脱肛

【配方及用法】

木鳖子 1 个去壳，置平碗内少许淡茶水，以木鳖子研（如研墨状）后备用。以棉花球蘸药涂脱肛处，每隔 1 日 1 次。

【荐方人】河北 聂赤峰

【引自】广西医学情报研究所《医学文选》

柴胡、黄芪治脱肛

【配方及用法】

柴胡 6 克，生黄芪 30 克，升麻 9 克，党参 15 克，共研细末，贮瓶备用。每次取本散 5～10 克，用食醋调敷肚脐上，或直渗入本散于脐中，外以纱布覆盖，胶布固定，每日换药 1 次。脱肛严重者，可加用本散煎服，每天 1 剂。

【引自】《中药鼻脐疗法》

黄芪、防风治气虚脱肛

【配方及用法】

生黄芪 125 克，防风 3 克，升麻 2.4 克，清水煎，分 2 次温服。

【荐方人】广西 黎克忠

【引自】广西医学情报研究所《医学文选》

蝉蜕、白矾治脱肛

【配方及用法】

蝉蜕适量，白矾适量。将蝉蜕洗净泥沙，去头、足、翅，只留后截，研成细面备用。用白矾水洗净肛门及脱出物，撒上蝉蜕面，将脱出部分推进肛门内，令患者侧卧 1～2 小时即可。

【引自】《实用民间土单验秘方一千首》

涂蜘蛛粉治脱肛

【配方及用法】

蜘蛛7只。将蜘蛛脚去掉焙干研成细面，用香油沾药面调涂肛门。

【引自】《实用民间土单验秘方一千首》

枣树皮、石榴皮治脱肛

【配方及用法】

老枣树皮、石榴皮各6克，明矾4.5克。上药为1剂量，煎水300毫升，待微温时，用脱脂棉球蘸药水洗脱出部分，每日2～3次。

【备注】

凡属脱肛者，多数在肠炎或菌痢后出现，同时患者体质瘦弱，肛提肌已告松弛，在处理上，仍需结合治疗原发病，同时注意加强营养，多方配合，以加强疗效。

【荐方人】河南 刘长明

黄芪、党参等可治脱肛

【配方及用法】

黄芪40克，党参、白术、当归、枳壳各15克，柴胡10克，升麻、五味子各8克，甘草、乌梅各5克。水煎，分2次温服。

【荐方人】湖北 潘胜福

【引自】《老年报》(1997年12月4日)

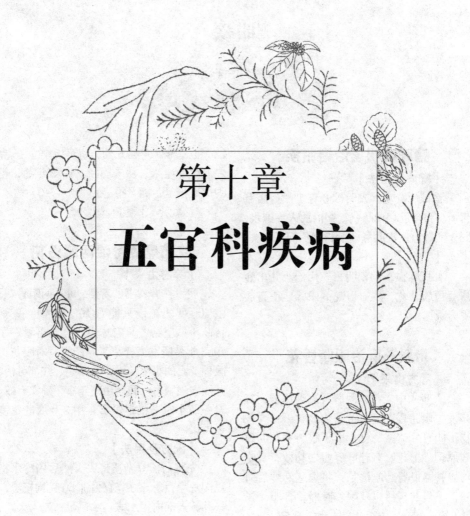

第十章
五官科疾病

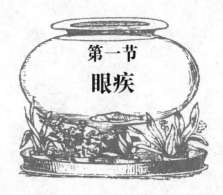

第一节
眼疾

猪肝夜明汤治诸眼疾

【配方及用法】

猪肝 100 克,夜明砂 6 克(中药店有售)。将猪肝切成条状,锅内放入一碗水,同夜明砂以文火共煮。吃肝饮汤,日服 2 次。

【功效】

补肝养血,消积明目。用治小儿出麻疹后角膜软化,贫血引起的眼矇、夜盲、视力减退。

用黑芝麻治眼睛昏花

【荐方由来】

人步入中老年,因肝肾逐渐虚弱,容易发生眼睛昏花。《黄帝内经》云:"视物不明肾气衰。"就指出了眼睛昏花的致病原理。黑芝麻有补肝养血之功效,常吃可以补益肝肾。吃法是:将黑芝麻炒后研粉,早晨起床后以及晚临睡时,各服一汤匙(约 20 克)。1980 年初,我年逾 50 岁时,眼睛视物逐渐昏渺,不得不借助老花镜写字、看报。此后我经常吃黑芝麻,2 年后,不再戴眼镜,眼睛保持明亮,直到现在已有 13 年。

【荐方人】四川 邓朝纲

吃生花生米治老花眼

【荐方由来】

沈阳退休干部张先生,从 43 岁时眼睛开始老花,先戴 150 度花镜,后发展到 350 度。1982 年初开始,每日饭中吃 15 克左右生花生米,从未间断。1983 年冬,视力彻底恢复,能看报了。

【荐方人】贵州 胡定绶

吃药黑豆可治两眼昏花

【荐方由来】

我以往有看书的习惯,可是两眼昏花,戴 400 度的花镜只能看 10 多分钟,头晕目眩不能坚持,只有休息一会儿再看。在1993 年冬听友人介绍,吃药黑豆对眼花、眼昏及眼的小毛病——眼角烂、红都可治,并能增强脑力。我连用一年多,确实有效。看一两小时书报也没事,用 250 度的花镜也可以。

【配方及用法】

先将药黑豆杂质拣去,然后用冷水将豆淘洗净,每 500 克豆另加 50 克枸杞子,一并放入锅内用水煮。水适量,先大火煮,后用小火浸煮,至水烧完,豆已熟时,再加 100 克红糖,糖化再浸煮,至无水即可。放冷后保存备用。豆、糖、枸杞子都属热性,不能多用,每日早晚各用两羹勺,细嚼食用,喝点开水。

【备注】

要经常用,冷天豆容易保存,热天豆可放在冰箱内。没有冰箱可少煮点,用瓶子装好放在通风阴凉处。用 1 个月即可见效,但应经常服用。

【荐方人】河南 曲海岳

米酒可治老花眼

【荐方由来】

河南王先生 57 岁，看书报戴花镜已有 6 年之久，可是现在不用戴花镜了。秘密何在呢？原来，他有个秘方：自做米酒，也叫黄酒（用小米煮粥加入陈曲"麦曲"制成）。米酒内泡入适量党参或生地、熟地，每天喝 50 ～ 100 毫升，坚持 2 年，看书报不用戴花镜了。

【荐方人】河南 岳建雷

黑豆、桑葚可治眼前黑影症

【配方及用法】

先将桑葚熬汁，去渣，再将干净黑豆倒入桑葚汁中一起煮，火不要太大，使汁完全浸入黑豆中，最后晒干收藏备用。一天 3 次，每次用盐开水冲黑豆 100 粒。我共用黑豆 2500克，桑葚 2500 克，服了 3个月，眼前的黑影已完全消失，而且感到眼睛也比以前好了。

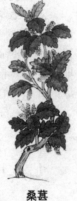

桑葚

【荐方人】河南 吴甲南

睛明饮治眼前飞蚊症

【配方及用法】

生地、茯苓、当归、青箱子、夜明砂各 15 克，山萸肉 10 克。每天 1 剂，水煎服。

【引自】《湖北中医杂志》（1990 年第 3 期）、《单方偏方精选》

熟地、白芍等可治瞳孔散大

【配方及用法】

熟地、白芍、当归、杞果、菟丝子、山萸肉、天冬、麦冬、盐黄柏、盐知母、粉丹皮、泽泻、菊花、草决明各 9 克，川芎 1.5 克，五味子 6 克，青葙子 13 克，薄荷 3 克。清水煎服，每日早、晚各服 1 次。早期治疗有特效。

【备注】

服药期间禁食鸡、鱼、羊肉及辛辣之物。

【荐方人】河北 张元衡

【引自】广西医学情报研究所《医学文选》

羊肝、兔脑可治视神经萎缩

【配方及用法】

羊肝 250 克，兔脑 2 具，生地、熟地各 31 克，枣皮、生石决明、枸杞、淮山药、磁石、天麻、刺蒺藜、青箱子、首乌、文党参、嫩耆各 62 克，杭菊、甘草各 31 克，朱砂 16 克。将以上药物，水煎后去渣，加适量蜂蜜，收贮待用。每次服 1 匙，日服 3 次，服半年方有效。此方曾在临床上获得显著效果。

【荐方人】重庆 史方奇

【引自】广西医学情报研究所《医学文选》

六虫散治眼底病

【配方及用法】

土鳖虫、壁虎各 10 克，麝香 0.1 克，金蝎 6 克，蜈蚣 2 条，白花蛇 1 条。上药共研细末，每天服 2 次，每次 5 克，以温开水冲服。

【引自】《陕西中医》（1991 年第 111 期）、《单方偏方精选》

苦黄汤治睑缘炎

【配方及用法】

苦参 20 克，黄连 6 克，黄柏 10 克。水煎，用棉球蘸药水洗涤眼睑缘患处，每剂洗 2 次，每天洗 3 次。若睑缘奇痒，加花椒3克。

【备注】

用药期间，注意眼部卫生，禁止揉擦，忌烟、酒、辛辣及其他发物。

【引自】《四川中医》（1987年第4期）、《实用专病专方临床大全》

白蔻、藿香等可治结膜炎

【配方及用法】

白蔻、藿香、黄芩、连翘、薄荷各10克，茵陈、桑叶各15克，石菖蒲、木通各6克，滑石（布包）12克。将上药先用清水浸泡20分钟，再煎煮10～15分钟，每剂煎2次，将2次药液混合约300毫升，每日3次温服，并配以蒲公英50克煎汤熏洗眼部。

【荐方人】甘肃 周斌

【引自】《当代中医师灵验奇方真传》

白头翁、秦皮等可治急性结膜炎

【配方及用法】

白头翁30克，秦皮12克，黄柏、黄连各6克。每天1剂，水煎2次，混匀，分早、晚2次口服。

【引自】《广西中医药》（1989年第1期）、《单方偏方精选》

蚂蟥液治急性结膜炎

【配方及用法】

活蚂蟥3条，置6克蜂蜜中，6小时后取浸液滴眼，每天1次，每次1～2滴。

【备注】

本方滴后稍有疼痛，对慢性结膜炎、异状胬肉、角膜薄翳亦有效。

【引自】《常见病特效疗法荟萃》

用茶水浸烟丝外治急性结膜炎

【配方及用法】

茶叶、烟丝各适量。先用开水浸泡茶

叶一小杯，待冷后倒出茶水，然后把烟丝放入茶水中浸渍1小时左右，倒尽茶水取出烟丝轻捏至不滴水为止。睡前用温开水清洗双眼，然后以烟丝敷眼皮，用纱布一小块覆盖，绷带固定。第二日清晨打开绷带，弃烟丝即可。轻者做1次，重者次日再做1次。用时要避免烟丝误入眼内。

【荐方人】贵州 王兆美

【引自】《广西中医药》（1990年第3期）、《单味中药治病大全》

地龙白糖液点眼治急性结膜炎

【配方及用法】

新鲜地龙（选5～6厘米长的）10条，白糖适量。将地龙洗净放入带盖缸内，取1：1000的新洁尔灭溶液浸泡30分钟后取出地龙，再用0.9%的生理盐水冲洗，放入备好的消毒缸内，加入适量的白糖，盖好缸盖。待化成水后，用此水点眼，每日3～5次。

【荐方人】辽宁 徐宗云

【引自】《亲献中药外治偏方秘方》

老姜预防红眼病

【配方及用法】

如果周围的人得了红眼病，马上用老姜切片，贴在两边太阳穴，再用老姜在脑门上来回搓，可有效预防红眼病的传染。

【荐方人】魏德生

桑叶、蒲公英治红眼病

【配方及用法】

桑叶（或菊花）、蒲公英各30克，煎水当茶饮；也可冷却后用来洗眼睛。

【荐方人】华宝祥

用花椒酒治红眼病

【荐方由来】

江津县邱先生，用花椒酒治疗红眼病，效果较好。1989年3月，邱先生患了红眼病，痛痒难忍。他买了氯霉素眼药水、金霉素眼膏点擦，均不见好转。后又买了吗啉胍眼药滴眼，仍时时反复。邻居陈大娘告诉他用花椒泡酒治疗。老邱买了25克花椒放入250毫升白酒内泡3天后，用棉签蘸擦眼角，早晚各1次，2天后红眼病就好了。

【荐方人】四川 夏国忠

【引自】广西科技情报研究所《老病号治病绝招》

黄瓜可治火眼赤痛

【配方及用法】

将刚摘下的老黄瓜1根，上部开一小孔，把里面的瓜瓤掏出，从孔填入芒硝，填满为止，拿到阴凉处悬挂起来。待到芒硝从黄瓜内渗出，用刀将粉末轻轻刮下，便可做药用。将少许粉末点眼，1日3次，晚上临睡前再点1次，如此连用数天，半月则可痊愈。

【引自】《河北科技报》（1995年6月15日）

黄连片浸奶滴眼治急性结膜炎

【配方及用法】

黄连片0.5克，用奶汁浸泡，搽目内眦及滴入目中，每天4～6次，无须打针服药，忌食辛辣、荤腥等食物。

【引自】《黑龙江中医药》（1987年第6期）、《中医单药奇效真传》

明矾治急性结膜炎

【配方及用法】

明矾10克左右，放在半碗（约300毫升）白开水中，搅拌使其全部溶解，待凉一次服完，每日早晚各服1次。

【备注】

此方系本人根据中医"肝开窍于目"的理论，肝胆郁热随肝气上充于目，则可致暴发"火眼"。临证用滋阴清热、解毒类方药，效果不佳。

【荐方人】河南 董丽华

黄柏、蜀葵子可治慢性泪囊炎

【配方及用法】

黄柏25克，蜀葵子18克，硼砂12克，冰片4克。上药加蒸馏水500毫升煮1小时滤出药液，再以同法煎取第二次药液。将两次药液合并浓缩至半流质状态冷却，加入95%乙醇（为半流质状药液的3倍）静置24小时后，取上清液过滤2次，挥发至乙醇无味，加蒸馏水1000毫升，调pH值至6，分装消毒备用。对慢性炎症者，先挤压泪囊部存留脓液，生理盐水冲洗后再注入上药1毫升；对单纯性泪囊狭窄者，可直接将上药注入泪管，每天1次。

【引自】《陕西中医》（1993年第2期）、《单方偏方精选》

当归、大黄等治结膜炎

【配方及用法】

当归、大黄、赤芍、甘草各100克。上药分别研末，混合均匀即成。每天服3次，每次3克，饭后温开水送服。

【引自】《浙江中医杂志》（1986年第1期）、《单方偏方精选》

川黄连、山慈姑治电光眼炎

【配方及用法】

川黄连、山慈姑各2克，人乳20毫升，猪胆汁5毫升。将黄连、山慈姑用人乳、猪胆汁磨汁，药汁澄清过滤滴眼，每天滴3～10次。

合均匀，用文火煎成饼，切不可大火爆煎。

白内障患者若将一剂药粉服完一半或全部服完后，感到病情明显好转者，可继续再服一两剂或数剂，待完全恢复正常方可停药。一剂药粉可服 13～15 次，即 15 天为 1 疗程。

【备注】

（1）服药期间忌食刺激性食物（如辣椒、大蒜等）和生冷坚硬的食品。

（2）服药期间房事要尽量减少。

（3）正常情况下，一包药粉配 3 个鸡蛋煎饼。患者如系高血压病人，可在煎制药饼时，一包药配 1 个鸡蛋煎饼，亦可将大部分蛋黄去掉，光用蛋清。

（4）一剂药要连续服完，切忌中途停止。

（5）服药期间除要避免眼睛过度疲劳外，应注意加强营养，供给优质蛋白，注意摄取含维生素 B_1、维生素 B_2、维生素 C、维生素 E 等较多的食物和动物肝脏（如牛肝、猪肝、羊肝等），也要多吃含锌食物（如苹果、花生、柿子、牛奶、鱼虾、牡蛎及豆制品等）。除通过食物补给外，也可在医生指导下适量服用含上述成分的药物，以利延缓老年性白内障的发生。

【荐方人】安徽 黄子善

黑豆、枸杞子治早期白内障

【配方及用法】

黑豆 500 克，枸杞子 50 克，洗净混合倒入砂锅，加水 1000 毫升，煮沸至水干。取出分为 20 份，每天起床后和睡前各服 1 份，咀嚼后咽下。10 天为 1 疗程，连服 3 疗程，有效者可继续服用。

【荐方人】河南 卫宣文

【引自】《老人春秋》（1997 年第 9 期）

【备注】

药液以鲜为佳，超过 2 天则不宜用。

【引自】《陕西中医》（1987 年第 4 期）、《单方偏方精选》

当归、红花治近视

【配方及用法】

当归 1000 克，红花 500 克。上药加入 2000 毫升清水煎，煮沸 5 分钟后，取滤过液滴眼。每日 5～10 次，每次 1～2 滴，1 个月为 1 疗程。

【引自】《实用民间土单验秘方一千首》

石菖蒲、党参等治近视眼

【配方及用法】

石菖蒲 6 克，党参 5 克，远志 6 克，茯苓 12 克，盐知母 6 克，盐黄柏 6 克，生地、熟地各 15 克，菟丝子、茺蔚子、五味子、车前子、枸杞子各 10 克，水煎服。伴有多梦多惊者加磁朱丸 10～15 克；伴有复视症状者加羌活 6 克，防风 6 克，细辛 0.5～1.0 克；伴有失眠者加柏子仁、薏米、枣仁；伴有肺病者加天冬、麦冬；伴有头晕头痛、眼前发花者加石决明 15～30 克，杭菊花 10 克。

【荐方人】河北 郝德新

【引自】广西医学情报研究所《医学文选》

"三白散"可治白内障

【配方及用法】

白术、白及、茯苓各 50 克，研为细末，经过细筛后，以 10 克为 1 包，可包 13～15 包，待服用。主要采取食疗法，即于每天晚饭后、临睡前用制好的"三白散"药粉一包，加适量净水配 1～3 个鸡蛋煎饼食之。做时用植物油少许，亦可加入少量的面粉和适量食盐，注意药粉要与鸡蛋混

枸杞子酒治老年白内障

【配方及用法】

将500克枸杞子平均装入3个空瓶内，再将黄酒倒入至满瓶，并将盖拧紧密封。两个月后开启服用。每天2次，晨起空腹和晚睡前要各喝1小杯，而且要连续服用，不可间断。

【备注】

（1）中老年有白内障或虚证时饮用枸杞子酒，会容易入睡，对平时食欲不振、头晕头昏、视物模糊、易感冒等症状也会有明显改善。如果不胜酒力，可将枸杞子酒加少许水稀释后再喝。最好是晨起时先喝一杯凉开水或温开水，再喝枸杞子酒。枸杞子和黄酒要选优质的，长期服用，视力还会有提高。

（2）脾胃虚弱有寒湿、泄泻者，外感热邪时都不能吃枸杞子或喝枸杞子酒。

【荐方人】 宁夏 李进辉

车前子汤可治青光眼

【配方及用法】

车前子60克，加水300毫升，一次煎服。

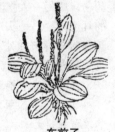

车前子

【功效】

用此方治疗青光眼有良好的疗效。

【引自】《浙江中医杂志》（1986年第1期）、《单方偏方精选》

香附、葶苈子等可治慢性青光眼

【配方及用法】

香附、葶苈子、酸枣仁各10克，川芎5克，芦根25克，茯苓、夏枯草、车前子（布包）各20克，益母草15克，槟榔15克，生甘草3克，当归10克。上药水煎20～30分钟取汁约500毫升，分3次温服，每天1剂，30天为1疗程。肝肾阴虚及视力损害较著者加枸杞子15克，菟丝子20克，石斛15克；血压高者加石决明20克，菊花15克，丹参15克。

【荐方人】 广东 叶宝祥

【引自】《当代中医师灵验奇方真传》

洁白皮硝能治新旧目疾云翳

【配方及用法】

洁白皮硝31克，正梅花冰片、广丹各1.5克（广丹可用可不用）。先将皮硝入铜锅内炒枯，隔日加冰片和广丹同入擂钵内，擂成极细粉末，置瓶贮存，勿令泄气，夏令时放避光之处，以免熔化。将点眼器外头用少许清洁水弄湿，再蘸药粉少许，点入眼角内。其反应，点时有轻微刺激，过后立刻清凉光亮。

【备注】

忌用手指点眼和食辛辣、鱼、鳝、葱、蒜、韭、酒醋等品。

【荐方人】 江西 许伯熙

【引自】 广西医学情报研究所《医学文选》

用公鸡冠血可治沙眼

【荐方由来】

侯某患沙眼，几年来到处求医，效果不佳。后来本村老中医介绍此方，试点公鸡冠血10多天，明显好转。经眼科大夫检查，沙眼基本痊愈。

【配方及用法】

公鸡冠血适量。用浸过食盐水的针刺破公鸡冠，让血滴进干净的小瓶内（一次放血够两天用即可）。用小竹棍蘸血，每天3次点眼，每次2滴，点后闭目10分钟，连点15天左右，沙眼即可治好。

【荐方人】 河南 侯新胜

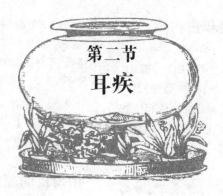

第二节
耳疾

枯矾、冰片治中耳炎

【配方及用法】

枯矾5克，冰片3克。共研极细末，装瓶备用。用时先以双氧水冲洗外耳，棉签吸干。再取本药少许，吹入耳内，每天1次。

【功效】

主治急、慢性中耳炎，听力减退，有脓液外溢者。

猪胆粉剂治中耳炎

【配方及用法】

猪胆1个，白矾9克。将白矾捣碎放入猪胆内，阴干或烘干，研成细末，过罗，先用3%的双氧水洗净耳，拭干脓液，然后用笔管吹入猪胆粉剂。每2～3天用药1次。

【功效】

清热解毒，消肿止痛。治化脓性中耳炎。

用明雄黄、白矾治中耳炎

【配方及用法】

明雄黄（雄黄）2克，白矾2克，捣碎成粉末。用香油或菜油调均匀，然后用火柴棒缠上一点药棉，蘸上药将棉球放进耳朵内，不要轻易取出，待稍干后取出，这样放进2～3次见效。一般药棉球放进后，在鼓膜会结上药痂，感到不舒服，千万不要乱捣，实在不行，用手在耳外揉

搓几下。

【荐方人】陕西 李事斌

用明矾散治慢性中耳炎

【配方及用法】

取猪胆1个（猪胆不能破裂，原胆汁要保留在内），在胆上部开一小口，塞入一些明矾（医疗、化工商店有售），使明矾全部浸没在胆汁里，然后用线在开口处扎牢，再把猪胆挂在通风处阴干。经过一段时间，待胆汁干了后，就把胆内的明矾倒出，研成粉末，即成"明矾散"。使用时，取一段空心麦草秆，在麦草秆中放入少许药粉，叫另一人把麦草管的一头伸进患者的耳道里，另一头用嘴吹，把麦草管内的药粉吹入耳道深处。每天吹药2～3次，直到耳内没有脓液、耳道内干燥为止。

【荐方人】浙江 杜应松

【引自】广西科技情报研究所《老病号治病绝招》

用脓耳散治化脓性中耳炎

【配方及用法】

四川黄连10克，冰片5克，枯矾20克，龙骨20克，鱼脑石20枚。上药共研细末，装瓶备用。治疗时先将耳内脓液用双氧水洗净，再用消毒棉签将耳道拭干净，用纸筒（呈喇叭状）将药末装入，由他人轻轻将药末吹入耳内，然后用消毒棉球轻

轻堵塞外耳道，以防药末脱出。每晚睡前用药1次，一般药末与脓液干结后可自行脱落掉出。

【备注】

使用该方，药物制作必须研成粉状细末，吹入耳内要让其药末与脓汁干结后自行脱落掉出，若药末在耳内长期不脱出，可用双氧水反复浸泡冲出，不可用金属利器掏出，以防损伤局部黏膜引起炎症。

【荐方人】山东 李贵海

【引自】《亲献中药外治偏方秘方》

蛇胆、蜘蛛等治中耳炎

【配方及用法】

蛇胆10克，蜘蛛10克，枯矾30克，冰片5克。前2味药用新瓦焙干研面，与后2味调匀备用。用双氧水把患耳脓液洗净，干棉球擦干，把药粉吹入患耳内，每天1次。

【荐方人】山西 魏首鹰

【引自】《当代中医师灵验奇方真传》

虎耳草治中耳炎

【配方及用法】

取虎耳草叶2～3片，用清水洗净，将叶片捣出汁，然后取其汁液滴入患耳。

【荐方人】江苏 苏永春

黄鳝治中耳炎

【配方及用法】

黄鳝1～2条。将黄鳝用清水静养一昼夜，翌日用自来水或清洁水洗净，并以止血钳夹持其头部，用75%酒精擦拭消毒鱼体。嘱病人侧卧于床上，患耳向上。按常规清除外耳道积脓后，用消毒剪在黄鳝的肛门远端将其尾剪断，随即将鱼体断端对准患者外耳道，滴入其鲜血5～8滴。然后在耳屏前略施按压，促使黄鳝血通过

穿孔之鼓膜渗入鼓室内。侧卧15～20分钟，待血凝固后再起床。

【引自】广西中医学院《中医教学》（1974年第1期）、广西中医学院《广西中医药》增刊（1981年）

核桃肉治慢性中耳炎

【配方及用法】

核桃肉（适量）。取核桃肉油滴耳用，每天2次。核桃肉沥油后放置时许，去除底部的沉渣部分，将患耳脓液洗净，将油滴入耳道。

【荐方人】湖南 张岐

【引自】《当代中医师灵验奇方真传》

马钱子油塞耳可治中耳炎

【配方及用法】

用马钱子1粒，打碎，放入碗中，加入茶油少许，用文火炖数十沸制成马钱子油，配油30毫升。用时先将耳内脓液揩拭干净，然后用药棉蘸马钱子油塞入耳中，早晚各换药1次。

【引自】《浙江中医杂志》（1987年第11期）、《中医单药奇效真传》

用龙骨、枯矾治中耳炎

【配方及用法】

煅龙骨、枯矾各等份。上药分别研末，过120目细筛，然后将二药混合拌匀装瓶密封，放阴凉干燥处备用。用药前先用3%双氧水把耳道内脓液及分泌物洗净，患耳周围用75%酒精常规消毒，停2～3分钟后，用消毒棉签擦干耳道，然后取塑料管或麦秆蘸取药粉，轻轻吹入耳道，每天1次。如渗出液较多，可早晚各用药1次，直至痊愈。

【引自】《四川中医》（1991年第9期）、《单方偏方精选》

白矾、食盐等治中耳炎

【荐方由来】

我叔叔陈纪明患中耳炎，长期治疗不愈，后从本乡医生胡连毅处得此方，2次治愈。

【配方及用法】

白矾3份，食盐1份，樟脑2份，冰片2份，共为细末，装入瓶内备用。用药时，先将耳孔中脓液用干净棉花蘸净，再将黄豆大的药面撒入耳内，最后用约1.5厘米长的大葱塞住耳孔，每天1次。

【荐方人】河南 陈建辉

地龙白糖液治化脓性中耳炎

【配方及用法】

活地龙30～40条，白糖31克。取肥大的活地龙，用清水洗净后置于消毒的容器内，再入白糖，用消毒镊轻轻搅拌。20分钟后，白糖溶化，地龙躯体萎缩卷曲，渗出清液，与白糖混合在一起，呈一种黄白色黏液，再用一层纱布滤过，将地龙白糖液盛入消毒瓶内，备用（不宜存放时间过长）。使用前，用3%的双氧水清洗中耳内脓性分泌物，反复洗2次，用消毒棉球擦干。然后将地龙白糖液滴入3～4滴，每日2～3次，滴药后在外耳道塞一无菌干棉球。

【引自】《吉林中医药》（1986年第5期）、《实用专病专方临床大全》

耳疳散治慢性化脓性中耳炎

【配方及用法】

已出蛾蚕茧10个，冰片0.15克。将茧壳剪碎，置瓦上煅存性，加入冰片，共研极细末，制成耳疳散贮瓶中备用。取耳疳散少许，吹入耳中，每天2次。

【荐方人】湖北 翟敬文

蜈紫草治化脓性中耳炎

【配方及用法】

蜈蚣1条，紫草、五倍子、连翘、大黄、苦参各10克，冰片3克，枯矾4克，香油120毫升。先把香油倒入铁勺或铁锅内（视制备药量多少而定）放在炉火或柴火上加热，再加入蜈蚣、紫草、五倍子、连翘、大黄、苦参炸焦变枯捞出，待油冷却后，再将已研为极细粉末的冰片、枯矾放入，搅拌均匀，储瓶备用。用时，先用3%的双氧水将耳内脓性分泌物清洗干净，以棉棒将局部拭干，滴入药液2～3滴，外耳用棉球堵塞，以免药液外溢，每日3次。

【荐方人】河南 熟延赞

【引自】《当代中医师灵验奇方真传》

以蛇蜕治化脓性中耳炎

【配方及用法】

蛇蜕1条，冰片10克。将蛇蜕、冰片分别碾成细末，再与核桃油调成液体，装入瓶内保存。为了使用方便，可找一个眼药瓶装入此液，睡觉时向耳内滴入2～3滴。此药不仅能治化脓性中耳炎，对外耳道炎、耳部湿疹也有疗效。治疗耳部湿疹时，可用药棉蘸上药液涂于患处。

【荐方人】陕西 王天福

用三花汤治耳聋

【配方及用法】

二花、槐米、杭菊各9克，青茶叶引。上药煎20～30分钟，取汁约300毫升，早、晚各服1次。

【备注】

服药期间，保持静态休息，忌食生冷酸辣及荤厚油腻食物。

【荐方人】陕西 许书民

【引自】《当代中医师灵验奇方真传》

用香葱、糯米、猪膀胱治耳聋

【配方及用法】

香葱30克（切碎），糯米30克，猪膀胱(洗净)1个。将前2味药纳入猪膀胱内，煨烂食之；或用香葱30克，鸡蛋1个去壳，2味一起搅拌蒸吃或煎吃，7天为1疗程。

【荐方人】安徽 刘宏启

瘦猪肉、豆腐治耳聋

【配方及用法】

瘦猪肉500克（切丝），豆腐250克，大葱250克，石菖蒲200克。上4味煮在一起，熟后吃肉、豆腐并喝汤。每次适量，一次食不完可分次服。一般连食3剂即获显效。

【备注】

对药物过敏以及体质虚弱的老年人应慎用此方。

【荐方人】河南 周德昌

【引自】《农民报》(1984年4月1日)

生石膏、麻黄等可治突发性耳聋

【配方及用法】

生石膏15克，麻黄、生甘草各3克，石菖蒲、杏仁、蝉衣、薄荷各6克，生姜3片。上药1剂煎2次，每次煎10～15分钟，取汁约150毫升，分上、下午温服。

【荐方人】浙江 许雅萍

【引自】《当代中医师灵验奇方真传》

仙鹤草可止聋

【配方及用法】

新鲜连根仙鹤草150克。每天1剂，加水浓煎频饮。

【功效】

此方治疗肌肉注射链霉素致耳失聪者，收效满意。

【引自】《中医杂志》(1992年第9

期)、《单方偏方精选》

熟地、淫羊藿可治老年性耳聋

【配方及用法】

熟地30克，淫羊藿10克，骨碎补15克，丹参30克，川芎10克，水蛭4克，黄芪20克，当归10克，泽泻10克，石菖蒲10克，磁石30克。水煎，其中磁石先煎，每天1剂，2次分服。

【荐方人】河南 刘函鹤

水蛭、葱汁可治老年性耳聋

【配方及用法】

取活水蛭1只，放入掐去尖端的葱叶（未出土葱叶）内，再将断口扎紧。3天后，收集葱叶内的液汁。用时将其液2滴滴入患耳内，数分钟后，即有温热感，片刻再将液汁取出。一般1次可获良效。如双耳皆聋，可先后依次滴治。

【荐方人】益民

【引自】《老年报》(1997年7月10日)

麻黄汤治耳鸣

【配方及用法】

麻黄、桂枝、桑白皮、菖蒲各6克，杏仁、桔梗、郁金各9克，甘草3克。上药先泡2小时，煎15分钟，取汁约400毫升，分2次服，早晚各1次。

【荐方人】河北 赵景华

【引自】《当代中医师灵验奇方真传》

生地、麦冬等治神经性耳鸣

【配方及用法】

生地、熟地、麦冬、元参各30克，川芎15克，香附15克，柴胡15克，菖蒲10克，水煎服，每天1剂，分2次服完。

【荐方人】云南 郑荣

【引自】《实用民间土单验秘方一千首》

灵磁石、五味子等可治神经性耳聋耳鸣

【配方及用法】

灵磁石30克，五味子10克，龙胆草6克，生地30克，山药12克，山茱萸12克，泽泻10克，丹皮10克，茯苓10克，水煎服。先将灵磁石煎15～20分钟，然后再和其他药共煎20分钟，即可服用，每天1剂，早、晚各服1次。

【荐方人】贵州 李元发

【引自】《人民日报》

香鸡熏耳可诱蜈蚣子虫出耳

【荐方由来】

一妇人于壁上取鸡翎倦耳，适蜈蚣生子在翎上带入耳中，小蜈蚣穿脑内，且痛且痒，百药莫效。一医令烧鸡肉，热置器内，留一小孔，盖上，令病者以耳受之。鸡香熏人，蜈蚣悉攒鸡肉上，其病立愈。

【引自】《古今医案按》《中医单药奇效真传》

猫尿滴耳可使小虫立出

【配方及用法】

如果有小虫及各种虫类误入耳中而不能取出，则可以用猫之尿滴于耳中，虫子立即可出。而且虫类可自己一分为二而出，实在奇妙之极。如需猫尿，可以用生姜擦猫的鼻子，则猫自会撒尿，可用盆接之。

【引自】陕西人民教育出版社《中国秘术大观》

治飞虫入耳良方

掩鼻及另一耳，闭上眼睛和嘴巴，耳对光亮处，反复运气（鼓气），虫自出。

【荐方人】钱开胜

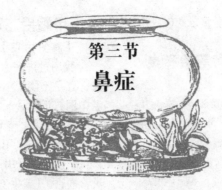

第三节
鼻症

蒺藜煎汁治鼻塞流水

【配方及用法】

蒺藜,水煎浓汁。患者仰卧,口含清水,滴入鼻中,如未通畅可再滴,至愈。用以治疗鼻塞流水,有神效。

【引自】《中药鼻脐疗法》

大蒜可治鼻炎流清涕

【配方及用法】

取大蒜4～6瓣,洗净切碎备用;将3厘米宽纸条卷成筒,筒壁以两层纸厚为宜。将蒜末装入筒内,以两头开口处不外漏为宜,将此蒜筒插入鼻孔,5分钟后取出,可治流清鼻涕。

【荐方人】韩小瑞

【引自】《健康顾问》(1996年第3期)

茅根、葛花煎服可治鼻涕不止

【配方及用法】

茅根124克,鲜葛花124克,大葱2根,无根水(下雨时盆接的水)2升。将上3味药和水一起熬,一次服完,每天1次。

【荐方人】河南 马广振

斑蝥方治鼻炎

【配方及用法】

斑蝥适量。将斑蝥去足翅研细末,贮瓶备用。用时取斑蝥粉适量,以水或蜂蜜调为稠糊状。病人取仰坐或仰卧位,擦洗干净印堂穴。取一小块胶布,中间剪一黄豆粒大小的孔,先贴于印堂穴,后将药粉直接涂于小孔之内,外以胶布贴盖,24小时后去掉。通窍拔毒。

【引自】《上海中医药杂志》(1990年)

外用蒜液治鼻炎

【配方及用法】

大蒜(选紫皮蒜最佳)。蒜洗净,捣烂如泥,过滤取其汁,与生理盐水配成40%大蒜液,或与甘油配成50%大蒜油。同时以棉卷蘸液涂布鼻腔内,每日3次。

【功效】

治萎缩性鼻炎。症见头痛、鼻塞、嗅觉减退或消失、鼻腔内有黄绿色痂皮附着、鼻干、流涕或黄绿色鼻涕、出血等。

苍耳子、豆油可治鼻炎

【配方及用法】

苍耳子15～20粒,豆油50克。将苍耳子炒后,再将豆油入锅,至沸腾无沫再放苍耳子,至苍耳子煎至黑色焦状为止,再用纱布过滤。将过滤后的药油浸泡纱条(1厘米×4厘米)备用。取油纱条放置在双下鼻甲上,隔日或1日涂药1次,也可用此药油滴鼻,1日1次。

【功效】

祛风、消炎、通窍。治慢性单纯性鼻炎、过敏性鼻炎及肥厚性鼻炎。

【引自】《黑龙江中西药》（1988 年）

苍耳子、炙麻黄等治鼻炎

【配方及用法】

苍耳子 15 克、炙麻黄 9 克、辛夷 9 克、蝉衣 15 克、甘草 9 克。头痛者加白芷 10 克；涕多黄黏者加黄芩 15 克。煎 2 遍和匀，日 3 次分服。

【功效】

苍耳子、蝉衣祛风通窍；炙麻黄宣肺；辛夷利九窍而通鼻塞；甘草调和诸药。本方祛风宣肺通利鼻窍为治鼻炎之良药。

【备注】

服药期间应避风寒及接触过敏物质，并且发作时及早服药。

香附、荜拨可治鼻炎

【配方及用法】

香附、荜拨各等份，大蒜适量。将上药捣成饼，备用。贴囟门。并用艾条隔药悬灸。

【功效】

散寒，理气，拔毒。老人鼻流清涕。

【引自】《外治汇要》

用藿香、猪胆治鼻炎

【配方及用法】

取藿香（最好是根部）30 克，猪胆 5 克，分别研成粉末，然后将两者混合，放入 3 ～ 4 颗泡煮烂熟的大枣，共捣烂至黏稠，再搓捏成小丸后服用，每天 2 次。一般患者服半个月即有效。病情严重者可延长服药时间。

【荐方人】明道荣

【引自】广西科技情报研究所《老病号治病绝招》

用霜后苍耳子粉治鼻炎

【荐方由来】

我用过许多中西药治疗慢性单纯性鼻炎，总是不能根治，每年复发。后来一位老中医告诉我，采秋后霜打的中草药苍耳子（当地俗名：老母猪油），晒干碾成面，早晚各服 1 勺，用温开水送下，连续服药 1 个月。我就是用这种方法根治了我的鼻炎，而且 10 多年来从未复发。

【荐方人】乔阳华

【引自】《家庭保健报》（1996 年 9 月 24 日）

生吃大葱治疗鼻炎

【荐方由来】

我患鼻炎症有十几年了，经医生确诊为慢性鼻炎、副鼻窦炎。此病经常发作，鼻腔不能通气，还伴随着头痛，难受至极。后得一偏方，试之，效果很好。

【配方及用法】

在吃饭时，生大葱随其他菜同吃均可。在生吃的过程中，最好在口内自觉地控制生葱的辣味从鼻腔内通过，这样治效果最好。

【荐方人】宗忱

【引自】《晚晴报》（1996 年 9 月 24 日）

青苔治急慢性鼻炎

【配方及用法】

垣衣适量。每日刮取新"垣衣"适量，用干净薄纱布包裹后塞入鼻孔（两鼻孔交替），鼻塞解除，流涕及其他伴随症状完全消失后，再继续应用 3 ～ 4 天。

【备注】

垣衣即生长在背阴潮湿处古老砖墙上的青苔。

【引自】《浙江中医药》（1978 年第 1 期）、广西医学院《广西中医药》增刊（1981 年）

鲜蜂蜜点鼻孔治萎缩性鼻炎

【配方及用法】

鲜蜂蜜适量。用洗干净的眼药瓶，装入鲜蜂蜜，睡觉前、起床后各点鼻孔1次，10日可见效。

【荐方人】河南 李纯修

用霍胆丸配辛夷花、苍耳治鼻炎

【配方及用法】

霍胆丸每天服3次，用量依照霍胆丸说明，重者需连续服10瓶。在开始服用霍胆丸时，取中药辛夷花、苍耳适量，每次各15克煎水当茶饮（此为1日药量）。辛夷花、苍耳水煎时间不宜久，药开后2分钟即可滤出药汤，然后用开水泡药渣。喝完原药汤后，再喝泡药渣所得的药液。辛夷花、苍耳当茶饮时，一定要配合服完霍胆丸为止。

【荐方人】河北 董德行

【引自】《老年报》(1997年9月18日)

桃树叶可治萎缩性鼻炎

【配方及用法】

桃树嫩尖叶适量。将桃树嫩尖叶1～2片用手揉搓成棉球状，塞入患鼻（直达病处）10～20分钟，待鼻内分泌大量清鼻涕，不能忍受时再弃药。每日4次，连续用药1周。

【引自】《广西中医药》(1981年第6期)、《单味中药治病大全》

猪胆、冰片治慢性鼻炎

【配方及用法】

猪胆1个，冰片15克，麝香0.2克。将冰片、麝香二药装入猪胆内，阴干后，去掉胆皮，研为极细末，装入小瓶封闭备用。用时将脱脂棉捻成细条，沾药末少许，放入患侧鼻孔内，或将药末吹入鼻孔内。

【备注】

本药芳香走窜，活血散瘀。

【荐方人】黑龙江 刘玉春

【引自】《亲献中药外治偏方秘方》

白芥子、玄胡等可治过敏性鼻炎

【配方及用法】

白芥子2份，玄胡、甘遂、丁香、白芷、细辛各1份。上药共研成细末，过80目细筛，用新鲜生姜汁调匀成糊状，贮罐备用。用小匙取出一定量药膏放于4厘米×4厘米的纱布棉垫中央，贴敷于大椎，肺俞（双）膏肓（双）、肾俞（双）、膻中穴上，用胶布固定每次贴敷3小时，5天贴1次，3次为1疗程。

【功效】

散寒逐饮，理气化痰，祛风抗敏。治过敏性鼻炎。

【引自】《外治汇要》

白芥子、细辛等可治过敏性鼻炎

【配方及用法】

白芥子、细辛、甘遂、辛夷各等份，麝香适量。将前4味药共研细末，贮瓶备用。麝香研细另装。用时取药末适量，用姜汁调成糊状，做成如铜钱大的药饼。药面放入少许麝香，分别贴敷于肺俞（双）、膏肓（双）、百劳（双）穴上，每次贴6～8小时后除去，10天贴药1次，3～6次为1疗程。

【功效】

温化逐饮，通窍抗敏。治过敏性鼻炎。

【备注】

若出现水疱者，可挑破涂以甲紫药水，以防感染。此外，要注意天气变化，避免寒冷刺激和可能引起的过敏因素。

【引自】《治验秘录》

黄芪、诃子肉等可治过敏性鼻炎

【配方及用法】

黄芪、诃子肉、干地黄、乌梅、豨莶草各10克，柴胡3克，防风6克，蜂蜜30克（兑服）。见畏寒怕冷、苔白、脉细等寒象者，加细辛、荜拨；清涕甚多者，加石榴皮、益智仁；反复发作，难以根治者，加重黄芪、柴胡、防风3药用量。水煎服。

【荐方人】河南 张小英

吃炖乌龟治过敏性鼻炎

【荐方由来】

我患过敏性鼻炎已有10多年，中西医治疗都无效果，曾做了一次激光治疗也无效，晚上睡觉鼻子不通，很难受。那年在老年刊物上看到乌龟可以治疗过敏性鼻炎，我抱着试试看的态度，在市场上买了一只2千克左右的乌龟，杀后洗净，把内脏挖出来，加上猪肉250克，大料10多个，大葱60～90克，置锅内添上水，炖得很熟。早晚各吃1碗汤和肉，连吃1个星期，我的鼻炎好了。

【荐方人】林振礼

【引自】《晚霞杂志》（1996年第9期）

用王不留行子贴压耳穴治过敏性鼻炎

【配方及用法】

王不留行子。取消毒后的王不留行子贴在小块胶布中间，用75％酒精消毒双耳、内鼻、外鼻、肺、肾上腺穴，每穴位贴上王不留行子胶布。按压王不留行药子，力度

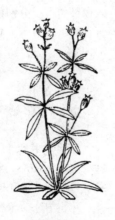

王不留行

要适中，每次按压30余下，使耳部产生胀、重、痛的感觉，每天3次以上。5天换药1次，休息2～3天再行第2次压药，4次为1疗程。

【引自】《浙江中医杂志》（1991年第11期）、《单方偏方精选》

黄芪、白术等可治过敏性鼻炎

【配方及用法】

黄芪20克，白术10克，防风、辛夷花各6克，苍耳子9克，炙甘草5克。每天1剂，水煎服。

【荐方人】四川 王明怀

辛夷花、白芷等可治鼻窦炎

【配方及用法】

辛夷花15克，白芷、苍耳子各10克，桂枝5克。将上药烘干研末过筛，装瓶备用。每天晚饭后取药末1克，10厘米见方双层纱布2块，将药末分包成2个药球，以棉纱扎紧，并留3厘米线头，先塞1个药球于一侧鼻孔，用另一鼻孔呼吸；1小时后将药球拉出，将另1药球塞入另一侧鼻孔。一般5天左右即见好转。10天为1疗程，轻者2疗程可愈，重者亦可减轻诸症。

【备注】

使用上药容易出现打喷嚏及弃涕增多现象，药球每随喷嚏而出，重新塞入即可。

加味葛根汤治急慢性鼻窦炎

【配方及用法】

粉葛根、桂枝（后下）、桔梗、赤芍各9克，炙甘草4.5克，鹅不食草、鱼腥草各12克，玉米须15克。上药水煎，取汁盛入一器皿中（口要小），每次均水煎取汁入器皿，备用。患者趁热将鼻孔对准盛药器皿口熏蒸，并令反复吸之。每日数次，熏后取药汁内服。若复发，再用有效。

【备注】

临床应随症加减，若头痛鼻塞甚者加蔓荆子9克，薄荷（后下）、细辛各3克；流浊脓涕、腥臭特甚者加苍耳子、辛夷花、升麻各6克；热重者加连翘、甘菊花各9克；湿甚者加薏米15克；鼻出血者加侧柏叶、白茅根各9克；头晕甚者加苦丁香6克，夏枯草、旱莲草各9克。本方试用于急慢性过敏性鼻炎，亦有效。

【引自】《新中医》（1987年第10期）、《中药鼻脐疗法》84年第2期）、《单方偏方精选》

辛夷花、苍耳治慢性鼻窦炎

【配方及用法】

辛夷花15克，苍耳10克，细辛、白芷、冰片各5克。上药共研成细末，装瓶备用。使用时取块药棉以开水浸湿（以捏不出水为度），沾药末塞入鼻腔，两侧鼻孔轮流塞，2小时更换1次，每日用药8小时。连续用药3日后鼻塞通畅、头痛减轻、鼻涕减少。

【引自】《老年报》（1997年9月18日）

用苍耳子汤治鼻窦炎

【配方及用法】

苍耳子10克，用半碗水煎汤口服，每天2次。病程短的1～2次见效，病程长的则多服几次。

【荐方人】江苏 朱定远

【引自】广西科技情报研究所《老病号治病绝招》

用鹅不食草治鼻窦炎综合征

【荐方由来】

我患鼻窦炎，久之出现综合征：鼻塞、胀酸、流涕、咽喉常发炎。用鹅不食草粉塞入鼻腔30余日，每日3～5次，每次少许，后鼻镜检查鼻内炎症消除。

鹅不食草长在房前屋后，夏秋采集全草洗净晒干成细粉即可用，既经济有效又方便。

【荐方人】广西 肖铭新

用雄黄、冰片等治鼻息肉

【配方及用法】

雄黄15克，冰片6克，卤砂15克，鹅不食草15克，共研粉贮瓶备用。棉球蘸湿拧干，蘸药粉塞入鼻孔内，左右交替，塞后5分钟流涕、打喷嚏。配合内服桑叶、甘菊各9克，龙芽草15克，水煎服。

【荐方人】福建 马长福

【引自】广西医学情报研究所《医学文选》

狗头骨灰、乌梅肉炭等治各型鼻息肉

【配方及用法】

狗头骨灰50克，乌梅肉炭25克，人指甲炭9克，硼砂6克。将狗头骨（去净肉，不见生水）晾干后，放在一新土瓦上，用另一土瓦盖住，置炭火中（文火为宜）焙煅，待骨呈灰白色时连瓦取出放在地面上以祛火毒。乌梅（去核取肉）、人指甲用同一方法，分别焙煅（乌梅肉呈黑炭样，人指甲呈焦黄色）后取出。以上3味药分别研极细末，称准、和匀后入硼砂同研，瓶装密封备用，勿泄气。用本散少许（约0.15克，双鼻加倍）均匀吹于鼻息肉上，每2小时吹1次，每日至少吹6次。10天为1疗程。1疗程后，停吹1天再继续用药，直到痊愈。若为深部息肉可用玻璃棒沾药末均匀点在息肉上，或用药棉沾药塞入鼻息肉上，每次30～60分钟后取出，每日6次。无论何种用药方法，药要接触息肉。若病程长、息肉大者可加用本散内服，每次3～6克，每日3次。用辛夷花9克，薄荷6克或苍耳子9克，蝉衣6克，细辛2克煎水冲服，则奏效尤捷。

【引自】《中药鼻脐疗法》

用乌梅肉、冰片治疗鼻息肉

【配方及用法】

个大肉多乌梅适量，冰片少许。将乌梅用清水浸透，把肉剥下，焙干研为极细末，加冰片混匀贮瓶备用。用时以消毒棉签或棉球蘸药末敷撒患处，每天3～4次，至息肉脱落为止。

乌梅

【引自】《国医论坛》（1989年第6期）、《单方偏方精选》

用白茅根治鼻出血

【配方及用法】

挖取白茅根一大把（也可用干根），扒去根外包衣，洗净后用棒敲击一遍，使白茅根中汁液易溶于水中，加水1.5～2.0升，煮沸15分钟后捞去根渣，取汤当茶饮，随时服用，服完为止。

【荐方人】周永昌

【引自】广西科技情报研究所《老病号治病绝招》

用蒜泥敷脚心治鼻出血

【配方及用法】

取大蒜头适量，捣烂成泥。先用凡士林或菜油在两足底中心处（涌泉穴）薄薄涂一层，再把蒜泥涂在穴位上，敷料覆盖，胶布固定，20分钟后鼻血即止，然后去药。

【荐方人】钟久春

人发灰入鼻可治鼻出血

【配方及用法】

用人头发50克烧成灰，吹入鼻孔内，可立即止血。

【荐方人】湖北 鲍明智

白及粉治鼻出血

【配方及用法】

白及适量。上药焙干研末，过160目筛后装入棕色瓶中备用。以白及末撒于凡士林纱条或纱球表面后，再行填塞鼻腔或后鼻道。

【引自】《实用中西医结合杂志》（1991年第4期）、《单味中药治病大全》

马勃揉团塞鼻孔治鼻出血

【配方及用法】

马勃适量，揉成小团，塞入鼻孔。一般1次即愈。

【引自】《实用民间土单验秘方一千首》

用麦冬、玄参、生地治鼻出血

【配方及用法】

麦冬60克，玄参40克，生地50克。水煎服，每天1剂，早晚分服。1剂止血，3剂可根除。

【荐方人】浙江 毛日祥

【引自】《实用民间土单验秘方一千首》

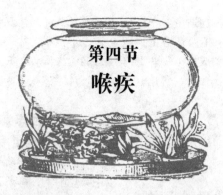

第四节
喉疾

胖大海、玄参可治咽炎

【配方及用法】

胖大海、玄参、桔梗各 10 克，生甘草 3 克，泡水代茶饮。

【荐方人】安徽 石月娥

【引自】《安徽老年报》（1996 年 12 月 11 日）

用黄花、龙葵治咽疾

【荐方由来】

我母亲彭云秀，年过八旬，久蛰乡村，虽为文盲，但喜闻善记，很有乡间邻里治疾之经验，乐于实践。在先时缺少医药之乡下，遇家人或邻里小疾，常用民间之法，取效快捷，看似平淡，实寓医理。今录治咽疾一法，以示读者。

【配方及用法】

一枝黄花 31 克，龙葵 15 克，土牛膝 31 克，以上均为鲜品全草，1 剂量，若干品用其 2/3 量。上 3 药均为夏秋采取，去净泥土，鲜用或晒干切碎备用。3 药混合煎服，每 1 剂可煎 2 次，温服，在口中含数十秒后慢慢饮下。

【引自】《家庭中医药杂志》（1996 年第 4 期）

干桑木柴可治咽炎

【荐方由来】

我老伴患咽炎，症状是嗓子紧，像贴片树叶，声音嘶哑，说话费劲，病顽持久。7 年来，总是麦梢黄开始，立秋后渐轻。为治病，请中医，拜西医，远近医院去了不少次，结果疗效甚微。

几前年，朋友来家言传秘方，结果真神，用药后，2 天见轻，3 天痊愈，至今未再复发。以后此方传递几人，皆药到病除。

【配方及用法】

干桑木柴 500 克，开水 500 毫升，白砂糖 50 克。将烧成的火炭（桑木）放进盆或锅内后，立即把开水浇到火炭上，并加盖闷气。待水温时去渣兑糖，一次饮完，每天 1 剂。

【荐方人】河南 林齐庆

八角茴香、蜂蜜等可治咽炎

【配方及用法】

白砂糖、蜂蜜各 500 克，香油 500 毫升；八角茴香 7 个，碾碎；鹅蛋 1 个，去壳与上药混在一起拌匀，如蒸馍一样蒸熟备服。每日 3 次，每次 3 小勺，开水冲服，服完为止。

【荐方人】河南 张伯揆

【引自】《老人春秋》（1997 年第 4 期）

槐娥、急性子治慢性咽喉炎

【配方及用法】

槐娥（槐耳）、急性子（吉星子）、

硼砂（月石）各等份，白糖适量。先将前3味药研细面，再用开水把白糖溶化到饱和程度，然后与药面拌和成丸（每丸重约10克），每天2次，每次1丸，含化。一般用药2天后病情好转。

【荐方人】河南 陈志安

【引自】广西科技情报研究所《老病号治病绝招》

草河车、元参等治急性咽喉炎

【配方及用法】

草河车（又名蚤休）、元参各9克，桔梗、牛蒡子各6克，甘草4.6克，薄荷3克。上药用水三杯煎取一杯半，渣再用水二杯煎取一杯，混合2次药液徐徐服下。

【荐方人】福建 许少麟

【引自】广西医学情报研究所《医学文选》

酢浆草当茶饮治急性咽炎

【配方及用法】

鲜酢浆草30克（干品9克）。上药加水煎服，少量多次频饮当茶，小儿可加白糖、蜜糖或冰糖。

【引自】《赤脚医生杂志》（1975年第3期）、《单味中药治病大全》

米醋、金银花治咽喉炎

【配方及用法】

米醋15毫升，加水30毫升，煮沸后加入金银花5克、桔梗2克，共煮三四分钟，滤出药液后，取生鸡蛋1个打一小孔，倒出蛋清，注入醋药汁搅匀，放在火上熬成膏状，食时用筷子挑一小块入口，每隔20分钟含化一次。

【备注】

米醋是家庭常备的，金银花、桔梗各药店有售。金银花味甘性寒，能清热解毒、

疏散风热，亦能解菌毒。一般用量6～15克，水煎服，亦可入丸、散剂。但脾胃虚寒和气虚体弱者不宜使用。

【荐方人】李力群

西洋参治咽喉炎

【配方及用法】

100克西洋参切片，每次含一片于嘴中嚼烂咽下，每天2～3次。

【荐方人】山西 张冉

干海带治咽喉炎

【配方及用法】

干海带100克洗净，开水稍烫后，用白糖腌2日以后吃，每日服3次为一服药。2～4服药疗效佳。

【荐方人】周伟东

西瓜皮治咽喉炎

【配方及用法】

西瓜皮250克，加2大碗水，煮至1大碗加入少许冰糖，冷后饮之。

【荐方人】山西 马向丽

荸荠治咽喉炎

【配方及用法】

荸荠150克打碎绞汁饮，每日3次。

【荐方人】秦为民

藕节可治急性咽喉炎

【配方及用法】

藕节1枚，将生藕节去毛洗净，放入食盐里贮存2周以上备用。用时取出藕节，以开水冲洗后放入口中含服。每天2次，每次1枚。

【引自】《广西中医药》（1989年第3期）、《单方偏方精选》

麝香散治咽喉肿痛

【配方及用法】

麝香 2 克，冰片 25 克，青黛 30 克，硼砂 100 克。先取硼砂与麝香研细末，再加青黛、冰片研细，和匀，瓶装，密封备用。用时用吹药器吹入咽喉，每 4 小时 1 次。

【引自】《四川中医》（1991 年第 2 期）、《实用专病专方临床大全》

莲藕榨汁治咽喉炎

【配方及用法】

鲜莲藕榨汁 100 克，蜂蜜 20 克，二者调匀食用，早晚各 1 次，连服 3 天显效。

【荐方人】廖海琼

昆布、海藻等治腮腺炎

【配方及用法】

昆布 15～30 克，海藻 15～30 克，夏枯草 15～30 克，板蓝根 6～15 克，煎服，1 日 3 次。患者可根据年龄调配剂量，幼儿用少量，5～10 岁用中量，成人用足量。

【荐方人】杨永

仙人掌、芦荟治腮腺炎

【配方及用法】

将鲜仙人掌、芦荟捣烂，取其汁液外敷，兼服板蓝根冲剂，或兼用板蓝根 30～40 克煎服。

【荐方人】刘晓

仙人掌治腮腺炎

【配方及用法】

仙人掌（植株越老掌瓣越厚大越好），去刺削皮，切成 1～2 厘米宽、4～5 厘米长的薄片，贴在患处，一天三四次。

【荐方人】段陆明

治扁桃腺炎六方

【方一】

鲜石榴果一两个，取其肉（带肉的种子）捶碎，开水浸泡过滤，凉冷后，一日含漱数次。

【方二】

每天咀嚼橄榄 10～20 颗，或打碎煎水作饮料，有消炎退肿的功效。

【方三】

苦菜 5～10 克、野菊花 2.5 克，水煎服有效。

【方四】

咽喉痛患者，每天生食杨桃两三次，每次一两个，有效。

【方五】

喉痛肿，以致饮食难进，急将韭菜（无定量）捣碎敷顶尖，可见效。

【方六】

知母、桔梗、天门冬各 15 克，金银花 25 克，射干 5 克，生甘草 10 克。水煎，分早午晚 3 次服，每次同服土霉素 2 粒。

【荐方人】苏远舟

二根汤治急性扁桃体炎

【配方及用法】

板蓝根 20 克，山豆根 15 克，土茯苓 20 克，射干 12 克，金银花 12 克，蒲公英 10 克，黄芩 10 克，防风 10 克，甘草 4 克，每天 1 剂，水煎，分 2 次内服。

【引自】《湖南中医杂志》（1987 年第 5 期）、《实用专病专方临床大全》

红根草治扁桃体炎

【配方及用法】

鲜红根草 100 克（干品 50 克），加水 500 毫升，煎成 250 毫升，每天 2 次分服。

【引自】《人民军医》（1983 年第 8 期）、《单味中药治病大全》

雄黄、月石治扁桃体炎

【配方及用法】

雄黄9克，月石28克，苦瓜霜4.6克，正二梅片2.4克，薄荷脑1.6克。共研极细粉，以喉枪吹入，每天3～6次。

【荐方人】江西 黄毅然

【引自】广西医学情报研究所《医学文选》

用喉症丸治扁桃体炎

【配方及用法】

喉症丸20～30粒，压碎，研成面，放入容器中，用米醋浸泡，大约5分钟，搅匀倒在纱布上，敷于两侧扁桃体。

【备注】

此方对于感冒引起的咽喉肿痛、扁桃体炎疗效甚佳。

【荐方人】黑龙江 康洪

壁虎粉吹喉治扁桃体炎

【方法】

壁虎适量。夏秋将壁虎捕捉后，立即去内脏，晒干研粉备用（无须消毒）。使用时，令患者张口，吹入咽喉少许。

【备注】

以夜间灯光诱捕壁虎为妙，捕得后即剖腹去内脏，用竹片贯穿头腹，将尾用绳固定于竹片上，然后晒干研粉，采集加工时，注意勿使尾部脱落。

【引自】《山东中医杂志》（1989年第6期）、《单味中药治病大全》

马鞭草治疗流行性腮腺炎

【配方及用法】

马鞭草50克，水煎后分2次服用，连服4天，即可见效。

【备注】

（1）马鞭草又叫铁马鞭、白马鞭、疟马鞭，为马鞭草科多年生草本植物马鞭草的全草或根。我国大部分地区均有分布。其具有清热解毒，截疟杀虫，治痈，利水消肿，通经散瘀之功效，故临床应用比较广泛。

（2）马鞭草还可治疗疟疾、白喉、小儿百日咳、产后恶露不尽等症。

治声音嘶哑、失声妙方

以下五方治疗因讲话、唱歌太多，咳嗽及内火大等引起的声音嘶哑、失声，有很好的疗效。

【方一】

鸡蛋一只打入碗内，加醋一调羹，搅匀蒸熟食用，1日1次，连吃两三日，声音渐响亮。忌食生冷辛辣。

【方二】

白萝卜1个，皂角3克，水煎，吃萝卜喝汤。

【方三】

诃子9克，蝉蜕3克，水煎服；或诃子1个含服。每日1剂，1～2日见效。

【方四】

诃子6克，桔梗、甘草各5克，水煎服。每日1剂，连服三五日。

【方五】

鸡蛋一个去壳，放入碗中，加冰糖少许。用滚水冲调之后加入烧红木炭一块，食其汤。

苏梗、杏仁等可治外感失声

【配方及用法】

苏梗、杏仁、桔梗、前胡、蝉蜕、木蝴蝶各10克，牛蒡子、诃子各6克，甘草3克。上药日煎3次服，日服1剂，每次煎15～20分钟，取汁约200毫升温服。兼咽痒咳嗽者加麻绒（炙）10克，细辛3克；喉干舌燥者加芦根15克，槟榔10克；咽痛者加射干10克，赤芍15克。

【荐方人】云南 马显忠
【引自】《当代中医师灵验奇方真传》

用醋煮鸡蛋治不能发声

【配方及用法】

用搪瓷器皿盛普通食醋250毫升，加入鸡蛋1个，煮10～15分钟，然后去蛋壳再煮10～15分钟，将鸡蛋连同食醋一起服下。通常吃1个鸡蛋即可痊愈，不愈可再服1个。醋煮鸡蛋可治各种原因引起的急性喉炎、声带发炎，对因剧烈咳嗽而引起的声音嘶哑亦有效。

【荐方人】山东 孙梅香
【引自】《中国民间疗法》（1997年第3期）

苦酒汤治失声症

【配方及用法】

制半夏15克，加水400毫升，煎20分钟丢渣，加入苦酒（米醋）70毫升，待半冷时再放入鸡蛋清2个，搅匀即成。徐徐含咽，不拘于时，每天1剂。

【引自】《湖北中医杂志》（1985年第5期）、《实用专病专方临床大全》

苍耳根茎调盐频饮治失声

【荐方由来】

潘某，男，50岁。自述咳嗽声音嘶哑3天，曾服西药不见效。诊见声嘶咽痛，咳痰不爽，咽部潮红，诊为失声症。取鲜苍耳根茎250克洗净，加水1000毫升，煮沸20分钟，加食盐适量调味，日服1剂，代茶频饮。1日后语音嘶哑减轻，续服2剂后，语音清晰。

【引自】《广西中医药》（1988年第3期）、《中医单药奇效真传》

青蒿代茶饮治失声

【配方及用法】

青蒿干品60克（鲜者120克），加清水1000毫升，武火急煎，或用开水泡代茶饮，每天1剂，分2～3次服。

【引自】《山东中医杂志》（1986年第1期）、《单方偏方精选》

吃甘蔗治失声症

【配方及用法】

甘蔗60克，麦冬9克，胖大海6克。将上药加水适量，稍煎取汁，不拘时，徐徐缓饮。

【引自】《小偏方妙用》

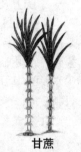

甘蔗

艾叶尖、棉油治突然失声

【配方及用法】

艾叶尖7个，棉油60克，鸡蛋2个（去壳，打碎）。先将棉油煎滚，炸艾叶至焦黑色，把艾叶捞出，再将鸡蛋打碎，搅均匀后，放在油内炸至黄焦色，趁热食之。

【引自】广西医学情报研究所《医学文选》

服鸡心粉治声音嘶哑

【配方及用法】

鸡心7个。将鸡心焙黄研成细末，分成7包，第一次服1包，以后2次各服3包，黄酒送服，每天1剂。

【引自】《实用民间土单验秘方一千首》

皮蛋、冰糖同煎可治声音沙哑

【配方及用法】

皮蛋2个，冰糖31克，同煎一大碗汤服之，早、晚各服1次。

【引自】广西医学情报研究《医学文选》

青蒿、胖大海治哑嗓

【配方及用法】

青蒿 60 克，胖大海 3 枚，加水 300 毫升煎服，每天 1 剂。

【荐方人】福建 陈桂风

用核桃、鸡蛋治疗声音嘶哑

【配方及用法】

7 粒核桃，2 个鸡蛋。将核桃壳、肉都捶碎加水与鸡蛋一起煮，鸡蛋熟后再将蛋壳打碎用文火煮，然后吃鸡蛋、核桃仁，喝水。2 周后即见奇效。10 多年来未复发过嘶哑症。

【荐方人】安徽 王秉曦

指甲、土牛膝根治暴喑病

【配方及用法】

人指甲若干，土牛膝根 46 克。用人的指甲 3 个或 7 个（先洗净，擦干手后剪下），以纸卷之成卷烟状，再点火吸此卷烟如抽香烟状数口，一会儿声出，再煎服土牛膝根，可煎 1~2 次，频频饮之。

【引自】《家庭中医药杂志》（1996 年第 4 期）

生龙骨治鱼骨卡喉

【配方及用法】

生龙骨。选择色白质佳的生龙骨块，放入药缸捣成细末（其间有微小颗粒无妨）。成人每次用量 25~30 克，小儿酌减。把药末倒在一张小纸上，然后折纸一次性倒入咽部中，用事先准备好的凉开水吞冲咽下。轻者，即刻就愈；重者，可连服 1 次，或晚睡前再服 1 次。

【荐方人】黑龙江 朱希嘉

【引自】《当代中医师灵验奇方真传》

橄榄核散解鱼骨卡喉

【荐方由来】

据《本草纲目》载：一富人食鳜鱼被鳜在胸中，不上不下，痛声动邻里，半月余几死。忽遇渔人钱九，令取橄榄与食，时无此果，以核研末，急流水调服，骨遂下而愈。

【配方及用法】

橄榄核。捣碎研成细粉末。饮服。

橄榄治鱼刺鳜塞食管

【荐方由来】

一次吃鱼时，不慎将细鱼刺卡在咽喉部食管中，拿不出，咽不下，一有吞咽动作尤为难受。急切之中，采用平时报纸上介绍的办法：口含几片维生素 C 片，含化后无明显效果；又找来韭菜，烫后不切就强吞下咽，也没有带走鱼刺，反而卡得更深。无奈中想到《本草纲目》中用橄榄治鱼鳜的记载。随即取来两枚家中刚买来的新鲜橄榄，慢慢嚼之徐徐下咽，片刻之后，咽喉部的难受感全然消失。为了证实其效果，又做了几次吞咽动作，不再难受，吃饭也无影响，证明橄榄治鱼刺鳜确实有效。

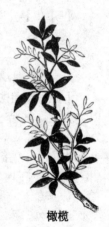

橄榄

【荐方人】李俊

【引自】《云南老年报》（1996 年 5 月 13 日）

双白可治鱼骨卡喉症

【配方及用法】

白灰面 120 克，白砂糖 60 克。先将白灰面用冷水调敷在两膝头上，再每隔 20 分钟含一满口白糖，令其自消。连含 3 次，其骨立化。

【荐方人】云南 黄代祥

【引自】《中医药奇效 180 招》

蒜塞鼻治鱼骨卡喉

【配方及用法】

大蒜 1 瓣，白糖适量。大蒜去皮，由横捏断，塞入双鼻孔勿漏气，干咽白糖 1 匙勿饮水，如不见效再咽 1 匙可愈。

【功效】

用治鱼刺卡在咽喉部，疼痛难忍。

鳜鱼胆治鱼骨卡喉

【配方及用法】

鳜鱼胆 1 个，黄酒少许。将鱼胆晒干，研碎末。需要时取如黄豆大一撮碎末，以温黄酒煎化服。

【功效】

治鱼骨卡喉。

威灵仙、草果治鱼骨卡喉

【配方及用法】

威灵仙、草果各 45 克，砂仁 30 克。将上述草药加水两碗，文火煎熬，当熬至有一大茶杯时即可。等待放凉后，在 20 ~ 30 分钟内慢慢饮完，鱼骨即可被软化，顺流而下。

【荐方人】河南 陶菊欣

荸荠、核桃仁治误吞铜物

【配方及用法】

荸荠 250 克，核桃仁 120 克。上两味生嚼食之。

【功效】

用治误吞铜钱、铜物。

【引自】《河北省中医中药集锦》

羊胫骨治误吞铜及金

【配方及用法】

羊胫骨适量。烧黑，捣碎研末。每次服 15 克，米汤送下。

【功效】

用治误吞铜、铁、金等金属物。

蚕豆、韭菜治误吞针入腹

【配方及用法】

蚕豆、韭菜各适最。煮蚕豆同韭菜食之，针自大便便出。

【功效】

治误吞针入腹。

韭芹制剂治误吞金属

【配方及用法】

鲜韭叶 30 克（去白不切），鲜芹茎 30 克（去叶不切），藕粉（干）30 克，莲房炭 50 克。以上 4 味，加水 4 碗以煮熟为度，将莲房取去。每日 3 ~ 4 次吞服。

【功效】

行瘀破滞。用治小儿误金属异物。

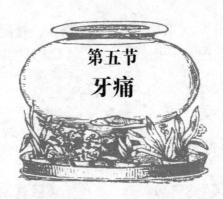

第五节 牙痛

补骨脂、白蒺藜等可治牙痛

【配方及用法】

补骨脂10～12克，白蒺藜9～12克。痛甚加防风、荆芥各6克；血痕加桃仁9克，红花、川牛膝各12克；便秘加大黄9～12克；小便黄赤加栀子6～9克，竹叶6克；牙齿松动加玉女煎；牙龈肿痛，口气臭秽加清胃散；小儿龋加生石膏15～30克，细辛2～5克，熟地10～20克；伴发热加金银花30～60克，连翘12～30克，玄参15克；夜间口咽干燥加熟地30～60克，巴戟天12～20克，麦冬10克，茯苓9克，五味子5克；牙痛昼轻夜甚加当归15～30克，知母15克；遇冷痛剧加麻黄10克，制附子6克，细辛3克。水煎服，每天1剂。

【功效】

消炎、止痛。

石地丹黄汤治牙痛

【配方及用法】

生石膏30克，鲜生地12克，丹皮10克，川黄连9克。水煎服，每天1剂，痊愈为止。

【功效】

消炎、去痛。

白信、川黄柏治牙痛

【配方及用法】

白信、川黄柏、甘草各5克，大枣50克，青黛10克，硼砂20克，乳香、没药各2.5克，冰片7.5克。先将大枣去核切片，白信研末加入拌匀于瓦上，以炭火炙至枣烟尽为度，取出候冷研细，其他各药则分别研细，除冰片外皆调匀后收藏，先将患部洗净，然后把收藏的药加入冰片后，取少许撒敷患处，每日5～6次。

【功效】

清热解毒，化痕止痛，祛腐生肌。牙疳。

【引自】《浙江中医杂志》（1959年）

防风、细辛等可治各种牙痛

【配方及用法】

防风、细辛、荜拨、荆芥、硫黄各6克，冰片33克。上药共研细末，取玻璃杯1只，砂纸1张，将砂纸包在杯口上，系之，将药粉放在砂纸上，堆成圆柱形，然后在顶上点火，令药粉慢慢燃烧，待烧到药堆到底部（注意不要烧到砂纸）把药灰和砂纸除去，刮下玻璃杯内壁上的降丹，贮瓶备用。取降丹少许放在棉花中，再将药棉贴于牙痛处，咬紧即可。

【功效】

祛风、消炎、止痛。各种牙痛。

【引自】《百病中医诸窍疗法》

姜矾粉止牙痛

【配方及用法】

老姜、枯矾等份。老姜用瓦焙干，研末，

枯矾研细，与姜末调匀。涂搽病牙。

【功效】

止牙齿疼痛。

韭菜根、花椒止龋齿痛

【配方及用法】

韭菜根 10 根，花椒 20 粒，香油少许。洗净，共捣如泥状，敷病牙侧面颊上。

【功效】

止痛。

胡椒、绿豆治牙痛

【配方及用法】

胡椒、绿豆各 10 粒。将胡椒、绿豆用布包扎，砸碎，以纱布包做一小球，痛牙咬定，涎水吐出。

【功效】

清热，止痛。用治因炎症和龋齿所引起的牙痛。

用海椒面治牙痛

【荐方由来】

牙痛不算病，痛起来真要命。我于 1978 年患牙痛病，尝到了要命的滋味。当时由于经济条件所限，没有到医院求医。后经人介绍一偏方，试后果真灵验。此后我的牙齿完好，没有再痛过。

【配方及用法】

海椒面 250 克，红糖 250 克，猪油 250 克。先把海椒面放在锅里炒焦，起锅，再把猪油放到锅里熬化，加红糖，待红糖熔化后，将炒焦的海椒面倒入锅内混合搅匀，起锅待凉。牙痛时，将混合的海椒面取一撮按在痛处，过一会儿咽下，再按，重复多次，直到把海椒面吃完为止。

【荐方人】四川 胡里仁

【引自】广西科技情报研究所《老病号治病绝招》

用花椒粒止牙痛

【配方及用法】

用干花椒 1～2 粒，去子放在患处（如手放不方便，可用舌尖舔到患处）。花椒放在患处约 1 刻钟，即发挥效用，感觉患处及患处附近肌肉有麻木感，此时疼痛即减轻，随着药效继续发挥，疼痛即可停止。花椒入嘴后产生的唾液，可以吐出也可咽下，对人体均无妨碍。我用此单方，每次都有效。

【荐方人】安徽 连方

生地、元参治牙痛

【配方及用法】

生地、熟地各 30 克，元参、二花各 15 克，骨碎补 9 克，细辛 3 克。每天 1 剂，水煎服。

【引自】内蒙古科学技术出版社《中国验方全书》

用"牛奶子"治牙痛

【荐方由来】

年过花甲的我，常有牙痛之患。虽经多家医院治疗仍久久不愈，焦虑万分。大约在 1995 年 11 月中旬的一天上午，我的牙痛得特别厉害，脸颊也红肿了，不得不硬着头皮朝医院走去。在路过一家零售报摊前，顺便买了一份《家庭医生报》看看，想借它转移注意力以缓解牙痛。话说来就那么巧，当我拿过报纸，展开粗阅标题时，"牛奶子"根治牙痛有奇效的醒目字样首先跳入我的眼帘，顿时这篇文章就像磁铁般吸引着我的视线，不由自主地取出老花眼镜戴上，站在街沿聚精会神地看了 2 遍。读完之后，我抱着试试看的心理，连医院都没去直奔草药摊前，买了"牛奶子"带回家里，让老伴帮我洗干净，然后把牛奶子根上的小肉剪下来砸破放在痛牙的牙龈处。大概只有一两分钟的时间，牙痛神奇般地消失了。为巩固疗效，我又用了一次药。后来，我的牙齿牙龈一直没有再痛过。

【荐方人】四川 郭正川

【引自】《家庭医生报》（1995年11月6日）

用枸杞、蒺藜治牙痛

【配方及用法】

枸杞、蒺藜各30克，生地、熟地各15克，全虫、骨碎补各10克。每天1剂，水煎，分2次服。若偏头痛者，加蜈蚣2条，僵蚕10克，赭石30克；若胃火牙痛者，加生石膏30克；若牙宣者，加马鞭草30克，人中白柏、黄柏各10克；若虫牙患者，加花椒5克，乌梅10克；若牙痛者，加黄芪30克，白芷、王不留行各10克。

【引自】内蒙古科学技术出版社《中国验方全书》

用茄子皮灰治牙痛

【配方及用法】

用生茄子皮化灰，放于避风处过夜去其火气，与蜂蜜拌匀，涂于痛处，立即见效。

【荐方人】河南 何永全

用八爪丁治牙痛

【配方及用法】

当牙痛时，即将"八爪丁"中药切碎含在痛处，待10～20分钟后，将热涎吐出，其痛慢慢减轻；如再出现牙痛，再照法治之，牙病自除。

【备注】

八爪丁素有"开喉剑"之美称，是治疗口腔咽喉疾病的消炎良药。

【荐方人】湖南 高根普

用红皮大蒜敷虎口穴治牙痛

【荐方由来】

我老伴突患牙痛，唉声不止，饭、水不入，半边脸水肿。后得一方试之，效果很好。用红皮大蒜一头，剥皮捣成蒜泥，敷至右手虎口处，用纱布缠牢。第二天除掉，会有水疱生起，越起越大。这时不要害怕，2天后水疱老化成熟，用穿线大针横穿拉过去，随即黄水溢出，水疱消失，牙痛病除。

【荐方人】贺培银

【引自】《晚晴报》（1996年12月7日）

用巴豆大蒜膏塞耳法治牙痛

【配方及用法】

巴豆1粒，大蒜1头。二药同捣为膏，取膏少许，以适量棉花包裹塞于耳中。左牙痛塞左耳，右牙痛塞右耳，8小时换药一次。此方治疗牙痛，一般3～5分钟即可止痛。

【引自】《浙江中医杂志》（1987年第8期）、《单方偏方精选》

独头蒜煨熟治风虫牙痛

【配方及用法】

独头蒜2～3头。将蒜去皮，放炉上煨熟。趁热切开熨烫痛处，蒜凉再换，连续多次。

【功效】

消炎杀菌，解毒。治风虫牙痛。

酒泡大黄治牙痛

【配方及用法】

大黄15克，白酒15毫升。将大黄放入茶缸内，然后将白酒倒入，浸泡10分钟后，再倒入开水至满缸，待半温后饮用，喝完再倒热开水连续喝一天，喝五六茶缸。第二天，再换新大黄和白酒，仍按此方法使用，直喝到牙不疼为止。

【荐方人】河南　赵国池

【引自】《老人春秋》（1997年第8期）

用烟油治牙痛

【荐方由来】

我最近结识了一老农，他向我介绍了用烟油治牙疼的验方，而且还带我走访了用本法已治愈的20多名患者，他们都说此法效果好。

【配方及用法】

找一个经常用旱烟袋吸烟的人，把烟杆里的烟油弄出来，让患者把嘴张开，将烟油放于痛处，四五分钟后疼痛即可减轻并逐渐好转。疼痛消除后，可刷牙把烟油清除掉。

【荐方人】山东　孙常君

【引自】广西科技情报研究所《老病号治病绝招》

用车前草治牙痛

【荐方由来】

牙痛的滋味我深有体会，并深受其害。少时嗜糖如命，常常躲在被窝里偷偷吃，上了岁数后牙痛便接二连三地光顾。经常是一痛半个月，一肿半边脸。为此我想方设法多方寻医问药，针剂注射过，药剂口服过，土法偏方屡次尝试，却往往是"按下葫芦起来瓢"。5年前得一偏方：仲秋时节从野外采摘大量车前草，连根拔起，洗净晒干。择两株车前草配以两块似核桃大的冰糖煎煮，文火熬制一茶杯汤水口服。每日3次，7天为1疗程，一般2疗程痊愈。我试用此法后（连服2疗程），长达7年之久的顽疾牙痛终于根治了。而听我介绍使用此法的患者也一一报告喜讯，顽疾除根。

【荐方人】新疆　罗雪玲

用了刁竹酊治疗各种牙痛

【配方及用法】

将了刁竹、两面针、樟脑、冰片等药浸入75%酒精500毫升内，泡15天后，过滤而成。先用棉签将牙洞清理干净，然后用药棉做成牙洞大小棉球蘸了刁竹酊后塞进牙洞内，无洞的患牙可用棉签蘸药液擦放于牙龈周围。

【备注】

放药液时的流涎要吐出，不能吞。

【荐方人】广西　黄运拼

【引自】《中国民族民间医药杂志》（1997年4月第2期）

用薄荷、肉桂等治牙痛

【配方及用法】

薄荷、肉桂、细辛、良姜各10克。上药10克为3剂药量，把上药各分成3份（即每种为3.333克），水煎早晚分服。

【荐方人】河南　王传华

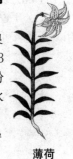

薄荷

用两面针治各种牙痛

【配方及用法】

两面针干品20克，独行千里干品15克，鲜蔷薇花嫩叶60克，鲜雷公根60克。上4味加入清水800毫升浸泡10分钟后，以武火煎沸约5分钟，改用文火，待药液煎至约300毫升停火，并倒出药液待用。先饮药液于口内，然后在口中慢慢地边含边漱，约5分钟再将药液徐徐咽下，如此一口一口地慢慢含漱，咽下，直至把药液服完为度。若为重症者每天服2剂，轻症者每天服1剂。

【备注】

两面针：芸香科植物，微毒，不可过量。

独行千里：又称膜叶槌果藤，白花菜科植

物。蔷薇花：蔷薇科植物。雷公根：又称崩大碗，伞形科植物。

【荐方人】广西 唐业建

【引自】《中国民族民间医药杂志》（1997年8月第4期）

荆芥、黄芩等可治牙痛

【配方及用法】

荆芥15克，黄芩6克，防风、升麻、连翘、生地、栀子、大黄、甘草各9克，竹叶为引，水煎服。

【荐方人】河南 张晓阳、谢怀盈

用公丁香治各种牙痛

【配方及用法】

取公丁香数十粒，研细末，贮瓶中备用。牙痛者可将丁香粉纳入龋洞内或牙隙处。用后数秒即能止痛，重者可连续使用2～3次。

【荐方人】四川 沈吉义

【引自】《四川中医》（1990年第5期）、《单方偏方精选》

用瓦松、白糖治牙痛

【配方及用法】

瓦松1把，白糖100克。将瓦松（有的地方称瓦棕）用水洗净，放入锅内，加水一大碗，煎至半碗，将瓦松捞出，把药液倒入白糖碗内喝下。

【荐方人】河南 曲书祥

用煅石膏、生地等治各种牙痛

【配方及用法】

煅石膏2.1克，生地6克，荆芥3克，防风3克，丹皮3克，生甘草2.1克，青皮1.8克，水煎服。上门牙痛属心火；加半夏2.4克，麦冬3克；下门牙痛属肾火，加知母3克，炒黄柏3克；两边上牙痛属胃火，加白芷2.4克，川芎3.6克；两边下牙痛属脾火，加白术2.4克，白芍3.6克；左边上牙痛属胆火，加羌活3克，龙胆草2.4克；左边下牙痛属肝火，加柴胡3克，炒栀子3克；右边上牙痛属肠火，加炒枳壳3克，大黄3克；右边下牙痛属肺火，加桔梗3克，炒黄芩3克。

【荐方人】北京 侯士林

【引自】《当代中医师灵验奇方真传》

块樟冰、生石膏等可治各种牙痛

【配方及用法】

块樟冰、生石膏、大青盐各50克，花椒15克，薄荷冰50克。将前4味药共研细末，用连颈葱根100克打汁，和药末放入铜勺内置炭火上烧之。溶化后，待药面翻泡微冒烟，再将薄荷冰兑入拌搅数次离火，待冷，研细备用。用时以湿棉球蘸药敷患处。如因牙周炎引起的疼痛，将药敷在牙根部的牙龈上；如牙根残部肿疼，须将药敷在残根上；如龋齿疼痛，将药棉球塞至蛀孔中即效。一般用药后不到1分钟即可止痛，龋齿病人用药后常数月乃至数年不再作痛。个别牙周炎病人用药后数小时或数日再痛，可以上药重复使用。

【功效】

本方具有祛风散火、杀虫止痛之功。

【引自】《中药科技报》（1989年10月6日）

用石膏、花椒治牙痛

【配方及用法】

石膏30克，花椒15克，共研细末，装瓶密封备用。用时抹牙痛处。

【荐方人】山东 李修成

用生石膏当归治牙痛

【荐方由来】

我于1988年出差到昆明，住在翻胎厂旅社，见该旅社一服务员因牙痛异常，以致休克，注射青霉素无效，后用此方治愈。于是我虚心求教而讨得此方。去年，我曾用此方治好了一位严重的牙痛病患者。

【配方及用法】

生石膏15～30克，当归15克，升麻5克，黄连5克，生地15克，丝瓜15克，丹皮5克，牛蒡子10克，煎服，每日3次。可治牙齿剧烈疼痛。

【荐方人】 云南 杨家仁

生地、丹皮等可治牙痛

【配方及用法】

取生地、丹皮、甘草、熟石膏4味药，并可因不同齿痛另加2味药，即上庭四齿属心，痛则加川连、麦冬；下庭四齿属肾，痛则加黄柏、知母；左上盘牙属胆，痛则加羌活、胆草；左下盘牙属肝，痛则加柴胡、山栀；右上盘牙属大肠，痛则加枳壳、大黄；右下盘牙属肺，痛则加白芷、川芎。以上六方，各6味药，每味药各取6克，不得代替。

【荐方人】 广西 王世和

防风、青皮等可治各部位牙痛

【荐方由来】

我常患牙痛，其苦难言。去年春节，陕西潼关县一朋友闻知后，寄此药方，据说是祖传秘方，服后至今未痛。

【配方及用法】

防风、青皮、丹皮、当归、生地各9克，升麻3克，灯芯少许，薄荷少许。根据牙痛的部位，分别加以下几味药。牙齿全部痛者加川芎、白芷、白术各9克；上门齿、犬齿痛者加黄连3克，麦冬15克；

下门齿、犬齿痛者加知母12克，黄柏15克；左上边前臼齿、臼齿痛者加羌活、胆草各15克；左下边前臼齿、臼齿痛者加柴胡、栀子各15克；右上边前臼齿、臼齿痛者加枳壳15克，大黄9克；右下边前臼齿、臼齿痛者加黄芩15克，桔梗12克。水煎服，服后睡觉。

【荐方人】 河南 刘顶牢

用仙人掌贴脸可治牙痛

【配方及用法】

牙痛时，取一块鲜嫩肥大的仙人掌，用水洗净，剪去表面的针刺，再对剖成同样厚的两片，把带浆的一面贴在牙痛部位的脸上。

【引自】《老同志之友》（1992年第5期）、《中医单药奇效真传》

山奈子末熏吹鼻治牙痛

【配方及用法】

山奈子研末，每用少许，摊在纸上卷筒成香烟状，点燃后吹灭，先熏鼻，随即趁热取药粉吹入鼻中，牙痛即止。

【引自】《中药鼻脐疗法》

四辛茶叶酊塞鼻治各种牙痛

【配方及用法】

生石膏45克，细辛、川芎各3克，川椒、茶叶各5克，75%酒精300毫升。上药共研细末，入酒精内浸泡1周后，将药盛瓶放锅中隔清水煮沸30分钟，取出自然冷却，滤出药渣即成酊剂。取医用消毒棉球多个，放入本酊液中浸之，用时用钳子夹起，迅速放入牙痛部位，上下牙咬紧，再取另一棉球塞入患者痛牙对侧之鼻内（即左牙痛塞右鼻孔，右牙痛塞左鼻孔，两侧牙痛塞任何一鼻孔内），痛止后5～10分钟取出药棉即可。

【引自】《新中医》（1990年第3期）、《中药鼻脐疗法》

蓖麻仁、五倍子等可治各种牙痛

【配方及用法】

蓖麻仁200克，五倍子1000克，威灵仙15克，细辛30克，白芷50克，羌活50克。共烘干研细末，过100目筛混合调匀，装入瓶中密封备用。用时取一粒胶囊装入药末，将胶囊一端用针刺几个小孔，有孔端向内，放置于牙痛一侧的外耳道内。留置10～20分钟后取出，疼痛即止。注意留置时间不宜过长，以防局部出现瘙痒，瘙痒感在停药后即可消除。

【功效】

本法适用于各种牙痛，对胃火牙痛有显效。

【荐方人】保钟有

【引自】《老年报》（1997年6月5日）

用苏叶、乳香等治牙痛

【配方及用法】

苏叶、乳香、白芷、细辛各1份，冰片半份，共研细末后，装入0.5克的空心胶囊内备用。这是1剂药量，一日内服完（可分2次服）。如果弄不清1份和半份量的问题，可按苏叶、乳香、白芷各5克，细辛2克，冰片0.05克量来配制。按上法配药服用而牙痛未愈时，可再继续配药连服2日。

【备注】

本方适用于风冷牙痛，症见牙龈无红肿，遇冷痛甚；风热牙痛禁用；孕妇忌服；服药期间忌食辛辣之品。

【荐方人】吉林 孔令举

【引自】《当代中医师灵验奇方真传》

用露蜂房煎汁漱口治牙痛

【荐方由来】

严某，男，50岁。1980年3月2日初诊，多年来反复牙痛，时有牙龈红肿疼痛，寝食俱废。方用露蜂房20克，煎浓汁，含漱口，几次即愈。几年来，未见复发。

【引自】《四川中医》（1985年第6期）、《中医单药奇效真传》

用白芷、细辛、冰片治牙痛

【配方及用法】

白芷30克，细辛15克，冰片6克。将细辛焙黄，与白芷、冰片共研成细面，用药棉包裹，塞入鼻孔，每次0.5克，止痛后即可取出。

【荐方人】湖北 陈志明

【引自】《实用民间土单验秘方一千首》

皮蛋泥外敷治牙痛

【配方及用法】

取皮蛋的泥（粘在皮蛋外面的泥）用水调成糊状，敷在患侧，一般3～5分钟止痛，15～20分钟去掉（超过时间局部会起疱）。再连续吃3～4个皮蛋，无论对蛀牙痛还是火牙痛都有显著的止痛效果。

【引自】《浙江中医杂志》（1996年第12期）

用生地、元参、猪肉治牙痛

【配方及用法】

生地、元参各30克，猪肉250克。水煎煮，食肉喝汤，每天1剂。

【荐方人】福建 余景峰

【引自】《实用民间土单验秘方一千首》

青矾煎白醋可治虫牙痛

【配方及用法】

青矾 10 克，煎白醋含漱，效果显著。

【荐方人】广东 陆志园

用柏树皮治虫牙痛

【配方及用法】

取柏树二层皮适量，焙干、揉碎（不能过碎），装在旱烟袋内。吸满口烟，噙在嘴里（切记不要咽烟气），停一会儿再吐出烟气。如此吸 2 袋烟，疼即缓解。

【荐方人】河南 雷天佑

蟾酥丸可治龋齿疼痛

【配方及用法】

蟾酥 0.025 克，冰片 0.03 克，樟脑 0.03 克，白芷 0.5 克，荜拨 0.5 克，公丁香 0.2 克，细辛酊（适量细辛浸泡在 65% 医用酒精液中，7 天后过滤，取液即可）适量。将冰片、樟脑、白芷、荜拨、公丁香诸药微烘干，共研为细末，将蟾酥加入其中拌匀，再加入适量细辛酊搅拌成糊状，做成粟米大小样颗粒，烘干备用。使用时先将患牙龋洞内的食物残渣去除干净，再将药粒塞入龋洞内即可，每天 1 ～ 3 次。

【备注】

孕妇忌用。用药后口中涎沫吐出，不宜咽下。

【荐方人】湖南 唐本发
【引自】《当代中医师灵验奇方真传》

用干茜草根治龋牙痛

【配方及用法】

干茜草根 1 克，用纱布包好放在碗内消毒，加乳汁 10 毫升，浸泡数分钟，待液体成淡红色即可应用。用时将浸液滴入牙痛患者双眼的泪囊口处，每 1 ～ 2 分钟滴 1 次。

【引自】《新医学》（1974 年第 10 期）、

《单味中药治病》

用韭菜子、香油治蛀牙疼痛

【配方及用法】

韭菜子 25 克研成末，与香油 25 毫升混合，放杯内，用火在杯内烧，至发出香气。再将葱或竹管一头放到蛀牙处，用嘴吸香气，20 分钟后即可。

【荐方人】辽宁 杨永利

吃水煮新鲜地骨皮根可治虫牙痛

【配方及用法】

取新鲜地骨皮根 62 克，加水 1000 毫升，用砂锅煮沸后再改文火煮 30 分钟，然后再取 4 个新鸡蛋，将新鸡蛋上面用针各扎几个小孔，放入锅内煮熟。吃完鸡蛋后，再用锅内的药水漱口，每次漱 1 ～ 2 分钟，直到把药水漱完为止。但要注意的是，不要把漱口水咽下。用此方 2 ～ 3 天后即可见效。根据病情，多用几剂，方可除根。

【荐方人】陕西 汝东

用马铃薯片贴腮治虫牙痛

【荐方由来】

我以前常因牙有小洞疼痛难忍。有时牙根也肿起来，不敢吃东西。吃药也不见效，输液也没解决问题。后来采用马铃薯片贴腮法治疗，果然见效。

【配方及用法】

将生马铃薯片在凉水中泡一会儿，贴于患牙根腮帮部位，反复换两三次就能止痛消肿。

【荐方人】辽宁 王凤言

韭菜子烟可治虫牙痛

【配方及用法】

取韭菜子 25 克，用纸卷成烟条状，

再用火点燃，放在口中，像抽烟一样地吸；或者捣烂用醋调，敷在虫牙上；或将韭菜子放在烧红的瓦上，用漏斗罩住，引烟熏虫牙。本方在许多朋友当中试过，虽讲不出多少理论，但经实践极为灵验。

【引自】《神医奇功秘方录》

八角粉当烟吸治虫牙痛

【配方及用法】

香烟1支，八角粉适量，5厘米×10厘米纸条一张。撕开烟纸，取出烟丝，将八角粉拌入烟丝内，以纸条卷烟1支。点火吸烟，吸一次后，闭口稍停后吐出烟，间断吸烟，往往1支烟未吸完，痛止。再吸1支，巩固疗效。不论会吸烟或不会吸烟，男女老少皆宜。

【荐方人】云南 刘元民

用苦参治龋齿疼痛

【配方及用法】

龋齿疼痛时，患者每日可用苦参15～20克（鲜者用量可略大），放入有盖瓷杯或保温杯中，用滚开水冲泡，不烫口时便可含漱。含漱时间尽量长一点，含漱次数不限。一般一日药加开水3～4次。含漱后疼痛减轻，有的一漱就见效。如果能坚持含漱3～5日，效果更佳。

【备注】

苦参味苦、性寒，有清热解毒、去湿、杀虫等功效。含漱后口中有苦味，可用温开水漱口，但要注意短时间内不宜吃甜食，以免影响疗效。此药药店、医院都可买到，价廉，不需煎煮。

【荐方人】曹河山

【引自】《晚晴报》（1997年10月28日）

口服苍耳、鸡蛋治龋齿牙痛

【配方及用法】

苍耳9克，鸡蛋2个。将苍耳炒黄去外壳，子仁研成糊，再与鸡蛋同煎（不用油和盐），待煎熟后1次口服。

【引自】《实用民间土单验秘方一千首》

桃树枝热气熏烤治龋齿牙痛

【配方及用法】

鲜桃树枝一根，用香油点火，烧烤桃树枝一端，有热气时放在龋齿上，反复数次，20分钟后牙痛即愈。

【引自】《实用民间土单验秘方一千首》

含醋地骨皮液治龋齿牙痛

【配方及用法】

鲜地骨皮60克，食醋250毫升。将地骨皮洗净加入醋内浓煎，去渣取液，连续口含数次，30分钟后牙痛可愈。

【引自】《实用民间土单验秘方一千首》

用石地丹连汤治牙痛

【配方及用法】

生石膏30克，鲜生地12克，牡丹皮10克，川黄连9克，水煎服，每天1剂，分2～3次服。

【荐方人】苏晓燃

【引自】《新中医》（1983年第1期）

牛膝、生地治火邪牙痛

【配方及用法】

牛膝30克，生地、玄参、麦冬各20克，知母（炒）12克，黄柏（炒）、荜拨各10克，细辛3克。将上药用冷水浸泡30分钟，再煎沸20分钟后取汁，约200毫升。成人每天1剂，煎3次服3次。小儿可酌情减轻药量。实火牙痛者加生石膏（先煎）40克，虚火牙痛者加骨碎补15克。

【荐方人】云南 苏忠应
【引自】《当代中医师灵验奇方真传》

生鸡蛋可治火牙痛

【配方及用法】

生鸡蛋破壳加一匙白糖，另加醋 1～2 匙，搅匀服下，几分钟痛止。

【荐方人】黑龙江 高洪川

七叶一枝花治风热牙痛

【配方及用法】

七叶一枝花 10 克，冰片 1 克，食醋 20 毫升。上药共研细末，用食醋拌均匀，成团状，敷于患牙痛处，日用数次。

【荐方人】湖南 徐南雄
【引自】《当代中医师灵验奇方真传》

细辛、生石膏治风火牙痛

【配方及用法】

生石膏 45 克，细辛 4.5 克。2 味药水煎 2 次，将 2 次药液混匀，一半漱口，一半分 2 次服下，每天 1 剂。

【引自】《山西中医》（1986 年第 3 期）、《实用专病专方临床大全》

大黄末吹鼻可治胃火牙痛

【配方及用法】

大黄研细末，先令患者口含清水，再用药末少许吹入健侧鼻中，牙痛立止。用于胃火牙痛，效佳。

【引自】《中药鼻脐疗法》

用蛇皮油酒治牙痛

【配方及用法】

半条蛇皮（最好用野鸡脖子蛇，且人工剥的皮较好。如没有人工剥的蛇皮，药店出售的蛇蜕也可，但剂量需大一点），白酒适量（视自己酒量大小而定，如能喝 100 毫升酒，就要备 125～150 毫升）。将白酒点着，用筷子夹着蛇皮放到酒火上烧，把蛇皮油滴在酒里。待蛇皮烧净后，将酒火熄灭，趁热将酒猛喝下（喝时可就点儿菜），感觉头晕时，躺下睡一觉，牙痛即可消除。如不愈，可照此法再来一次，保证您不再受牙痛之苦。

【荐方人】云南 杨中明

知母、黄柏可治牙痛

【配方及用法】

知母、黄柏（盐炒）、升麻、薄荷各 9 克，水煎服。

【功效】

知母、黄柏滋阴泻火。升麻、薄荷发散风热，四味同煎，滋阴而抑阳，清热又泻火，故治肾虚牙痛效果明显。

【荐方人】河南 吴元泉

牛角汤治齿龈出血

【配方及用法】

水牛角（锉粉）、石斛各 10 克，生地、熟地、仙鹤草各 30 克，白茅根 50 克，白芍 15 克。每天 1 剂，水煎至 600 毫升左右，分 3 次服完。10 剂为 1 疗程，一般 2～3 疗程即可收良效。

【引自】《广西中医药》（1990 年第 4 期）、《单方偏方精选》

生地、熟地等可治牙痛

【配方及用法】

生地 30 克，熟地 30 克，当归 20 克，川芎 12 克，白芷、菊花各 10 克，升麻 3 克，细辛 3 克，甘草 6 克，煎服。

【荐方人】河南 孙建成

黄柏、升麻等可治肾虚牙痛

【配方及用法】

黄柏 10 克，升麻 10 克，食盐 3 克，水煎服，连服 5 剂。服完上药后，再煎服以下方药：熟地 12 克，麦冬 12 克，牛膝 10 克，当归 15 克，黄柏 10 克，升麻 10 克，食盐 3 克。连服 2 剂。

【备注】

开始服药时，牙痛加剧，但坚持服下去，自会好转。

【荐方人】 广东　邵庆焕

【引自】《家庭医生报》（1996 年 7 月 15 日）

蛇莓治牙根尖周炎

【配方及用法】

鲜蛇莓（又名蛇泡草、地锦草）根茎 60 克，或干品 15～20 克，小儿减量。上药水煎服。每剂煎 2 次，每次煎至 100 毫升左右，取汁去渣，顿服。

【引自】《湖南中医杂志》（1986 年第 5 期）、《单味中药治病大全》

用滑石粉、甘草等治牙周炎

【配方及用法】

滑石粉 18 克，甘草 3 克，朱砂末 0.9 克，雄黄末、冰片末各 1.5 克，研匀，装瓶备用。用牙刷蘸药刷患处；平时刷牙后再用牙刷蘸药刷患处，或取药末 30 克，生蜜 60 克，调匀涂患处。早晚各 1 次。

【功效】

清热解毒，消肿止痛，化腐生肌，收敛止血。

用大蒜治老年牙龈萎缩

【配方及用法】

取大蒜头适量，捣碎，加入 95% 酒精浸泡 1 周，即成大蒜酊。先用消毒纱布擦净牙齿周围口水，再用小棉球蘸大蒜酊涂于牙根部，吹干后再涂，如此反复几次。每日 1～2 回，连用 5～10 日可愈。

【荐方人】 四川　曹鸿根

【引自】《安徽老年报》（1996 年 7 月 3 日）

金银花治疗牙龈肿痛

【配方及用法】

取金银花和含有金银花的牙膏，先是煎金银花水含漱，再用牙膏刷牙，效果惊人。

【备注】

金银花叶有涩味，对牙龈炎及牙周病均相当有效。反复含漱或含服均可收获良好效果。金银花水的浓度高的话，效果会更好。

【荐方人】 安徽　曹玉德

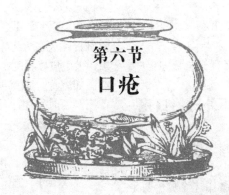

第六节
口疮

儿茶治口疮

【配方及用法】

用消毒棉签蘸适量儿茶粉末涂抹患处，每日涂抹 2～3 次，吞下无碍。

【荐方人】 吉林 孔令举

【引自】《当代中医师灵验奇方真传》

细辛治口疮

【配方及用法】

细辛（江南地区产的土细辛无效）9～15 克。将细辛研为极细末，加适量的蜂蜜调和成糊状，捏成一个如硬币大小的小药饼。先用温水洗净肚脐孔及周围，用一层纱布裹住药饼，贴于脐中央，外以麝香止痛膏覆盖固定，3 天一换。

【备注】

在治疗期间，要保证足够的营养、睡眠，避免恣食辛辣、刺激食物，讲究口腔卫生，保持大便通畅。

【荐方人】 江西 俞瑜

用吴茱萸治口疮

【配方及用法】

取 62 克吴茱萸，研为细末，以少量食醋煮开 2～3 分钟，凉后用醋将吴茱萸调成泥状，晚寝前贴到两只脚心上，用绷带缠起来。次日可揭下。

【荐方人】 河北 李宏发

【引自】《老年报》（1997 年 10 月 14 日）

用冰茶散治口疮

【配方及用法】

冰片 75 克，儿茶 100 克，枯矾 50 克，混合研成粉末装入瓶中备用。取少许冰茶散药粉，涂于口腔黏膜溃疡面，30 分钟局部保持干燥，而后可漱口，每天 2～3 次。

【功效】

冰茶散具有清热收湿、敛疮止痛的作用。外用对黏膜溃疡有独特疗效。

【备注】

药无不良反应。

【荐方人】 黑龙江 李祖烈

【引自】《老年报》（1998 年 9 月 3 日）

大枣、白矾治口疮

【配方及用法】

大枣 10 枚（去核），白矾 20 克（打碎），干苦瓜叶、青黛各 10 克，冰片 3 克。将矾放枣内，煅至矾枯白、枣焦黑，冷后加苦瓜叶研末，再入后 2 药研细，装瓶。冷盐水漱口后，涂抹药，每天 1～2 次。

【荐方人】 福建 汤冬信

百草霜、五倍子等可治口疮

【配方及用法】

百草霜、五倍子各 10 克，细辛 1 克，冰片 3 克。上药先将细辛、五倍子研细，再加入百草霜、冰片重复研为细末，混合均匀，装瓶备用，勿泄气味。先用淡盐开水漱口，然后将药末敷于疮面，每日2～3次。

【荐方人】甘肃 丁木柜
【引自】《当代中医师灵验奇方真传》

吴茱萸、胆南星等外敷治口疮

【配方及用法】

吴茱萸、胆南星、生大黄（按4：1：2比例配方）。上药共研细末，与陈醋适量调成糊状，备用。涂敷于两足心（涌泉穴），外加纱布包扎，12小时去之。可根据病情次晚再用1次。用量应按病势而酌情变更。

【功效】

导热下行。

【引自】《浙江中医杂志》（1990年）

板蓝根、连翘可治顽固性口疮

【配方及用法】

板蓝根12克，连翘10克，茵陈6克，叶柄10克，蒲公英12克，炒枳实6克，生石膏30克，黄芩10克，忍冬藤12克，栀子炭10克，知母10克，生地15克，桔梗6克，生甘草6克。水煎服，每天2次。

【荐方人】湖北 张思哲

樱桃治鹅口疮

【配方及用法】

将熟透的樱桃去核，榨取原汁3～5毫升，置于杯内隔水炖烂。待凉后分1～2次灌服，每天1～2剂，连服3～5天。

【功效】

樱桃可以治疗烧、烫伤，有收敛止痛，防止口疮及伤处起泡化脓的功能。

【荐方人】曾媛媛

白矾、大枣治鹅口疮

【配方及用法】

白矾20克，大枣10克，苦瓜叶、青黛各10克，冰片3克。将大枣去核，将白矾打碎放在大枣中，置瓦上煅至白矾枯白，大枣焦黑为度。冷后再加苦瓜叶研末，然后加冰片，青黛再研至无声为度，瓶贮备用。用时先用冷盐水含漱后，取此药粉撒敷患处，每天1～2次。

【功效】

消炎、敛疮、止痛。

【引自】《外治汇要》

用蜂蜜治口腔溃疡

【配方及用法】

晚饭后，先用温开水漱净口腔，再用一勺蜂蜜（最好是原汁蜂蜜）涂敷在口腔中的溃疡面处，待1～2分钟后吞下，重复2～3次。用此方法治疗后，第二天疼痛感减轻，连续使用2～3天，口腔溃疡即可痊愈。

【荐方人】黑龙江 李再国
【荐方人】四川 唐德江

乌梅炭、枯矾等可治烂嘴角

【配方及用法】

乌梅炭10克，枯矾10克，儿茶10克，硼砂3克，珍珠1克，冰片3克。将乌梅放铁锅里用烈火煅，使乌梅肉变成黑褐色即可，不可过火。再将各药研成极细面（越细越好，里边不可有药渣），最后兑在一起，加入冰片，混匀即成，装在能密封的瓶中备用。用药前，先用淡盐开水漱口，再将少许药面敷于患处，闭口2～3分钟后把分泌的口水吐出。每天用药3～4次。

【荐方人】河南 吴甲南

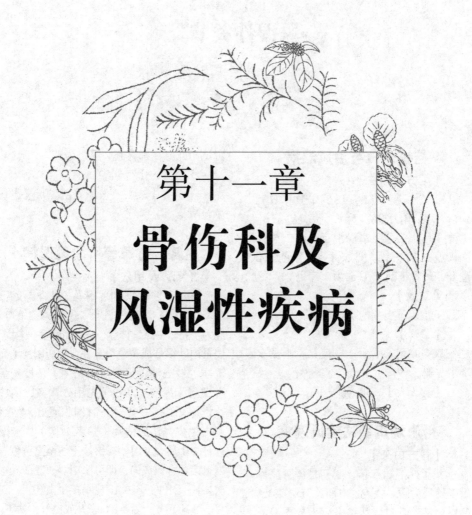

第十一章
骨伤科及风湿性疾病

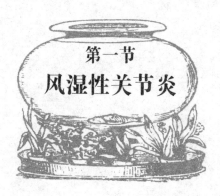

第一节
风湿性关节炎

桂枝、白芍治风湿病

【配方及用法】

桂枝 15 克，白芍 15 克，甘草 3 克，知母 12 克，附片 9 克，麻黄 6 克，防风 15 克，生姜 3 片。上药冷水浸泡半小时，熬开后文火煎煮 10 分钟。日服 3 次，饭前服 200 毫升，每日 1 剂，10 剂为 1 疗程。

【功效】

主治风湿引起的多种病症。

【备注】

服药期间忌食笋子、醪糟，尽量少在水中作业。

【荐方人】 四川 郭桂明

用酒烧鸡蛋法治风湿病

【荐方由来】

我患风湿病 5 年，起初是浑身瘙痒，后来发展为腰、膝盖、肩部关节又凉又痛，冬春更甚。吃过大活络丸、人参再造丸，可疗效甚微，病情愈加严重。岳母给我提供了一个偏方——酒烧鸡蛋。具体做法是：将 3 个红皮鸡蛋洗净擦干，放入瓷盘，再倒入高度白酒适量（以不浸没鸡蛋为宜）。盘底先加热一会儿，再点燃白酒，至其自行灭火。然后将鸡蛋和残酒一同吃完，上床蒙头发汗（时间在晚上）。轻者吃 1 次，重者吃 3 次。

经此方治疗，我腿不疼了，腰不凉了，肩也好了。以后又有几位多年的风湿病患者试用此方，都称其为灵丹妙药。

【荐方人】 河北 宋瑜

【引自】 广西科技情报研究所《老病号治病绝招》

牛膝、甘草等可治风湿病

【配方及用法】

牛膝、甘草、苍术、麻黄、乳香、没药、全蝎、僵蚕各 38 克，马钱子 30 克（要生的），此为 1 料。牛膝、甘草、苍术、麻黄、全蝎、僵蚕用砂锅炒成黄色。乳香、没药用瓦（瓦洗净）炒去油（将油渗入瓦内），炒至基本没泡沫为度。马钱子先用砂锅煮，内放一把绿豆，绿豆煮开花时即为煮好，然后剥去黑皮，切成薄片（热者易切），经两三日晒干后，再用砂锅掺沙土炒至黑黄色。以上诸药合碾成面，即可服用。一般成人每次 2.4 ~ 2.8 克，6 ~ 15 岁小孩每次 0.6 ~ 1.2 克。每日 1 次，黄酒 100 毫升或白开水送下。睡前空腹服，服后应坐半小时再睡。

【备注】

如中毒发生牙关紧闭时，饮几口温水即可好转；用药期间及用药后 3 ~ 4 日内，忌腥荤、茶叶、生冷食物、绿豆等，并避冷风冷水；身体生疮疖或有伤口时要忌用。

【荐方人】 河北 辛龄香

【引自】 广西医学情报研究所《医学文选》

喝醋蛋液治关节炎

【荐方由来】

我叫卢书俭，1963年因患了关节炎、头痛、头晕、出冷汗等多种疾病（正常的活动都不能参加），组织上让我提前退休了。在此期间我曾到郑州、新乡、安阳、长春等地医院治疗，花了不少钱，也未能治好。自去年我开始服用醋蛋液，服完3个醋蛋液后，就陆续收到意外的奇效：一是下肢的疼痛消失，4个脚趾麻木，走起路来脚下像踩着软垫似的现象没有了；二是头痛、头晕的现象有明显好转；三是白天出冷汗，冬夜盖一条被子也出大汗的现象消失了。现在我浑身充满活力，精神振奋，头脑清醒，腿脚轻松，确有万事如意之感。

【配方及用法】

将250毫升左右的食用醋（米醋用低度的，9度米醋应用水稀释）倒入锅内，取新鲜鸡蛋1～2个打入醋里，加水煮熟，吃蛋饮汤，1次服完。

【荐方人】 河南 卢书俭

红花、防己等可治风湿性关节炎

【配方及用法】

红花、防己、川芎、甘草、牛膝各18克，草乌、川乌、当归、木瓜、五加皮各30克。用黄酒或白酒1000～1500毫升，和药共同放入罐内，封好口深埋地下，8天后取出过滤。药渣用水煎服2次。药酒每日服2次，一次1～2酒盅。

【荐方人】 河南 褚光思

姜辣药汁熏敷治风湿性关节炎

【配方及用法】

干姜60克，干辣椒30克，乌头20克，木瓜25克，水2000毫升。将上4味药放入水中煮30～40分钟。用煎好的药乘热熏患部，药凉再加热，将药汁倒出，用干净毛巾蘸药汁敷于患部。如此反复2或3次，每日早晚1遍。

【功效】

温经散寒，除湿止痛。用治风湿性关节炎或慢性关节炎之遇寒痛甚、屈伸不利，伴有脚趾麻木。

【备注】

乌头（中药名），含乌头碱，有剧毒，主根经加工炮制后毒性减低，中医用作温经散寒、止痛药品。为此，蘸药汁使用过的毛巾，建议不再使用时应当丢弃，以防发生中毒。

【引自】《健康报》

用白芥子、花椒治风湿性关节炎

【配方及用法】

根据患病部位的大小、多少，到药店买回中药白芥子。然后取与白芥子等量的花椒，与白芥子共同焙干碾细，再用红壳鸡蛋清调成糊状敷于患处，用草纸包好，并用毛巾包扎好，以免药液流失。包好后5～7小时患部开始发烫，发烫3～5小时后解开，不然患部要出现小疱。

【荐方人】 四川 唐德文

【引自】 广西科技情报研究所《老病号治病绝招》

老姜、柑子壳治风湿性关节炎

【配方及用法】

老姜500克，有酸涩味的大柑子壳2个（去白瓤，留青皮），陈艾250克，用白酒500毫升炒，趁热包关节，冷后炒热再包。如用干可再喷酒。每日3～5次，1剂可连用3天，立即见效。如患风湿性关节炎多年，症状顽固，可兼服药酒1500毫升，有特效。

【荐方人】 四川 向光武

白芥子、川乌等治风湿性关节炎

【配方及用法】

白芥子、川乌、草乌、江子霜、蟾酥、透骨草、杜仲炭各等份研为细末，以人乳调和成膏，摊布上，敷患处。约在20小时内，患处奇痒，或出现水疱时即去药。待水疱消失后，再敷之。此方适用于急慢性风湿性疼痛。

【荐方人】河北 董阴庭

【引自】广西医学情报研究所《医学文选》

风湿止痛汤治风湿性关节炎

【配方及用法】

黄芪、桑寄生、鸡血藤各20克，当归、威灵仙各12克，白术、地龙、乌梢蛇各15克，露蜂房10克，马钱子（炙）0.9克。上药煎30～50分钟取汁，约500毫升。每日1剂，分3次服。风偏盛者加寻骨风20克；寒偏盛者加附子9克；湿偏盛者加川萆薢15克，薏米26克；热偏盛者加黄柏10克，忍冬藤30克；上肢疼甚加羌活、桂枝各12克；下肢疼甚者加牛膝15克；肩关节疼甚者加片姜黄10克；膝关节有积液者加泽兰、泽泻各15克；腰疼甚者加杜仲、川续断各15克。

【荐方人】河南 王书湘

【引自】《当代中医师灵验奇方真传》

祛风灵治风湿性关节炎

【配方及用法】

制首乌15克，制草乌6克，追地风12克，千年健12克，制马钱子3克。准备好白酒500毫升，将上药同时浸泡于白酒内，密封48小时，然后过滤。每次口服5～10毫升，每日3次。

【备注】

祛风灵具有补益精血、增强身体抗寒能力，强筋健骨，通经活络，祛风止痛之神效。

【荐方人】陕西 张开义

【引自】《当代中医师灵验奇方真传》

用爬岩姜治风湿性关节炎

【荐方由来】

四川李祥伦，1983年开始患了关节炎病，吃了不少药，始终未能见效。一次，一位医生让他将爬岩姜捣细、炒热，放入白酒调匀，贴在患处。没想到这办法还真顶用，他贴了10多次，病就渐渐好了起来。现在他的关节炎基本上没再复发。

【引自】广西科技情报研究所《老病号治病绝招》

天麻、牛膝等可治风湿性关节炎

【配方及用法】

天麻40克，牛膝、制川乌、制草乌、乌梅、甘草各20克。将上述药物放大碗中，用白酒500毫升浸泡，7天后，每天服用一杯（不超过50毫升），连服10天即愈。停药3天之后再服1剂，以巩固疗效。

【备注】

方中川乌、草乌均有大毒，必须用炮制过的熟品。

桂枝、防风等可治风湿性关节炎

【配方及用法】

桂枝、防风、地风、木瓜、牛膝、甘草、自然铜、杜仲、羌活、独活、千年健、乳香、没药各9克，马钱子（去毛油炒）、麻黄各120克。研细末，炼蜜丸，每丸6克。每天早晚各服1次，每次1丸，黄酒或温开水送下。

【备注】

马钱子有毒，不宜长期大剂量服用。

【荐方人】北京 王金海

【引自】《当代中医师灵验奇方真传》

麻黄、牛蒡子、乌鸡治风湿性关节炎

【配方及用法】

麻黄、牛蒡子各12克，雌乌鸡1只。先将乌鸡捏死或吊死，勿见铁器，去毛及内脏，洗净，放入砂锅内，加水淹没鸡为度。用纱布将麻黄、牛蒡子包裹，同时放入锅内炖，可加少量食盐调味，勿加别的调味品，以肉熟烂为度，取出麻黄、牛蒡子，食乌鸡肉喝汤各半碗（汤约500毫升），早、晚各服1次。

【引自】《四川中医》（1984年第1期）、《单方偏方精选》

用当归、赤芍等治风湿性关节炎

【配方及用法】

当归、赤芍、秦艽、五加皮、荆芥、防风、木瓜、牛膝、苍术、茯苓、威灵仙各9克，红花6克，防己、桑寄生各12克，丝瓜络15克，黄酒100毫升，红糖50克。以上诸药盛砂罐内加水浸泡后，置有水的锅内蒸煎2次，然后滤出药液放入黄酒、红糖。早、晚2次分服。服药后微汗。

【荐方人】河南 王桂英

每日喝薏米粥可治风湿性关节炎

【荐方由来】

郑某，女，患风湿性关节炎已有数年，用多种中西药治疗皆无效。后用薏米煮粥吃，每次60～250克，能多吃更佳，每日3次，效果显著。

【引自】《中医灵验方》《中医单药奇效真传》

狗骨酒治风湿性关节炎

【配方及用法】

狗骨（炒）100克，白酒500毫升。将狗骨研细面，与白酒共置于密封瓶中，浸泡15～20日后开始饮用。每次5～15毫升，每日3次。一般服用3～5日症状好转，服完500毫升后症状消失而愈。

【备注】

狗骨性温，味辛、咸，无毒，具有健脾活络、除风祛湿、消肿止痛的功效。

【荐方人】内蒙古 王利

【引自】《当代中医师灵验奇方真传》

用五枝煎治风湿性膝关节炎

【配方及用法】

桃枝、桑枝、柳枝、竹枝、酸枣枝各30克。上述5种枝以新枝为好，不能用干枝，精细似筷子，切成4厘米长短，放水3000毫升煎。煎成的五枝液，趁热放入盆中。让病人躺下并用棉被盖严，不得漏风，双膝屈曲，盆放双膝之下，让水蒸气蒸熏膝关节，以膝关节及下肢发汗为宜，时间约1小时。同时内服中药和西药。每天1次，10天为1疗程。

【荐方人】朱悦

麻痛灵治风湿麻木

【配方及用法】

麻黄、青风藤、灵脂、元胡、牛膝、苍术、乳香、没药、川乌、草乌、全虫、僵蚕、羌活、独活、桂枝、甘草、丹参、曼陀罗花各20克，蜂蜜400克。诸药微炒，研细过罗，炼蜜为丸，每丸2克。体壮者每次2～4克，年老体弱者每次1～2克。7～15岁每次0.5～1.0克，7岁以内者每次0.25～0.50克。一般每日1次，晚上睡前服，黄酒做引。不能饮酒者开水送服。一般病症用此方1剂或半剂即可痊愈，新患病人服数次即愈。

【备注】

服药期间至服药后的4日内禁食大肉、茶叶及生冷食物，同时要避风护身，忌冷水洗涤。疮疡、刀伤患者及孕妇忌之。麻痛灵三世秘传，治麻木疼痛效果特好。

【荐方人】刘本善

【引自】《当代中医师灵验奇方真传》

当归、台参等可治风湿骨痛

【配方及用法】

当归15.5克，台参31克，防风、川芎、桂尖、秦艽、炙甘草各15克，焦白术、牛膝、苍术各18克，寄生、白芍、木瓜、茯苓、钩藤、元肉、大枣各31克，熟地62克，三花酒泡1个月。每日早、晚服用，每次30～60克。

【荐方人】广西 易新

【引自】广西医学情报研究所《医学文选》

八虎通痹搽剂治寒湿痹症

【配方及用法】

生川乌、生草乌、生南星、生半夏、当归、鸡血藤、路路通、生黄藤各等份。将上述8味中药在适量的酒精中浸泡1周，然后取出浸泡液适量搽患者痛处，同时用电吹风烤患处3分钟左右，每日2次。

【荐方人】湖北 曾小平

【引自】《当代中医师灵验奇方真传》

猪肉炖沙参治风湿痛

【配方及用法】

瘦猪肉250克，沙参30克，油、盐、葱、姜各少许。瘦猪肉切片，锅置于火上烧热下油，先煸炒猪肉，再放入沙参及各种调料，加适量温水煮熟。连肉带汤分2次吃下。

【功效】

治风湿疼痛。

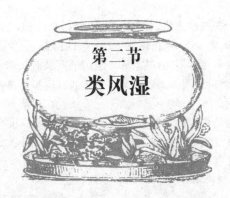

第二节
类风湿

用蚂蚁粉治类风湿病

【荐方由来】

1992年春天，我忽然患了严重的类风湿关节炎，发病以后，几乎完全丧失活动能力，并有逐渐加重的趋势，最后发展为全身各关节红肿，衣食住行均需要人护理。为了给我治病，家人多方奔走，寻名医，觅偏方，但效果均不佳。我几乎丧失了生活的信心。

这时候，一位远方的亲属来探望我，言谈中说到山蚂蚁粉对治疗类风湿有一定疗效。于是，抱着试试看的心理，我服用了500克蚂蚁粉，1个月后病情开始好转，我便开始每月坚持服用蚂蚁粉，2个月后，我的病开始逐步缓解，可以自己穿衣裤，做一些轻便的家务。4个月后，疼痛完全消失，可以同家人一同下地劳动，而且吃饭香了，睡眠也好了。

【荐方人】 黑龙江 张久延

用黄芪、党参等治类风湿

【配方及用法】

黄芪50～100克，党参、苍术、茯苓、秦艽、松节、桑枝、蚕砂、忍冬藤各15克，当归10～20克，白术、路路通、蜂房、防己、赤芍各10克，甘草、草乌、川乌、乳香、没药、红花、土鳖、附子各6克，灵仙15～30克，白芍、虎杖各20克，蜈蚣3克。每天1剂，其中除蜈蚣、蜂房、

土鳖研成粉外，余药水煎服，日服2次。在服煎剂的同时，把蜈蚣、蜂房、土鳖粉分2次服。

【备注】

服药期间忌食腥、酸、辣的食物。服药初期可出现腹胀、纳差、轻微腹泻，有的患者还可出现疼痛加剧。

【荐方人】 广西 李元龙

用雷公藤、生二乌治类风湿

【配方及用法】

雷公藤250克，生二乌各60克，当归、红花、桂枝、羌活、地枫各18克。首先将诸药用水浸泡一会儿，然后添水2500毫升，煎成1000毫升，过滤弃渣，加糖250克。待药汁冷却后，再兑入高度白酒2000毫升搅拌均匀，装瓶备用。成人每次服30～50毫升，每日3次，老人酌减。

【备注】

因本方毒性大，有胃、心、肝、肾病者及孕妇禁用，其他人也应慎用。

【荐方人】 河南 黄福林

【引自】《老年报》（1991年）

用醋蛋液治类风湿

【荐方由来】

我患类风湿多年，从1983年开始病情日渐加重，手、足、双膝关节肿胀疼痛厉害，起居行走非常困难。我家在四楼，

每天上下最少得 4 次，发愁也无法，只好一步一步地挪动，别人走一分钟我得走三四分钟。夜时睡觉醒来腿脚不能动弹，疼痛难忍；需要人帮助才能翻身或坐起来。这些年经常跑医院，药没少吃，均不见效。1987 年 9 月开始服醋蛋液半年后，同事们见到我感到惊奇，认为我和服醋蛋液前判若两人。我现在坐立行走方便自如，双膝关节不再疼痛，上下楼梯也不发愁了。

【配方及用法】

将 250 毫升左右的食用醋（米醋用低度的，9 度米醋应用水稀释）倒入锅内，取新鲜鸡蛋 1～2 个打入醋里，加水煮熟，吃蛋饮汤，1 次服完。

【荐方人】黑龙江 吴淑范

用黄柏外洗治类风湿关节炎

【配方及用法】

黄柏 20 克，苦参、浮萍、地肤子、蛇床子各 10 克。上药加清水煎沸后，将药液倒入盆内，备用。用消毒毛巾蘸药液擦洗患处，每次擦洗 5～10 分钟，每日 3 次。

【荐方人】河北 赵士良

【引自】《百病中医熏洗熨擦疗法》

二乌酒治类风湿关节炎

【配方及用法】

川乌（制）、草乌（制）、乌梅、金银花、甘草、川牛膝、川木瓜各 10 克，蜈蚣 4 条，全蝎 7 个。先将川乌、草乌敲成碎块，用煎好的绿豆汤（用 100 克绿豆煎煮，去豆取汤）浸泡 24 小时后，取出药与诸药混合，用白酒（粮食酒）500 毫升装瓶浸泡 7 天，过滤出的药酒加红糖 50

克，搅匀。每日早、晚各服 10 毫升，25 日为 1 疗程。最少服 1 疗程，最多 4 疗程。服药期间偶有头晕、咳嗽，停药后即可消失。如有周身麻木感为毒性反应，可用绿豆 100 克、甘草 40 克煎汤服用，1～2 次即愈。毒性反应过后可继续减量服用。

【荐方人】内蒙古 高翔

【引自】《当代中医师灵验奇方真传》

用血藤祛痹汤治类风湿性关节炎

【配方及用法】

鸡血藤 50 克，威灵仙、秦艽、益母草、乌梢蛇各 30 克，黄芪、当归各 20 克，川乌（制）15 克，桂枝、防风、白芍、乳香各 10 克。上药煎 20～25 分钟，取汁约 300 毫升，日服 3 次。偏热者加生石膏、知母各 30 克；偏寒者桂枝加倍，加细辛 10 克；寒热错杂者加首乌、豨莶草各 20 克，治疗时禁忌酸辣之品。

【荐方人】四川 谭正

【引自】《当代中医师灵验奇方真传》

祛风止痛散治类风湿

【配方及用法】

西红花 18 克，血竭 95 克，桂枝 25 克，制首乌 30 克，木香 25 克，独活 25 克，三七 14 克，骨碎补 20 克，海风藤 30 克，牛膝 25 克，土虫 40 克，龟甲胶 15 克，制马钱子 20 克，冰片 20 克，自然铜 20 克。分别将上述 15 味药干燥后粉碎，并分别过 100 目筛，然后一同混合均匀，分装成每包 5 克，即成祛风止痛散。治风湿痹痛病，每天可服 10 克，分 2 次服。

【荐方人】湖北 陈志超

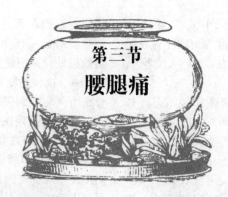

第三节
腰腿痛

谷子秆烧灰治腰腿痛

【配方及用法】

谷子秆（茎）。用谷秆烧灰熏烤，并以热灰敷于患处，每晚1次，8次见效。

【功效】

祛寒湿，舒筋骨。治寒湿性腰腿痛、肩背痛、关节痛。

【引自】《卫生报》

服醋蛋液可治腰腿痛

【荐方由来】

我是个林业退休工人，从小生长在南海边，又在北方奋斗了30年，从事与树木打交道的重体力工作。我以前体质一直比较好，可是50岁以后抵抗力却开始逐年减退，退休后多种老年病使我日感痛苦和烦恼。

1987年秋天，我抱着试试看的想法服用醋蛋液，之后亲身体验到醋蛋液确有"神功"。这几年我经常感到的腰酸腿痛、口干嘴苦、多梦、精神不振、厌食、尿少而频及更年期出现的症状，现在都不翼而飞了。我现在感觉精神振奋，能吃能睡，心情愉快，体力倍增。

【配方及用法】

将250毫升左右的食用醋（米醋用低度的，9度米醋应用水稀释）倒入锅内，取新鲜鸡蛋1～2个打入醋里，加水煮熟，吃蛋饮汤，1次服完。

【荐方人】黑龙江 温渥沾

马钱子、地龙治腰腿痛

【配方及用法】

制马钱子30克，地龙20克，全虫、川木瓜、制乳香、制没药、川牛膝各10克，共研细末，用黄酒或白开水冲服。每日1次，每次2.5～3.0克。

【备注】

本品主要含有番木鳖碱和马钱子碱，番木鳖对脊髓神经有强烈的兴奋作用，可引起强直性惊厥。

【引自】《商丘科教》

骨碎补、狗脊可治腰腿痛

【配方及用法】

骨碎补100克，狗脊150克，核桃肉（或花生米）50克，大枣10枚，猪尾巴1条（切碎）。将以上诸味合在一起，并加入少许盐同煎食；能饮酒者以酒送服。每日1～2次，2日见效，一般3～5日可愈。

【荐方人】河南 陶冶青

补骨脂、大芸等治腰痛

【荐方由来】

我当小学教师时，得了慢性腰痛病，后来我找当地著名老中医刘中和先生求治，他给我写一处方，并说："这一方治好了不少腰疼病患者。每年冬季服上1剂，到老年时会眼明不花。"果然不错，那时我服1剂，腰就不疼了。之后，每年冬季服 1 剂，连服 5 年。这几十年来，我不但没犯过腰疼，而且眼力也很好，不戴花镜照常读书看报，现将此方荐给广大读者。

【配方及用法】

补骨脂 25 克，木蝴蝶 15 克，大芸 13 克，巴吉 13 克，川木瓜 15 克，川牛膝 15 克，川续断 15 克，西小茴 10 克，全虫 12 克，黑杜仲 30 克。另备黑豆 1000 克，青盐 60 克。以上 10 种药第一次用水 1000 毫升，煎成约 500 毫升药水，倒在大砂锅内；再用 750 毫升水煎第二次，第二次仍煎成药水约 500 毫升。两次煎好的药水同时倒在大砂锅内，将黑豆倒入药水中，加上青盐（白盐也可），待煮至药汁干为止。然后倒出黑豆晒干即成。每晚吃 30 克，用开水冲下。1000 毫升黑豆吃完，可再制 1 剂。第一年连服 2 剂，腰疼完全可以消除。之后，每年冬季可服 1 剂。连服几年，不但不会犯腰疼病，而且会起到延年益寿之功效。

【荐方人】河南 谭宗泽

吃猪腰可治腰痛

【配方及用法】

取新鲜猪腰子一对（保留猪腰子外面的薄皮）洗净，晾干；用小锅，在锅底铺上一层食盐（最好是粗海盐），将猪腰子放在盐上，再用食盐盖好，盖上锅盖，用文火烧，待猪腰子熟后离火，温热时吃猪腰子即可。

【备注】

食盐必须干燥，锅内不能加水，猪腰子外面的薄皮应完好。

【引自】《家庭医生报》（1996 年 8 月 12 日）

敷热盐可治腰腿痛

【荐方由来】

我老伴体质欠佳，常因受寒腰痛、腿痛，贴伤湿膏之类的外用药效果不太理想。后经一医生介绍，用炒热的食盐热敷患处。采用此法，疗效果然不错，热敷 2 ~ 3 次，腰腿痛即愈。后来又将此方介绍给别人，屡用屡验。

【配方及用法】

将食盐 1000 克放铁锅内炒热，装在纯棉布缝制的口袋里，扎上口，热敷患处，热度以能承受住为宜。如盐太烫，可在下面垫上毛巾，等不烫了，把毛巾抽掉。每日早、晚各敷 1 次。

【荐方人】于学政

吃生栗子可治肾亏腰脚无力症

【配方及用法】

将生栗子去壳皮，每日早、晚各吃 4 ~ 5 个，细嚼慢咽。另用猪腰 30 克、粳米 70 克，熬粥调服。

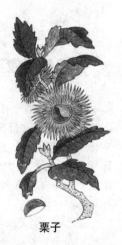

栗子

【备注】

栗子味甘、咸，性温，《常见药用食物》载其功效为"益气、厚肠胃，生用嚼食，治腰脚不遂"。《本草纲目》中记载，有个叫周武的人患腰腿无力症，不能行走，百药无效。有一天好朋友们用车载其到树林中去游玩，众人将他放在栗树下，他看见栗子正熟，个个饱满，随即产生了食栗的念头。朋友们为他采摘了许多，他越吃越觉得味道甜美，吃了很多。吃后不久，奇迹出现了，他突然从车上走下来，行走自如，疾病全除。这个故事虽然有些夸张，但栗子补肾益气、强壮腰腿的功效是肯定的。

【引自】《小偏方妙用》

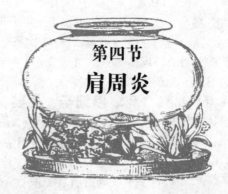

第四节
肩周炎

黄芪、桂枝等治肩周炎

【配方及用法】

黄芪30克，桂枝、赤芍、羌活、当归、姜黄各6克，桑寄生9克，地龙10克。水煎服，每日1剂。

【功效】

益气补血，温经和营，祛风利湿，活血通络。

【备注】

在治疗过程中，配合肩髃、曲池、外关、合谷穴针刺治疗，效果甚佳。

治肩周炎妙方

【方一】

桑枝50克，切碎，以水3碗煎至1碗，温服，每日1次，连服4日。

【方二】

老生姜50克、葱白3克、白酒15毫升，共捣烂，炒热敷痛处，冷后加热再敷，每日数次，连用三四日。

【方三】

威灵仙12克、汉防己9克，水煎服，每日一次，连服3日。

【方四】

追地风10克，用白酒60毫升浸1周，每日饮一小杯，可连服一两周。

【备注】

肩周炎患者平时应加强肩关节的功能锻炼，避免重体力劳动。忌食过酸过咸等食物，多吃易消化、富有营养的食品。

五角星根可治肩周炎

【配方及用法】

五角星根40克，倒崖根20克，茗叶细辛、桂皮、川芎、茜草、指甲花各15克。这7味药无毒。五角星根、倒崖根可到山上采挖，指甲花又名凤仙花（其子又名急性子，但子不能代替）。这7味药用高度白酒浸泡1周后，每日服3次，每次50毫升。服药时倒一点儿药酒加热后擦患处至发热。最多2剂即可根除病痛。该药方还可治风湿性关节炎。

【荐方人】湖南 汪家荣

忍冬藤泡白酒可治肩周炎

【配方及用法】

忍冬藤250克，白酒250毫升。用时将上药兑入两倍量净水中浸泡，晚上7～9点（戌时）用文火炖至忍冬藤烂熟。晚上9～11点（亥时）滤出药液，趁热一次服下；将药渣用生白布包好，热敷患侧肩部，使其微有汗出。此时患者自觉疼痛减轻，可令其安睡，待1～3时（丑时）醒来就会疼痛消失，活动自如。

【荐方人】河南 庞士统

【引自】《当代中医师灵验奇方真传》

补骨脂、防风治肩周炎

【配方及用法】

补骨脂、防风、防己、炮姜、乳香、

没药、秦艽、杜仲、玄胡、独活、茯苓、桃仁、红花各15克，川续断、当归、地龙各20克，鸡血藤、薏米各30克，肉桂枝、细辛各10克，木瓜25克。上药粉碎成极细面，每次6克，温开水送下。每日3次，20日为1疗程。类风湿加蜈蚣15克，全蝎10克，炙川乌10克。

【荐方人】辽宁 白宝成

【引自】《当代中医师灵验奇方真传》

喝醋蛋液可治肩周炎

【荐方由来】

我县音乐教师赵朋几年前患了肩周炎，胳膊不敢往上抬，心爱的手风琴不能拉了。经过针灸、拔罐子、打针、按摩、吃药等方法治疗，都没见效。我告诉他醋蛋液能治肩周炎，他不太相信。可是他喝了1剂醋蛋液后，胳膊就能往上伸了，饭量也增加了。他喝了4剂醋蛋液以后，双臂就能大幅度抡动了，而且多年的胃病也好啦。现在，赵老师的手风琴拉得更带劲了。

【配方及用法】

将250毫升左右的食用醋（米醋用低度的，9度米醋应用水稀释）倒入锅内，

取新鲜鸡蛋1～2个打入醋里，加水煮熟，吃蛋饮汤，1次服完。

【荐方人】黑龙江 陈刚

以细辛、生姜、白酒敷患部治肩周炎

【配方及用法】

细辛80克，老生姜300克，高度高粱白酒100毫升。细辛研末，生姜洗净，混合捣成泥蓉状，铁锅内炒热，入白酒调匀，再微炒。将药铺于纱布上，热敷肩周疼痛部位，每晚1次。敷药时避免受凉感寒。

【引自】《四川中医》(1991年第1期)、《单方偏方精选》

用螃蟹泥治肩周炎

【配方及用法】

取活螃蟹1个（小的可取2个），先让螃蟹在清水中泡半天，待其把腹中的泥排完，取出捣成肉泥，待用。将捣好的螃蟹泥摊在粗布上，直径不宜超过8厘米，贴敷在肩胛最痛的部位。晚上8点贴上，第二天早晨8点取掉，疼痛就可以消失。

【荐方人】四川 曾广庆

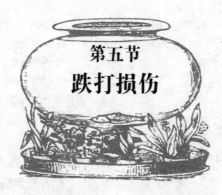

第五节
跌打损伤

乳香、没药等可治软组织损伤

【配方及用法】

乳香、没药、三棱、莪术、木香、延胡索各250克，当归、羌活、丁香、甘松、山柰各200克，地鳖虫、生川乌、生草乌、红花各300克，血竭400克，煅自然铜500克，冰片100克。上药除冰片外，全部晒（烘）燥后，碾成粉末，拌入冰片细末和匀。用适量液状石蜡油（或凡士林、鸡蛋清均可），将药末调成糊状（不松散为度），装入药罐内备用。根据伤痛部位大小，将软膏均匀地摊在棉垫上，表面再撒上适量的冰片粉末。纱布外层最好衬上一层塑料薄膜，以免药液渗出。一般2～3天换药1次，直至病愈。骨折、脱位患者，应先行复位固定，再使用软膏为妥。

【功效】

主治软组织损伤。

川乌、栀子治软组织损伤

【配方及用法】

生川乌、生栀子、赤芍各1000克，生南星、川续断、紫荆皮、白芷、泽兰各500克。上药共研细末、过45目筛，每300克药粉加凡士林150克、蜂蜜500克，混合调匀成膏（先将蜂蜜、凡士林加热熔化后逐渐下药搅拌调匀），贮罐备用。用时根据损伤部位大小，将药膏摊于棉垫（或牛皮纸）上，摊的药膏无

须过多。损伤处若有皮肤破损者，须先用敷料盖住，然后再敷药膏，以防感染。余则贴敷伤处，敷药后用绷带包扎固定。3～4日换药1次。换药前先洗净患处原敷的药膏。敷药后局部皮肤出现疹痒等反应，应停止用药。

【功效】

消肿止痛。

【引自】《湖北中医杂志》（1984年）

红花、赤芍治软组织损伤

【配方及用法】

红花、赤芍、白芷、栀子、桃仁、乳香、没药各15克，大黄30克。上药共研细末，用酒调匀成糊状，备用。外敷患处。为防止药物脱落，减少蒸发，外用塑料纸包扎，如干燥后，可取下再加酒调敷，连续敷用3～4天后去除。若尚未治愈，可用第2剂重新调敷。

【功效】

活血化瘀，消肿止痛。

【引自】《陕西中医》（1984年）

栀子仁、白芷治软组织损伤

【配方及用法】

生栀子仁90克，白芷30克，生南星、生半夏、生川乌、生草乌、细辛、土鳖虫、制乳香、制没药、药花、当归尾各9克。上药烘干后研为细末，用饴糖、酒或醋（开

水亦可）调匀后置瓷钵中备用。用时将药摊在塑料纸上，外敷患处，并以胶布固定。每日换药1次，3次为1疗程。

【功效】

消肿止痛。

【引自】《江西中医药》（1984年）

生栀子、石膏治软组织损伤

【配方及用法】

生栀子10克，生石膏30克，桃仁9克，红花12克，土鳖虫6克。将上药焙干，共研为细末，装入瓶内备用。用时，取药末用75%酒精浸湿1小时后，再加入蓖麻油适量，调成糊状。依患部范围大小，取药摊适量厚度于纱布上，直接贴敷患处，用绷带包扎固定，隔日换药1次。

【荐方人】陕西 姜旭峰

绿豆、鱼腥草治软组织损伤

【配方及用法】

绿豆50克，鱼腥草30克，生大黄10克，泽兰10克，生草乌4克，冰片2克，生栀子15克，桃仁10克，红花10克。上药晒干分别研细末，过筛备用。按损伤部位大小取药粉适量，混匀，加蜂糖及适量面粉调成糊状，敷于患处，然后用纱布绷带包扎。每日换药1次，3日为1疗程。

【备注】

局部伤口较深及缝合者、皮肤过敏、湿疹、伤部近面目部、伤口近二阴部禁用。

【荐方人】广东 庞仲常

【引自】《亲献中药外治偏方秘方》

桃仁、双乌治软组织损伤

【配方及用法】

桃仁、生川乌、生草乌、玄胡各500克，栀子、地龙、乳香、没药各250克。上药研末，用陈醋、医用凡士林调成糊状，外

敷患处，2天后再换敷，痊愈为止。

【备注】

使用该散外敷，对局部皮肤有刺激性，少数患者敷药后如有皮肤发痒则应停止用药。

【荐方人】湖北 蔡和益

【引自】《亲献中药外治偏方秘方》

用泽兰、苏木治软组织挫伤

【配方及用法】

泽兰8克，苏木10克，丹参30克，川楝子12克，枳壳10克，黄芩12克，虎杖18克，五指毛桃30克。将上述药水煎，每日1剂，饭前服，每日2次，连服5~10剂。病久者需服20~25剂。

【荐方人】福建 戴义龙

【引自】《当代中医师灵验奇方真传》

蓖麻叶、七叶一枝花治软组织挫伤

【配方及用法】

蓖麻叶500克，七叶一枝花1000克，旱烟丝1000克，金盏银盘（又名方枝苦楝）1000克，鹅不食草1000克，山枝子1000克，两面针500克，厚香草头500克。以上均为干品，烘干碾细末袋装备用。根据损伤情况，如系关节或肌腱错位者，需先纠正关节位置及理顺肌筋后，按损伤范围的大小，取药粉适量，用酒、醋各半调药末成糊状（儿童用蜜、水各半调药）涂于纱布或绵纸上，厚约0.5厘米，敷于患处，再用绷带包扎，每日换药1次。

【功效】

本方具有消肿散瘀快，止痛效果好，药源广，经济简便等优点，适用于急性闭合性软组织挫伤、关节扭伤、热毒痈肿等。

【荐方人】广东 陈培龙

土鳖、川芎等治软组织损伤

【配方及用法】

雄土鳖、川芎各12克，胆南星、血竭、

红花、防风、白芷、升麻各15克，没药24克，马钱子（微炒）9个，龙骨、羌活、螃蟹壳、当归、菖蒲各9克，净乳香30克。将上药共研为极细末，装瓶内贮藏备用。用时，以凡士林适量将药末调成糊状，根据损伤面积大小及不同部位，将软膏摊在油纸或纱布上，厚0.2～0.3厘米，敷于损伤部位，每3天换药1次。

【荐方人】河北 侯健

生栀子、生韭菜治软组织损伤

【配方及用法】

生栀子、生韭菜各等量。将上药捣烂后，用鸡蛋清调匀，呈糊状，均匀地敷于患处，将红肿面盖全，厚度2～4毫米，外用纱布固定。每日换药1次。

【功效】

对闭合性软组织损伤或小腿挫伤，踝关节扭伤肿痛病症疗效极佳。

土鳖虫、血竭等治软组织损伤

【配方及用法】

土鳖虫150克，血竭、三七、栀子、乳香、没药、川芎各200克，儿茶、生大黄、三棱、莪术各300克。将上药共研为极细末，过100目筛后，调入凡士林适量混合均匀备用。用时，取药膏涂于患处，约0.5厘米厚，外盖塑料薄膜或绵纸后，用绷带或胶布固定，每日换药1次。

【荐方人】河北 韩芹

黄枝子、乌药等治跌打损伤

【配方及用法】

黄枝子2份，乌药1份，桃树枝心1份，樟树枝心1份。将上药分别晒干，研成细粉，分装保存备用。用时，以水和50%酒精调成糊状，再加上适当的面粉，混合搅匀。然后摊在塑料布上（用药量根据扭伤的面积而定），厚约0.3厘米，外敷于患处，用绷带包扎固定，

以防药液外溢。冬季可2～3天换药1次，夏季1～2天换药1次，以保持其湿润。

【荐方人】四川 李平

大黄、姜黄等治跌打损伤

【配方及用法】

生大黄、生栀子、姜黄、土鳖虫各15克，生川乌、生草乌、生南星、生半夏各100克，三七、乳香、没药、青陈皮各50克。将上药共研为极细末，装入瓶内备用。用时，根据受伤部位大小，取药末适量用白酒调匀敷患处，每日3～4次。外敷药后局部用热水袋外烫药物，效果更佳。

【荐方人】江西 卢英

川乌、草乌等治跌打损伤

【配方及用法】

黄栀子60克，川乌、草乌、生姜各15克，柑子树叶30克（鲜品、捣烂），香附子15克（鲜品、捣烂）。将上药共研为细末，以酒、面粉适量调和敷于患处。

【备注】

一般仅敷用，忌内服。

硼砂、土鳖虫等可治跌打损伤

【配方及用法】

硼砂、土鳖虫、自然铜（醋淬7次，醋淬指将煅红透的药材迅速投入醋中待凉取出）、血竭各24克，木香18克，当归15克，桃仁9克，白术15克，五加皮（酒炒）15克，猴骨（醋制）15克，延胡索（醋炒）12克，三棱（醋炒）12克，苏木12克，五灵脂（醋炒）9克，赤芍9克，韭菜子9克，生蒲黄9克，熟地9克，肉桂6克，补骨脂（盐炒）9克，广陈皮（炒）9克，川贝9克，朱砂9克，葛根（炒）9克，桑寄生9克，乌药6克，羌活6克，麝香1.5克，杜仲（盐水炒）6克，秦艽（炒）6克，前胡（炒）6克，蛏蝤6克，青皮（醋炒）

6克。以上33味药，先取麝香、硼砂、血竭、自然铜分别研细，再将其余29味药共研成细粉，掺入麝香等细粉调匀，然后取黄米粉120克煮糊，泛药粉制丸如豌豆大，晾干，装瓶备用。成人每日3次，每次9克，用黄酒冲服。

【功效】

活血祛瘀，通经活络，消肿止痛，舒筋壮骨。对于一切跌打损伤、毒邪恶疮、风湿腰腿疼、四肢麻木、偏瘫，均有良效。

【引自】《佛门神奇示现录》

当归、桃仁等可治跌打损伤

【配方及用法】

当归、桃仁各30克，乳香（醋制）、没药（醋制）、大蓟、小蓟各15克，血竭、白芷、川黄连、枳壳、生甘草各12克，金银花21克，自然铜（醋淬7次）、广木香各6克，丹皮、白芍各18克，丁香3克。以上18种药共碾碎成细粉，取米泔水泛丸如豌豆大，阴干即可。成人每次服1～3克，日服2次，用黄酒冲服。

【功效】

破瘀软坚，理气止痛，解毒，排脓生肌。

【引自】《佛门神奇示现录》

三七、大黄可治尾骨跌伤

【配方及用法】

三七、大黄、丹皮、枳壳、大蓟、小蓟各15克，当归、白芍、生地各25克，红花5克，桃仁14枚，用水酒各半煎服；再另取6克水蛭切碎，以烈火炒至焦黑，研末，放入上药中，口服。最多3剂，不再疼痛。

【备注】

水蛭必须炒黑，万不可半生，否则对人体有害。

铜钱、乳香治跌打损伤

【配方及用法】

铜钱7个，乳香100克，没药100克，红花100克，黄瓜子150克，香瓜子250克，红公鸡爪4对，川续断150克，香附子150克，甘草200克，土鳖虫100克。铜钱锉末，鸡爪焙干，土鳖虫用童尿炒，上药共为末制成散剂。口服，每日2～3次，每次6～9克。

【备注】

骨折、关节脱位者，应先行复位和整复后，方可用药。

【荐方人】吉林 杨宏伟

【引自】《当代中医师灵验奇方真传》

用麸皮、米醋热敷治跌打损伤

【配方及用法】

麸皮1000克，米醋300毫升（或酌情定量）。将米醋均匀拌入麸皮内，分2次放锅内炒热，用布包扎后，于患处局部热敷，两包交替使用，每次热敷1小时左右，每日1～2次。

【备注】

使用中要注意烫伤，始用热度较高，可酌情隔垫软布。用后若醋量不足，可适当加入后再炒用。

【荐方人】山东 宋会都

【引自】《亲献中药外治偏方秘方》

用透骨草等可治跌打损伤

【配方及用法】

透骨草30克，刘寄奴30克，鸡血藤25克，桑枝15克，桂枝15克。将这5味药同放在一个容器里，加水适量放在炉上烧开，然后闭火。把患处放在烧开的药液上用蒸气熏，直到药水不太热。然后用药水洗患处，洗到药水凉了为止。下次继续用此种方法。每天3次，每剂药用1天。

【引自】《家庭保健报》（1997年3月7日）

第六节
扭伤

半夏末可治颈部扭伤

【配方及用法】

取生半夏100克碾极细末，收入小口瓷瓶中，黄蜡封口。如遇皮肤青肿、痛不可忍者，急取药粉冲清水调成糊状敷之，一夜见效，再敷1次痊愈。

【荐方人】广东 黄世藩

羌活、麻黄等治急性腰扭伤

【配方及用法】

羌活、麻黄、当归各50克，公丁香100克，独活、生附子、苍术、草乌各20克，升麻、半夏、川乌、白芷、姜皮、桂枝、菖蒲各50克。上药用香油1500毫升浸泡7日，熬枯去渣，炼至滴成珠，下黄丹3000克，搅匀待冷，将肉桂、乳香、没药、大黄、青皮各30克研细粉加入和匀备用。外敷患处。

【功效】

祛风除湿，温经散寒，活血化瘀，通络止痛。

【引自】《疡医大全》

杜仲、三七等泡酒治急性腰扭伤

【配方及用法】

杜仲、三七、白术各15克，地龙12克，红花10克，当归25克，大活血20克，蕲蛇12克，红参20克，白芍15克，鸡血藤20克，熟地25克，川芎10克，黄芪20克，何首乌20克，党参25克，枸杞20克，远志10克，配白酒2升制成药酒，过五六天开始口服。每晚睡前喝一小杯，不会喝酒者可饮半小杯，亦可外擦。药酒服完可再次加入白酒继续泡。

【备注】

该药方高血压患者不能使用。

【引自】《黑龙江老年报》（1995年12月10日）

姜大黄治急性腰扭伤

【配方及用法】

生姜60克，生大黄30克，冰片1.5克。将生姜去皮、洗净、捣烂、挤汁，大黄、冰片研成细粉，再将各药加适量开水共调成糊状。使用前，先用葱白头5根，捣烂炒热，用布包好，在痛处揉擦至局部皮肤发红，然后将上药敷上，用敷料包扎，每天换药1次。

【引自】《广西赤脚医生》（1976年第3期）、《广西中医药》增刊（1981年）

蜈蚣、牛膝等治急性腰扭伤

【配方及用法】

蜈蚣1条，牛膝12克，露蜂房10克，猪骨250克，川芎10克，三七6克（冲），黄芪25克，桑枝10克，桂枝5克，地龙10克。每日1剂，水煎服，连服3～5剂。

【荐方人】福建 兰友明、兰义明

【引自】《湖南中医杂志》（1997 年第 3 期）、《广西中医药》（1997 年第 4 期）

马灯草、马钱子等可治闪腰

【配方及用法】

马灯草 15 克，马钱子（油炙）60 克，乳香（醋制）90 克，没药（醋制）60 克，地鳖虫 30 克，水蛭 30 克，麻黄 45 克，梅片 3 克。先将梅片研细另包，再将其余 7 味药碾细过罗，与梅片混合调匀，装入瓶内密封。用时取药粉 3 克，以黄酒冲服，每日服 2 次；也可用好白酒把药粉调成糊状，敷于伤处，内外兼用，疗效更佳。

【引自】《佛门神奇示现录》

口服硼砂、冰片治闪腰岔气

【配方及用法】

硼砂 1 份，冰片 1 份。2 味用温开水溶化后，一次口服。

【荐方人】河南 梅学东

吃生芋头治腰部扭伤

【配方及用法】

生芋头（即芋艿，有赤白两种，宜用白者）去皮，大者一枚，小者两三枚，生嚼食之。若不愈，次日再食之，一般食 2 次可愈。初起食之尤为有效。

【荐方人】广西 廖德明

【引自】《老年周报》（1996 年 9 月 14 日）

用黄白酒治扭挫而致的腰痛

【配方及用法】

大黄、白芷、肉桂各 10 克，樟脑 2 克。上 4 味用好酒 150 毫升浸泡 1 日，于饭后服，每次 10 毫升，每日 2 次。

【备注】

若是因扭挫而致的腰痛，不管如何厉害，服下去可立竿见影；若因受寒而引起的腰痛，只要不发热，也有效果。用以外搽，还可治冻疮。

【荐方人】湖南 丁子念

【引自】《当代中医师灵验奇方真传》

凤仙花可治脚扭伤肿痛

【配方及用法】

取凤仙花（即指甲花）茎叶，要白色的，鲜的或干的均可（干茎叶应取阴干的，不可用晒干的），将其捣蓉用白酒调敷患处，效果极佳。

【备注】

干茎叶药效低弱，以用新鲜的凤仙花茎叶为佳。

【引自】《神医奇功秘方录》

用荆芥、防风等治脚踝、手腕扭伤

【配方及用法】

荆芥、防风、桂枝、牛膝、木瓜、艾叶各 50 克。用 3000 ～ 3500 毫升水将上药煮开，倒入盆内，趁热熏患处（盆口与患处用毛巾围住，便于熏蒸），待药液稍温后，将患处放入药液浸泡 10 ～ 15 分钟。每日早、晚各熏泡 1 次。我们这里有三位离退休同志，在晨间活动时，由于不慎，相继发生扭伤，经我介绍此方治疗，均已消肿止痛，效果满意。

【荐方人】河南 杨静超

用八角枫叶和醋调敷治踝关节扭伤

【配方及用法】

八角枫叶适量。将上药研细末，与醋调和成糊饼状，外敷于患处，绷带外固定，每天换药 1 次。

【引自】《浙江中医杂志》（1990 年第 2 期）、《单方偏方精选》

用韭菜根须治急性踝关节扭伤

【配方及用法】

取韭菜入土部位的新鲜根须（数量视损伤部位大小而定）洗净，捣烂，不可去汁，加入适量面粉，用黄酒（也可用白酒）调成稠糊状，敷在扭伤部位，厚 1.0～1.5 毫米。然后用纱布覆盖，再用绷带包扎好。每日换药 1 次。

【荐方人】江苏 贡锦珊

乳香、草乌等可治扭伤

【配方及用法】

乳香 12 克，草乌 9 克，琥珀 7 克，红花 12 克，没药 12 克，甘草 10 克，丹皮 12 克，杜仲 10 克，花粉 10 克，牛膝 10 克，当归 10 克，骨碎补 9 克，血竭 10 克，肉桂 10 克，土鳖虫 10 克，三七 4 克，广木香 12 克，川羌活 10 克。将上药在松节油或米酒瓶内浸泡使用。跌打伤严重者，可外擦内服。内服有两法：①此 18 味药共研为细末，每次 9 克，米酒引服。②此 18 味药用酒水（各半）煎汤服。

【荐方人】湖北 马明

栀子粉拌酒精外敷治扭挫伤

【配方及用法】

栀子粉适量，拌酒精外敷，包扎固定于患部。

【引自】《中医杂志》（1964 年第 12 期）、《单味中药治病大全》

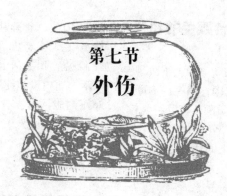

第七节
外伤

铁线草治创伤出血

【配方及用法】

将铁线草去掉枯老根茎和枯叶，取鲜嫩尖部晒干研细过筛备用。用时将药粉直接撒在创面，可立即止血止痛。每天换药1次。创口多则7天，少则4天即可生肌愈合。

【荐方人】 四川 朱厚银

【引自】《亲献中药外治偏方秘方》

用生石灰、大黄治刀伤

【配方及用法】

生石灰（陈久者佳）120克，生大黄30克，同炒至石灰呈粉红色，大黄呈焦褐色，共研细粉备用。根据外伤创口大小取适量撒患处，覆盖消毒纱布，胶布固定，或用干净白布裹敷。

【备注】

上药研细末后应密封保存，防止受潮变质，影响疗效。

【荐方人】 山东 孙冠兰

【引自】《山东中医》（1986年第1期）

当归、汉三七治刀伤出血

【配方及用法】

当归、汉三七各3克，老枣树皮9克，共研末，敷伤口。

【功效】

止血、结痂快。

【引自】《常见病特效疗法荟萃》

地鳖虫、胆南星治破损流血

【配方及用法】

雄地鳖虫12克，胆南星15克，血竭15克，没药20克，马钱子（炒）9克，真龙骨9克，南红花15克，川羌活9克，螃蟹骨9克，当归10克，净乳香30克，防风15克，白芷5克，升麻15克，菖蒲9克，川芎12克，生大黄30克。上药合研细末，贮瓶备用。使用时根据损伤部位大小取适量药粉，用黄酒加醋调成糊状，涂棉纸上，厚薄均匀，敷贴患处。

【荐方人】 江苏 葛培基

【引自】《当代中医师灵验奇方真传》

当归、枣树皮可治刀伤出血

【配方及用法】

当归3克，枣树皮（表皮越老越好）9克，汉三七3克。上药分别炒后共为极细末，干敷破伤处，一次即可痊愈。方内汉三七价昂贵，去掉效果也很好。

【功效】

本方止血力强，伤口结痂快，简单、经济、方便。

【引自】 广西医学情报研究所《医学文选》

花头地龙治外伤出血

【配方及用法】

花头地龙（头颈部有道圈，体较小，以韭菜地里的为佳，用新瓦焙干）10克，马勃30克，赤石脂45克，煅龙骨10克，老松香45克，冰片适量。上药共研极细末，放瓷瓶内高压消毒后备用。用时先用冷开水清洗创口，再以此药粉撒于伤口，加压包扎。伤口较大或血流如注者，可将适量药粉放消毒纱布上直接用手将药压在伤口上，伤口渗血者，可随时撒药粉至血不外渗为止。隔一两日可打开查看，已结痂者不必加药，倘未结痂可在原药上加此药一层，包扎好。

【备注】

伤口已经化脓者，不宜用此药。

【引自】《中药科技报》（1989年11月26日）

用白糖外敷法治外伤流血

【荐方由来】

1980年冬，《参考消息》报刊登了阿根廷医生用白糖治疗创伤有奇效的报道。我从中受到启发，先后用此方治疗刀伤、擦伤38例，均在2～3日治愈，且愈后无伤疤。对化脓伤口，可先用冷开水洗净，再用药棉轻轻擦干水，敷上白砂糖包扎好（不能再打湿）即可。

【荐方人】四川 邓碧兰

【引自】《农家科技》（1997年第12期）

生白附子、羌活等可治外伤出血

【配方及用法】

生白附子（制过的无效）372克，羌活、生南星、天麻、白芷、防风各31克。这是大剂量。小剂量如下：生白附子38克，羌活、生南星、天麻、白芷、防风各3克。将6味药在阳光下晒干，切不可用火烘干。

晒干后，每样药分别研细末，各包标号，照方称准药量，将6味药末合起来共研一次，然后装入玻璃瓶内，用黄蜡封口，切勿漏气。遇到外伤出血时，急取此药干敷伤口，止血后用布包好伤口，以后不必打开，不用换药，数日伤口结痂痊愈。

【备注】

生白附子与附子是2味药，用法与效果完全不同，切不可混淆。但是生白附子如是制过的无效，在制药时一定要购生白附子。

【荐方人】广东 黄世藩

朱砂、麝香等专治血流不止

【配方及用法】

朱砂3.6克，麝香0.36克，冰片0.36克，乳香4.5克，红花4.5克，没药4.5克，血竭31克，儿茶7.2克。凡遇金疮、骨断筋折、血流不止症状者，先用药粉0.21克冲白酒服，后用药粉冲白酒调敷伤处。如金疮伤重或手指骨断筋折者，急取药粉干敷定痛止血，立时见效。重症者3天内痊愈。此方并治一切无名肿毒，亦用前法调治。

【荐方人】广东 黄世藩

血余炭油膏治伤口久不愈合

【荐方由来】

张某，男，34岁，农民。1990年6月在田间干活时，左侧脚背被碎石刺伤，在医院换药8次，伤口久不愈合。于7月23日来诊，我投用血余炭油膏30克治疗。嘱洗净伤口后将膏涂上，每日换1次。忌辛辣之品。注意休息，仅7日即愈，此后未犯。

【配方及用法】

取人头发100～200克，桐油适量。将头发洗净、晒干，烧成炭，混适量桐油调成糊状，即成血余炭油膏。治疗时先用淡盐水洗净伤口，然后涂上血余炭油膏，每日换1次。一般换上5～7次即愈。

【荐方人】四川 邓朝纲

用仙人掌治外伤感染

【配方及用法】

把家中种的仙人掌掰下几片来，去其刺，在蒜臼里捣成泥状，敷在感染处，用布包好，再套上塑料袋。

【荐方人】河南 史好欣

柳叶煮水治外伤感染

【配方及用法】

鲜柳叶或嫩芽洗净，加水煮2～4小时，过滤，再同法煎一次，合并2次煎液，浓缩成膏。患处酒精消毒后敷膏，每日1次。

【引自】《常见病特效疗法荟萃》

蜈蚣、全蝎治外伤性下肢溃疡

【配方及用法】

蜈蚣（去头足）1条，全蝎3条，鸡蛋1个。上药焙干，共研细末，取鸡蛋开一小孔，纳入药末，搅匀，用面团包裹，放草木灰中烧熟食之。每天1次，每次1个，10天为1疗程。上药分别研成极细末，混合装瓶备用。先将溃疡面用3%双氧水冲洗干净（无双氧水，用盐开水亦可），然后取适量药粉撒布于溃疡面即可。

【引自】《四川中医》（1987年第5期）、《单方偏方精选》

凤凰衣贴敷治慢性溃疡

【配方及用法】

凤凰衣（新鲜鸡蛋的卵膜）。溃疡创面常规处理，待肉芽水肿减轻，局部脓汁不多时，即可贴敷凤凰衣。按创面大小剪取凤凰衣，新鲜凤凰衣可直接贴敷，用75%酒精贮存的凤凰衣须用无菌盐水冲洗后贴敷。凤凰衣应单层平整敷于创面，若衣下有气体应驱尽，使之与创面贴紧。若创面较大，可在凤凰衣之间留有间隙；若创面不大但分泌物多或肉芽水肿，可在凤凰衣上开窗数个，以防渗液积存使凤凰衣漂浮而移位。贴紧后外敷无菌纱布，加压包扎。如贴敷成功，24小时后改暴露。如一次不能愈合，可隔2～4日换贴1次。

【引自】《中医杂志》（1987年第6期）、《单味中药治病大全》

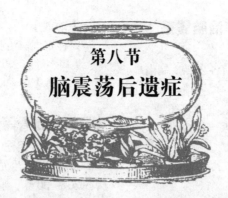

第八节
脑震荡后遗症

猪脑、天麻、枸杞治脑震荡后遗症

【配方及用法】

猪脑1具，天麻15克（切片），枸杞子25克。猪脑去筋膜，洗净，同天麻、枸杞子共放入碗内，加水少许蒸熟。吃脑饮汤。

【功效】

养血，祛风，安神。治脑震荡后遗症。

防风、牛膝等可治脑震荡后遗症

【配方及用法】

防风30克，牛膝、丹参各50克，鲜水泽兰、鲜血见愁、鲜夜交藤各500克。先将前3味药按常规煎好，继之将后3味鲜药加入，加水2500毫升，煎开20分钟，改用文火以保持药液温度在30℃左右，令患者浸泡双足，并用纱布蘸药水频频淋洗。每次40～60分钟，早、晚各1次，10天为1疗程，隔2天行下1疗程。

【备注】

水泽兰为虎耳草科植物扯根草的全草。性温味甘，有活血行水之功，有治经闭、水肿、血崩、带下、跌打损伤之效。

【引自】《浙江中医杂志》（1993年第7期）、《单方偏方精选》

丹参、红花等治脑震荡

【配方及用法】

丹参30～45克，红花6克，茯神、骨碎补、续断、白菊花各12克，钩藤（后下）18克，甘草、三七（冲）各3克。若头痛甚者，加血竭、元胡，或加地龙、蜈蚣；若头晕甚者，加生石决明、蒺藜；若耳鸣者，加磁石；若失眠甚者，加珍珠母、酸枣仁、生龙齿等；若神志恍惚者，加琥珀、生钱落、朱砂（冲）；若恶心呕吐者，加代赭石、麦芽等。具体剂量请遵医嘱。将上药水煎，每日1剂，分2次服。

【荐方人】四川 曾广庆

丹参、当归等治脑震荡

【配方及用法】

丹参、当归、赤芍、淮牛膝各25克，川芎、石菖蒲、钩藤、白芷各10克；生龙骨、生牡蛎各20克，红花、桃仁、薄荷各8克，生甘草6克。若头痛剧烈者，加三七末5克（冲服）；若烦躁易怒者，加栀子、珍珠母各10克；若夜不能寐者，加柏子、远志、酸枣仁各10克；若胸闷呕恶者，加法半夏、橘硬、苏叶各10克；若瘀血日久，疼痛仍甚者，加水蛭、蜈蚣、全虫各6克。每日1剂，水煎分3次服。

【荐方人】江苏 赵永州

当归、防风等治脑震荡

【配方及用法】

全当归、防风、羌活各 20 克，制南星、全蝎、桃仁、红花、川芎、蔓荆子、钩藤各 15 克，槟榔、琥珀、三七各 6 克。每日 1 剂，水煎分早、中、晚 3 次服。5 剂为 1 疗程。

【荐方人】 湖北 罗伟

当归尾、钩藤等治脑震荡

【配方及用法】

当归尾 15 克，钩藤、丹参、川续断、狗脊、威灵仙各 20 克，何首乌、天麻、桂枝各 10 克，蜈蚣 12 克，白芍 25 克，生甘草 9 克。将上药水煎 3 次后合并药液，分早、中、晚 3 次口服，每日 1 剂。1 周为 1 疗程，直至痊愈为止。

【荐方人】 山西 田忠人

乌龟头、黄瓜子治脑震荡

【配方及用法】

乌龟头 1 个，黄瓜子 9 克，黄酒适量。将乌龟头用干燥箱干燥，黄瓜子晒干，同研为细末。分 3 次服，黄酒送下。5 个乌龟头为 1 剂，轻症服 2 剂后，症状消失；重症服 4 剂后，病情减轻，连服五六剂可愈。

【功效】

安神定志。治脑震荡后遗症，症见头昏、头痛、健忘、失眠、注意力涣散等。

【引自】《家庭医生》

牛膝、生龙骨等可治脑震荡综合征

【配方及用法】

牛膝 50 克，生龙骨 60 克，生牡蛎 60 克，赭石 30～50 克，半夏 15 克，乳香、没药各 15 克，红花 15 克，赤芍 15 克，当归 15 克，川芎 35 克，甘草 10 克。恶心呕吐严重者加柿蒂、竹茹，皮下血肿加三七，失眠心悸加枣仁、珍珠母，其他随症加减。龙骨、牡蛎、赭石要打碎先煎 20～30 分钟，然后加入其他药再煎 20 分钟取汁。每次 200 毫升，每日服 3 次。

【荐方人】 内蒙古 王屏忠

【引自】《当代中医师灵验奇方真传》

水煎柴胡、黄精等治脑震荡头痛

【配方及用法】

柴胡 10 克，黄精 30 克，土鳖虫 10 克，茯苓 20 克，白芷 6 克，细辛 3 克，牛膝 30 克，丹皮 20 克，薄荷 3 克。上药水煎服，每日 1 剂，连服 7 剂。

【荐方人】 崔浩

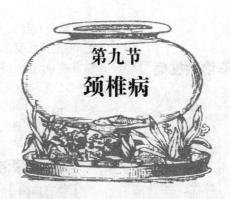

第九节
颈椎病

桂枝加葛根汤治疗颈椎病

【配方及用法】

桂枝、白芍各18克，甘草12克，葛根25～40克，生姜6克，大枣6枚。局部凉甚加附子；颈项沉困加羌活、独活；手臂麻木加当归、川芎、川牛膝；病程较长加天麻、全蝎、地龙；肾虚者加鹿角霜、山茱萸、威灵仙。水煎服。每天1剂，20天为1疗程。

【功效】

颈椎病良药。

全蝎、蜈蚣等治颈椎病

【配方及用法】

全蝎9克，蜈蚣2条，鹿含草30克，乌蛇、当归、川芎、自然铜各15克。若上肢麻木疼痛较重者，加桑枝；若颈部强直疼痛重者，加葛根；若眩晕者，加地龙、钩藤、泽泻；若气候剧变时症状加重者，加汉防己、秦艽。将上药水煎，分2次口服，每日1剂。

【荐方人】河南 王桂英

全当归、细辛等治颈椎病

【配方及用法】

全当归、三七、红花各等量。将上药共研为极细末，过120目筛后，装瓶备用。用时，每次服3克，用黄酒或温开水送服。本方也可做成胶囊吞服，每粒重0.5克，

每服4～5粒。每日3次。10日为1疗程。

【荐方人】贵州 刘朝宏

葛根、丹参等治颈椎病

【配方及用法】

葛根、丹参、白芍、威灵仙、防风各50克，川芎、乳香、没药、川椒、五加皮、桂枝、桑枝、荆芥、生甘草各20克，细辛3克，全蝎、蜈蚣各10克。将上药研为极细末，装入瓶内备用，每次服3克，黄酒或温开水送服。每日3次。

【荐方人】河北 贾春生

葛根、白芍等治颈椎病

【配方及用法】

葛根、白芍、当归各30克，丹参、木瓜、生地、全蝎、川芎、桂枝、酸枣仁、乳香、没药各10克，细辛3克，生甘草12克。每日1剂，水煎分3次口服。

【荐方人】辽宁 张化南

用乌梢蛇、全蝎治颈椎病

【配方及用法】

乌梢蛇10克，全蝎10克。将上述药物焙干研末等分成8包，首日上、下午各服1包。继之每日上午服1包，7日为1疗程，2疗程间隔3～5日。一般12疗程可获效。

【荐方人】湖南 刘艳

【引自】《湖南中医药导报》（1996

乌梢蛇、甘草等治颈椎病

【配方及用法】

乌梢蛇、甘草各 15 克，蜈蚣 2 条，全蝎 8 克，川芎、自然铜、木瓜各 10 克，细辛 3 克，葛根 40 克，白芍 50 克。将上药水煎 3 次后合并药液，分早、中、晚 3 次饭后服，每日 1 剂。5 剂为 1 疗程，直至痊愈。

【荐方人】河南 梅学东

用臭梧桐根治颈椎病

【配方及用法】

根据病人具体情况不同，取臭梧桐根 30～60 克，体质好、症状重者用量可大些，反之则小些。水煎取汁，每日服 2 次，5 天为 1 疗程，同时配合卧床休息、颈部保暖等措施。

【荐方人】上海 王利群

当归、川芎等治颈椎病

【配方及用法】

当归、川芎、桂枝、川乌、鸡血藤、红花各 10 克，白芷 12 克，苏木 15 克，仙鹤草 9 克。将上药共研细末，混合均匀后装入布袋内，并将袋口缝合备用。将药袋放在颈部，用细绳固定，白天用之，夜间摘掉。一般用此药袋治疗 3～5 天后，局部疼痛明显减轻，半个月可达到治愈的效果。如患腰腿痛时，将药袋固定在疼痛部位，同样可获得很好的疗效。

【引自】《老年报》（1996 年 4 月 18 日）

用甲角藤汤治颈椎病

【配方及用法】

山甲珠、鹿角胶（烊化）、牛膝、川芎、炙白芍各 12 克，忍冬藤 30 克，桂枝 9 克，甘草 6 克。上药先用水浸泡 30 分钟，然后再放火上煎 30 分钟，每剂煎 2 次。将 2 次煎好的药液混合，日服 3 次。气血不足者加黄芪 30 克，当归 12 克；腰酸腿软者加杜仲 15 克，寄生 30 克。

【荐方人】山东 马玉静

【引自】《当代中医师灵验奇方真传》

服醋蛋液治颈椎病

【荐方由来】

我对醋蛋液的食疗作用是确信无疑的，但是否能治好我的病，我只是抱着碰碰运气的态度。我患颈椎综合征已数年，颈椎僵硬，低头伏案写字、仰头观月皆感僵硬并疼痛难忍，而且感到脑供血不足，读书用脑不能持久。常年做自我按摩和体育锻炼均未收效。经连续服用 3 周醋蛋液后，颈椎疼痛、僵硬解除了，而且还把数年的大足趾跖关节骨质增生性疼痛治好了。

【配方及用法】

将 250 毫升左右的食用醋（米醋用低度的，9 度米醋应用水稀释）倒入锅内，取新鲜鸡蛋 1～2 个打入醋里，加水煮熟，吃蛋饮汤，1 次服完。

【荐方人】黑龙江 张英圣

白花蛇、麝香治神经根型颈椎病

【配方及用法】

白花蛇 10 克，麝香 1.5 克，肉桂、乳香、没药、川草乌、川椒、白芥子各 5 克，冰片少许。先将白花蛇焙黄，乳香、没药去油后，再同上药共为细末，装瓶备用。用时在胶布上撒药粉少许，贴于颈部压痛最明显处。同时服用：葛根、威灵仙各 30 克，全虫 6 克，透骨草、淫羊藿、白芍、狗脊、鸡血藤、木瓜各 15 克，桑枝 10 克，青风藤 12 克。

【引自】《百病奇效良方妙法精选》《实用专病专方临床大全》

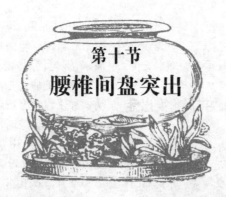

第十节
腰椎间盘突出

用雷公藤、牛膝等治腰椎间盘突出症

【配方及用法】

雷公藤、牛膝各 15～30 克，龙须藤、白芍、熟地、肉苁蓉各 20～30 克，青风藤、海风藤、狗脊各 30 克，蜈蚣 2～4 克，杜仲、地龙各 15～20 克，制乳香、没药各 12～15 克。以上为基本方，可根据患者病情及身体状况加减。每日 1 剂，早晚各一煎，饭后服，15 日为 1 疗程。

【荐方人】江苏 蔡俊

【引自】《当代中医师灵验奇方真传》

伸筋草、透骨草等可治腰椎间盘突出症

【配方及用法】

伸筋草、透骨草各 15 克，五加皮、海桐皮、刘寄奴、红花各 10 克，苏木、川续断、黄柏、牛膝各 6 克。将上药装入纱布袋内，每次 2 包。每包加入白酒 10～15 毫升，置入空罐内盖好，放入水中炖热。先取一包热敷患部，凉后再换一包热敷 40 分钟，1 个月为 1 疗程。

【备注】

皮肤病或溃破者勿热敷。

【荐方人】福建 陈水成

【引自】《亲献中药外治偏方秘方》

用白面酒糊治腰椎间盘突出症

【荐方由来】

那年 5 月，我突感腰疼难忍。此时想起在 1968 年我患过腰椎间盘突出症，经一位老太太指点，用白酒和白面在腰部连续糊了五昼夜，使症状消失，解除了痛苦。此次仍用此法在患部涂糊白面酒糊，昼夜不停，面干了更换接着糊，三四天后，痒得难受。为防手挠感染，用火罐拔，拔完再糊，糊完再拔，连续治疗半个月，疼痛症状消失。

【荐方人】辽宁 王景春

用地龙、土元等治腰椎间盘突出症

【配方及用法】

地龙 12 克，土元、当归、川牛膝、川续断各 10 克，全虫 6 克，制川乌、制草乌各 3 克，甘草 6 克，独活 9 克，桑寄生 20 克。水煎服，每日 1 剂，早、晚各服 1 次。

【荐方人】河南 郭永昌

【引自】《当代中医师灵验奇方真传》

金钟花根、生地等治腰椎间盘突出症

【配方及用法】

金钟花根、生地各 500 克，鸡血藤 250 克，杜仲、桂枝各 200 克，白酒 5 升。将白酒入药中浸泡 7 天即饮。每次 10 毫升，每日 3 次，逐渐增量，至四肢有麻木感为最佳的治疗量，以此为限，服 1 周后逐渐

减量至维持量（每次10毫升，每日3次）。

【荐方人】吉林 刘素云

【引自】《当代中医师灵验奇方真传》

地龙、白花蛇等可治腰椎间盘突出症

【配方及用法】

地龙、白花蛇各50克，土鳖虫、全蝎各25克，蜈蚣15克。上药共研为极细面，每次服3克，每日2～3次，开水冲服。1个月为1疗程，一般用药2～3疗程。

【荐方人】吉林 邹福田

【引自】《当代中医灵验奇方真传》

土鳖虫、川牛膝等治腰椎间盘突出症

【配方及用法】

土鳖虫、川牛膝、甘草、麻黄、乳香、没药、全蝎、僵蚕、苍术各720克，生马钱子6000克。将生马钱子置铁锅中，加水慢火煮沸8小时后取出，剥去外皮，切成0.5～1.0毫米厚之薄片，晾干，炒至棕褐色。乳香、没药置铁锅内加热，并以

灯芯去除油质，烘干。全部药物混合粉碎过100目筛，粗渣再次粉碎，使全部过筛成末。混匀，分装胶囊，每粒含散剂0.25克。每晚临睡前服药1次，初次5粒，以后每晚增加1粒，至服药后出现腰痛加重或腰背有紧麻感反应时不再增加，但最多每次不超过10粒。用黄酒30～60毫升加适量白开水送服，忌饮茶。服药后安静卧床，当晚不宜多饮开水。服药半个月后须停药2～3天，病情缓解后每晚可减1～2粒，续服2～3周以巩固疗效。服药期间不宜做剧烈运动。

【备注】

服药1小时内可有头晕、背麻等症状，无须处理。如反应重，可饮白开水一碗或肌注苯巴比妥钠0.1克。服药1周左右有轻度瘙痒或出现粟米样红疹，数天可自行消退。有严重心、肝、肾疾患者及孕妇忌服。马钱子有大毒，不宜长期服用。

【引自】《中医杂志》（1980年第7期）、广西中医学院《广西中医药》增刊（1981年）

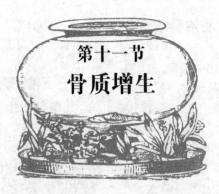

第十一节
骨质增生

生川乌、川芎等治腰椎骨质增生

【配方及用法】

生川乌、川芎、樟脑各15克，细辛、小牙皂各5克，制马钱子、淫羊藿、石猴子、甘遂、莞花各10克，威灵仙、穿山龙各20克。上药共研末，用陈醋浸透，装布袋内缝牢，摊在患处，然后用热蜡袋放在布药袋上加热，使药物向肌骨渗透，保持约3小时，热消后连药袋取去。每日1次，连用5日换药一次，15日为1疗程。

【荐方人】江西 华尚福

川芎、没药等外敷治骨质增生

【配方及用法】

川芎、没药、乳香、红花、白芍各60克，草乌、川乌、防己、杜仲、川续断、牛膝各30克，羌活、白芷、干姜、秦艽各20克，冰片3克。若伴颈椎病和高血压者，去白芷、干姜，加葛根、透骨草各20克；若腰酸痛者，加鸡血藤、狗脊各20克。将上药共研为细末，用陈醋和白酒各半调药末成糊状外敷患处，每日换药1次。1周为1疗程。

【荐方人】山东 唐晓功

用醋拌川芎末外敷治骨质增生症

【配方及用法】

川芎末6～9克，山西老陈醋适量，药用凡士林少许。将药末加老陈醋调成浓稠糊状，然后混入少许药用凡士林调匀。随即将配好的药膏涂抹在患者增生部位，涂好后盖上1层塑料纸再贴上纱布，用宽胶布将纱布四周固封。2天换药1次，10次为1疗程。

【荐方人】北京 王金海

白花蛇、威灵仙治骨质增生

【配方及用法】

白花蛇（学名银环蛇）4条，威灵仙72克，当归、土鳖虫、血竭、透骨草、防风各36克。共碾细末，过筛。每次服3克，每天服2次，开水送服。以上为1个月药量，服完症状可消失。

【功效】

治疗骨质增生症。

威灵仙、肉苁蓉治足跟骨质增生

【配方及用法】

威灵仙15克、肉苁蓉15克、熟地15克、青风藤15克、丹参15克。上肢麻、痛者加姜黄10克；下肢麻痛加怀牛膝10克。每天1剂，煎2遍和匀，1日2次分服。或研末炼蜜为丸，每粒10克，每服1粒，每日2次。

【功效】

主治颈椎、腰椎及足跟骨质增生，老年骨关节炎疼痛等。

生草乌、细辛等泡酒治骨质增生

【配方及用法】

生草乌10克、细辛10克、洋金花6克、冰片16克。先将前3味药研末，用50%酒精300毫升浸入，冰片另用50%酒精200毫升浸入，每日搅拌1次，约1周后全部溶化，滤净去渣，将二药液和匀，用有色玻璃瓶贮藏。每次用棉球蘸药液少许涂痛处或放痛处片刻，痛止取下，每天2～3次。

【功效】

草乌、细辛祛风散寒止痛，洋金花解痉活血止痛，冰片通窍善于走窜，消肿止痛，浸酒外用，直接作用于局部，见效较速。

【备注】

本方药性毒烈，只能外用少许不可内服，皮肤有破损者及孕妇忌用。

粉葛、秦艽等治骨质增生

【配方及用法】

粉葛、秦艽、灵仙、当归各20克，白芍30克，延胡、制川乌、独活各10克，蜈蚣3条（去头足），天麻6克（为末吞服）。若偏寒者，加桂枝、细辛、白芥子、制附片、淫羊藿；若偏热者，酌加板蓝根、金银花、连翘；若偏湿者，酌加茯苓、薏米、苍术；若气虚血滞者，加入党参、丹参；若肾虚者，加枸杞子、巴戟。将上药水煎，分2～3次口服，每日1剂。

【荐方人】 湖南 张冬兰

当归、白芍等外敷治骨质增生

【配方及用法】

全当归、白芍各40克，川芎、炒艾叶、地龙、灸川乌、五加皮、木通、川花椒、萆薢、防风各30克，生姜汁100毫升，陈醋适量，冰片5克。将上药共研为极细末后，加入姜汁、陈醋成糊状，贮瓶内备用。用时，以此药糊敷患处，每日换药1次。

1剂药一般可用2～3日。2剂药为1疗程。

【荐方人】 广西 李元龙

蜈蚣等治骨质增生

【配方及用法】

蜈蚣10条，白僵蚕、白芷、全蝎、生川乌、生草乌各50克。将上药共研为极细末，装入瓶内备用。用时，取适量药粉加白酒调成糊状，外敷于骨质增生处。每日换药1次，至痊愈为止。

【荐方人】 河北 赵士良

用陈醋搓可治腰椎骨质增生

【荐方由来】

我老伴60岁，患腰椎间盘骨质增生20余年，疼痛难忍，经多方治疗效果不佳。1996年9月《晚晴报》登载了"用陈醋搓治骨质增生"的方法，我看后认为该方法简便易行，就买了一瓶山西陈醋，在老伴骨质增生部位早、晚各搓1次。用此法1周后，老伴腰痛明显减轻，半月后基本痊愈。

【配方及用法】

先用热湿毛巾拭干净患处，然后将2～3汤匙醋倒在一个小碗里，先用手指蘸醋涂患处，接着用手掌由轻到重地来回搓，觉着发黏发干时，再涂再搓，直至把醋搓完；再用一块塑料布盖上，用拳头轻轻打2～3分钟，将塑料布取下，用热湿毛巾拭干。

【荐方人】 辽宁 刘立埠

用醋拌钢末治脊椎增生症

【配方及用法】

收集锯钢落下的钢末，用水洗净油污，放在铁锅内炒红，倒出摊凉至呈蓝色。取1千克炒过的钢末倒入50毫升醋（越陈越好）中，然后装入布袋（占布袋的1/3）用两手揉搓，使钢末发热，再搓约10分钟即可捂患处。把布袋拍平，垫一块塑料布，放在布上，用患处压住布袋。最好用毛巾裹住布袋，以免烫伤。一次捂6小时，每天1次，连捂7天。每次都要用新炒钢末。如果脊椎增生节数多，应增加钢末和醋的用量。

【荐方人】河南 唐茂林

【引自】广西科技情报研究所《老病号治病绝招》

杜仲、羊藿叶等治腰椎增生

【配方及用法】

杜仲15克，羊藿叶12克，肉苁蓉18克，补骨脂10克，鹿含草、当归各12克，丹参30克，红花、莱菔子各10克，水煎服，每日1剂。

【引自】《江苏中医杂志》（1987年第6期）、《实用专病专方临床大全》

用蜊蛄酒治腰骨增生症

【荐方由来】

我是一名退休工人，几年来经常腰痛，翻身都难，在县医院确诊为骨质增生。各种药吃了不少，总不见好。后来有一位朋友告诉我一个验方，我服用后效果显著，现在什么活都能干。

【配方及用法】

7个活蜊蛄（河里有）用500毫升白酒（高度）泡7天后饮用，每天三四次，一次饮一大口即可。

【荐方人】辽宁 刘万江

用铁粉、红花治髌骨增生症

【荐方由来】

我老伴前几年髌骨后侧上下缘均发生骨质增生病变，走路困难，坐卧时有阵痛感。曾多次服用中西药，收效甚微。近日觅得一偏方，用后收效良好。

【配方及用法】

铁粉250克，红花5克，用好醋50毫升滴入拌匀，装入布袋中。待铁粉升温至30℃左右时，放在患处热敷约3小时。每日1次，连续三五次即可见效。热敷总次数多少，可视具体病情而定。

【荐方人】河北 王占英

用红花、当归治骨质增生

【配方及用法】

红花60克，当归80克，制何首乌60克，鸡血藤80克，乌梅60克，高度白酒2500毫升。将上药制为粗末，入绢袋盛之，把口扎紧，浸入酒中，20日后取药酒饮之。每日早、晚各1次，每次20～30毫升，最大量不超过50毫升。

【引自】《安徽老年报》（1995年11月8日）

盐炒茴香热熨法治骨质增生

【配方及用法】

取小茴香50克，食盐500克（细盐为好）放入锅内炒热，装入布袋，外用毛巾包裹后置于骨质增生部位。每日1次，每次半小时，30天为1疗程。用药3～5天见效，1疗程后痛止。

【荐方人】宋珍

用苍耳子水烫洗治骨质增生

【配方及用法】

苍耳子100克，加水一碗，三沸后略停片刻。用干净布蘸洗患处数分钟，每日3次。

【荐方人】河南 赵世清

淫羊藿、鹿衔草等治骨质增生

【配方及用法】

淫羊藿、鹿衔草、鸡血藤各30克，

骨碎补、木瓜各15克，桂枝、细辛各5克，熟地、当归、鳖甲、龟板、甘草各10克。每日1剂，水煎2次，分服。发于颈椎者加葛根10克，发于腰椎者加附片5克，发于膝者加怀牛膝10克。

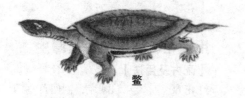

鳖

【引自】《古今名医名方秘方大典》（1993年第1版）、《实用专病专方临床大全》

用生地龙加糖涂患部可治肘关节骨质增生及肿胀

【荐方由来】

卫某，男，58岁。两肘关节肿胀疼痛，局部肿胀高出皮肤1厘米，两手无力拿住饭碗，手指无力抓棋子，两肘关节不能做伸、屈、旋转运动，经X线摄片诊为肘关节骨质增生，骨齿有1.6厘米长。经服骨刺丸3月无效。取生地龙数条，加白糖适量，使其化为黏液，涂敷患处，覆以干净白纸，纸外再包白布，用烙铁加热至适当温度，反复熨烫，直到黏液烫干为度，每天2次。治疗20天肿胀明显消退，疼痛减轻。治疗6个月后肘关节功能完全恢复，活动自如，X线摄片复查显示骨齿全部消失。

【引自】《浙江中医杂志》（1985年第7期）、《中医单药奇效真传》

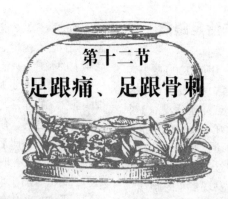

第十二节
足跟痛、足跟骨刺

温补肾阳汤治疗足跟痛

【配方及用法】

鹿角胶、龟板各 15 克，熟地、当归、牛膝、茯苓、杜仲、菟丝子、党参各 10 克。另用硫黄末每天 3 次，每次 1 克。水煎服，每日 1 剂。

【功效】

温补肾阳，益精填髓。

用仙人掌治足跟痛

【配方及用法】

取鲜仙人掌一片，两面的刺用刀刮去，然后剖成两半。将剖开的一面敷于脚疼痛处（冬天可将仙人掌剖开的一面放在热锅上烘 3～4 分钟后趁热敷），外面用胶布固定，经 12 小时后再换另半片敷，2～3 周症状全部消失。晚上贴敷较好。

【备注】

治疗期间应穿布鞋；应适当活动，使气血经络疏通，利于病早愈。

【荐方人】陕西 周熙平

【引自】广西科技情报研究所《老病号治病绝招》

服醋蛋液可治足跟骨刺

【荐方由来】

某年冬我脚后跟痛，走路时小石子一垫脚便痛得厉害，到医院拍片是骨刺。用多种方法治疗，效果均不理想。后来从报上看到，有人脚后跟疲软麻木，服用醋蛋液有疗效。于是我抱着试试看的心理，服用了 5 个醋蛋液，便明显见效。我又继续服了 5 个醋蛋液，脚后跟就不痛了，走路石子垫脚也不觉得碍事了。

【配方及用法】

将 250 毫升左右的食用醋（米醋用低度的，9 度米醋应用水稀释）倒入锅内，取新鲜鸡蛋 1～2 个打入醋里，加水煮熟，吃蛋饮汤，1 次服完。

【荐方人】河南 高保玉

用芥末面醋敷治足跟骨刺

【配方及用法】

取两小匙芥末面，放入小碗中，慢慢倒入 9 度米醋（不要用醋精勾兑的或假米醋），用竹筷子调匀成糊膏状，然后摊在长 30 厘米、宽 15 厘米的棉布一端，厚度 0.3～0.5 厘米，再将棉布对称折叠，把糊膏夹于棉布中间敷在足跟骨刺患处，外用塑料薄膜包好，用布条扎紧。约 30 分钟有温热感，继续敷 30～40 分钟后取下，热敷后皮肤呈浅红色，不会灼伤。2 天热敷 1 次，一般 7～9 次痊愈。此方法经济简便，见效快。

【荐方人】黑龙江 孙登瀛

用热醋浸脚法治足跟痛

【荐方由来】

我患足跟痛多年，用醋1000毫升适当加热，将脚浸在热醋中约50分钟，醋温下降后再适当加热。这样连续浸泡1个多月，我的足跟痛竟治好了，上街行走也不觉得痛了。另外，我还长期患脚气病，每到晚上睡觉时奇痒难忍，这次用热醋治足跟痛的同时，我意外发现多年的脚气病也治好了，至今没有再犯。

【荐方人】河南 陈玉珍

食醋熏蒸治足跟骨刺

【配方及用法】

新砖一块，在火上加热至发红后放于一瓷盆内，将食醋2500毫升泼于砖上，然后将患足置于其上并以小棉被覆盖进行熏蒸，直到蒸气消散为止。每日2次。

【荐方人】河南 秦化鹏

用荞穗、防风等治足跟痛

【配方及用法】

荞穗、防风、蝉蜕、透骨草、川椒、乳香、没药、天虫各3克。上药共研细末后，装入小薄布袋中，用胶布或布带捆绑固定在脚后跟上，或固定在袜子后跟上，24小时不离脚。10天左右即可痊愈，男女皆宜。

上述药量，仅是一只脚的用药，如双脚痛，药量要加倍，用同样方法治疗。

【荐方人】辽宁 孙占林

【引自】《辽宁老年报》（1997年3月26日）

用蒸豆腐熏脚法治足跟痛

【荐方由来】

多年来我没什么大病，就连感冒也没得过。但是不知什么原因，我的脚突然不能走路了，一走路脚后跟就会钻心似的疼。喜欢运动的我，怎么能耐着性子待在家里呢？怎么办？去看医生。医生说，这种病是一种老年人的顽症，只能吃点药止痛，在家里走一走，但时间不要太长。天哪！怎么会得这种顽症呢？我非常苦恼，甚至对生活失去了信心。正在这时，有一位朋友告诉我悦，用蒸豆腐就能根治脚后跟痛。我按她说的办法，把老豆腐蒸透了，取出放在脚盆里，先将脚放在豆腐上方熏，等豆腐不太烫的时候，再把脚踩下去。豆腐凉了再热。如此反复做了5天，脚就不痛了。我用这个方法治好了脚跟痛，至今没有复发。

【引自】《老年天地》（1995年第7期）

喝杞果酒可治足跟骨刺

【荐方由来】

我左脚后跟疼，拍片诊断为骨质增生，多次治疗无效。后来一个街坊说了个单方：杞果50克，白酒500毫升，泡1星期后服用。每天3次，每次1盅。我抱着试试看的态度服用几剂，果然见效。几个月后，右脚跟又疼，我又照方服用，不久即愈。

【荐方人】河南 康振声

【引自】《老人春秋》（1997年第4期）

木瓜、牛膝等可治脚跟骨刺痛

【荐方由来】

我患脚后跟痛病已有10余年之久，疼起来不能走路。经医院拍片检查，为骨质增生（右脚后跟内长有3根骨刺）。用多种方法治疗都无济于事，非常苦恼。后得一方，即用木瓜、牛膝、灵仙、海桐皮各10克，螃蟹500克，米醋500毫升，先将螃蟹去脐（即腹部），不去盖，捣碎用布包住滤汁于砂锅内，然后与米醋和药一并煎。过滤后，每天早晨空腹喝一大酒盅，开水冲服。服3剂就治好了，此后没有再疼过。

【荐方人】河南 张承德

【引自】《老人春秋》（1997年第9期）

用双白治足跟骨刺

【配方及用法】

白芷、白术、防风各10克。取棉布一块，将上三药包起，放入食醋内浸泡10分钟，将电熨斗接通电源，夏天3分钟，冬天6分钟即离开电源。此刻病员取俯卧位，把药包放在患处，随即将电熨斗平压在醋药包上，持续15～20分钟即可。每日早、晚各1次，连续用6～12次疼痛即除。

【荐方人】山东 邢春先

【引自】《当代中医师灵验奇方真传》

皂荚血余汤治足跟痛

【配方及用法】

皂荚、血余（布包）各100克。将上药加水2000毫升，煎至1500毫升，烫洗浸泡患处（注意水温适度，以免烫伤）。每日1～2次，10日为1疗程。

【备注】

用本方治疗各种原因引起的足跟痛，对于无骨刺形成的足跟痛可以彻底治愈，对于有骨刺形成的足跟痛，虽然根治不了骨刺，但可以缓解疼痛，改善症状。

【荐方人】山西 赵玉林

【引自】《当代中医师灵验奇方真传》

鲜川楝叶、红糖制膏敷可治足跟痛

【荐方由来】

患者徐某，1985年11月8日初诊。患足跟痛，反复发作10年余，每年发作一两次。后来又复发，举步艰难，足跟拒按不红不肿。即用鲜川楝叶60克，红糖适量，混合捣成膏状，外敷足跟，24小时更换。照此法敷治果见效果，行走如常，半年未复发。

【引自】《四川中医》（1987年第2期）、《中医单药奇效真传》

荆芥、千年健治足跟骨刺

【配方及用法】

荆芥、千年健、苍术、金银花、地骨皮各30克，连翘、防风、甘草各20克，追地风50克，官桂40克。用此方剂浸泡（温水）足跟，或将药研成细末，用酒搅匀贴患处。

【荐方人】河北 刘振惠

用川芎药袋垫鞋治足跟骨刺痛

【配方及用法】

川芎45克，研成细末分装在用薄布缝成的布袋里，每布袋装药末15克。将药袋放在鞋里，直接与痛处接触，每次用药1袋，每天换药1次。3个药袋交替使用。换下的药袋晒干后仍可再用。

【引自】《四川中医》（1989年第3期）、《单方偏方精选》

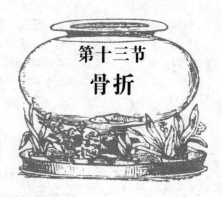

第十三节
骨折

当归尾、桃仁治骨折

【配方及用法】

当归尾、桃仁、红花、苏木各15克，栝楼、生地黄、自然铜、杜仲、骨碎补、枳实、乳香、没药、生甘草各10克。将上药水煎3次后合并药液，分2～3次温服。每日1剂。1个月为1疗程。

【引自】《中医验方大全》

旋覆花、白糖治骨折

【配方及用法】

旋覆花15克，白糖31克（按伤部大小加减）。将旋覆花为末，和白糖放入锅内，加适量水熬成浓膏，涂于筋断处，10日后解开，视筋断处两头各生一小疙瘩，再敷20日即完好如初。

【荐方人】湖北 张松岩

【引自】广西医学情报研究所《医学文选》

马钱子、枳壳等治骨折

【配方及用法】

马钱子（制）300克，枳壳（制）150克，煅自然铜200克。上药制马钱子、枳壳混在一起，煅自然铜单包，两种药末分别贮存，临时配用。10～20岁两种药末各用0.6克；20～30岁各用0.9克；30～40岁用制马钱子、制枳壳1.8克，煅自然铜0.9克；40～60岁用制马钱子、制枳壳2.1

克，煅自然铜0.01克，将两种药末混合后用引药煎酒调服，7天为1疗程。如骨未接好再服1疗程，至骨痂形成，接好为止。伤在头部者，以升麻、川芎各9克为引；伤在上肢者，以桂枝、桑寄生各9克为引；伤在下肢者，以牛膝15克，木瓜9克为引；伤在胸前者，以枳壳、桔梗各15克为引；伤在下腹者，以大腹皮9克为引；伤在背部者，以独活9克，麻黄根3克为引；伤在腰部者，以杜仲9克为引。用时以水、酒各半煎引药调服药味。服后盖被睡卧（早、晚各服1次），不可见风。如未破口者则将药末用酒调敷患处，若已破口出血者则将药末撒布患处，外以纱布盖贴固定，有止血、定痛、消肿之功。并配合内服药。

【备注】

服用接骨散的患者，骨折必须先整复。此药服后患部必然发生跳动，体弱者当日即可发生，体强者服后2～3天发生。在服药后平均跳动1～2天，每天1～3次，每次2～10分钟，如药物剂量不足则不发生跳动。

【荐方人】辽宁 董汉杰

【引自】《当代中医师灵验奇方真传》

双乌、附子治锁骨骨折

【配方及用法】

川乌、草乌、附子、姜黄、桂枝、白芷、

山栀、黄芩、细辛各20克，乳香、没药、儿茶、土鳖虫、自然铜各15克，三七、血竭各25克。上药共研细末，凡士林调外敷，胶布固定后外用毛巾固定（先将2条毛巾做成2个略大于肩周径的圈，将毛巾圈分别套入双肩部，嘱患者双手叉腰挺胸提肩，术者站在患者背后拉紧毛巾圈，用2条短布带将毛巾圈的上部及下部相对扎紧，最后用1条长布带系住胸前的毛巾，防止滑脱，但不宜拉紧）。

【荐方人】黑龙江 陈佰奎

【引自】《当代中医师灵验奇方真传》

用当归、乳香等治早中期骨折

【配方及用法】

当归12克，乳香6克，陈皮6克，没药6克，生地6克，川牛膝6克，甘草6克，熟地6克，川芎6克，全虫5克，血竭（冲服）5克。加凉水400毫升，将药浸泡30分钟。第一次煎15分钟，取汁200毫升；第二次加凉水400毫升，煎20分钟，取汁200毫升，分2次服。上肢骨折饭后服药，下肢骨折饭前服药，间隔6小时服1次。血竭用1岁半到3岁童便拌湿，汤药冲服。上肢骨折加川芎12～15克，下肢骨折加川牛膝12～15克，肋骨骨折加陈皮10～12克。疼痛肿胀加乳香、没药各10～12克。

【功效】

本方可活血祛瘀，消肿止痛，续筋骨，适用于一切早中期骨折及跌打损伤。

【荐方人】陕西 陈文友

【引自】《当代中医师灵验奇方真传》

当归、续断、五加皮等治骨折

【配方及用法】

当归、续断、五加皮、菟丝子、刘寄奴各60克，熟地120克，川芎、白芍、杜仲、

桂枝、三七粉、木瓜、党参、补骨脂各30克，黄芪（炙）15克，骨碎补、地鳖虫各90克。上药共研细末，用糖水调制成水丸晾干。每次服12克，每日服2～3次，黄酒送服。

【荐方人】山东 刘冠军

【引自】《当代中医师灵验奇方真传》

绵黄芪、当归等治骨折脱位

【配方及用法】

绵黄芪600克，当归300克，地鳖虫300克，血竭150克，马钱子炭300克，炮山甲100克，制乳香、没药各100克，杜仲200克，骨碎补150克，醋煅自然铜200克。上药晒干，如法炮制，碾成细末，调匀后以蜜化水泛丸如梧桐子大。每次服10克，日服2次（严重者日服3次）。再配合手法整复。

【荐方人】江苏 夏金陵

【引自】《当代中医师灵验奇方真传》

骨碎补、当归治骨折

【配方及用法】

骨碎补25克，当归25克，制乳香15克，没药15克，血竭10克，儿茶5克，自然铜（醋淬7次）20克，土鳖虫24个。上为接骨专药，主要用于外伤骨折。先将患者伤骨整理妥当（复原），用两块小夹板固定，以带捆好，不可移动。再将后2味研制好的细面药粉同前6味药共煎浓缩汁冲服（必须固定夹板，否则服药后就有麻烦了）。服药半小时至4小时，听到局部有响声为验。

【荐方人】贵州 刘平

骨碎补、续断等治骨折

【配方及用法】

骨碎补、续断各18克，制乳香、制没药、元胡、五灵脂、肉桂各12克，麝香2克。

上药麝香除外，余药入750毫升香油中浸2天，文火煎45分钟去渣加麝香2克（研为细末）后，入黄丹380克收膏。将膏药入冷水中拔去火毒后，摊于棉布上，每块布摊膏约0.25厘米厚，直径为15厘米的圆形。用时，将膏药加热软化后贴患处，7天换一次。

【备注】

骨折者进行用药固定后，还需骨科透视，如骨折已复位，固定正确即可，否则重新处理；使用该药14天后不显效者，宜尽快采取其他相应措施；皮肤损伤、过敏者勿用。

【荐方人】江苏 潘俊山

【引自】《亲献中药外治偏方秘方》

玄胡、土鳖虫等治骨折

【配方及用法】

玄胡30克，土鳖虫5克，三棱15克，莪术5克，白芷15克，血竭10克，黄柏30克，五倍子15克，黄芩10克，大黄15克，木香25克，半边莲15克，芙蓉叶25克，当归30克，羌活15克，独活15克，王不留行15克，赤芍10克，生南星30克。先将上药用白酒浸泡1周，然后焙干，研细末。

【备注】

本方主要用于外敷，按照损伤部位大小用山西产老陈醋调好后，摊于油纸或纱布上，贴于患处。24小时换药一次或2天换药一次均可。对陈醋过敏的患者，可改

用白开水或少量蜂蜜调和。

【荐方人】宁夏 余林涛

【引自】《亲献中药外治偏方秘方》

鲜骨碎补可助消肿接骨

【配方及用法】

鲜骨碎补适量（用量视患者肿痛部位大小而定）。将鲜骨碎补捣碎敷患处，用纱布固定，24小时换药一次。鲜骨碎补采来后，用细沙子埋藏，保持新鲜。此药可内服，无毒性。

【荐方人】江西 熊泽南

【引自】《亲献中药外治偏方秘方》

【荐方人】陕西 卜明

【引自】《亲献中药外治偏方秘方》

芒硝治骨伤肿胀

【配方及用法】

芒硝2千克。将芒硝捣碎成细末，视肿胀部位大小，用双层纱布将芒硝末平铺于纱布层中约1厘米厚，四周缝合，然后敷于肿胀皮肤上，其周围超过肿胀块约0.2厘米，外用绷带包扎固定，防止因患者活动而使药物脱落，使充分作用于患处。敷后芒硝易吸收水分并得热溶化，患者自觉局部有清凉感和虫行感。8～12小时更换一次，以防芒硝时间过长硬化而磨损刺激皮肤。

【荐方人】内蒙古 白向军

【引自】《当代中医师灵验奇方真传》

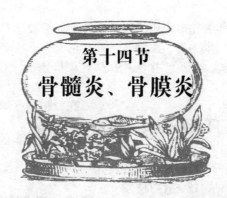

第十四节
骨髓炎、骨膜炎

牡蛎蜈蚣粉治骨髓炎

【配方及用法】

煅牡蛎30克，蜈蚣3条。瓦上焙黄，共研细面。先用五枝（杨、柳、桃、槐、艾）煎水，洗净疮口，再将药面倒入疮孔内，患处流出溃腐液即愈。

【引自】《实用民间土单验秘方一千首》

麝香、牛黄治骨髓炎

【配方及用法】

僵蚕30克，蜈蚣3条，麝香、牛黄、血竭、冰片、朱砂各6克。上药研极细末和匀，贮瓶备用。用时取药粉少许外敷伤口及死骨上。

【功效】

腐蚀死骨。

【引自】《奇难杂症》

白砒、明矾治骨髓炎

【配方及用法】

白砒、明矾各30克，雄黄10克，乳香、朱砂、冰片各6克。将砒矾二药研成细末，入小罐内煅至青烟尽，白烟起时，停火放地一宿，取出研末加朱砂、雄黄、乳香、冰片共研细末，米糊为条。用时取药条塞入窦道、瘘管。

【功效】

活血化瘀，解毒止痛，腐蚀瘘管。

【引自】《奇难杂症》

消疽散治骨髓炎

【配方及用法】

马铃薯、白矾、冰片，配伍比例为10.0∶3.0∶0.5。将药物按比例制成消疽散，混合备用。用时将消疽散与蜂蜜加开水调成糊状，外敷于病灶区皮肤上，其范围大于病灶2～3厘米，厚2厘米，外用纱布包裹3层，24小时更换1次，10天为1疗程。

【荐方人】河北 田传明、王文智

【引自】《当代中医师灵验奇方真传》

独角莲膏治骨髓炎

【配方及用法】

独角莲（鲜品）、樟丹各1份，香油（花生油、豆油亦可）2份。先将独角莲根切成片，放入油中，待煎至焦黑色时即将其捞出，继以微火炼油，至滴水成珠（珠不散为度）将火移开，慢慢将樟丹倒入油中，边倒边搅，充分搅匀，再用微火将油及丹熬成黑色后离火放入冷水中，即成独角莲膏。将膏药烤软摊在布上，贴在患处。如患处已破溃，须将膏药中间剪一小孔，使破溃面露在膏药外面，便于脓汁流出。

【引自】广西中医学院《广西中医药》增刊（1981年）

鲜萍全草、活泥鳅治骨髓炎

【配方及用法】

鲜萍全草30克、活泥鳅2条。泥鳅

用水养 24 小时，保留体表黏滑物质，洗后再用冷开水浸洗 1 次。将鲜萍、泥鳅一起捣烂敷患处，每天 1 次，2 周为 1 疗程。

【荐方人】广西 李仲武

香油、桑树枝等可治骨髓炎

【配方及用法】

香油 500 毫升放锅内熬开，加入桑树枝、柳树枝、槐树枝、桃树枝、榆树枝各约 33 厘米长，并剪成小段放油锅内熬枯，弃枝，再加入乳香 31 克，没药 31 克（先研粉末）煎熬，待香油熬至滴水成珠时加入重楼粉 30 克，阿魏 30 克，樟丹 150 ~ 250 克，这时油药均变成稠黏状，迅速倒在事先准备好的质量稍好点的纸面上，用剪刀剪成所需要的大小膏药。使用时放在火上烘熔立即贴在患处，每 5 ~ 7 天一换。

【荐方人】江苏 张万基

四枝黄丹香油膏治骨髓炎

【配方及用法】

柳树枝、槐树枝、杨树枝、桑树枝（粗如筷）各 35 厘米，香油 1000 毫升，黄丹 500 克。上四枝剪成 3 厘米许，以香油炸枯去药渣，入黄丹熬至滴水成珠，收膏备用。敷患处，5 天换药一次。一般 3 ~ 5 次痊愈。

【引自】《实用民间土单验秘方一千首》

黄连液浸浴法治指骨骨髓炎

【配方及用法】

黄连 65 克。将黄连捣成粉，置烧瓶中，加水至 2000 毫升，煮沸 3 次，冷却备用，不去渣（以期渣内尚存之有效成分不断溶解，不加防腐剂）。用时注药液于小瓷杯，患指除去敷料后伸入浸泡。瓷杯大小以能使药液浸没全部病灶为度，每日 1 次，每次 1 ~ 3 小时（视病情轻重而定）。浸浴毕，按常规换药。根据病灶情况选用各种纱条。在治疗过程中，估计创口能很快愈合时，可停止浸浴，仅予换药。否则就继续浸浴，直至痊愈。患者在浸浴治疗的同时，一般无须其他特殊治疗。

【引自】《中西医结合杂志》（1985年第 10 期）、《单味中药治病大全》

黄连、黄芪等治急慢性骨髓炎

【配方及用法】

黄连、黄芪、甘草、梨头草、鹿角霜各 20 克，金银花、茯苓、活地龙、菟丝子各 15 克。加适量水用文火煎熬浓缩成 150 ~ 200 毫升，以红糖为药引，分成 3 等份，早、中、晚饭前 1 小时各服 1 份。

【备注】

治疗期间应坚持连续服药，不可间断；对有软组织脓肿形成而未破溃者，应用消毒注射器抽脓，以减少感染或再感染；有瘘管形成者，应保持引流通畅，以便脓液及死骨能顺利排出；如有病理性骨折者，应包扎固定。

【荐方人】安武根
【引自】《健康向导》（1997 年第 4 期）

蜈蚣、蝎子草花等治骨髓炎

【配方及用法】

蜈蚣 3 条，蝎子草花、黄香、乳香、没药、儿茶、龙骨、全蝎、铜绿各 9 克，大麻子适量。共捣成膏，贴敷患处，外用纱布包扎，每天一换。

【引自】《实用民间土单验秘方一千首》

断肠草等治慢性化脓性骨髓炎

【配方及用法】

断肠草、田字草各 250 克，厚朴、蓖麻仁、乳香、没药各 150 克，水粉 700 克，香油 1500 毫升。上药除水粉外，均轧细入香油内，文火煎熬至药渣呈黄色为度，过滤，去渣。将水粉入药油内，熬至滴水成珠，装瓶备用。患处常规消毒后，将药膏涂在纱布敷料上如铜钱厚（面积大小视患病部位大小而定）敷患处，24 小时更换 1 次。

一般敷药后即有大量脓液流出。骨质破坏较轻者，一般在脓液减少至干净后，伤口呈凹陷形愈合；有死骨形成者，经过一段时间换药后，死骨自动游离脱出，然后手术清窦。

【引自】《四川中医》（1988 年第 3 期）、《单方偏方精选》

生黄芪、杜仲治肋软骨炎
【配方及用法】

生黄芪 10 克，杜仲（炒）12 克，丹参 12 克，红花 12 克，制乳没各 9 克，蒲公英 15 克，板蓝根 12 克，连翘 9 克，郁金 9 克，山楂 12 克。每日 1 剂，水煎服。

【荐方人】安徽 朱国仁
【引自】《当代中医师灵验奇方真传》

白芷散治关节积液
【配方及用法】

白芷适量。上药研细末，黄酒调敷于局部，每天换药 1 次。
【功效】

此方治疗关节积液有良效，一般 7 ~ 10 天关节积液即可吸收。

【引自】《浙江中医杂志》（1989 年第 3 期）、《单方偏方精选》

用益气补肾活血汤治股骨头坏死
【配方及用法】

（1）内服药：黄芪、党参各 30 克，当归、何首乌、龟板川芎各 20 克，鹿角胶、

刺五加、丹参、鸡血藤各 15 克。

（2）外敷药：当归、乳香、没药各 20 克，蜈蚣、血竭、白芷各 15 克，麝香 4 克，共为细末，装瓶密闭备用。内服药用水煎服，每日 3 次，每次 100 ~ 150 毫升。外敷药取药粉适量，用蜂蜜调成糊状，敷于患髋局部，外以纱布敷盖，每 3 ~ 5 日换药 1 次，每 30 日为 1 疗程。治疗期间病人应卧床休息，严禁患肢负重。

【荐方人】辽宁 尹广诚
【引自】《当代中医师灵验奇方真传》

服醋蛋液治髋关节坏死病
【荐方由来】

黑龙江崔凤，1986 年 1 月，因胃穿孔手术后，腿疼痛，住了 3 个月医院，打针、吃药、针灸等治疗手段均使用过，不但没好，反而越来越重。后经一家大医院确诊为髋关节坏死，欲为他施行手术，将坏死的髋关节换成不锈钢的。他考虑到自己身体不好，未做。出院后就靠双拐活动，而且挂着双拐还是一步一步往前挪，生活难以自理。从外形上看，右腿短一块，两面髋骨外皮肤均呈青紫色。1987 年夏季，他抱着试试看的心理开始服用醋蛋液。3 个多月以后，竟扔掉了双拐，扶着炕沿可以迈步了。4 个月以后，去室外也不用拄拐了，两髋处的皮肤也已基本上恢复了本色。他高兴地说："是醋蛋液让我又能行走了。"

【配方及用法】

将 250 毫升左右的食用醋（米醋用低度的，9 度米醋应用水稀释）倒入锅内，取新鲜鸡蛋 1 ~ 2 个打入醋里，加水煮熟，吃蛋饮汤，1 次服完。

【荐方人】黑龙江 张健翼

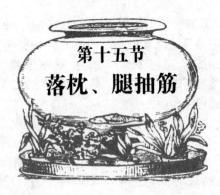

第十五节
落枕、腿抽筋

葛根、菊花治落枕

【配方及用法】

葛根30克，菊花、粉丹皮各15克，生白芍24克，柴胡12克，生甘草9克。上药水煎后，加红糖30克，一次服下。服后卧床休息1小时（以全身稍发汗为度），即可痊愈。

【荐方人】河南 周爱云

吃鸡蛋壳粉治腿抽筋

【荐方由来】

近年来，我的腰腿痛、脚抽筋症厉害了，牙齿也有所松动。为此，也没少跑了医院，但疗效不太理想。继而，我翻了几本保健书，看到人近老年易发生钙代谢不平衡，而出现骨骼脱钙、骨质疏松及骨折等现象。而腰腿疼及抽筋等，都同缺钙有关。可吃了一段钙片和奶、豆等含钙食品，效果也不明显。

随后，我又从书上看到蛋皮（壳）含有碳酸钙和磷酸钙。我就试着把蛋壳在大勺里焙干捣碎嚼吃，一次吃加工过的两三个蛋壳，吃了几次，觉得不错。此后，我便继续剥蛋壳嚼吃。自从每周都吃一两次加工过的鸡蛋壳后，我的腰腿疼、脚抽筋都好了，牙齿也坚固了，也没有不良反应。我把此法介绍给身边的亲友，试过的都觉得不错。

【荐方人】刘振操

【引自】《晚晴报》（1997年5月7日）

喝醋蛋液治腿抽筋

【荐方由来】

我从1987年6月开始服用醋蛋液，每日早晨锻炼前空腹服25～30毫升（冲入2倍凉开水，加一勺蜂蜜），至今约服了30余个醋蛋液。感到服用醋蛋液后，人的气质好，口腔湿润，头脑清醒，治好了两腿抽筋病。我多年的气管炎已好了，肺气肿也见好转。

【配方及用法】

将250毫升左右的食用醋（米醋用低度的，9度米醋应用水稀释）倒入锅内，取新鲜鸡蛋1～2个打入醋里，加水煮熟，吃蛋饮汤，1次服完。

【荐方人】浙江 洪用珩

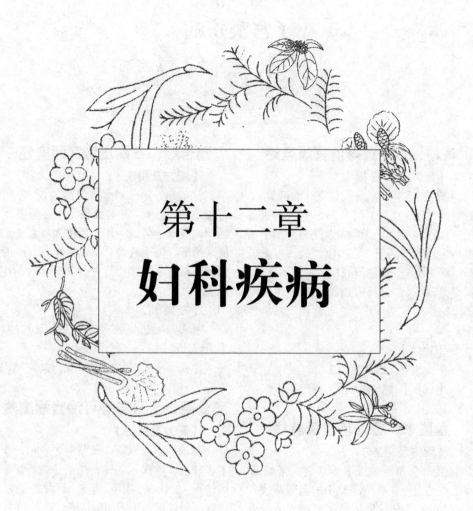

第十二章
妇科疾病

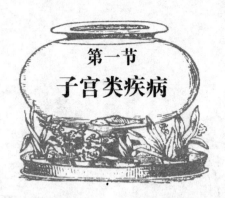

第一节
子宫类疾病

黄柏、炒蒲黄等治宫颈糜烂

【配方及用法】

黄柏 7.5 克，炒蒲黄 3 克，五倍子 7.5 克，冰片 1.5 克。上药共研细末，装瓶备用。先用 1% 绵茵陈煎剂冲洗阴道并拭干，再将上药粉喷洒于子宫口糜烂处，以遮盖糜烂面为度（如果阴道较松者再放入塞子，保留 24 小时，自行取出）。隔日冲洗喷药 1 次。10 次为 1 疗程。治疗期间停止性生活。

【功效】

消炎拔毒，收敛生肌。

【引自】《新中医》（1979 年）

鱼腥草、香油治宫颈糜烂

【配方及用法】

鲜鱼腥草、香油各 500 克，蜜蜡 60 克。香油煎开，将洗净晾干的鱼腥草放入油内共煎，5 分钟后用纱布过滤去渣，再将蜜蜡放入滤液内，冷却后成糊状备用。用 1：5000 的高锰酸钾溶液冲洗阴道，除去宫颈分泌物后，用消毒带尾的棉球涂上此膏贴在宫颈糜烂处。每日 1 次，至愈为度。

【功效】

清热解毒，生肌定痛。

【引自】《赤脚医生杂志》（1976 年）

猪苦胆、石榴皮治宫颈糜烂

【配方及用法】

猪苦胆 5～10 个（吹干后约 30 克），石榴皮 60 克。共研成细粉，用适量花生油调成糊状，装瓶备用。用前先以温开水清洗患部，擦干宫颈分泌物，再将有线的棉球蘸药塞入宫颈糜烂处。每日 1 次，连用多次。

【功效】

解毒，杀虫，生肌。有较强的抗菌作用。主治宫颈糜烂。

【引自】《新中医》（1976 年第 2 期）

蒲公英、土茯苓等可治宫颈糜烂

【配方及用法】

蒲公英、土茯苓、败酱草、黄柏、苍术、甘草、珍珠、朱砂、儿茶、煅石膏、煅蛤粉、炉甘石、冰片、连翘、雄黄各 5 克。将各药研成面，用香油调成膏。取长约 20 厘米纱布条，将药膏均匀摊在纱布上，厚度 1 毫米，将纱布条塞入阴道。轻者每日 1 次，约 10 小时，重者可用 2 次，早、晚各 1 次。

【备注】

用药期间禁忌房事。

【荐方人】山东 李遵华

【引自】《当代中医师灵验奇方真传》

三炭加青黛治宫颈糜烂

【配方及用法】

柿饼炭 50 克，椿树根皮炭 50 克，杜仲炭 50 克，青黛 10 克。前 3 味药共研细末与青黛调匀备用。每次 10 克，红糖水冲服，每日 3 次，连服 9 日为 1 疗程。

【备注】

忌生气和辛辣食物。

【引自】《实用民间土单验秘方一千首》

用紫草根、黄柏治宫颈糜烂

【配方及用法】

紫草根 9 克，黄柏、生大黄各 15 克，香油 150 克。先将前 3 种药物放入香油中浸泡半天，再倒入小锅中炸枯去渣，待药油温后装瓶备用；同时用消毒脱脂药棉做如荸荠大小之棉球 10 个，并以消毒棉线扎好，分别将棉球放入药油中浸泡 1 日后备用。每晚临睡时取药棉球 1 个，塞入阴道深部宫颈处，留长线在外，并用消毒药棉堵住阴道口，以月经带护之就寝，翌晨拉出药棉球。

【引自】《安徽中医学院学报》（1989年第 1 期）、《实用专病专方临床大全》

用桃树根内皮水煎服治宫颈糜烂

【配方及用法】

桃树根内皮 200 克，水煎，每日 1 剂，分早晚 2 次服，连用 3 ~ 5 日。

【引自】《实用民间土单验秘方一千首》

用红藤汤治急慢性盆腔炎

【配方及用法】

红藤、败酱草各 30 克，桃仁、赤芍各 15 克。上药浓煎 2 次，共取药液 400 毫升，早或晚灌肠 1 次。每次灌肠后卧床休息 1 小时，一般 7 天为 1 疗程。

【引自】《陕西中医》（1993 年第 6期）、《单方偏方精选》

败酱草、附子等可治盆腔脓肿

【配方及用法】

湿热型：败酱草 30 克，附子 3 克，薏米 10 克，丹参 15 克，赤芍 15 克，桃仁 6克；气滞血瘀型：丹参 20 克，赤芍 20 克，桃仁 6 克，海藻 6 克，昆布 6 克，三棱 6 克，莪术 6 克。上药水煎 15 ~ 20 分钟取汁 200~ 300 毫升。日服 2 次，每日 1 剂。湿热型治疗以清热解毒利湿为主。气滞血瘀型治疗以活血化瘀为主，软坚散结为辅。食欲不振加焦三仙 10 克，腹胀者加厚朴、枳实各 6 克，便秘者加大黄 3 ~ 6 克（后下）、芒硝（冲服）2 克。

【荐方人】山西 李惠

【引自】《当代中医师灵验奇方真传》

坤草、桃仁等可治子宫肌瘤

【配方及用法】

坤草 30 克，桃仁、生蒲黄、生茜草各 15 克，生水蛭、乌药各 12 克，土鳖虫 9 克，三棱、莪术、炮甲、三七各 10 克，生大黄 5 克，白茅根 20 克。上药水煎 20分钟取汁约 300 毫升，日服 3 次。气血亏虚者加党参 10 克，黄芪 18 克，熟地 10 克；黄带有热者加黄柏 10 克，丹皮 10 克，败酱草 15 克，生薏米 15 克；宫寒腹痛者加黑附子 5 克，肉桂 3 克。

【荐方人】吉林 李庆丰

【引自】《当代中医师灵验奇方真传》

升麻散治子宫脱垂

【配方及用法】

升麻 4 克，鸡蛋 1 个。将升麻研末，鸡蛋顶开一黄豆粒大小的圆孔，把药末放入蛋内搅匀，取白纸一小块蘸水将蛋孔盖严，放蒸笼内蒸熟。每天吃药鸡蛋 1 个，10 天为 1 疗程。休息 2 天，再服第 2 疗程。

用蜗牛治子宫脱垂

【配方及用法】

地蜗牛适量，去壳洗净后焙干，研成细末，然后以桐油混合调匀成黏稠状即成。用药前，将脱出部分用双氧水洗涤清洁，将上药涂敷子宫体及韧带周围，同时以消毒纱布将子宫还纳于阴道内，以"T"形带固定。每天敷1次，每4天为1疗程。

【引自】《单味中药治病大全》

用萝卜叶、艾叶等治子宫下垂

【配方及用法】

萝卜叶250克，艾叶200克，高粱糠1000克，将三药煎汤过滤去渣，将热药汤倾入瓷盆或罐内，上盖毛巾或其他布类，趁热坐在上面熏之。稍凉再换热的，熏半小时至1小时即见效。如一次不能痊愈，可继续再熏，至愈为止。

【荐方人】广东 韩剑

葵花盘止崩漏

【配方及用法】

葵花盘1个（去子），黄酒适量。将葵花盘晒干，用砂锅焙成炭，研为细面，过罗备用。每次3克，黄酒送服，日3次。

【功效】

清热解毒，达邪外出。用治崩漏。

【备注】

服药期间忌辛辣食物及房事，崩漏初起者忌用。

【引自】《中医实用效方》

三仙花治重症崩漏

【配方及用法】

取三仙花适量，慢火炒微黄，研末冲服。每日1次，每次10克。轻症患者服药1次，重症患者服药3次即愈。

【荐方人】河南 陈志安

【引自】广西科技情报研究所《老病号治病绝招》

用野葡萄根皮治崩漏

【配方及用法】

取新鲜野葡萄根的皮约150克，切细用布包好，与瘦猪肉200克（剁成肉饼，加少许食盐），共放碗里隔水蒸熟，去布包葡萄根，食肉饮汤。

【荐方人】陕西 刘正根

【引自】广西科技情报研究所《老病号治病绝招》

人参、白术等治中老年妇女崩漏

【配方及用法】

人参（炖）10克，白术（蜜炙）、甘草（蜜炙）、黄芩（酒炒）、熟地黄、山萸肉、阿胶(烊化)各12克，黄芪(蜜炙)、白芍（酒炒）各16克，加水煎取浓汁300毫升。每日3次，每次100毫升。血热及肾阴虚者，方中酒制品均改为生用或清炒用，并加生地黄16克；血瘀及子宫肌瘤者，加三七6克，茜草炭、生蒲黄（包煎）、水蛭粉（冲服）各8～10克，制鳖甲（先煎）、乌梅炭各10～12克，白花蛇舌草20～30克，任选2～3味；气滞者加川楝子、佛手柑、厚朴花、制香附各8～10克；阳虚甚者加炮干姜、艾叶炭各6～8克；食欲不振者加藿香、砂仁各10克。

【备注】

用药期间禁烟、酒，禁食鱼虾及辛辣食物等。

【荐方人】湖北 余先福

【引自】《当代中医师灵验奇方真传》

用川芎、白酒治崩漏

【配方及用法】

川芎24～28克，白酒30毫升。川芎、白酒置容器内，再加水250毫升浸泡1小时后，用文火煎，分2次服。不饮酒者可单加水炖服。

【备注】

川芎含挥发性油状生物碱和阿魏酸，少量用能刺激子宫收缩，从而压迫宫内血管止血。

【引自】《陕西中医》（1990年第4期）、《单方偏方精选》

狗头骨、煅龙骨治血崩

【配方及用法】

狗头骨1个（用炭火烧成炭存性），煅龙骨18克，棉籽18克（炒），百草霜18克。将上药共为细末，混合即成。每次24克，用黄酒送下，微见汗。根据病情轻重，每日可服1次，重者可服2次。

【荐方人】于桂荣

【引自】广西医学情报研究所《医学文选》

荆芥穗、黑豆等可治血崩

【配方及用法】

荆芥穗50克，黑豆70克，棉籽50克，地榆25克。将上4味药炒成炭共研为细末备用。每日3次，每次15～25克，黄酒或红糖水送下。

【备注】

忌食辛辣食物，避免劳累。

【引自】《实用民间土单验秘方一千首》

地榆、阿胶等可治功能性子宫出血

【配方及用法】

地榆（炒炭）10～20克，阿胶（烊化）10～20克，仙鹤草30～90克，三七粉（冲服）5～10克，甘草10克。上药用食醋50毫升加水同煎，每日1剂，分2次服。气虚加黄芪、党参，血瘀加当归、茜草，血热加栀子、黄柏，血寒加艾炭、炮姜，脾虚加白术、砂仁，肾阳虚加杜仲、鹿角胶，肾阴虚加女贞子、旱莲草。

【备注】

全方5味药配伍精当严谨，止血功效颇佳。临床依此随症加减，对不同证型的功能性子宫出血及月经来量多者，有显著疗效。但对宫颈癌出血、前置胎盘出血及宫外孕无效。

【荐方人】天津 张洪昌

【引自】《当代中医师灵验奇方真传》

用牛膝治阴道出血

【荐方由来】

一位姓赵的中年妇女，1980年11月25日诊。阴道出血已40多天，曾经刮宫服止血药、激素等，效果不显。出血增多，混有紫暗血块，腹痛乏力，腰膝酸软，色萎黄，舌淡有瘀斑，脉细涩。每日用牛膝30克，水煎分2次服，2日后血止。1981年1月3日，又见阴道出血，复按上法治之，2日后血止。10个月后随访，未见复发。

【引自】《浙江中医杂志》（1982年第2期）、《中医单药奇效真传》

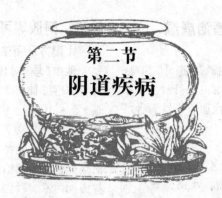

第二节
阴道疾病

六神丸外用治滴虫性阴道炎

【配方及用法】

本丸是中成药，药店有售。患者临卧前用洁净开水清洗外阴，上床后仰卧位，取六神丸15粒塞入阴道，每晚1次，经期停用。6天为1疗程，一般在2疗程内痊愈。

【功效】

治阴道炎有疗效。

【荐方人】河南 张春花

青萝卜治滴虫性阴道炎

【配方及用法】

青萝卜1个。将青萝卜洗净，捣烂成泥糊，用消过毒的纱布包青萝卜泥两汤匙，做成纱布卷，卷的一端留长线。然后用手将卷送入阴道内，线留在阴道口外，以便拉线取出。在放入前须用高锰酸钾液将阴道内外的分泌物洗净，防止感染。秋天放1小时取出，冬天放4小时取出，每日1次。

【荐方人】山西 黄文海

黄柏、枯矾治阴道滴虫

【配方及用法】

黄柏15克，枯矾、雄黄各10克，轻粉、冰片各5克。上药研为细末，用凡士林60克调成软膏，备用。先用鲜大青叶100克、蛇床子、地骨皮、五灵脂各50克煎水冲洗阴道后（每天早晚各1次），再取此膏涂敷患处。每日1次。

【功效】

解毒、燥湿、杀虫。

【引自】《新中医》（1985年）

鬼针草洗剂治疗阴道炎

【配方及用法】

新鲜鬼针草全草和蛇泡筋的全草各60克。水煎出味，将药液倒在盆内，趁热熏后坐盆浸洗，边浸边洗净阴道分泌物。

【备注】

治疗期间勿使用其他药，禁房事；内裤需煮沸消毒，勤换勤晒；月经期禁止用药。

灭滴栓治阴道炎

【配方及用法】

雄黄1克，生烟2克，明矾少许，鲜猪肝60克。先将雄黄等3药共研细末，再将猪肝切成三角形，在肝上用缝衣针扎些小孔，把药粉撒在小孔内。晚上塞入阴道里，早上取出，并用高锰酸钾溶液（1/5000）冲洗阴道。

【功效】

解毒、燥湿、杀虫。

【引自】《赤脚医生杂志》（1975年）

三黄粉治阴道炎

【配方及用法】

黄连、黄芩、黄柏、紫草根各60克，枯矾、去水硼砂各120克，冰片2克。

先将黄连、黄芩、黄柏、紫草根烘干研粉，过120目筛。次将枯矾研末过筛，再将硼砂置于铁锅内烤干去水后过筛，装瓶密封备用。用时先排空小便，用窥阴器扩开阴道，以0.1%高锰酸钾液冲洗阴道、外阴。擦干阴道、外阴，用药匙取三黄粉2克，撒布阴道内，再用棉签蘸取药粉撒布在阴道口、小阴唇皱褶及大小阴唇沟。每天治疗1次，5～7天为1疗程。

【荐方人】福建 周远征

猪肝、马鞭草治阴痒

【配方及用法】

猪肝60克，马鞭草30克。将猪肝及马鞭草切成小块拌匀，用盖碗盖好，放蒸锅内蒸半小时即可食用。一次服。

【功效】

清热，祛湿，解毒。治妇女阴痒、白带过多及经闭、经少。

以黄芪、党参治阴痒

【配方及用法】

黄芪、党参各30克，升麻、白术、陈皮各12克，当归18克，甘草6克。每天1剂，水煎服。

【引自】《河北中医》（1987年第3期）、《单方偏方精选》

蛇床子等治女阴瘙痒

【配方及用法】

蛇床子、白鲜皮、黄柏各50克，荆芥、防风、苦参、龙胆草各15克，薄荷1克（后入）。若带下多而黄者，黄柏加倍，有滴虫者苦参加倍、霉菌感染者龙胆草加倍。

对各种因原发病因素引起的并发症加用其他药物治疗。将上药水煎，外用熏洗，每日2次。如阴道内瘙痒可熏洗阴道。10～15日为1疗程，一般1疗程后即明显好转或治愈。

【荐方人】山东 陈胜军

花椒等治阴痒

【配方及用法】

蛇床子、败酱草、白鲜皮、苦参各30克，百部、防风、透骨草、花椒各20克，冰片4克。若外阴溃烂者，加白矾40克；若外阴部疼痛，加白芷15克。将前9味中药水煎，约得药液2000毫升，加入冰片搅拌，乘热熏外阴15～20分钟，待药液稍凉后洗涤患处，每日1剂，早、晚各1次。

【荐方人】王贵生

龙胆草、龙黄治阴痒

【配方及用法】

龙胆草50克，龙黄、生薏米、苦参各25克，蛇床子、白鲜皮、薄荷各30克，川黄柏、全当归、益母草、蝉衣、茯苓各20克。将上药用纱布包煎，加水至300毫升，煮沸后先做热熏，待温度适当时坐浴，每日1剂，早、晚各洗1次。1周为1疗程。

【荐方人】夏长辉

蒲公英等治外阴湿疹

【配方及用法】

蒲公英、金银花、土茯苓、萆薢、浮萍各15～20克，连翘、苦参、蝉衣、全虫、紫苏叶、川黄连各10～12克，生甘草8～10克。将上药头、二煎合并药液，分2～3次口服。第3煎药液趁热熏洗患处，每晚睡前1次。3天为1疗程。

【荐方人】潘丽华

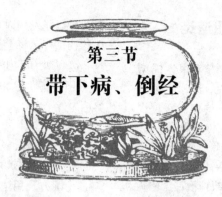

第三节
带下病、倒经

胡椒、鸡蛋止带

【配方及用法】

胡椒7粒,鸡蛋1个。先将胡椒炒焦,研成末。再将鸡蛋捅一小孔,把胡椒末填入蛋内,用厚纸将孔封固,置于火上煨熟。去壳吃,每日2次。

【功效】

温中散寒,化湿止带。治寒性白带色清如水、面色苍白、口淡无味。

【引自】《新中医》

高粱根止带

【配方及用法】

陈年(3年以上)高粱根、红糖各适量。将高粱根洗净,晾干,炒研为末。用红糖水(或米汤)送服。

【功效】

温中散寒,化湿止带。治白带过多、有臭味。

白果莲肉粥对治妇女带下有效

【配方及用法】

白果6克,莲肉15克,优质米50克,乌骨鸡1只去内脏。制作时先将白果、莲肉研成细末,将它纳入鸡膛;再加入米、水,慢火煮熟。食肉喝粥,日服2次。

【功效】

(1)白果性平,味甘、苦、涩。具有敛肺定喘,止带浊,缩小便的功效。对

于痰多喘咳、带下白浊、遗尿尿频的患者疗效显著。

(2)莲子味甘、微涩,具有补脾止泻,益肾涩精,养心安神之功效。对脾虚久泻,遗精带下,心悸失眠有显著疗效。

(3)乌骨鸡肉中富含8种人体必需氨基酸,此外还含有丰富的维生素以及铁、铜、锌等多种微量元素,并且胆固醇含量较低,食用后能增加人体血红素,调节人体生理功能,增强机体免疫力,特别适合老人、儿童、产妇及久病体弱者食用。

【荐方人】张敏

荞麦粉、鸡蛋止带

【配方及用法】

荞麦粉500克,鸡蛋10个,甘草末60克。将荞麦粉炒成金黄色,凉凉,鸡蛋清倒入碗内,放入甘草末搅拌,再加入荞麦粉和温水调为小丸,晒干备用。每日早晚各1次,每次30克,以开水送下。

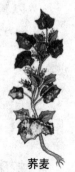

荞麦

【功效】

健脾祛湿,理中止带。治白带相兼,伴小便胀满、头晕目眩、食欲不振、面色苍白、身有微热。

墨鱼、猪肉补虚止带

【配方及用法】

墨鱼2个，瘦猪肉250克。两味加食盐煮食。每日吃1次，连吃5日。

【功效】

补虚损，止带下。治妇女白带过多。

鱼鳔胶、猪前蹄止带

【配方及用法】

鱼鳔胶6克，猪前蹄1只。将鱼鳔胶、猪前蹄放入砂锅，加清水4碗，文火炖烂。食肉饮汤。

【功效】

行瘀补血。治带下。

向日葵梗和荷叶治带下病

【配方及用法】

向日葵梗或根12克，荷叶12克，红糖适量。将向日葵梗或根与荷叶加水3碗煎至半碗，加红糖当引子。每日2次，饭前空腹服下。

【功效】

温中止带。治白带过多。

吃花生米治带下病

【配方及用法】

取生、熟花生米每天早、中、晚适量食用。将2千克花生米吃完，此病可治好。病情严重者，再吃1千克可痊愈。

【荐方人】贵州 胡定缓

用干墨鱼加鸡蛋治带下病

【荐方由来】

我爱人患了严重的带下病，整天无精打采。吃了很多中西药，花了不少钱，就是不灵。后来用下方治疗，第一剂病情好转，第二剂病就痊愈了。

【配方及用法】

干墨鱼1只，温水泡软后，切成细丝，和3个新鲜鸡蛋搅拌均匀。用少许清油入锅炒热，把墨鱼和鸡蛋倒入，翻动1～2次，接着倒入25毫升甜米酒或葡萄酒炒几下即好，不放盐，趁热吃下。

【荐方人】江西 钟德茂

【引自】广西科技情报研究所《老病号治病绝招》

水杨梅根、牛角腮治老妇行经

【配方及用法】

水杨梅根、牛角腮（先煎）、旱莲草各20～40克，女贞子20～30克，党参25～45克，仙鹤草15～30克，煅龙骨、牡蛎（均先煎）各15～35克，鹿衔草10～15克，象牙屑（先煎）10克，生白术、十大功劳叶各15克，生地、茯苓各20克，大枣30克，炙甘草3克。水煎服，每日1剂。

【功效】

治老妇行经病症。

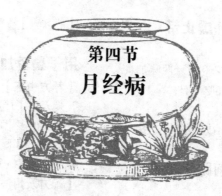

第四节
月经病

用白胡椒、鸡蛋治月经淋漓不断

【配方及用法】

白胡椒、鸡蛋。用鸡蛋2个各打开一孔，将胡椒粒平均装入孔内，根据患者岁数（虚岁），1岁装1粒（如患者是47岁，则一个鸡蛋装入24粒，另一个鸡蛋装23粒），然后用纸将口封住，放在柴灶中烧熟，剥皮后一次吃下。连吃3天。服药期间忌食辛辣食物，忌生气。

【荐方人】李国臣

【引自】《当代中医师灵验奇方真传》

牡丹甜糕治月经不调

【配方及用法】

牡丹花2朵，鸡蛋5个，牛奶250克，白面200克，白糖150克，小苏打少许。牡丹花洗净，将花瓣摘下切成丝。鸡蛋去壳打花，同牛奶、白面、白糖、小苏打混拌在一起，搅匀。倒一半在开了锅的湿屉布上，摊平，上面撒匀牡丹花丝，然后再倒入余下的一半混合料，摊平，盖好盖蒸20分钟，取出，扣在案板上，上面再撒牡丹花丝即成。食之。

【功效】

益气养血，清三焦虚火，调经活血止痛。治各种虚弱、月经不调、行经腹痛。

【备注】

血虚有寒者、孕妇及月经过多者忌食。据分析，牡丹花瓣内所含的黄芪苷性平，

味微苦，无毒，有调经活血之功。

用辣椒根、鸡爪治妇女经血过多

【配方及用法】

辣椒根15克，鸡爪3~4只，加水800毫升，煎至200毫升，留渣复煎，分2次服，每日1剂。本方也可单用辣椒根煎服。

【荐方人】赵立芳

丁香、肉桂等治痛经

【配方及用法】

丁香、肉桂、延胡索、木香各等份。上药共研末，过100目筛，和匀贮瓶备用。月经将行或疼痛发作时，用药末2克，置胶布上，外贴关元穴，痛甚则加贴双侧三阴交。隔天换药1次。每月贴6天为1疗程。

【引自】《江苏中医》（1990年第2期）、《单方偏方精选》

制香附、当归治痛经

【配方及用法】

制香附15克，当归15克，玄胡10克，肉桂6克。经行不畅或量少有瘀血者加丹参15克。月经来时或来前1天每天1剂，煎汤日2~3次分服。亦可研末炼蜜为丸，每粒10克，每服1~2粒，日3次，连服数日。

【功效】

香附理气舒肝，调经止痛；当归补血和血，调经止痛；玄胡活血理气止痛；肉桂通血脉，散寒止痛。四药合用相得益彰，有理气活血，散寒调经止痛之功。

【备注】

月经时忌食生冷，避免七情刺激。

甘草、砂仁等治痛经

【配方及用法】

甘草75克，砂仁15克，白芍50克，泽泻5克，白术20克，当归20克，川芎20克，茯苓15克。上药加水两碗煎至一碗，口服，每日1剂。如疼痛见红加阿胶50克，川续断25克，寄生25克。

【引自】《实用民间土单验秘方一千首》

酒当归、川芎等可治痛经

【配方及用法】

酒当归30克，川芎18克，醋香附30克，炒元胡30克，五灵脂28克，炒没药18克，丹参30克，炮姜18克，川牛膝18克，杜仲炭18克，广木香10克，红花18克，桃仁18克，青皮10克，补骨脂18克。将上药分别炮制为面，益母草膏60克和蜜为丸，每丸10克重。早晚服，每次1丸，在月经来潮前服用。

【荐方人】河北 吴曜

【引自】广西医学情报研究所《医学文选》

山楂、葛根浸膏等可治痛经

【配方及用法】

山楂100克，葛根浸膏10克，甘草浸膏5克，白芍150克。上药烘干研粉，再加乳香少许，没药浸液170毫升，烘干，另加入鸡血藤挥发油4毫升，冰片少许拌匀即成。每次取0.2克用醋或黄酒调成糊

状，敷于脐处。月经来潮前2天应用，或初感痛时应用。

【功效】

行气活血止痛。

【引自】《千家妙方》

用代赭石、牛膝、生地治倒经

【配方及用法】

代赭石、牛膝、生地各30克，紫草、丹皮、茜草、当归、白芍各10克，黄芩、郁金各12克，栀子9克。水煎服，隔日1剂。于月经前1周开始服用，每月服6剂，连用3个月。

【荐方人】河北 刘双柱

【引自】《当代中医师灵验奇方真传》

芒硝治倒经

【配方及用法】

芒硝50克，生甘草10克。将上药水煎1小时后，过滤去渣，1次顿服。若未愈可再服1剂。

【荐方人】崔雪

全当归等治倒经

【配方及用法】

全当归、代赭石、珍珠母各20克，生地黄、玄参、黄芪、川牛膝、茜草、赤芍、香附、白茅根、益母草各15克，黄芩、川黄连、红花、生甘草各6克。在月经来潮前7天开始服药，每日1剂，水煎服，一般服药2个周期即可见效。

【荐方人】盛蓉蓉

路参、黄芪等炖老母鸡治倒经

【配方及用法】

路参、条参、黄芪、薏米、熟地各9克，炖老母鸡，吃肉喝汤。

【荐方人】河南 封文瑶

蒜苗尾、血力花等可治倒经

【配方及用法】

蒜苗尾 62 克，血力花 9 克，三七参 9 克，红花 6 克，当归 12 克，赤芍 9 克，生地 12 克，文术 9 克，紫草 9 克，天冬 12 克，阿胶珠 12 克，炒黄芩 9 克，黑枝子 9 克，黑芥穗 9 克，甘草 6 克，红糖、白糖各 31 克为引。水煎服，每天 1 剂，一天可服 2 次，一般 3 剂见轻，10 剂左右即愈。

【荐方人】河南 臧留生

用大黄、灵脂、红花等治闭经

【配方及用法】

大黄、灵脂、红花、百草霜。前 3 味药按 7：2：1 配方，共研细面，加入百草霜适量拌匀，和水为丸，如绿豆大，晾干后包装备用。每次服 6～9 克（40～90 粒），日服 2 次。

【荐方人】云南 黄代祥

【引自】《河南中医》《全国名老中医验方选集（中册）》

乌鸡丝瓜汤治血虚闭经

【配方及用法】

乌鸡肉 150 克，丝瓜 100 克，鸡内金 15 克。共煮至烂，服时加盐少许。

【功效】

健脾消食，养阴补血。用治因体弱血虚引起的经闭、月经量少。

大黄、芒硝等治闭经

【配方及用法】

大黄 128 克，芒硝 64 克，柴胡、瓜蒌根、桃仁、当归、生地、红花、莪术、三棱、川芎各 32 克，乳香、没药、肉桂各 22 克，川乌 10 克。上药香油适量熬，去渣，入黄丹收，花蕊石 32 克，血竭 15 克（另研细）搅匀，收膏备用。贴患处，妇科贴脐下。

【功效】

活血化瘀。

【引自】《理瀹骈文》

绿豆、猪肝治闭经

【配方及用法】

绿豆 150 克，猪肝 200 克。先将绿豆煮熟后，加入新鲜猪肝（洗净剁碎），煮沸约 5 分钟后食用。分 3 次口服，每日 1 剂，至治愈为止。

【荐方人】张洁

用生大黄治闭经

【配方及用法】

生大黄 120 克，用白酒浸泡一夜，晒干后碾为细末。用长流水、米醋各 250 毫升共煮沸，然后加入大黄末，搅拌令稠，以起大泡，泡破冒青烟，色如老酱油者为佳（如色黄，为过嫩，服之易泻；如色黑，则为过老）。待凉后，团如蛋黄大（约重 15 克）。每次服用 1 丸，每日 2～3 次。

【备注】

治疗期间，停服他药。

【引自】《实用中西医结合杂志》（1991 年第 4 期）、《单味中药治病大全》

闭经疏养汤治疗功能性闭经

【配方及用法】

潞党参 30 克，炒白术 10 克，白茯苓 10 克，甘草 30 克，当归 30 克，杭白芍 30 克，川芎 6 克，熟地 30 克，漏芦 10 克，鬼箭羽 10 克，路路通 10 克，炮山甲 6 克，全蝎 2 克（研末分 3 次冲服），蜈蚣 1 克，土鳖虫 6 克，水蛭 6 克，茺蔚子 10 克，醋香附 10 克，茜草根 15 克。隔日 1 剂，水煎 3 次，日分 3 次服。90 剂为 1 疗程。亦可制丸服。

【功效】

益气养血，通络行癖。

大黄、肉桂等可治经行吐血

【配方及用法】

大黄3克，肉桂3克，生赭石18克。将大黄、肉桂研细末和匀，用生赭石汤送下。每日1剂，分早、晚2次服。

【引自】《山东中医杂志》（1987年第6期）、《实用专病专方临床大全》

娃娃拳头等可治闭经

【配方及用法】

娃娃拳头（大叶茜草果实）25克，当归10克，川芎10克，酸枣根（色红者）50克。水煎服，每日1剂。月经前3～4日开始服，月经后3～4日停服。

【引自】《实用民间土单验秘方一千首》

人参、生黄芪治老年经血复行

【配方及用法】

人参24克（宜酌量），生黄芪31克，熟地31克，焦术15克，阿胶珠3克，萸肉6克，香附3克，黑芥穗6克，甘草6克，木耳炭3克。水煎空腹服，每天1剂，每天可服2次。

【荐方人】吉林 蔡雨亭

【引自】广西医学情报研究所《医学文选》

治月经不调两方

【方一】

鲜月季花15～20克，放入保温杯内，开水冲泡，连服数次，可治妇女月经不调。

【方二】

用生姜250克或500克，艾叶少许，水煮泡脚。

【荐方人】张维国

鸡冠花炖瘦猪肉治经血过多

【配方及用法】

鲜鸡冠花24克，瘦猪肉50克，加水炖服，食肉饮汤。每日1次，服三五日，治疗女人经血过多。

【荐方人】王立

【引自】《中国中医药报》

白毛乌鸡肉等治月经色暗、经痛、经胀

【配方及用法】

清水50毫升，白毛乌肉鸡500克，胡椒子（打碎）10克，加盐少许，小火煮30分钟。月经干净5日后服用，吃肉喝汤，10日后再服用一次。

【荐方人】周德征

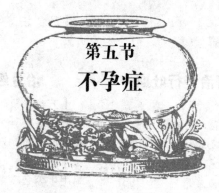

第五节
不孕症

藏红花、鸡蛋治不孕症

【配方及用法】

取鸡蛋1个，打一个口，放入藏红花1.5克，搅匀蒸熟即成。此又名红花孕育蛋。经期临后1天开始服红花孕育蛋，一天吃1个，连吃9个，然后等下一个月经周期的临后1天再开始服，持续3～4个月经周期。

【备注】

红花鸡蛋是个治不孕症的有效偏方，在民间流传很广，此方来自山西平遥县著名中医郭智老先生。他用此方治愈几百例不孕症患者。此方为健身强壮之佳品，亦为调经安胎之妙方。

左归饮治不孕症

【配方及用法】

熟地9～30克,山药6克,枸杞子6克,炙甘草3克,茯苓4.5克,山茱萸3～6克(畏酸者少用)。以水二盅，煎至七分，食远服(离开正常进食时间较长时服)。

【功效】

补益肾阴。

逍遥散治不孕症

【配方及用法】

柴胡15克，当归15克，白芍15克，白术15克，茯苓15克，生姜15克，薄荷6克，炙甘草6克。酌定用量，做汤剂煎服。

【功效】

疏肝解郁，健脾和营。

狗头骨、黄酒、红糖治不孕症

【配方及用法】

全狗头骨1个，黄酒、红糖适量。将狗头骨砸成碎块，焙干或用沙炒干焦，研成末备用。服前测基础体温，有排卵的体温曲线呈双相型，即月经过去后3～7天开始服药。每晚睡时服狗头散10克，黄酒、红糖为引，连服4天为1疗程。

服药期间正常行房，忌食生冷之物。服1疗程未孕者，下次月经过后再服。连用3疗程而无效者，改用其他方法治疗。

【引自】《浙江中医杂志》(1992年第9期)、《单方偏方精选》

桂枝茯苓丸治不孕症

【配方及用法】

桂枝、茯苓、牡丹(去心)、桃仁(去皮尖,熬)、芍药各等份。上药5味，研成细末，过筛混匀，每100克加炼蜜90～110克，制成大蜜丸。每于空腹时服1丸，最多加至3丸。

【功效】

活血化瘀，缓消症块。

枸杞汁治不孕症

【配方及用法】

新鲜枸杞250克。将枸杞洗净，用干净纱布包好，绞取汁液。每日2次，每次10～20毫升。

【功效】

适用于肝肾阴虚，肝气郁结。症见多年不孕、腰膝酸软、两胁胀满等。

柚子炖鸡可治痰湿型不孕症

【配方及用法】

柚子1个，雄鸡1只，姜、葱、盐、绍酒各适量。将柚子去皮留肉，鸡杀后去毛、除内脏、洗净。将柚子肉放入鸡腹内，再放入锅中，加葱、姜、绍酒、盐、水各适量，将盛鸡肉的锅置盛有水的大锅内，隔水炖熟即成。本品可供佐餐，宜常吃。

【功效】

适用于痰湿型不孕症患者。

当归、白芍等治妇女不孕

【配方及用法】

当归18克，白芍21克，川芎9克，红花6克，桃仁12克，芹子18克，泽兰12克，杞子30克，生地24克，香附12克，天茄子24克。上药水煎服，月经干净后每天1剂，连服3剂。3剂为1疗程。

【备注】

各味药缺一不可，勿用相近药代替，否则无效。

覆盆草、紫石英治不孕症

【配方及用法】

覆盆草、鹿角霜、女贞子、紫河车、当归、肉苁蓉、茺蔚子、紫珠各500克，紫石英100克，珍珠25克。将上药研末混匀口服，日服3次，每次10克，3个月为1疗程。

【荐方人】河南 陈跃中

当归、熟地、鸡屎藤可治不孕症

【配方及用法】

当归、熟地、鸡屎藤各10克，西红花3克，益母草、杜仲、定经草各6克。每日1剂煎饮，半月有效，最多服20剂即可受孕。

【荐方人】吉林 周涛

大蒜酒治疗不孕症

【配方及用法】

将1000克的大蒜去皮、切碎，准备4升的酒或烧酒，100克的老姜切碎或擦碎，1000克的砂糖，200克的大枣果肉（要除核），将这些材料混合、密封、泡浸1个月后可开启饮用。在上午10点或睡前即晚上9点左右饮用，亦可适当加热水稀释后饮用。

【荐方人】钱芳

猪脊髓、甲鱼治疗不孕症

【配方及用法】

猪脊髓200克，甲鱼250克。将猪脊髓洗净，甲鱼用开水烫死，揭去鳖甲，除下内脏，放入锅内，加适量水、姜、葱、胡椒面，用旺火烧沸后，改用小火煮至甲鱼肉熟，再放入猪脊髓，煮熟后吃肉喝汤。

【备注】

甲鱼又称鳖或团鱼，富含蛋白质、脂肪、钙、铁、动物胶及多种维生素，是营养丰富的滋补品。亦可入药。其背壳具有滋阴补阳、散结平肝之功效，可治咳嗽、盗汗、肾亏、闭经等症。吞甲鱼胆可治高血压；其卵能治久泻久痢；血则能治小儿疳积，民间还流传着吃甲鱼能医治癌症之说。

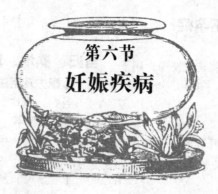

第六节
妊娠疾病

用黄芩、藿香治妊娠呕吐

【配方及用法】

黄芩50克，藿香6克，半夏6克，竹茹10克，生姜10克，水煎服，每日1剂。为了防止进药时恶心或呕吐，亦可将药煎好后1天内频频呷服。一般用本方3剂便可痊愈。

【荐方人】杜连生

【引自】《家庭保健报》（1995年第5期）

代赭石、半夏治妊娠恶阻

【配方及用法】

代赭石30克，半夏30克，蜂蜜100克。每日1剂，先煎代赭石、半夏，煎至300毫升，再加蜂蜜煮沸，嘱病人频服代茶饮。临床加减：胃脘灼热，喜冷饮，口苦便干加生石膏30～50克；呕吐清水，胸脘滞闷，舌淡苔白腻加茯苓10克；伴头晕体倦，语声低怯，加西洋参10克；呕吐伴腰腹疼痛加白芍15克，川续断10克。

【引自】《天津中医》（1992年第5期）、《实用专病专方临床大全》

参橘饮治妊娠恶阻

【配方及用法】

党参、炙杷叶、苏叶、佩兰、麦冬、橘红各10克，白芍、竹茹各15克，玫瑰花、砂仁各6克，扁豆25克。上药加水400毫升，浸泡30分钟，煎20～30分钟，取汁150毫升；二煎加水300毫升，取汁150毫升，两煎混合，早、晚各服一半。痰盛而见呕吐痰涎者加半夏6克，生姜3片；津亏者加天花粉、生地各15克。

【荐方人】河南 曹学乾

【引自】《当代中医师灵验奇方真传》

丹参、红花等治宫外孕

【配方及用法】

丹参20克，红花、赤芍、木香、川芎、桃仁、延胡索、灵脂、蒲黄各10克，桂枝5克。上药煎15～20分钟取汁约200毫升，日服3次。大便秘结者加大黄5克，肉苁蓉10克；气虚甚者加生黄芪30克，党参20克；汗多脉沉伏者加红参10克，山萸肉20克，龙骨、牡蛎各15克。

【荐方人】辽宁 杨家麟

【引自】《当代中医师灵验奇方真传》

当归、川芎等治胎位不正

【配方及用法】

当归、川芎、黄芪、党参、白术、白芍、川续断、枳壳、熟地、甘草各10克。将上药水煎，每日1剂，分2次服。

【荐方人】李香芹

苏叶等治胎位不正

【配方及用法】

全当归、苏叶、枳实、陈皮各8克，

川芎、生甘草各6克。将上药水煎，每日1剂，连服5日后，停药3日观察疗效，作为1疗程。

【备注】

服药后应将裤带放松，平卧2小时为宜。

当归、白芍治胎位不正

【配方及用法】

当归、白芍各12克，白术、茯苓各15克，川芎6克。每晚1剂，水煎服。

【引自】《山东中医杂志》（1988年第1期）、《单方偏方精选》

猪肉汤催生保胎

【配方及用法】

鲜猪肉1千克。将肉切大块，急火煎汤，去浮油。令产妇尽量饮用。

【功效】

补肾益气，催生保胎。用治胎涩不下。

【引自】《潜斋医案》

醋熏治产妇血晕

【配方及用法】

好陈醋100毫升。醋放碗内，净石一块烧红，放在醋碗内。以所淬的热气熏产妇鼻孔2～3分钟，即愈。

【功效】

解毒，散瘀。用治产妇血晕痉挛。

【引自】《河北省中医中药集锦》

龟板、川芎催产

【配方及用法】

龟板30克，川芎、当归各15克，头发灰10克，蝉蜕7个（烧灰），蛇蜕1条（烧灰），车前子末15克，葱汁、香油各适量。先将前3味药共研为细末，加入香油熬煎数滚，将后3味药末和车前子末加入再煎熬15～20分钟，取出冷却，最后加入葱汁拌匀收膏，装瓶备用。用时取药膏30克

摊于纱布中央，敷贴于患妇的脐孔上，外以绷带扎紧，嘱孕妇闭目静卧1小时左右。

【功效】

催产。

【引自】《外治汇要》

用大麻子催产

【配方及用法】

大麻子30克。将大麻子剥去皮，捣碎成泥状，备用。敷白布上，贴产妇脚心处（涌泉穴）。

【功效】

泻下通滞，出有形之滞物。

【引自】《上海中医药杂志》（1953年）

用乌梅等催产

【配方及用法】

乌梅1粒，白胡7粒，巴豆3粒。上药共研为细末，以白酒适量调匀成膏状，备用。用时取药膏分贴于产妇的两侧三阴交穴上，外以纱布盖上，胶布固定。产下即去除药物。

【功效】

催产助产。

【引自】《外治汇要》

当归、川芎、生龟板治难产

【配方及用法】

当归31克，川芎21克，生龟板一大块（如手一样大）。上药用醋炙之后研制成末，用妇人之乱发约鸡蛋大之一团（用瓦焙烤存性），并用水两碗煎至一碗后，让难产妇人服之，半小时后即可生产。

【引自】陕西人民教育出版社《中国秘术大观》

当归、茯苓等治习惯性流产

【配方及用法】

当归、茯苓（酒炒）、益母草各50

克，生地黄400克，白术、续断各30克，甘草15克，白芍（酒炒）、黄芪、肉苁蓉各25克。上药用香油1000克浸7日熬成膏（炸枯去渣），加白蜡50克，再熬三四沸，加黄丹250克，再熬，再加飞过龙骨50克搅匀，以缎摊如碗口大，备用。贴丹田上14日1换，贴过8个月为妙。

【引自】《中国青药学》

母鸡、黄米粥治习惯性流产

【配方及用法】

老母鸡（4年以上）1只，红壳小黄米250克。将鸡宰杀去毛及内脏，煮汤，用鸡汤煮粥。可连续服用。

【功效】

益气养血，安胎定志。治习惯性流产。

【引自】《续名医类案》

炙黄芪、潞党参治先兆流产

【配方及用法】

炙黄芪30克，潞党参15克，熟地30克，山萸肉30克，怀山药30克，桑寄生30克，杜仲15克，川续断20克，菟丝子15克，炒白术10克，当归10克，川芎6克，升麻6克，济阿胶（烊冲）10克，荆芥炭6克。每日1剂，水煎3次分3次服。5剂为1疗程。

【功效】

益气养血，固肾保孕。

党参、熟地等可治习惯性流产

【配方及用法】

党参6~20克，熟地15~20克，白术10~20克，山药、枸杞子各10~12克，炒杜仲10~15克，炙甘草6克，山萸肉10克，扁豆、阿胶各15克。气血两虚型加当归、桑葚各12克，砂仁5克；脾肾亏损型加川续断12~15克，巴戟10克，陈皮

6克；血热伤胎型去党参、白术，加白茅根12克，紫草、马尾连各10克；跌仆伤胎型出血多者加侧柏炭、椿根白皮各10克，腹痛甚者加益母草6克，腰痛甚者加菟丝子15克，肉苁蓉10克。水煎服，每日1剂。

【荐方人】刘玉花

艾叶煮鸡蛋治流产

【配方及用法】

艾叶20克，清水洗净后放入药锅，入水300毫升，煎10分钟，放新鲜鸡蛋2个，煎10分钟取出鸡蛋，剥壳后再放入艾叶汤内煮5分钟。每天清晨吃2个艾叶鸡蛋，服15毫升艾叶汤。

【备注】

（1）有习惯性流产病史者，月经超过3天就可服艾叶鸡蛋。每天2个鸡蛋，服至以前流产时间的后15天。

（2）妊娠阴道有少量出血、腹痛者，立即服艾叶鸡蛋。血多者停止服用。

（3）有胎动不安、腹胀、心悸、胸闷、呃逆等现象，立即服艾叶鸡蛋，服至症状消失为止。

用枸杞根治流产

【配方及用法】

鲜枸杞根250克，老母鸡（越老越好）1只。杀死老母鸡去内脏（鸡腹内不要用水洗，否则效果差），切碎与枸杞根同煲，用文火炖3小时。汤与鸡肉一起分3次服完。于流产症状刚出现时服用，连用2~3次。

【引自】《广西中医药》（1979年第3期）、《单味中药治病大全》

用人参、白术等治习惯性流产

【配方及用法】

人参（分煎）10克，白术（糯米蒸）15克，桑寄生15克，茯苓15克，菟丝子15克，川续断（炒）15克，杜仲（炒）15克，阿

胶（烊化）15 克，艾叶 3 克，黄芩 10 克。①将白术与糯米加水拌蒸 20 分钟，去糯米晾干，加大枣 10 个，水煎服，每日 1 剂。血热加生地，气虚加黄芪、升麻，消化不良加砂仁。②预防流产：可于怀孕后在易流产月份前 1 个月开始服本方，每日 1 剂，连服 2～3 个月；亦可将本方加 5 倍量，枣泥为丸，每丸重 9 克，每日 3 次，每次 1 丸。

【引自】《当代中医师灵验奇方真传》

莲肉、青芋麻治妇人习惯性流产

【配方及用法】

莲肉（去心不去皮）、家用青芋麻（洗净胶）、白糯米各 9 克，水煎后去麻，每早连汤服 1 次，或只服汤不服莲肉、糯米亦可。

【引自】陕西人民教育出版社《中国秘术大观》

用当归身、白芍治疗流产

【配方及用法】

当归身 15 克，白芍 12 克，白术 10 克，熟地黄 15 克，川续断肉 20 克，黄芩 12 克，菟丝子 15 克，太子参 15 克，黄芪 15 克。水煎服，从怀孕 35 天后开始服药，每周服 3 剂，服至 120 天后停药。

【备注】

方中当归身、白芍、熟地黄、川续断肉、菟丝子养血补肾固胎，黄芩、白术安胎，太子参、黄芪补气固胎。此外，服药期间应卧床休息，忌房事。

【引自】《家用验方一佰二》

用陈皮鸡蛋饮治习惯性流产

【配方及用法】

陈皮叶 10 克，鸡蛋 2 个。300 毫升水煎陈皮叶，沸后入荷包鸡蛋 2 个，食熟鸡蛋，饮汤。每日 1 剂，7 日为 1 疗程。

【荐方人】湖南 钟新华

【引自】《当代中医师灵验奇方真传》

生地、当归、炒黄芩保胎

【配方及用法】

生地 256 克，当归、炒黄芩、益母草各 32 克，白术、川续断各 18 克，酒芍、黄芪各 15 克，甘草 10 克。上药用香油 1000 克熬枯，去渣，下白蜡 32 克、黄丹 448 克收膏，入煅龙骨 32 克（研末）搅匀。摊膏备用。以缎摊贴。贴丹田，14 日一换。将产时 1 日一换。

【备注】

黄丹有毒，不宜过量。

【引自】《理瀹骈文》

用蓖麻子捣烂敷涌泉穴可帮助产妇顺利生产

【配方及用法】

蓖麻子适量，去皮捣烂成膏，涂两足涌泉穴，用绷带固定，产后立即去掉。

【引自】《实用民间土单验秘方一千首》

用苍术、陈皮、桂枝等可以下死胎

【配方及用法】

苍术、陈皮、桂枝、芒硝（冲）各 9 克，大黄、厚朴各 9～12 克，牛膝、桃仁各 15 克，泽兰 12 克，金银花 15～30 克，甘草 6 克。上药水煎温服，每日 1～2 剂。

【荐方人】湖北 杜道英

【引自】《当代中医师灵验奇方真传》

用蝉蜕治胎盘不下

【配方及用法】

蝉蜕 20 只，加水一碗半，煎至半碗，冲米酒 50 毫升内服（不能喝酒者，酒量可酌减）。

【引自】广西中医学院《广西中医药》（1981 年）

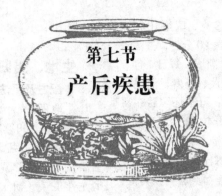

第七节
产后疾患

苍术、大葱胡治产后风

【配方及用法】

苍术 15 克，大葱胡 31 克，蛇皮 9 克，大枣去核 15 克，马蜂窝 9 克。将上药捣碎握于手中，蒙头发汗，30 分钟后，全身发汗，慢慢揭被，避风 3 天。以红糖茶为引促其发汗。

【荐方人】河南 张瑞祥

鱼鳔、黑芥穗治产后风

【配方及用法】

鱼鳔 31 克(蛤粉炒焦)，黑芥穗 31 克。以上 2 味共为细面，病轻者，每日服 1 次；病重者可日服 2 次，每次服 6 克。因风所致者，加防风、钩藤各 3 克，煎汤送下；因寒所致者，用黄酒送下；因失血多所致者，加当归 9 克，煎汤送下。

【荐方人】河北 贾舜卿

蚕豆壳治产后风

【配方及用法】

蚕豆壳、黄酒各适量。蚕豆壳炒熟，研细。每次 10 克，黄酒送服。

【功效】

驱逐风邪。用治产后诸风。

明天麻、飞罗面治产后破伤风

【配方及用法】

明天麻(炒，研细末) 15 克，飞罗面(炒) 30 克，百草霜 30 克，京墨 1 锭。以水将京墨研浓汁，与上诸药和匀以手搓为丸，每丸约重 3 克。每次服 1 丸，日服 3 次，以黄酒 30 毫升送服，连服 1 周。

【荐方人】山东 尹旭君

【引自】《当代中医师灵验奇方真传》

谷子汤治产后感冒发热

【配方及用法】

谷子 1 把(约 50 克)。将谷子炒黄，加水 1 碗煎至剩半碗。趁热 1 次服下，盖上被子出汗即愈。

【功效】

祛风解表。用治产后感受风寒、发热恶寒。对一般感冒也有良效。

用党参、当归等治产后发热

【配方及用法】

党参、当归、川芎、白芍、炙甘草各 15 克。水煎服，每日 1 剂。风寒袭表者，有汗加桂枝 12 克，无汗加麻黄 6 克；往来寒热加柴胡 12 克；头痛加藁本 12 克；口渴加花粉 12 克，淡竹叶 6 克；气血虚加黄芪 30 ~ 50 克，地骨皮、鳖甲各 15 克；卫阳不固、产道不洁等，邪毒侵入者，加金银花、鱼腥草、土茯苓各 30 克；伤食者，加焦山楂、建曲各 15 克；血瘀者，加丹参、益母草各 15 克，红花 6 克；恶露少而腹痛者，加丹皮 12 克，桃仁 10 克。

【引自】《湖北中医杂志》（1993 年第 4 期）、《实用专病专方临床大全》

山药汤治产后大喘大汗

【配方及用法】

山药 180 克。洗净煎汤。连服 3 日，每日 2 次。

【功效】

健脾，益阴，止渴，敛汗。治产后因虚热引起的大喘大汗，身热劳嗽。

【引自】《医学衷中参西录》

用孵鸡蛋壳粉治产后头痛

【配方及用法】

孵化小鸡后的蛋壳，放砂锅上焙黄焦，研成面，加黑糖少许，开水冲沏，稍捂一会，代茶饮，早、晚各服 1 次，即可见效。

【荐方人】河南 万坤山

鲫鱼治产后臂痛抽搐

【配方及用法】

活鲫鱼 1 条（以 250 克者为佳），黄酒 200 毫升。将鱼切成 6 厘米见方之块，不去鳞、肠，不用盐，用香油炸焦。将炸鱼干吃后，再喝热黄酒，取微汗。

【功效】

调胃，下气。治产后臂痛或抽搐。

【引自】《中医实用效方》

用香附、阿司匹林治产后腹痛

【配方及用法】

制香附 15 克，复方阿司匹林 0.5 克。香附研末，装瓶备用。用时，取香附 5 克与复方阿司匹林 0.5 克一起以温开水冲服，每日 1 次。

【引自】《实用民间土单验秘方一千首》

用青木香治产后腹痛

【配方及用法】

青木香 15 克，加水 500 毫升，煎取 100 毫升，顿服。

【引自】《实用民间土单验秘方一千首》

当归、熟地、桃仁等治产后腹痛

【配方及用法】

当归、熟地、桃仁、制香附各 15 克，川芎、赤芍、蒲黄（炒，布包）、五灵脂、艾叶、郁金、玄胡、川楝各 10 克，红花 8 克。每日 1 剂，用水 500 毫升煎 2 次，每次以文火煎取汁约 250 毫升，混匀，早、晚空腹各服 1 次。

【荐方人】湖北 吴锦堂

【引自】《当代中医师灵验奇方真传》

用牛腰子治产后腰痛

【配方及用法】

取牛腰子 1 个，去网膜洗净切片，放入铁锅内，加 50 ～ 100 毫升米酒炒熟，趁热空腹食用，1 次或分 2 次吃完。每天吃牛腰子 1 个，连续服用一段时间。

【备注】

服药期间，忌食酸辣和生凉食物，禁房事。

【荐方人】福建 纪儒

用红花、米酒治产后腹痛

【配方及用法】

用红花 10 克，以米酒 1 碗，煎减半，分 2 次温服。

【引自】《浙江中医杂志》（1986 年第 7 期）、《中医单药奇效真传》

用山楂治产后腹痛

【配方及用法】

焦山楂 30 ~ 50 克。上药水煎后冲红糖适量，在盖碗中浸泡片刻，分早、晚 2 次口服。

【引自】《单味中药治病大全》

梨汁、人乳治产后小便不通

【配方及用法】

梨汁、人乳各 1 杯。将梨切碎榨取汁同人乳共饮。早晚各 1 次。

【功效】

清热降火，解毒利尿。

【引自】《洄溪医案》

黄芪、当归等治产后尿潴留

【配方及用法】

黄芪、当归、车前子、人参各 15 克，升麻 12 克，猪苓 9 克，通草、附片各 6 克，沉香 3 克。每天 1 剂，水煎服。

【引自】《湖北中医杂志》（1989 年第 1 期）、《单方偏方精选》

黄芪、金银花等治产后尿潴留

【配方及用法】

黄芪 60 克，金银花 20 克，蒲公英 30 克，麦冬、萹蓄、瞿麦、桔梗各 12 克，通草、甘草各 6 克。上药用清水浸泡 10 分钟后煎沸，取汁约 250 毫升，日服 3 次。如需加强利尿加木通、茯苓各 12 克；食欲差加焦山楂、炒神曲各 30 克，荷叶半张；子宫复旧不良加益母草 30 克。

【荐方人】四川 张维天

【引自】《当代中医师灵验奇方真传》

芒硝末治产后尿闭

【配方及用法】

芒硝 3 克，研末，贴水分穴。

【引自】广西医学情报研究所《医学文选》

黄芪粥治产后水肿

【配方及用法】

用生黄芪 30 克煎汁，煮糯米半杯，成粥，淡食。

【引自】《范文甫专辑》《中医单药奇效真传》

吃田鼠肉可治产后肌肉痉挛

【配方及用法】

将田鼠扒皮，煮肉熟食，此病可愈。

【备注】

产后妇女肌肉痉挛者，系因产后气血虚弱，肝血不足，肝主筋，肝血虚则筋脉失养，故可出现肌肉痉挛，亦有受风寒湿之故。因田鼠肉为补养气血之佳品，故食之有效。

【引自】《蒙医妙诊》

当归、泽兰等水煎服治产后阴道出血

【配方及用法】

当归 12 克，泽兰 12 克，杭芍 12 克，川芎 10 克，丹参 12 克，续断 12 克，炮干姜 10 克，荆芥 10 克，艾叶 10 克，炙甘草 10 克。水煎服，每日 1 剂。

【荐方人】黄云樵

【引自】《千家妙方》

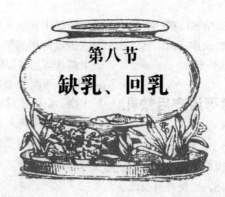

第八节
缺乳、回乳

赤小豆治缺乳

【配方及用法】

赤小豆500克。每天早、晚各服1半的煎赤小豆汤液（去豆、饮浓汤）。连服3～5天。

【荐方人】何季芳

黑芝麻、僵蚕等治缺乳

【配方及用法】

僵蚕6克，黑芝麻、红糖各30克。将僵蚕研细，将黑芝麻捣碎，加入红糖后拌匀。用时，将药放入茶杯内，倒入沸开水，加盖后待10分钟左右，1次顿服，每日服1次，空腹时服。

【荐方人】贾素娟

金银花等治缺乳

【配方及用法】

金银花、蒲公英、王不留行各15克。将上药水煎3次后合并药液，分3次服，并以黄酒少量为引。每日1剂。

用青皮、香附等治缺乳

【配方及用法】

青皮、香附各9克，王不留行、路路通、漏芦各12克，丝瓜络6克，通草3克。上药煎15～20分钟，取汁约200毫升。每日1剂，分早晚2次空腹服。胸闷者加栝楼皮12克；食欲不振者加茯苓、山药各12克；面色少华、神疲懒言者方中去青皮、香附，加党参10克，黄芪15克，当归10克。

【荐方人】河北 刘玉荣

【引自】《当代中医师灵验奇方真传》

吃兔肉、鸡蛋治缺乳

【配方及用法】

买一只兔子，杀死掏出内脏后，将兔肉连同6个鸡蛋进行炖烧，调好味料，把兔肉、蛋及汤汁一同吃完（可分次食用）。4天后，产妇奶如泉涌，再无奶汁不足之忧！

【荐方人】赖永忠

【引自】《农家顾问》（1996年第11期）

用黄芪、党参治缺乳

【配方及用法】

黄芪、党参各30克，当归15克，王不留行、炮山甲各10克，通草6克，水煎服。每日1剂，分2次服。

【荐方人】河北 徐淑芳

【引自】广西科技情报研究所《老病号治病绝招》

用芝麻丝瓜汤治产后缺乳

【配方及用法】

把黑芝麻、胡桃肉各15克分别炒熟，加入新鲜嫩丝瓜50克，共捣为泥，以沸水500毫升冲服（连药渣同服），每日1剂。

若无新鲜丝瓜，可用丝瓜络 60 克先煎汤，去渣，冲服炒黑芝麻、炒胡桃肉泥。

【荐方人】山东 张鹤声

熟地、王不留行等可治产后缺乳

【配方及用法】

熟地、王不留行各 30 克，当归、山甲珠、麦冬各 20 克，枸杞子、山药、炙黄芪各 25 克，红参 12 克，桔梗、阿胶珠、路路通各 10 克，丝瓜络 3 克，桑葚子 50 克。上药慢火煎煮 35～40 分钟，取汁约 300 毫升，2 次药汁合到一起，分 2 次服用，早、晚各服 1 次，宜早饭前、晚饭后服。

【荐方人】黑龙江 潘维信

【引自】《当代中医师灵验奇方真传》

雄鸡睾丸治产后缺乳

【配方及用法】

雄鸡睾丸 2～4 个。将雄鸡睾丸去掉外膜捣碎，用甜酒适量加水约 3 毫升，煮开后冲入捣碎的鸡睾丸即可，也可用开水冲服。服时加少许白糖。

【引自】《广西中医药》（1988 年第 4 期）、《单方偏方精选》

服南瓜子仁治缺乳

【配方及用法】

每次用生南瓜子 15～18 克，去皮取仁，用纱布包裹，捣碎成泥状，加开水酌量口服。亦可加入少许豆油或食糖搅拌，则味美可口，早、晚空腹各服 1～2 次。

【引自】《中医杂志》（1966 年第 3 期）、《中医单药奇效真传》

用兔耳催奶

【配方及用法】

成年兔 2 只，杀死后取其 4 只耳朵，放于灰色小瓦（或其他容器内）上，用文火慢慢焙干，研成细面备用。取一小碗，倒入少量药用黄酒，再倒入兔耳细面，用筷子调和均匀后即可服下，再服少量黄酒。1 只兔耳细面为 1 日药量，每日早、晚各服 1 次。4 只兔耳细面可供 4 日使用。服药期间，配合吃些鲶鱼、猪蹄、排骨、鸡蛋等食品，一般服用第 3 日即见效，此后泌奶量逐日增多。

【荐方人】辽宁 孙执中

用黑芝麻、鱼腥草使乳汁通畅

【配方及用法】

黑芝麻 150 克，鱼腥草 120 克，鸡血藤 90 克，香附 6 克，水煎服。

【荐方人】四川 李远国

用牛鼻羹通乳

【配方及用法】

水牛鼻 1 个，洗净，加水文火久煮，煮成羹状服用。

【荐方人】张寿民

用麦芽饮内服法回乳

【配方及用法】

麦芽 120 克，车前子 15 克，每日 1 剂，煎汤代茶，不拘时服。一般 1～2 日即可回乳。

【备注】

麦芽能疏肝和胃，车前子利尿，使乳汁有出路，故能回乳。

用芒硝治回乳

【配方及用法】

芒硝 200 克。上药用纱布包裹，分置于两侧乳房上，用胸带固定，经 24 小时（天热 12 小时）取下。如 1 次未见效，可继续敷 1～2 次。

【备注】

由于某种原因致使乳母不能进行正常哺乳，如乳母患传染病或婴儿死亡等，须进行回乳，以免乳房胀痛和发生乳腺炎。

【引自】《中华妇产科杂志》（1957年第5期）、《单味中药治病大全》

酒浸当归、赤芍等治回乳

【配方及用法】

当归、赤芍、红花（酒浸）各15克，川牛膝（酒浸）30克，山楂20克，麦芽（炒）60克，蝉蜕12克。上药每日煎服1剂，头煎加水800毫升，文火煎取约400毫升；二煎加水600毫升，煎取约300毫升；两汁合兑，分早、晚2次温服。

【荐方人】河南 李秀玲

【引自】《当代中医师灵验奇方真传》

神曲、蒲公英回乳

【配方及用法】

神曲、蒲公英各30克。将上药水煎，每日2次，每日1剂。同时，趁热将药渣用干净纱布包好，放在乳房上热熨。

【荐方人】文海波

莱菔子回乳

【配方及用法】

莱菔子30～40克。将上药打碎，加水浸泡30分钟后，水煎分3次温服。每日1剂。

【荐方人】四川 王小艳

生麦芽回乳

【配方及用法】

生麦芽120克。将上药微火炒黄，置锅内，加水800毫升，煎至400毫升；再加水以600～700毫升，煎至400毫升，将2次药汁混合为1日量，分3次温服。

【荐方人】郝英

陈皮等回乳

【配方及用法】

陈皮、莱菔子、柴胡各15克。将上药水煎分2次服，每日1剂。

【荐方人】苏华林

用花椒断乳

【配方及用法】

花椒6～15克，以水400～500毫升浸泡后煎煮浓缩成250毫升，然后加入红糖（白糖效果不佳）50～100克，于断奶当天服下。日服1剂。

【引自】《中级医刊》（1966年第7期）、《单味中药治病大全》

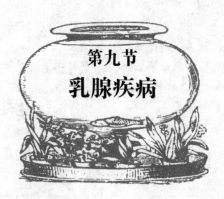

第九节
乳腺疾病

半夏闻鼻治急性乳腺炎

【配方及用法】

半夏6克,大葱根7个。共捣烂如泥,分7份,用纸卷筒状即成。先用手指按压健侧鼻孔,再将药筒放在患侧鼻孔闻之,如法将7份药筒闻完,一般半小时左右为宜。一般闻1～2次即愈。

【引自】《辽宁中医杂志》（1983年第4期）、《中药鼻脐疗法》

水煎当归、川芎等治急性乳腺炎

【配方及用法】

当归、川芎、益母草、泽兰、苍耳子各12克。水煎,冲黄酒服。

【功效】

活血祛瘀通络,用治乳痈（急性乳腺炎）初起,尚未成脓者。

用全栝楼、赤芍治急性乳腺炎

【配方及用法】

全栝楼、赤芍、生甘草各30克,丝瓜络15克,水煎后加红糖适量趁热饮服,微出汗。每日1剂。

【荐方人】山东 梁兆松

【引自】广西科技情报研究所《老病号治病绝招》

用乳香、没药等治急性乳腺炎

【配方及用法】

乳香、没药、大黄、蜂房各10克,蜂蜜适量。将前4味药混合研细末,再加蜂蜜调成膏状,敷盖于乳房结块处,用布覆盖,胶布固定,每天换药1次。

【引自】《陕西中医》（1991年第5期）、《单方偏方精选》

用鲫鱼草治急性乳腺炎

【配方及用法】

鲫鱼草60克。上药与酒捶烂榨汁,加温内服（服后食管可有热感）。第一天服2次,以后每天服1次。如病情重,兼用药渣敷于患处。

【引自】《广东医学》（1966年第2期）、《单味中药治病大全》

公丁香塞鼻可治急性乳腺炎

【配方及用法】

公丁香研末,裹于干棉球内,或用酒精药棉沾药,塞入健侧鼻孔中。每日换药3次,每次6小时。用于治疗急性乳腺炎有神效。

【引自】《中药鼻脐疗法》

陈皮、甘草治急性乳腺炎

【配方及用法】

陈皮60克,甘草8克。放入砂锅,水煎,每日1剂,分早、晚服。

【功效】

用于急性乳腺炎。

【引自】《实用民间土单验秘方一千首》

用芫花根皮塞鼻治急性乳腺炎

【配方及用法】

芫花根皮适量。将芫花根皮刮去皮毛，剔除木质心，剪成长约3厘米许的小段，置冲筒内打烂，或在青石板上用铁锤打烂，搓成一圆柱形小药团。取药团塞入鼻孔内（如刺激性大，可用香烟锡纸或蜡包裹后，剪去两头，塞入鼻孔内）。在鼻孔内产生热刺激感时（一般在20分钟左右消失），再待5~10分钟后取出。每日1~2次。

【引自】《赤脚医生杂志》（1975年第6期）、《中药鼻脐疗法》

水煎赤芍、甘草治疗急性乳腺炎

【配方及用法】

赤芍50克，甘草50克，水煎，每日1剂，分2次饭后服，3日为1疗程。局部脓性分泌物较多者加黄芪30克，局部湿疹瘙痒者加地肤子20克，乳房结核伴乳腺炎者加昆布20克。

【荐方人】湖南 贺方礼

【引自】《当代中医师灵验奇方真传》

白矾、大葱白治急性乳腺炎

【配方及用法】

白矾（研末）6克，大葱白7节（根底部2厘米为一节），葱根（带须）7个。将大葱白切碎捣成泥糊，与白矾末合在一起，分成7小堆，然后将7个葱根洗净放在碗内，用滚开水冲泡，待温后用葱根水送服药，分7日连续服下，服药后见汗即愈，一次成功。

【荐方人】王金海

【引自】《当代中医师灵验奇方真传》

用威灵仙治急性乳腺炎

【配方及用法】

鲜威灵仙根。将威灵仙平地面砍去泥土外的藤蔓，挖出长在泥土里的根须，去泥土，用冷水洗干净，切下根须约50克，用旧棉纱布包裹，以针线悬吊于内衣，使药囊贴近乳房肿痛处即可。

【备注】

本方所选为毛茛科多年生攀缘性灌木威灵仙的新鲜根须，刺激性很强，易使皮肤发红起疱。

【荐方人】江西 汤振才

【引自】《亲献中药外治偏方秘方》

用乳香、没药治乳腺炎

【配方及用法】

乳香30克，没药30克，血竭30克，儿茶30克，大麻子30克，芒硝15克。上药共捣如泥，贴涂红肿疼痛之处。如药干燥可加少许香油调用，盖油纸，加纱布包扎。48小时换药1次，3次即愈。

【荐方人】山东 郭庆连

【引自】《当代中医师灵验奇方真传》

用大青叶、金银花治乳腺炎

【配方及用法】

大青叶30克，金银花30克，鹿角霜（研细末）30克，米酒或白酒30毫升。水煎大青叶、金银花约300毫升，去渣冲服研细末的鹿角霜，饮米酒或白酒30毫升，盖被出微汗即愈。每日1剂，3剂1疗程。

【荐方人】山东 郭庆连

【引自】《当代中医师灵验奇方真传》

用仙人掌外敷治乳腺炎

【配方及用法】

新鲜而多汁的仙人掌100~150克，剥掉外皮切细，捣烂成糊泥状，加入鸡蛋清适量,和匀后,摊于布或敷料上敷于患处,用胶布固定。每日换药 1～2 次,一般敷 4～6 次就可以治愈。如有并发发热或腋下淋巴结肿大者,可加用抗生素药物治疗。

【引自】《四川中医》(1987 年第 3 期)、《单味中药治病大全》

栝楼、蒲公英等可治乳腺炎

【配方及用法】

栝楼 24 克,蒲公英 18 克,金银花 9 克,白芷 6 克,归尾、乳香、没药各 4.5 克,甘草 2.4 克。上药水煎服,每日可服 2 次。另用酒水各半热敷患部。

【功效】

消炎散肿优于抗生素,不管患部未溃已溃之疗效均佳。局部已切开者用之,伤口亦很快愈合。

【荐方人】福建 叶永云

【引自】广西医学情报研究所《医学文选》

砂仁塞鼻法治疗乳腺炎

【方法】

砂仁 10～20 克。将砂仁研细末贮瓶备用。用时取糯米饭少许和砂仁末拌匀,搓成索条状如花生米大小,外裹以消毒纱布(必须是棉织品)塞鼻。左乳腺炎塞右鼻,右乳腺炎塞左鼻,亦可左右交替塞用。每隔 12 小时更换 1 次,直至炎症消失为止。

【功效】

治乳腺炎有良效。

用夜合草治乳腺炎

【配方及用法】

取夜合草(又名一枝箭、截叶、铁扫帚、夜关门、一炷香,属豆科植物)鲜根切成 1 厘米长,用青布包好,黑线捆成书包带样,如小学生背书包一样佩带在身上,将药袋

贴近于乳房。左侧乳痛药袋贴于左乳房,而佩带线则挂右肩;右乳痛药袋贴于右乳房,佩带线则挂左肩。一般 1 次即好,严重者 2～3 次痊愈。若发热恶寒严重,要取鸡蛋 2 个加黄酒或白酒(45 度)30～50 毫升和少许姜末,搅拌均匀放于蒸锅内蒸热,凉至不烫嘴时一次服用,其效果更速。

【引自】《老年报》(1996 年 10 月 3 日)

用鹿角粉治早期乳痈

【方法】

取鹿角 1 根,以刀或锉刮取粉末,保存备用。每次取鹿角粉 3～5 克,清水煎沸 5 分钟,吞服,每日早、晚各 1 次。一般服用 2～3 次即可收效。如乳痈红肿热痛较甚,可配合蒲公英、天花粉、贝母、金银花、连翘、地丁草等清热解毒、消肿散结药同用。

【荐方人】江西 黄雪萍

【引自】《当代中医师灵验奇方真传》

泥鳅、马铃薯外敷治乳痈

【配方及用法】

马铃薯 1 个(要选用无斑点者),泥鳅 1 条(约 10 厘米长为佳)。以上为 1 次量。将马铃薯洗净和泥鳅同时放入器皿中捣烂,捣至黏腻沾手时,取出做成小饼(大小视病灶)贴敷患处,每天 1 次,一般 2 次即见效。

【功效】

治乳痈有良效。

用醋蛋液治乳腺增生

【配方及用法】

将 250 毫升左右的食用醋(米醋用低度的,9 度米醋应用水稀释)倒入锅内,取新鲜鸡蛋 1～2 个打入醋里,加水煮熟,吃蛋饮汤,1 次服完。

【荐方人】河北 王一民

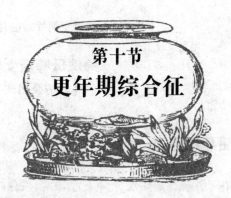

第十节
更年期综合征

百合、粳米治疗更年期综合征

【配方及用法】

百合 50 克，粳米 100 克，同煮粥，加冰糖调味食用，连服 2 周。

【荐方人】梁丹

当归、黑芝麻等治更年期综合征

【配方及用法】

当归 9 克，黑芝麻、薏米各 12 克，大米 50 克，加适量水，共煮成粥食用，连服 15～30 日。

【荐方人】李建民

玫瑰花、浮小麦等治更年期综合征

【配方及用法】

玫瑰花 10 克，浮小麦 20 克，大枣 15 克，益母草 10 克，川续断 10 克，鸡血藤 20 克，山萸肉 10 克，泽泻 10 克，丹参 15 克，水煎服。

【功效】

可治中年女性经水将断，经行前后不定期，量多少不一，伴烦热，心悸怔忡，夜寐不宁，全身困倦乏力等。

【引自】《大国医》

白芍等治女性更年期综合征

【配方及用法】

白芍 20 克，淫羊藿、菟丝子、覆盆子、女贞子、生地、紫草、桑寄生、钩藤、制香附、生麦芽各 15 克，全当归、甘草各 10 克。若烦躁不安者，加大枣 5 枚，淮小麦、炙甘草、柏子仁、远志各 10 克；若神疲乏力、大便稀溏者，加怀山药、茯苓、党参、白术各 10 克；若头晕耳鸣者，加女贞子、石决明、夏枯草、墨旱莲各 10 克；苦失眠心悸者，加酸枣仁、制何首乌、麦冬、北沙参、五味子各 10 克；若自汗、盗汗者，加北黄芪 30 克，浮小麦、糯稻根各 20 克。将上药水煎，每日 1 剂，分 2～3 疗程，以巩固疗效。

何首乌等治女性更年期综合征

【配方及用法】

何首乌 15 克，怀山药、山萸肉、仙茅、益母草、生地黄、熟地各 12 克，茯苓、丹皮、炒当归、炙甘草各 10 克。将上药水煎 3 次后合并药液，分 3 次日服，每日 1 剂。1 周为 1 疗程。

【荐方人】杨淑英

浮小麦治疗妇女更年期综合征

【配方及用法】

浮小麦 100 克，炙甘草 10 克。先将炙甘草加水煎煮取汁、备用，再用炙甘草与小麦、大枣同煮，先用武火煮沸，最后用文火煨至小麦烂熟成粥状。每天早晚各空腹食 1 碗。

【功效】

浮小麦味甘咸，性寒，无毒，能止汗退热、除烦，对骨蒸劳热、自汗、盗汗功效显著。大枣味甘性温，归脾、胃经，有补中益气、养血安神的功能。

牵牛花子治疗更年期障碍

【方法】

每天用10粒牵牛花子压碎，泡热水饮用。

【功效】

牵牛花子为常用中药材，黑色的为"黑丑"，米黄色的为"白丑"，它富含脂肪、有机酸等成分，具有泻水利尿之效，可用于治疗水肿腹胀、大小便不利等症，对于缓解更年期障碍也有显著功效。

珍珠母等治女性更年期综合征

【配方及用法】

珍珠母（先煎）、淮小麦各30克，党参、生黄芪、全当归各15克，柴胡、黄芩、黑山栀、姜半夏各10克，淫羊藿、女贞子各12克，炙甘草6克。若口渴者，加玉竹10克，石斛12克；若失眠者，加夜交藤15克，柏子仁10克，五味子6克；若伴高血压者，加钩藤、丹参各15克，牛膝10克，地龙8克。将上药水煎，每日1剂，分3次口服。5剂为1疗程。可连服2～3疗程，直至痊愈为止。

【荐方人】梁健

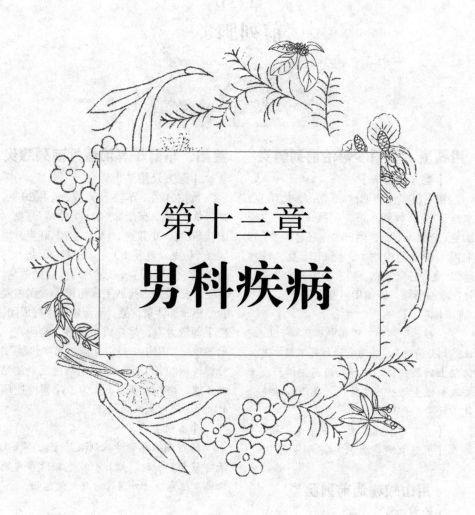

第十三章
男科疾病

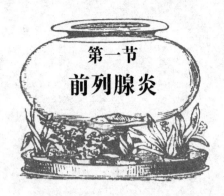

第一节
前列腺炎

用瞿麦、夜明沙等治前列腺炎

【配方及用法】

瞿麦30克，夜明沙30克，僵虫15克，水蛭20克，蜈蚣3条，川芎30克，虫蜕20克，全蝎35克，黄芪25克，三七20克（冲细混入粉末药中吃），当归15克，珠沙莲50克，甘草3克。研末，每天吃3次，每次吃一汤匙。饭前用温开水送下。

【备注】

珠沙莲配不到，可在中草药摊子上配，此药切开为红色。若没有这种药不用亦可，但配上效果更佳。另外，用药期间，夫妻要控制性生活；不吃辣椒，忌酒，禁吃豆花（豆腐可吃）。

【荐方人】 雷德孝

【引自】《晚晴报》（1996年8月20日）

用山蚁粉治前列腺炎

【荐方由来】

我2年前突然患了前列腺炎。症状是小便细慢，解不净，时常把裤子弄湿。曾口服前列康，还用过热敷法等治疗都无效。1994年3月，我看《健康指南》介绍的蚂蚁可治疗前列腺炎，立刻邮购蚁干500克，按说明泡酒服20多天就见疗效了。就这500克蚁干泡酒服2个月，病已见显效。又邮购蚁粉1千克，白水送服每月250克，经过4个月，症状已消失。

【荐方人】 辽宁 陆真

黄柏、车前子等治慢性前列腺炎

【配方及用法】

黄柏20克，车前子30克，苦参20克，龙胆草30克，柴胡20克，吴茱萸50克，肉桂30克，小茴香50克，生姜30克，地肤子50克，麸皮50克，三棱30克，乌药20克，当归20克，莪术30克，食醋适量。将生姜捣烂，诸药加工成粗末，放锅内混合炒热，加适量食醋，干湿度以手握成团、松手即散为宜，趁热以布包敷于会阴穴，秋冬季可加棉垫护外以保温。每次热敷30分钟，早晚各1次。每剂中药可反复加醋炒4次，继用2天。7天为1疗程，连用4疗程，每疗程可间隔2天。

【备注】

治疗期间忌食辛辣刺激性食物；性生活要节制、和谐、规律；穿宽松洁净柔软内裤，注意保持外阴清洁及大便通畅。

用大黄汤治慢性前列腺炎

【配方及用法】

大黄50克。取生大黄放入砂煲内加水400毫升，煎至200毫升左右，倒入瓷盆中熏洗会阴部。待药液不烫手时，再用毛巾浸药液擦洗会阴处，同时用手指在局部做顺时针的按摩，早、晚各1次，每次30分钟。熏洗完毕后取中极、会阴二穴，敷以生姜汁调制的熟大黄细末20克，胶布固定。此外，若体质强壮或有热象者，每天可用 3～6 克生大黄泡茶饮；年高体弱无明显热象者，每天可用 3～6 克制大黄水煎 20 分钟后饮用。以上各法同时治疗 15 天。

【引自】《浙江中医杂志》（1992 年第 11 期）、《单方偏方精选》

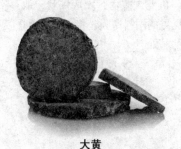
大黄

乌药、麝香等可治慢性前列腺炎

【配方及用法】

乌药 6 克，麝香 1 克，香附 9 克，延胡索 6 克，小茴香 6 克。将上药共研为粉末，瓶装备用，取适量水调匀，敷于肚脐，外用胶布固定，2 天后取下，每周 2 次，4 次为 1 疗程，一般需 3 疗程。如兼有尿频、尿急者，加木通 6 克；兼有腰膝酸软、失眠多梦、遗精者，加枸杞 6 克；兼有腰酸膝冷、阳痿、早泄者，加补骨脂 6 克。

【备注】

忌不良饮食及生活习惯；忌辛辣或烟酒；性生活有规律。

服南瓜子治前列腺增生

【荐方由来】

我患前列腺增生 4 年有余，由于年老体弱多病而不愿手术治疗。而服各种药物，或用"脐疗法"等，也无多少效果。后来在报刊上看到了马文学的《南瓜子治疗前列腺增生有奇效》一文，我即去信向他请教服用方法，很快就收到他的回信。我按他介绍的方法试用后，效果不错。每天服

用 100 克生南瓜子（分 3 次服），才 3 天，原有的尿频、尿急、尿痛甚至尿失禁等症状大有缓解。原来每夜要小便三四次甚至五六次，半个

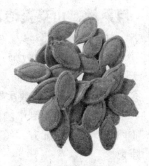
南瓜子

月后每夜只尿 1 次。由于睡眠好转，食欲增强，精神也好了，心里有说不出的高兴。这也说明中国的民间秘方对某些疾患确有神效。

【荐方人】林肇祥

【引自】《云南老年报》（1996 年 3 月 7 日）

云母片、薏苡根治前列腺增生

【配方及用法】

云母片 25 克，薏苡根多少不限，混煮约半小时，分 3 次服。连续 3 天共服 9 次后换新药。按上述方法服半月后，如效果显著，再继续服即可痊愈，否则停服。

【备注】

中药薏苡（家种、野生均可）的根具有清热利尿功效，可用于治疗肾炎等症。变性和野生的薏苡，各地叫法不同，如昆明等地叫数珠果（过去用其果实穿制念经用的灵敏珠），有的地方称为鸡嗦子果，果实比豌豆稍大，果壳坚硬。有中医说，如找不到薏苡的根，也可用薏米代替。云母片，系鳞片状的矿物，化工商店有售。中药店有中药云母石一味，也有清热利尿作用。

【荐方人】云南 冯才隆

用熟地、山茱萸治前列腺肥大

【荐方由来】

我是一名退休教师，患有前列腺肥大，尿频、尿急、尿痛、尿线细。3年前多次犯病，小便不通数次导尿，非常痛苦。一个偶然的机会得到中国医科大学樊正伦（硕士）的这个配方，经服6剂药，我病痊愈。

【配方及用法】

熟地40克，山茱萸20克，山药20克，丹皮15克，茯苓15克，泽泻15克，制附片10克，肉桂10克，车前子10克，牛膝15克。水煎服，日服2次。

【荐方人】辽宁 贾明坤

用大葱白、白矾治前列腺肥大性尿闭

【配方及用法】

大葱白5根，白矾9克。将白矾研成细末，再混入葱白，捣成糊状，取一块6.5厘米见方的塑料薄膜，将药全部撒在膜上，敷于肚脐处。

【荐方人】河南 杨朝本

【引自】广西中医学院《广西中医药》增刊（1981年第三节）

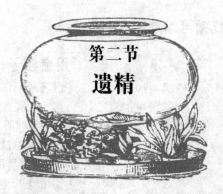

第二节
遗精

用鹿仙草治遗精

【配方及用法】

每日以鹿仙草 60 克煎服。

【引自】《李继昌医案》《中医单药奇效真传》

吃甲鱼头治遗精

【配方及用法】

将甲鱼（用甲鱼头、颈、尾，不用身、腿）用香油炸焦，分别研为细面，将甲鱼头粉面混在麦面里，吃炸酱条。

【引自】《中医验方汇选》《中医单药奇效真传》

人参、五味子等可治遗精

【配方及用法】

人参、五味子、杞子、金樱子、石菖蒲。研细末，炼蜜为丸，每粒 10 克，每服 1 粒，日 2 次。

【功效】

人参大补元气，开心益智；石菖蒲宁心安神；杞子滋补肾阴；五味子、金樱子补肾固精。

【备注】

用药期间，切戒手淫，清心寡欲，注意体育锻炼。

蒸白果鸡蛋治遗精

【配方及用法】

生白果仁（即银杏仁）2 枚，鸡蛋 1 个。将生白果仁研碎，把鸡蛋打一小孔，将碎白果仁塞入，用纸糊封，然后上笼蒸熟。每日早晚各吃 1 个鸡蛋，可连续食用至愈。

【功效】

滋阴补肾。治遗精、遗尿。

核桃、猪肾治梦遗滑精

【配方及用法】

核桃仁 30 克，猪肾（腰子）2 个，葱、姜各 5 片，食油、盐、酱油、味精各适量。将猪肾片煸炒，取出沥尽污水。再次将锅烧热加食油，用葱、姜爆锅，放入猪肾片、核桃仁、盐、酱油等调料翻炒片刻，起锅前下味精即可。连服 1 周有效。

【功效】

滋阴补肾。治腰酸腿痛、梦遗滑精等。

荷叶治疗梦遗滑精

【配方及用法】

荷叶 50 克（鲜品加倍），研末。每服 5 克，每日早晚各 1 次，热米汤送服。轻者 1 或 2 剂，重者 3 剂可愈。

【功效】

清热止血，升发清阳。治梦遗滑精。

357

煅龙骨、糯米、红糖可治遗精

【配方及用法】

煅龙骨（中药）30克，糯米100克，红糖适量。将龙骨捣碎，入砂锅内加水200克，煎1小时去渣取汁，入糯米再加水以600克、红糖适量，煮至米烂粥稠。早晚空腹热食，5天为1疗程，2～3疗程奏效。

【功效】

镇惊潜阳，收敛固涩。治遗精等。

用海金沙藤治遗精

【配方及用法】

鲜海金沙藤（连叶）45～60克。上药煅存性，研末，每晚临睡前用开水冲服1剂。

【引自】《福建中医药》（1963年第6期）、《单味中药治病大全》

用桑螵蛸治遗精症

【配方及用法】

干桑螵蛸研末，早、晚用盐汤各送服1次，每天服5～10克，连服2～3天。

【备注】

桑螵蛸别名螳螂子、刀螂子、团螵蛸，生于桑树上，秋末至来春均可采收。将采下的桑螵蛸去净树皮，放在蒸笼中蒸死螳螂子，取出晒干备用。

【荐方人】四川 周光庆

【引自】广西科技情报研究所《老病号治病绝招》

用金樱子、萹蓄治遗精

【配方及用法】

金樱子、萹蓄各30克（鲜品加倍）水煎内服，每剂服2日，日服2次。发作频繁者服2剂即可控制症状。症状控制后，为巩固疗效，可再用5剂。

【引自】《湖南医药杂志》（1979年第2期）、广西中医学院《广西中医药》增刊（1981年）

鲜铁线藤可治遗精

【配方及用法】

采鲜铁线藤（又名蔓蔓藤）连叶46～62克，煅存性研末，冲开水服。每天临睡前服用1次。

【荐方人】福建 夏东僧

【引自】广西医学情报研究所《医学文选》

白茯苓末可治遗精

【配方及用法】

白茯苓末3克左右，用热水冲服，每天清晨皆服之，便会有效。

【备注】

用此方期间，宜中断半年左右房事。

【引自】陕西人民教育出版社《中国秘术大观》

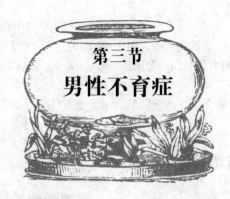

第三节
男性不育症

金樱子、菟丝子等治不育症

【配方及用法】

金樱子、菟丝子各30克，淫羊藿、枸杞子各12克，补骨脂、熟地、川续断、狗脊、党参各15克，仙茅10克，肉苁蓉15~20克。气虚者加北芪，腰痛者选黄精、桑寄生、乌药等，早泄可加牡蛎、山萸肉、五味子；脾虚纳少可加淮山药、茯苓等，具体剂量请遵医嘱。水煎服，每日1剂。

【荐方人】高军彦

麦冬、白芍等治无精子症

【配方及用法】

麦冬、白芍、菖蒲、合欢皮、茯苓、羊藿叶各15克，枸杞子、知母各20克，怀山药10克，蛤蚧1对。水煎服，每剂煎2次，每天分2次服，早饭与晚饭后服用50毫升。3个月为1疗程。若气血两虚可加冬虫夏草10克；肝经湿热下注加萹蓄10克，灯芯草3克；心神惊恐加萱草、竹叶、远志各10克。

【功效】

益肾填精，助气安神。

熟地、紫河车治男性不育症

【配方及用法】

熟地、紫河车各20克，枸杞子、怀山药、山萸肉、菟丝子、杜仲、肉苁蓉各10克，巴戟天、蛇床子、五味子各6克，鹿茸3克。

各药单味研末，混匀收储备用。每次服5克，每天3次，用药汤送下。

【功效】

滋阴补肾。

【备注】

火盛或湿热蕴结者禁用；生殖系统生理缺陷服之无效；服药期间禁房事为宜。

五味子等可治男性不育症

【配方及用法】

五味子、菟丝子、茯苓、黄柏各10克，车前子、怀山药、熟地、金樱子各20克，枸杞子、蛇床子、党参、黄芪各15克，鲜石斛30克，山萸肉、肉苁蓉各12克，巴戟6克，熟附子3克。水煎服，每天1剂，1个月为1疗程。另取五味子300克，焙干碾末，在第1疗程中，与上方同时吞服，每次6克，每天2次，服完为止，第2疗程不须再服。

【功效】

治不育症。

人参、鹿茸治男性不育症

【配方及用法】

人参、鹿茸、五味子、淫羊藿各30克。上药研细末，炼蜜为丸，每粒2克，每服1粒，日2~3次。或用白酒500毫升泡2周后，每服5~10毫升，日2~3次。

【功效】

人参大补元气，五味子益气生精，鹿茸生精益髓，淫羊藿补肾壮阳，四药合用，相辅相成，疗效益彰。

【备注】服药期间适当减少房事；阴虚燥热者勿服。

人参、车前子等可治男性不育症

【配方及用法】

人参10克，车前子、覆盆子、菟丝子各50克，女贞子、五味子各40克，黄芪、枸杞子、巴戟天各30克，附子15克，补骨脂25克。若性欲减退者，加仙茅、淫羊藿各15克；若阳痿者，加龟胶、鹿角胶各10克，阳起石15克；若滑精或早泄者，去车前子，改加黄芪60～80克；若食欲不振者，加山楂、神曲、鸡内金各15克；若腰痛者，加川续断、杜仲、鸡血藤各15克；若失眠者，加远志、合欢花、酸枣仁各10克；若尿频、尿痛者，加川柏、竹叶、茯苓各10克；若大便秘结者，加大黄（后下）10克。将上药水煎两次后合并药液，分早、晚空腹服，每日1剂，1个月为1疗程。

【荐方人】石小梦

肉苁蓉、山药等治男性不育症

【配方及用法】

肉苁蓉、山药各30克，羊肾2对，

鹿角霜20克，车前子、淫羊藿、枸杞子各10克，巴戟天15克，紫河车60克，熟地12克。将上述药物共研成细末，用蜂蜜炼成丸，每丸重10克，口服，每日3次，每次1丸，2个月为1疗程。

【荐方人】河南　陈耀中

【引自】《农村百事通》（1997年第9期）

用枸杞子治男性不育症

【配方及用法】

红杞果（即枸杞子）15克。每晚嚼碎咽下，连服1个月为1疗程，一般精液转正常再服药1疗程。服药期间戒房事。

【引自】《新中医》（1988年第2期）、《单味中药治病大全》

炮天雄可治男性不育症

炮天雄16～19克，熟地、菟丝子、怀牛膝、枸杞子各20克，炙甘草6克，淫羊藿10克。水煎服，日1剂，1日2次。

【功效】

炮天雄主治肾阳不足，命门火衰，阳痿尿频，畏寒肢冷及风寒湿痹、周身骨节疼症等。

【荐方人】广东　陈锦心

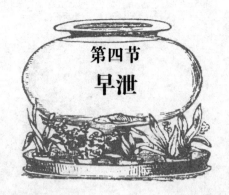

第四节
早泄

知母、黄柏等可治早泄

【配方及用法】

知母 10 克、黄柏 10 克、五味子 6 克、金樱子 10 克、杞子 10 克。每日 1 剂，煎 2 遍和匀，早晚分服，或研细末炼蜜为丸，每粒 10 克，每服 1 粒，日 2 次。

【功效】

知母、黄柏滋肾阴泻相火，五味子、金樱子固肾涩精，杞子补肾益精。

【备注】

适当节制房事，加强体育锻炼。

五倍子治早泄

【配方及用法】

五倍子 20～30 克。将上药用文火水煎 30 分钟，再加入适量温开水，趁热熏蒸龟头，待水温降至 40℃ 左右，可将龟头浸入其中 5～10 分钟。每晚 1 次，半个月为 1 疗程。治疗期间忌房事。

【荐方人】广西 关彩文

芡实莲子饮治早泄

【配方及用法】

大米 500 克，莲子 50 克，芡实 50 克。将大米淘洗净。莲子温水泡发，去心去皮。

芡实也用温水泡发。大米、莲子、芡实同入锅内，搅匀，加适量水，如焖米饭样焖熟。食时将饭搅开，常食有益。

【功效】

健脾固肾，涩精止遗。

用细辛、公丁香等治早泄

【配方及用法】

细辛、公丁香、海马各 5 克，蛇床子、淫羊藿各 3 克，泡入 75% 医用酒精 50 毫升内 30 天，而后将药液过滤装入空瓶或带喷嘴的花露水瓶中。每次房事前 2～3 分钟，向阴茎龟头涂擦或喷洒香露 1～2 次，每次用 0.5～1.0 毫升，一次可奏效。健康人应用，可增进性生活质量。

【荐方人】广西 林中

用韭菜、地龙治早泄

【配方及用法】

韭菜全株适量洗净切段，大地龙（以韭菜田里掘出者最佳）2 条，剖腹洗净切段，2 味药物与油盐适量拌匀，隔水蒸熟，即可食用。无腥味，可常年服用。

【荐方人】上海 杜桧

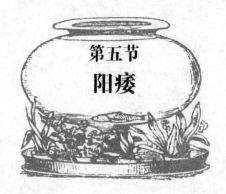

第五节
阳痿

牛睾丸、鸡蛋治阳痿

【配方及用法】

牛睾丸2个，鸡蛋2个，白糖、盐、豆油、胡椒粉各适量。将牛睾丸捣烂，鸡蛋去壳，六物共拌均匀，锅内放少许食油烧热煎。佐餐。

【功效】

温补肾阳，生精益髓。

牛鞭杞子汤治阳痿遗精

【配方及用法】

牛鞭1具，枸杞子30克，盐少许。牛鞭洗净切段同枸杞子共炖熟，加盐。分2次吃完。

【功效】

补肾壮阳，收敛精气。治体弱肾虚，症见腰膝酸软、遗精、阳痿、夜尿多。亦可做老人调理补养食品。

牛鞭、韭菜子等治阳痿

【配方及用法】

牛鞭1根，韭菜子25克，淫羊藿、菟丝子各15克。将牛鞭置瓦片上文火焙干，磨细；淫羊藿加少许羊油，置于铁锅内用文火炒黄（不要炒焦），再将韭菜子、菟丝子磨成细面，然后将上药混匀后装瓶备用。用时，每天晚饭后用黄酒冲服1匙，或将1匙药粉加入蜂蜜为丸，用黄酒冲服。

【引自】《实用民间土单验秘方一千首》

当归牛尾汤治阳痿

【配方及用法】

当归30克，牛尾1条，盐少许。将牛尾巴去毛，切成小段，与当归同锅加水煮。后下调料。饮汤吃牛尾。

【功效】

补血，益肾，强筋骨。治肾虚阳痿、腰痛、腰酸、腿软无力。

羊睾丸猪骨汤可治阳痿

【配方及用法】

羊睾丸去筋膜，切成薄片。烧锅置旺火上，倒入猪骨汤并加胡椒面、葱白、姜末、盐等煮开，放入羊睾丸煮5分钟，撒上香菜即成。

【功效】

益肾壮阳。治肾虚之阳痿、遗精、头晕目眩等。

狗阴茎、黄酒可治阳痿不举

【配方及用法】

狗阴茎3件，黄酒适量。将狗阴茎用瓦焙干，研为细末。每服3～4克，用黄酒送下。

【功效】

补精髓，壮肾阳。治阳痿久不愈。

用狗睾丸治阳痿

【配方及用法】

新鲜狗睾丸10克(不去血),切成薄片,温开水送服,早、晚各1次。并配合按摩脚心及加强体育锻炼。按摩脚心于每日起床、临睡前各行1次,以左手心按摩右脚心100下,再用右手心按摩左脚心100下,动作要缓和、连贯。体育锻炼宜每日早晨先练太极拳,然后慢跑15分钟,快走25分钟,晚饭后散步30～60分钟。

【备注】

阴虚阳盛兼有湿热者忌用,各种出血症属热性者亦忌用。

【引自】《浙江中医杂志》(1985年第8期)、《单味中药治病大全》

炖虫草鸡大补肾精

【配方及用法】

冬虫夏草5枚,母鸡1只,盐、味精适量。将鸡开膛取出杂物,洗净,冬虫夏草放入锅内加水炖1.5小时,待鸡肉熟烂时下味精少许。吃肉饮汤,日服2次,可连续服食3～5天。

【功效】

补肺,益肾。用于肾虚之阳痿、遗精及腰痛、腿软等。

雄鸡肝、鲫鱼胆可治阳痿

【配方及用法】

雄鸡肝4个,鲫鱼胆4个,菟丝子粉(中药)30克,麻雀蛋清(蛋黄不用)将上药拌匀,做成黄豆大药丸烘干或晒干。每日3次,每次1粒,温开水送服。

【功效】

补肾助阳。专治阳痿。

山药龙眼炖甲鱼可治阳痿

【配方及用法】

怀山药15～20克,龙眼肉15～20克,甲鱼(鳖、团鱼)1尾。先用沸水冲烫甲鱼,使其将尿排出,然后切开去掉内脏,洗净,再分切成小块。将甲鱼肉、甲壳、山药、龙眼肉放入炖盅内加水适量,隔水炖熟。喝汤吃肉,每周1剂。

【功效】

补肾益脾,固精扶阳。

【引自】《卫生报》

泥鳅枣汤治阳痿不举

【配方及用法】

泥鳅400克,大枣6枚(去核),生姜2片。泥鳅开膛洗净,加水与大枣、姜共煮,以1碗水煎煮至剩一半即成。每日2次,连服多日。

【功效】

补中益气,滋养强身。治阳痿、遗精。

蛤蚧鹿茸治阳痿

【配方及用法】

蛤蚧2对(完整),鹿茸20克。将蛤蚧置清水中浸透,捞起后去头足、黑皮(但不要损坏尾部),隔纸微火烤干。鹿茸切片,微烤,共研末备用。临睡前用黄酒适量送服2克,每晚1次,服完为止。

【引自】《四川中医》(1986年第11期)、《单方偏方精选》

海参羹治阳痿

【配方及用法】

水发海参100克,冬笋片20克,水发冬菇5克,熟火腿末3克,猪油3克。海参切片,冬笋切碎,猪油烧熟,放入葱姜末爆焦,倒入白汤,然后加入海参、冬菇、冬笋、盐、料酒、味精等,煮沸勾芡,倒入火腿末并撒上胡椒粉即成。

【功效】

补肾益精。治肾虚阳痿。

海螵蛸、生龙骨等煎治阳痿

【配方及用法】

海螵蛸、生龙骨、生牡蛎各30克，公丁香5克，鹿角霜、阳起石各15克，蛇床子、怀牛膝、韭菜子各10克，硫黄（研碎）1克。每天1剂，7天为1疗程，连服2疗程无效者，改用他法。若服后胃部不适者，可加小量健胃药如砂仁、怀山药。硫黄亦可装入胶囊内，以汤药送服。

蜈蚣、当归、白芍等治阳痿

【配方及用法】

蜈蚣18克，当归、白芍、甘草各60克。先将当归、白芍、甘草晒干研细，过90～120目筛，后将蜈蚣研细，再将2种药粉混合均匀，分为40包。

【备注】

本方中蜈蚣不得去头足或烘烤，以免减效。每次半包或1包，早、晚各1次，空腹用白酒送服，15天为1疗程。此外，用药期间，忌食生冷食物，忌气恼。

【引自】《中医杂志》（1981年第4期）

蜈蚣当归酒治阳痿

【配方及用法】

将蜈蚣18克焙干研细粉，再取当归、白芍、甘草各60克焙干，研粗粉。将上药分成4份，放入4个酒瓶内，最后把2000克粮食酒分别倒入瓶中，摇晃均匀即可。此药酒可饮服40天，每天早、晚空腹服25克。

【荐方人】余昌礼

【引自】《老年报》（1996年4月2日）

补肾壮阳丸治阳痿

【配方及用法】

人参30克、淫羊藿30克、肉苁蓉30克、枸杞子30克。上药研细末，炼蜜为丸，每粒2克，每服1粒，日2～3次。或用白酒500毫升泡2周后，每服5～10毫升，日2～3次。

【功效】

人参大补元气；淫羊藿、肉苁蓉补肾壮阳，枸杞子滋养肝肾，强阴益精；五味子补肾涩精。

【备注】

适当节制房事，加强体育锻炼。

肉苁蓉、荜拨等可治阳痿

【配方及用法】

肉苁蓉50克，荜拨10克，草果10克，陈皮5克，胡椒10克，白羊肾4个，羊脂200克，盐、葱、酱油、酵母粉各行之有效量。将白羊肾、羊脂洗净，放入锅内。将肉苁蓉、荜拨、草果、陈皮、胡椒用纱布包扎好，放入锅内，加水适量置于炉火上烧沸，水开后改用文火炖，待羊肾熟烂时，下葱、盐、酱油、酵母粉，如常法做羹。

【功效】

补肾温阳。治阳痿、遗精、腰膝无力、脾虚食少、胃寒腹痛等。

清炒虾仁治阳痿

【配方及用法】

虾仁250克，鸡蛋清1个，淀粉5克，盐少许，白汤30个，熟猪油适量。虾仁、蛋清、盐、淀粉和匀。用熟猪油烧热锅，倒入和好的虾仁等。用筷子搅散成粒并至颜色变白时，倒入漏勺内沥去油。炒锅置旺火上，油10克烧热，倒入虾仁，再加黄酒、白汤、味精，煮沸勾芡，翻炒，撒上胡椒面即成。

【功效】

温肾壮阳。治肾虚引起的遗精、阳痿、早泄、头晕目眩、身体倦怠等。

【引自】《新中医》

对虾酒治阳痿遗精

【配方及用法】

新鲜大对虾1对，白酒（高度）250毫升。将虾洗净，置于瓷罐中，加酒浸泡并密封，约10天即成。每日随量饮酒，待酒尽后，将对虾烹炒。单独食用或佐餐。

【功效】

温阳填精。治阳痿、遗精等。

烫活虾壮阳

【配方及用法】

活虾100克，热黄酒半杯。将活虾洗净，用滚热黄酒烫死。吃虾喝酒，每日1次，连吃7日为1疗程。

【功效】

补肾壮阳。治阳痿、遗精。

海虾仁、葱叶治阳痿

【配方及用法】

海虾仁7克，大葱叶（取粗绿含黏液多者为佳）3条。将虾仁装入葱叶内，晒干，轧成粉。每日服2次，茶水送下。

【功效】

补肾益精，通阳利气。治阳痿不举、早泄等。

核桃仁、鸭子等可治阳痿

【配方及用法】

核桃仁200克，荸荠150克，老鸭1只，油菜末、葱、姜、盐、蛋清、味精、料酒、玉米粉（湿）、花生油各适量。将老鸭宰杀去毛，开膛去内脏，洗净，用开水烫一下，装入盆内；把葱、姜、料酒、盐调成糊，再把核桃仁、荸荠剁碎，加入糊内，淋在鸭子膛内肉上。将鸭子放入锅内，用温油炸酥，捞出沥去余油，用刀割成长条块，摆在盘内，四周撒些油菜末即可。

【荐方人】山西 张采和

吴茱萸、细辛敷脐治阳痿

【配方及用法】

吴茱萸30克，细辛10克，共为细末。用上药适量，加温水调成糊状，每晚睡前敷于脐部，用胶布固定，晨起取下。治疗期间忌房事。

【荐方人】吉林 冷长春

【引自】《中国民间疗法》（1997年第3期）

用红参、鹿茸等治阳痿

【配方及用法】

红参15克，鹿茸15克，韭菜子25克，蛤蚧1对，淫羊藿25克，巴戟天25克，生黄芪50克，肉桂10克，高度白酒400毫升。每日2～3次，每次10～20毫升。

【荐方人】辽宁 于芝伟

【引自】《当代中医师灵验奇方真传》

茴香、炮姜敷脐治阳痿

【配方及用法】

取中药小茴香5克，炮姜5克，共研末，加入食盐少许，兑入少量人乳汁调为糊状（亦可用鸡血或蜂蜜调），外敷于肚脐眼（神阙穴），外用大胶布封盖贴紧，一般5～7日去掉胶布及药，即见良效。

【引自】《辽宁老年报》（1997年11月24日）

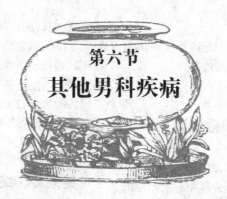

芒硝、明矾可治阴茎水肿

【配方及用法】

芒硝50克，明矾5克。上药用水500毫升冲化，用干纱布浸吸药液后趁热敷阴茎，凉后再绞干纱布重新浸吸药液敷之。每天敷3～5次，每次约10分钟，湿敷时可顺势将包茎下抹复位。

【引自】《陕西中医》（1986年第6期）、《单方偏方精选》

用威灵仙汁可治阴茎肿胀

【荐方由来】

一人在山亭裸体而卧，其阴茎被飞丝缠绕而致肿胀，以威灵仙汁入水浸洗而愈。

【引自】《古今医案按》《中医单药奇效真传》

用马鞭草可治阴茎肿大

【荐方由来】

一男子阴茎肿大，核痛，医莫能治，捣马鞭草涂之而愈。

【引自】《古今医案》《中医单药奇效真传》

用猪脚黄米汤可治阴茎肿大

【配方及用法】

公猪后脚净瘦肉1.5千克，酒、老米各若干。腿肉去皮、油、肥肉，切薄片，

将锅擦洗极净烧红，放肉和酒炒干，加酒再炒，如此7次候用。次将老米炒黄、煎汤，送肉来吃。

【引自】山西人民出版社《补肾回春万金方》

黄花蒿、紫苏治阴囊湿疹

【配方及用法】

黄花蒿100克，紫苏、艾叶各50克，冰片10克。前3味药加水适量，煎取药液约100毫升，再加入研细的冰片粉，混匀备用。用时取纱布或药棉蘸药液湿敷患处30分钟，若洗浴30分钟则效果更好。另外，每天以此药外搽患处4～6次。

【备注】

治疗期间，忌饮酒及忌食辛辣鱼腥。

【引自】《浙江中医杂志》（1989年第7期）、《单方偏方精选》

用蛋黄油治阴囊湿疹

【配方及用法】

鸡蛋1个，煮熟。将熟鸡蛋黄放勺内压碎，用文火熬出油，用鸡毛揩擦患处，每日早晚各1次，连擦四五日即愈。

【荐方人】河南 方明魁

用柚子皮可治龟头炎

【配方及用法】

晾干的柚子皮200克，置于2毫升热

水中煮沸 3 ～ 5 分钟，放至半温，将柚子皮捞出弃掉，用剩下热水淋洗阴茎，每天早、晚各洗 1 次，每次 10 分钟。治疗 7 天为 1 疗程。

【荐方人】刘述礼

【引自】《家庭医生报》（1996 年 11 月 18 日）

苦参、蛇床子等可治龟头炎

【配方及用法】

苦参 30 克，蛇床子 20 克，黄柏 15 克，荆芥 12 克，生苍术 12 克。每剂水煎 2 次，滤渣，两煎混合，待温度适宜洗患处。每日 1 剂，日洗 3 ～ 4 次，每日约 20 分钟。药液凉后反复加热至沸。对局部渗液脓性分泌物较多者，洗后再以煎液浸湿消毒纱布，裹包患处 1 小时左右。

【引自】《中医杂志》（1990 年第 2 期）、《实用专病专方临床大全》

用草蜜膏治阴茎龟头溃疡

【配方及用法】

甘草 10 克，蜂蜜 100 克。先将生甘草放入砂锅内，加 200 毫升水浸泡 20 分钟，再煎煮 30 分钟，滤去渣，浓缩至 20 毫升，然后加入蜂蜜，煮沸，去除浮沫，装入消毒容器内备用。用生理盐水清洗局部患处，拭干，用草蜜膏适量局部外敷。

【荐方人】河南 朵志刚

【引自】《当代中医师灵验奇方真传》

山楂核、海藻治急性睾丸炎

【配方及用法】

山楂核 20 克，海藻 15 克，桃仁 10 克，杜仲炭 15 克，防己 10 克，荔枝核 20 克，蒲公英 20 克，木香 25 克，牛膝 10 克，泽泻 15 克，橘核 20 克。每日 1 剂，水煎，分 2 次服。

【荐方人】吉林 于占祥

【引自】《当代中医师灵验奇方真传》

鲜酢浆草、油松节治急性附睾炎

【配方及用法】

鲜酢浆草 100 克，油松节 15 克，加水 1500 毫升，煎取 600 毫升。每天 1 剂，分早、中、晚 3 次服。

【引自】《四川中医》（1986 年第 4 期）、《单方偏方精选》

萹蓄草、薏米治鞘膜积液

【配方及用法】

萹蓄草、薏米各 30 克。每天 1 剂，加水 500 毫升煎煮，早、晚各服 1 次。

【引自】《浙江中医杂志》（1982 年第 8 期）、《单方偏方精选》

党参、白术等治睾丸鞘膜积液

【配方及用法】

党参、白术、泽泻、谷麦芽、制半夏、逍遥丸各 9 克，陈皮 4.5 克，炙甘草 3 克，左牡蛎 30 克。水煎，每周 3 剂。

【备注】

左牡蛎先煎，逍遥丸包煎。

【引自】《上海中医药杂志》（1988 年第 6 期）、《实用专病专方临床大全》

用青芒散治睾丸炎

【配方及用法】

青黛 30 克，芒硝 60 克。上药研细拌匀，加入适量面粉，使之有黏性，开水调匀，敷在洗净的肿大阴囊上。

【引自】《四川中医》（1989 年第 1 期）、《单方偏方精选》

用蜘蛛治睾丸肿大

【配方及用法】

活蜘蛛 1 个，用白酒呛死，取出用瓦

焙干，研成细末，每个蜘蛛为1剂，白开水送下。服后少出汗为好。

【荐方人】辽宁 赵景元

淫羊藿、蛇床子等治不射精

【配方及用法】

淫羊藿、蛇床子、覆盆子、黄精、炙鳖甲各30克，全当归、党参、枸杞子各20克，柴胡、枳实、郁金、王不留行各10克，石菖蒲、麻黄各8克，蜈蚣4条。将上药水煎，每日1剂，20日为1疗程。1疗程结束后，隔5日行下1疗程。

【荐方人】河南 曹思亮

荔枝核可止睾丸痛

【配方及用法】

荔枝核5粒，加入180毫升的水，煮至水量剩一半。煮约20分钟即可，故极为简单。

【引自】山西人民出版社《补肾回春万金方》

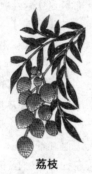

荔枝

用巴戟天、淫羊藿治不射精

【配方及用法】

巴戟天、淫羊藿各20克，山萸肉、枸杞子、菟丝子、桑葚子、生地各12克，远志、炙甘草各10克。将上药水煎，每日1剂，分2～3次口服，20日为1疗程。

【荐方人】刘振辉

枸杞、菟丝子等治不射精

【配方及用法】

枸杞子、菟丝子、山茱萸各25克，紫河车2克（冲服），鹿茸1克（冲服），锁阳、龟板、何首乌、全当归各10克，川续断、桑寄生、补骨脂各15克。将上药共水煎，每日1剂，分2～3次口服。

20日为1疗程。

【荐方人】河南 贺元龙

用酸枣仁散治不射精

【配方及用法】

酸枣仁30克，细茶末60克。上药研细，每天服2次，每次6克，以人参须6克煎汤送服。

【引自】《浙江中医杂志》（1987年第5期）、《单方偏方精选》

用老葱白、老白干酒热敷治阴茎缩入

【配方及用法】

老葱白200克，老白干酒（或二锅头）150毫升。葱白洗净，切碎，入锅炒至极热，倒入白酒，拌匀。趁热将葱白酒糊敷于下腹部，待凉时加热再敷，数次即愈。

【功效】

活血，通阳。治男子阴茎缩入，伴面青唇白、汗出如雨。

韭菜子治阴茎不倒

【配方及用法】

韭菜子、补骨脂各30克。共研细末。每服9克，日服3次。

【功效】

滋补肾虚。治肾虚兴奋所致之阴茎不倒。

桃仁粥治阴茎不倒

【配方及用法】

桃仁15克，粳米100克。将桃仁捣碎，与粳米按常法煮食用。

【验证】屡用效佳。

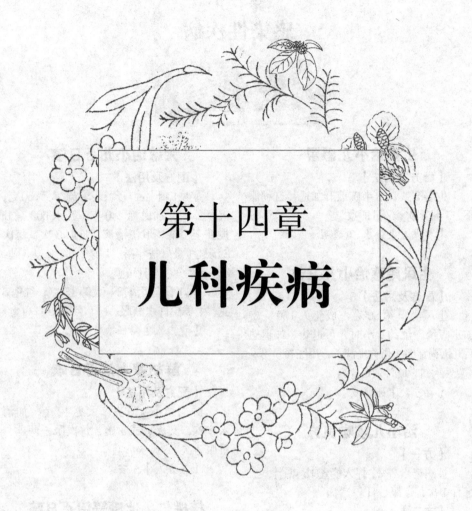

第十四章
儿科疾病

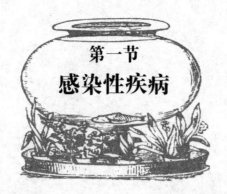

第一节
感染性疾病

生姜治小儿感冒

【配方及用法】

生姜5钱，水半碗煎开加适量红糖服下，1日2次，2日即愈。

【荐方人】江苏 俞晓明

生凤尾草治小儿发热

【配方及用法】

生凤尾草约50克（成年人150克）加水煮沸，煨约1小时，可退热。如退热后几天尚汗多（俗称虚汗），用红参须1～3克蒸肉饼，吃汁便可。

【荐方人】陈德诚

治小儿咳嗽良方

【方一】

炒熟鸡蛋2只，拌入蜂蜜15克，食之。每日1次，连服数日。

【方二】

鲜生姜切开烤热，用切面涂抹患儿头颈前后与肩部，可止咳安眠。

【方三】

小儿热咳，鲜榕树叶（小叶榕）适量，洗净用水煎，加入冰糖适量调匀，日服两三次，每次服半茶杯，连服3日有效。

【荐方人】林松

大蒜治小儿百日咳

【配方及用法】

症见口干、舌苔黄、痰浓黄。大蒜60克，捣烂如泥，加白糖240克、开水600毫升搅拌至澄清，取澄清液，日服3次，每次2汤匙（最好按年龄，1岁2匙，2岁3匙，3岁4匙）。3日可愈。

不口干、痰清稀。大蒜15克，红糖6克，生姜少许水煎服。1日3次，3日可愈。

【荐方人】秦丽敏

鲜胡萝卜治百日咳

【配方及用法】

鲜胡萝卜120克，大枣12个，加清水3碗，文火煎成1碗，每次服一两匙，日服3次。

【荐方人】王安才

核桃仁、冰糖等治百日咳

【配方及用法】

核桃仁和冰糖各30克，白梨150克，共捣碎，加清水适量熬成汁，进餐前每次服1汤匙，日服3次。

【荐方人】广州 田丹丹

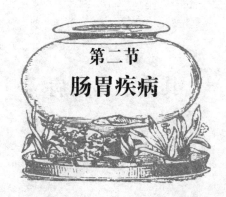

第二节
肠胃疾病

山楂、鸡内金治小儿厌食

【配方及用法】

山楂3钱,鸡内金1只,加半碗水煮熟,饭前服完。一日2次,连服3日即可。

【荐方人】廖德银（苗医）

鲜白萝卜对小儿伤食呕吐有效

【配方及用法】

鲜白萝卜500克,蜂蜜150克,先将萝卜洗净,切成丁,放在沸水内煮沸即捞出,将水沥干后晾晒半天,再放入锅内,加入蜂蜜,以小火煮沸,调匀,待冷后装瓶备用。一般饭后食用。

【功效】

鲜白萝卜生用时味辛、性寒,熟用时味甘、性微凉,具有消积、祛痰、利尿、止泻、止呕等功效。

【荐方人】马孝平

煅猪骨治小儿消化不良

【配方及用法】

猪骨（煅）研末,每天服3次,开水冲服。周岁以内每次1.5克,两周岁每服3克,余可类推。

【荐方人】邵锡林

暖灶灰敷脐治小儿肚疼

【配方及用法】

小儿无故肚疼,自己不会表达,只会哭闹,多因着凉引起。可用暖灶灰敷其肚脐,一般都会奏效。方法是缝制一个15厘米×15厘米的布包,装入干净暖灶灰,扎牢。用灰包贴脸试温,感觉温度适宜即可使用。将灰包盖在小儿肚脐上,用布条拦腰捆牢固定好,一般一两小时肚疼即止。

【荐方人】陈青林

绿豆、胡椒等治小儿痢疾

【配方及用法】

绿豆3粒,胡椒3粒,大枣2个。将大枣洗净去核,与绿豆、胡椒共捣烂敷于脐部,外粘胶布固定。

【备注】

皮肤过敏者慎用。

【荐方人】杨哲

大黄、冰片治小儿便秘

【配方及用法】

大黄10克,冰片2克,研成极细粉末;取醋适量将粉末调为糊状,抹在伤湿止痛膏上敷脐,12小时换一次药,一般一次可痊愈。为巩固疗效,可连续贴1~3次。

【引自】《健康财富》

小葱叶治小儿受寒吐奶

【配方及用法】

小葱叶二管,母乳蒸服。

【荐方人】袁立春

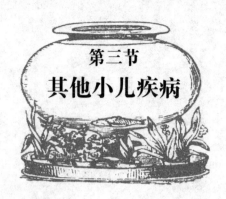

第三节
其他小儿疾病

茅根等治小儿鼻出血
【配方及用法】
茅根、枇杷叶各 15 克，生荷叶 10 克，水煎服。
【荐方人】任自青

糯米、猪小肚治小儿尿床
【配方及用法】
糯米 100 克，洗净浸泡 1 晚。猪小肚 1 个洗净，大枣 50 克，冰糖适量。把大枣、冰糖、糯米和少量猪油拌匀，塞入猪肚内，用针线扎紧猪肚口，放碗内，高压锅蒸熟。每天晚上睡前吃，连吃两三次即见效。
【荐方人】各唯红

治小儿荨麻疹五方
【方一】
桉树叶、野菊花、忍冬藤、金樱果和草药九里明（光）、红板归各适量，煎水，外洗。
【方二】
草药九里明、大飞杨、马樱丹各 30 克，水煎，外洗。
【方三】
香樟木适量，水煎，外洗。
【方四】
草药鲜红背娘适量，水煎，外洗。
【方五】
干棕榈果 150 克（鲜果加倍），加水

1000 毫升，文火煎至 500 毫升，每日 1 剂，早晚分服，连服 3 日。
【荐方人】段文琪

茶叶治疗小儿夜哭
【配方及用法】
茶叶一小撮（越陈越好）放口内嚼烂，捏成小饼，敷在小儿肚脐上，外用棉花盖上系扎好，10 余分钟后哭声即停止。
【荐方人】邵剑

生南瓜子打蛔虫
【配方及用法】
生南瓜子 20 粒，去壳，饭前空腹服，一次吃下，次日见效。
【荐方人】褚继荣

板蓝根、金银花等治小儿腮腺炎
【配方及用法】
板蓝根 100 克，金银花 20 克，甘草 5 克，水煎服。每日 1 剂，分 3 次服，连服 5 日。
【荐方人】刘会

治疗疳积良方
有疳积的小儿厌食、消瘦、烦躁不安。
【方一】
捉蟑螂数只，用容器关闭使其排完粪便，再用食用油炸酥。去其头、足、翅，让患儿服，一般 3～5 次可愈。

【方二】

鹅不食草（干、生均可）适量，和猪肉剁碎蒸熟吃，每日1餐，连食3日。

【荐方人】杨燕

青柿子治痱子

【配方及用法】

用青柿子挤汁频涂患处。

【荐方人】徐如朋

麻叶治小儿头生脓疱疮

【配方及用法】

用麻叶搓汁擦患处，数次即愈。

【荐方人】湖南 江盛红

大枣、明矾治小儿湿疹

【配方及用法】

大枣适量，去核，内加入明矾少许，瓦上焙干，研末，撒患处。

【荐方人】段瑞娇

油蒜泥治小儿蛲虫

【配方及用法】

取独蒜头3～5个，香油少许。将蒜头捣烂如泥，加入香油少许，拌成泥浆状，再取一小块纱布包裹成小包，在小儿睡着时放在肛门处。蛲虫闻香后会钻入蒜泥中，即可将之杀灭。每晚可用1次。

【备注】

外用大蒜灭杀蛲虫时，不宜用得太久，因为大蒜味辛甘，性温，久用会引起皮肤发红、灼热、起疱，所以皮肤过敏者要慎用。

【荐方人】福建 马长福

槟榔、茴香杀小儿蛲虫

【配方及用法】

槟榔50克，茴香10粒。将槟榔切碎，放入茴香，再加入适量水，煎后服用，每日分2次服用，连续5日，就能见好。

【功效】

槟榔味苦辛，性温，归脾、胃、大肠经，具有杀虫、破积、下气、行水等功效。现代药理实验证明，槟榔具有强力驱虫、抗病毒和真菌的作用。茴香温阳散寒，理气止痛。

【荐方人】江苏 朱定远

用银杏治疗幼儿遗尿

【方法】

将生银杏的壳及薄皮剥掉，然后轻炒至色黄。晚上临睡前让孩子吃5～6粒，8天为1疗程。

【功效】

银杏内含有蛋白质、脂肪酸、戊聚糖、纤维质、组胺酸和固醇等，有轻微的发汗作用。明代李时珍曾说银杏"入肺经、益脾气、定喘咳、缩小便"。

吃田螺治小儿佝偻病

【配方及用法】

田螺、酱油、醋各适量，先将田螺洗干净，放于沸水锅中煮熟，再将螺肉挑出来蘸着调料食用。

【功效】

田螺味甘咸，性寒，具有清热利水、除湿解毒之功效。它富含蛋白质、脂肪、糖类、钙、磷、铁、多种维生素。其肉供食用，味美且营养价值高。小儿佝偻多因营养不平衡所致，食用田螺，可使患儿营养得到平衡。

【备注】

脾胃虚寒者不适宜食田螺。

大青叶敷治小儿腮腺炎

【配方及用法】

大青叶鲜品大约200克，用力捣碎，上药时加些酒（或白醋），然后敷在患处，每天1次，（必要时2次）。连敷4～5天就好了。

【功效】

大青叶味苦，性寒，归心、胃经，具有清热解毒，凉血消斑的作用。对温邪入营、高热神昏、发斑发疹、黄疸、热痢、痄腮、喉痹、丹毒、痈肿等症有效。

【备注】

大青叶虽然不甚苦，但是气浊性寒，用量过多容易导致恶心呕吐。

木鳖子糊剂对小儿腮腺炎有效

【配方及用法】

木鳖子适量，先将木鳖子去壳，用瓷碗将木鳖子加少许水磨成糊状，涂在患处，每天10次，干后再涂，保持湿润，很快就好。

【功效】

木鳖子味苦、微甘，有小毒，能消肿散结，祛毒，可治一切因寒湿郁热而致的痛风瘫痪、行痹、脚气、痉症等。

肥皂灌肠对幼儿肚子痉挛有效

【配方及用法】

将肥皂切取长5厘米、粗5毫米的小圆条，淋水使其光滑后，将它从小儿肛门插入，用脱脂棉按压，病情一会儿就会好转。

【备注】

儿童小腹痉挛，用肥皂灌肠只是家庭的紧急疗法，确实有一定效果，但不可作为常用方法。条件允许的话，还是急送医院为好。

甘草、小麦等治小儿夜啼

【配方及用法】

甘草5克、小麦45克、大枣60克，金蝉少许。

【功效】

甘草、小麦、大枣能养心安神，有镇静神经过度兴奋、缓解急迫性痉挛的作用。

男女老幼，皆可使用。适应证是歇斯底里、神经衰弱、幼儿夜啼症、失眠、精神不安症。

西瓜、番茄与生地对小儿口疮、口臭有效

【配方及用法】

西瓜1个，白糖少许，将西瓜去子后切成条状，暴晒至半干，再加白糖拌匀腌渍，再次暴晒至干，抹上白糖少许即可食用；番茄数个，用开水浸泡后剥皮去子，再用洁净纱布绞挤出液汁，含于口中，一日数次；生地15克，生石膏、粳米各30克，生石膏煎煮1小时后去渣留汁，与生地、粳米煮粥，每日1次。

【功效】

（1）腌渍西瓜条，可治口疮以及目赤、消渴等热证。

（2）口腔炎多数因"热"而起，此时脾胃积热难消，非得偏寒之物消解。番茄汁含于口中少顷，再行咽下，如此反复数次，数日后可祛炽热，口腔炎自可痊愈。

（3）生地性寒，与石膏合用更泻火，将它们与粳米煮粥食用，可治口腔溃烂，祛除口中热臭。

【备注】

但胃寒之人，不宜多用。三个偏方由"弱"到"强"，可视具体情况灵活使用。

核桃仁、栀子治小儿惊风

【配方及用法】

核桃仁、栀子、白面粉等份，将核桃仁捣成泥状，栀子研末，与面粉混合，再加鸡蛋清调匀。然后将之均匀涂于孩子两足心，用纱布包扎即可。

【功效】

核桃仁活血去瘀，栀子清火息风，对小儿惊厥有疗效。而且不用对小儿灌药，非常实用。

374